实用中医学系列教材

中医妇科学

（供中医学专业用）

黄　山　魏大林　张容超　主　编

U0308009

中国中医药出版社
·北　京·

图书在版编目（CIP）数据

中医妇科学 / 黄山，魏大林，张容超主编 . —北京：
中国中医药出版社，2019.11
实用中医学系列教材
ISBN 978-7-5132-5771-8

Ⅰ . ①中…　Ⅱ . ①黄… ②魏… ③张…　Ⅲ . ①中医妇
科学—教材　Ⅳ . ① R271.1

中国版本图书馆 CIP 数据核字（2019）第 238386 号

中国中医药出版社出版

北京经济技术开发区科创十三街 31 号院二区 8 号楼
邮政编码　100176
传真　010-64405750
河北新华第二印刷有限责任公司印刷
各地新华书店经销

开本 787×1092　1/16　印张 28.5　字数 622 千字
2019 年 11 月第 1 版　2019 年 11 月第 1 次印刷
书号　ISBN 978 – 7 – 5132 – 5771 – 8

定价　128.00 元
网址　www.cptcm.com

社 长 热 线　010-64405720
购 书 热 线　010-89535836
维 权 打 假　010-64405753

微信服务号　zgzyycbs
微商城网址　https://kdt.im/LIdUGr
官 方 微 博　http://e.weibo.com/cptcm
天猫旗舰店网址　https://zgzyycbs.tmall.com

如有印装质量问题请与本社出版部联系（010-64405510）
版权专有　侵权必究

编写说明

中医妇科学是运用中医基础理论与方法，认识和研究女性解剖、生理、病因病机、诊治规律，以防治女性特有疾病的一门临床学科。中医妇科学作为中医临床医学的重要组成部分，是高等中医药院校的主干课程之一。

本书充分参考借鉴普通高等教育"十二五"与"十三五"国家级规划教材《中医妇科学》，以及《中医妇科常见病诊疗指南》《夏桂成实用中医妇科学》等多部教材，在传承历版相关教材基本知识、基本理论、基本技能的基础上，设置主体框架，博采众长，精益求精。本书以国家级教材内容为纲领，搜集、整理并添加了目前临床上常用的一些新知识、新技能，继承创新，突出临床实用性，力争让书中内容更新颖、更详实。

全书共分为理论篇、临床篇和附篇三部分。理论篇系统介绍了中医妇科学的历史沿革，女性生殖系统解剖与生理，妇科疾病的病因病机、诊断与治法概要、预防与保健。临床篇以经、带、胎、产、杂病为纲目，详细阐述相关内容，充分参考西医妇产科学的知识体系，解释女性生殖器官解剖、生殖生理、正常妊娠、分娩及产褥、计划生育、妇科检查等现代临床必须掌握的知识，同时斟酌用药，合理删减，在吸收新内容的同时，结合临床实际经验增加了一些病症和证型。附篇部分则详细列出本书的主要参考文献与妇科常用方剂。

在黄山、魏大林、张容超三位主编的带领下（分别负责全书 1/3 文字的编撰），在来自全国各地的副主编及各位编委的积极配合下，精诚合作，历时两年多终于完成了本书的全部编写及校对工作。在此特别感谢主编、副主编、编委们精益求精的学术态度和辛勤的付出。本书将各版本的《中医妇科学》中的优点继承了下来，重新编排并增添了新的内容，旨在传承中医药文化，弘扬国医国粹。本书适合中医药院校学生、广大临床工作者及中医爱好者使用，尤其对一线临床工作者有重要的参考价值和实用意义。

由于编写水平所限，本书编写过程中，难免会出现疏漏或者不当之处，敬请广大读者在使用过程中提出宝贵意见，以便进一步修正，使之日臻完善。

《中医妇科学》编委会

2019 年 2 月

目 录

理论篇

临床篇

附篇

理论篇

第一章　绪　论 ▷▷▷▷

第一节　中医妇科学的定义、范围与特点

一、中医妇科学的定义

中医妇科学是运用中医学基础理论与方法，通过现代科学实验技术，认识和研究女性生理病理的中医学特点，以及妇产科疾病的发生发展与相应的诊断和防治方法的一门中医临床学科。中医妇科学是中医临床医学的重要组成部分，是高等中医药院校主干课程之一。

二、中医妇科学的范围

男女脏腑、气血、经络的活动规律基本相同，但女性有特殊的生殖器官和月经、带下、妊娠、产育、哺乳等特殊生理及相关的疾病，故中医妇科学研究的范围主要是女性生殖器官解剖、生理、病因、病机、诊断、辨证、治疗大法和经、带、胎、产、杂病的论治。《医宗金鉴·妇科心法要诀》云："男妇两科同一治，所异调经崩带癥，嗣育胎前并产后，前阴乳疾不相同。"

随着社会的发展和疾病谱的变化，妇科研究的范围亦有所扩大。本教材在继承历版教材的基础上，根据妇科临床实践，在书中补充了女性生理、病机、辨证及治疗中的新经验、新理论；删除了鬼胎、子悬、子喑、临产病、妇人腹痛、阴吹、阴肿等病种，增加了中医治疗有特色和有前景的新病种，如围绝经期妇女骨质疏松症、带下过少、妊娠身痒、妊娠贫血、产后抑郁、产后血劳、节育措施常见副反应等的中医药治疗。全书有70 余节，讲述 60 多种妇科常见病，书中还系统介绍了西医妇科学的基础理论、现代检查和诊断新技术，便于学生学习、参照。

三、中医妇科学的特点

中医妇科学在长期的诊疗实践中，形成了鲜明的学科特点：

1. 独特的理论基础　中医妇科学是以中医基础理论为指导，在认识和研究女性的生殖生理、病理和防治妇科疾病的过程中，逐步形成了重视肾、肝、脾、天癸、气血、冲任、胞宫、胞脉、胞络等与妇科生理、病理之间的关系，尤其是形成了肾-天癸-冲任-胞宫生殖轴的新理论，其理论的独特核心是：生理基础突出"肾主生殖""妇人以血为基本"；治疗中突出"调"字，以处处顾护精血为宗旨。

2. 女性特有的病种　中医妇科学研究妇女特有疾病，归纳为经、带、胎、产、杂病，并在治疗上具有调经、种子、安胎的特色和优势。

3. 突出"调"字的内治法　中医妇科学认为妇科病多为脏腑、天癸、气血、胞宫、经络功能失调性疾病，故内治法突出一个"调"字。即按《黄帝内经》所说"谨察阴阳所在而调之，以平为期"的宗旨进行调治，以调补脏腑、调理气血、调治冲任督带、调养胞宫、调控肾-天癸-冲任-胞宫生殖轴为主线，并结合女性一生中不同时期的生理特点进行防治。

第二节　中医妇科学的发展简史

中医妇科学是中医学的重要组成部分，有着悠久的历史、深厚的理论和丰厚的经验，几千年来对中华民族的繁衍昌盛作出了巨大的贡献，因此有必要对中医妇科学的发展史进行系统性地学习，从而获取前人积累的宝贵财富和知识精华。本节参考《中华医学通史》等相关材料，将中医妇科学的发展史分为十个历史时期并予以介绍。

一、夏商周时期

夏商周时期，已有妇科学的萌芽。

早在四五千年以前，远古殷周时代的甲骨文中，记载的21种疾病里，就有"疾育"，指的是与孕育有关的妇产科疾病。《史记·楚世家》中记载的"陆终（妻女嬇）生子六人，坼剖而产焉"，是迄今有记载的最早的剖腹产手术。在公元前11世纪左右成书的《山海经》中已有妇科用药的记载，如"又东十里，曰青要之山……其中有鸟焉，名曰'幼鸟'……青身而朱目赤尾，食之宜子"等。《易经·爻辞》中有"妇孕不育，凶"和"妇三岁不孕"等的记载，说明在当时流产和不孕就已经引起了人们的注意。夏商周时期，已经认识到同姓多为同族，血缘近亲结婚不利于繁衍后代，如《曲礼》指出"男女同姓，其生不蕃"，并已提倡"男三十而娶，女二十而嫁"。汉代《列女传》记载了最早的"胎教"，如"太妊者，文王之母也，及其有娠，目不视恶色，耳不听淫声，口不出傲言"。由此可见，我国在上古时期就已经注意到，怀孕后的思想情绪变化对胎儿在母体内的生长是有影响的，因此要注意胎教，以利于优生。夏商周时期的记载，说明我国远古时代的祖先，在改造和适应自然环境的劳动和生活中开始认识和发现了一些与

"种子"和"避孕"有关的天然药物，并对难产、流产、胎教等有了初步的认识，所以这一时期可以认为是中医妇科学的萌芽时期。

二、春秋战国时期

春秋战国时期是诸子蜂起，百家争鸣，各种思想学说不断涌现的时期。在这段时期，著名的医家有医和、医缓、扁鹊等。据春秋《史记·扁鹊仓公列传》记载"扁鹊，过邯郸，闻贵妇人，即为带下医"，其中"带下医"即指妇科医生，因此可以认为该时期是中医妇科学的奠基时期。

《左传·僖公·僖公十七年》载"梁嬴孕，过期，卜，招父与其子卜之，其子曰：将生一男一女"，这是过期妊娠和双胎诊断的最早记载。马王堆帛书《胎产书》是我国目前已知最早的以胎产命名的产科专著，本书比较详细地论述了胎儿在母体中的发育变化，这在人体胚胎发育史上是最早的论述，书中指出："一月而膏，二月而血脉，三月而胚，四月而胎，五月而筋，六月而骨，七月而成形，八月而动，九月而躁，十月而生。"

我国现存最早的第一部医学巨著，在战国时期成书的《黄帝内经》（以下简称《内经》），不但确立了中医学的基础理论，而且也在多方面为中医妇科学作出了贡献。在解剖方面，明确记载女性外生殖器官有毛际、阴户、廷孔；内生殖器官有女子胞、子门等；《素问·五脏别论》在论及女性特有生殖器"女子胞"时，因其具有藏精气和传化物的双重功能，不同于五脏六腑，而将其归于奇恒之腑。《内经》中所谓的"胞脉""胞络"，既指分布于子宫的血脉和经络，又是女子胞和脏腑相连属的纽带。

在生理方面，《素问·上古天真论》提出了女子从 7 岁到七七之年（49 岁）的生长、发育和生殖的规律，成为中医妇科学有关月经生理和妊娠生理的理论基础。在病理方面，指出妇女一生因经、孕、产、乳等特殊生理数伤于血，因而强调"妇人之生，有余于气，不足于血"，揭示了女子以血为本的生理和容易发生气有余而血不足的病因病机特点。该书还具体论述了崩漏、闭经、带下、不孕、妊娠失音等妇产科疾病的发病机制，如《素问·阴阳别论》说"阴虚阳搏谓之崩"；《素问·痿论》说"悲哀太甚则胞络绝，胞络绝则阳气内动，发则心下崩、数溲血也"，指出崩中的主要病机是阳盛阴虚，内热迫血，胞络受损所致。

在诊断方面，《内经》指出了闭经病脉、临产和妊娠常脉的特点，并提出从月经是否按时而下和包块生长的具体部位与活动度来鉴别是否属于妇科肿瘤。如《灵枢·邪气脏腑病形》："肾脉微涩，为不月、沉痔。"《素问·阴阳别论》："阴搏阳别，谓之有子。"

在治疗方面，《内经》载有因"天时而调血气"的调经原则，以及石瘕、肠覃"可导而下"的治疗原则。《素问·腹中论》中出现了妇科历史上第一首方"四乌贼骨一藘茹丸"，治疗血枯经闭，至今仍常用之加味来止血、止带，也用之疏通输卵管阻塞等病，被认为是通涩兼用、补肾活血、通补奇经的祖方。在妇科临床病证方面，已有经、带、胎、产、杂病的一些主要病种，并重点研究了崩漏和闭经，提出带下病的病机是"任脉为病"，有"以脉候胎"的妊娠诊断方法。同时，《内经》还认识到胎病颠疾得之于"母腹时"，"其母有所大惊"的机理；指出子暗、胎死的病机，以及孕期用药原则"有故无殒，亦无殒也"，"衰其大半而止"等；对产后病，提出产后发热和产后大出血两大疾病，以及新产或产后大出血禁泻的原则，并着重强调产后固护胃气的重要性；对杂病，论述了督脉为病的病机。

《内经》对妇产科从理论到临床病证的认识，奠定了妇科学的基础理论，所以说春秋战国时期是中医妇科学形成的奠基时期。

三、秦汉时期

秦汉时期，中医妇科学已初具雏形。

最早的妇产科病案记载于秦代，据《史记·扁鹊仓公列传》记载，太仓公淳于意首创"诊籍"，记录了"韩女内寒月事不下"（闭经）及"王美人怀子而不乳"（司马贞索引："乳，生也"，"不乳"指过期妊娠）的病案。

汉代医事制度中已设置"视产乳之疾者"的"乳医者"，称之为女医或乳医。《后汉书·华佗传》记载神医华佗发明麻沸散，可实施开腹手术，及通过手术摘除死胎。

秦汉时期成书的《难经》创立了左肾右命门学说，首论命门功能，该书系统地论述了冲、任、督、带脉的循行、功能和病证，尤其是肾与命门及冲任督带的理论成为妇科学重要的理论基础。《神农本草经》是我国现存最早的药物学专著，该书所收的365种药物中，直接指明治疗妇产科疾病的药物有88种，为后世妇科用药的重要依据。子宫之名也首见于《神农本草经·紫石英》，"女子风寒在子宫，绝孕十年无子"。

汉代张仲景《金匮要略》已设有"妇人妊娠病脉证并治""妇人产后病脉证治""妇人杂病脉证并治"三篇，是现存中医古籍中最早设妇科专篇的医著，开创了妇科辨证论治的先河。该书妊娠病篇有妊娠诊断及妊娠恶阻、妊娠腹痛、妊娠小便难、妊娠水肿、妊娠眩晕等病证的证治与鉴别诊断，并创立养胎、安胎的治法方药，共11条经文，10首方；产后病篇论述新产妇人"三病"，产后腹痛、产后中虚烦呕及热痢伤阴的证治及病机，共11条经文，8首方，揭示了产后病多虚多瘀的特点；妇人杂病篇论述病因、证候、诊治原则和月经先期、痛经、月经后期、月经过多、崩漏、闭经、带下病、阴寒、阴疮、梅核气、脏躁、转胞、阴吹、癥瘕等病的证治，共计22条经文，16首方。《金匮要略》妇人三篇所论病种已包括了经、带、胎、产、杂病五大类，共44条经文，载方34首，剂型多样，大多数方剂仍为今天临床所常用，开创了中医妇科辨证论治和外治法治疗妇科病的先河，所以《金匮要略》妇人病三篇，被后世称为妇产科学之源头。秦汉时期，妇科学有了很大发展，此期的中医经典分别从理论、辨证论治和药物等主要方面对妇科学进行研究和论述，尤其是《金匮要略》妇人三篇，已基本形成对妇女经、带、胎、产、杂病的辨证论治体系，具备了中医妇科学的雏形。

四、三国两晋南北朝时期

三国两晋南北朝时期，出现了较多的妇科专科著作，对月经病的研究更为深入。

晋代王叔和所撰《脉经》中的第九卷，专述女子妊娠、产后、带下、月经疾病及妇女杂病的脉法和辨证，首先提出"月经"之名，如"今月经当下"，"妇人月经一月再来者"。"月经"较前人所称的"月事""月水""月信"更为恰当，一直沿用至今。王叔和还将闭经的病因病机分为虚实两大类，并首先提出了根据脉象变化推断崩漏的预后，还总结了妇女脉诊的经验，如"尺中肾脉也，尺中之脉，按之不绝，法妊娠也"，"三部沉浮正等，按之无绝者，有娠也"，以及临产时的"离经脉"。此外王叔和还提出了"居经""避年""激经"和"五崩"的证候，其学术观点多被后世医家所接受。陈延之的《小品方》是南北朝时期一部具有代表性的医学方书，学术价值较高，该书卷一讨论妇女经、带、胎、产病，并保存了大量方药。在《小品方》古卷子本残卷序文内，引用的参考书目有《治妇人方》13卷。南齐褚澄著《褚氏遗书》，该书从优生和养生的角度主张晚婚与节育，提出"合男女必当其年，男虽十六而精通，必三十而娶；女虽十四而天癸至，必二十而嫁"，又说"合男子多则沥枯虚人，产乳众则血枯杀人"，指出了纵欲及产乳过多对于妇女身体健康的危害。

北齐徐之才著《逐月养胎方》，论述了胎儿逐月发育的情况以及孕妇各月饮食起居应注意的问题和针灸禁忌，书中还附有妊娠逐月养胎方，成为中医人体胚胎理论知识的主要内容。《隋书·经籍志》还记载了应用大补气血促使子宫收缩加强、配合针灸治疗滞产成功的一个案例，对后世治疗滞产有所启迪。

五、隋唐五代时期

隋唐时期，妇科迅速发展，开始从内科范围内分化，趋向专科发展。

隋代《诸病源候论》，是一部集前代之大成而影响深远的中医证候病源学大作。全书有50卷，分为67门，共计1739候，包括内、外、妇、儿、五官科，是当时的中医病因病理学巨著。此书从37~44卷，共8卷，其中前4卷论述妇科疾病共141候，病症涉及月经病、带下病、前阴病、乳房病；后4卷论述产科疾病，共139候，涉及妊娠病、将产病、难产、产后病。该书在论述妇产科疾病的病因病机时，强调劳伤过度、气血不足、体虚感受风冷之邪、邪气客于胞宫内等，可损伤胞络、冲脉、任脉等女子特殊部位以及心与小肠二经。书中有如"妇人月水不调，由劳伤气血，致体虚受风冷，风冷之气，客于胞内，伤冲脉任脉，损手太阳、少阴之经也"等的论述，这些认识丰富和发展了中医妇科学的基础理论，对临床辨证求因、审因论治也有较大的指导意义。

唐代承袭隋制设立"太医署"，由行政、教学、医疗、药工等人员组成，是全国医疗及医学教育的最高管理机构，既负责医务行政又从事医学教育及医疗服务。唐代的太医署是已知世界历史上建立时间最早，建制规模最大的医药学校，为中医的传承与发展作出了巨大贡献。唐代医学日益兴盛，中医妇产科学开始形成。咎殷著《经效产宝》，是我国现存理论和方药较完备的妇产科专著，此书扼要论述了经、带、胎、产、杂病的病因病机和临床证候，不但有重要的学术价值，其中不少精辟见解还具有重要的历史价值。此时，在一些综合性医著中，也都收集和保存了丰富的妇产科内容，并设立妇科专篇、专卷。如著名的医药学家孙思邈就很重视妇产科，在其所著的《备急千金要方》中，专设"妇人方"3卷，列于卷首。书中首先论述求子，然后广泛地讨论了妊娠、临产、月经、带下及杂病的证候与治疗方法。孙思邈对妇科疾病有深入而独到的见解，如将不孕症概括为"全不产"（原发性不孕症）和"断绪"（继发性不孕症）两大类，对不孕症的病因也提出了自己的见解，认为男女双方的"劳伤瘤疾"均可导致不孕，这在当时对疾病的认识有十分重要而积极的意义。另外孙思邈已认识到产褥期卫生的重要性，他在《备急千金要方》中指出："妇人产讫，五脏虚羸……凡产后满百日，乃可合会，不尔至死，虚羸百病滋长，慎之！"这体现了重视产褥期卫生，积极预防疾病的思想。此外，孙氏还认识到"产褥众"是导致妇科疾病的重要原因之一，主张节制生育，这是优生优育思想的一种体现。

王焘著《外台秘要》，是一部鸿篇巨制的综合性医著，其中妇人方 2 卷，详细地论述了妊娠、难产、产后、崩中、带下、前阴诸疾等，并汇集附录了《小品方》《备急千金要方》等书中有关多胎、难产的各种治疗方法。

历史发展至唐代，中医妇科学趋向专科发展的框架已基本形成，为以后妇科的独立分科创造了条件。

六、两宋时期

两宋时期，最突出的成就是妇产科独立分科。

宋代设"太医局"培养医学人才，妇产科被列为国家医学教育规定设置的九科之一，这是世界医事制度上妇产科最早的独立分科。据《元丰备对》载："太医局九科学生，额三百人……产科十人……"太医局还设有产科教授一职。

由于设立了专科，对妇产科的发展起到了积极的促进作用，妇产科专著亦更加增多。如杨子建的《十产论》，详细记载了各种异常胎位如横位、倒产、坐位、碍产等的助产方法；朱端章的《卫生家宝产科备要》在汇集了宋以前的产科论著的同时，还明确记述了产后"三冲"危急证，即冲心、冲胃、冲肺的证候和治疗方法，有一定的参考价值；齐仲甫于公元 1220 年著成《女科百问》，将有关妇女的生理、病理、月经、带下、胎前、产后及杂病等内容归纳为 100 个问题逐一解答，内容简洁明了、条理清晰，理法方药齐备。

宋代，在妇产科方面影响较深而内容完备的专著，当首推陈自明的《妇人大全良方》，汇集和系统总结了南宋以前 40 余种医籍中有关妇产科的理论和临证经验，于公元 1237 年编著成，全书分 8 门，共 260 余论，前 3 门为妇科，论述月经的生理和病理，妇科常见病及不孕症；后 5 门为产科，论述胎儿的形成发育、孕期疾病、临产、难产和产后护理等。《妇人大全良方》首先提出了"妇人以血为本"的学术观点，继承发展了《诸病源候论》突出冲任损伤的病机理论，该书是妇产科史上的划时代著作，后经明代薛立斋校注刊行，流传更广。后世王肯堂《女科证治准绳》，也以此作为主要蓝本，可见其对妇科影响之深远。

此外，宋代还出现了一些在当时有一定影响的产科专书，如宋代无名氏撰，郭稽中增补的《产育宝庆集》，杨范的《注解胎产大通论》等。

宋代妇产科专著的大量出版，尤其是《妇人大全良方》的问世，以及太医局产科及产科教授的设置，把妇产科推上了新的历史时期，标志着中医妇科学已经形成。

七、辽夏金元时期

金元时期是我国医学流派兴起，百家争鸣的时期，号称"金元四大家"的刘完素、张从正、李杲、朱震亨从不同的角度在妇产科理论与实践方面作出了贡献。

刘完素在学术上倡导"火热论"，认为火热是导致多种疾病的原因，治法宜用寒凉之品降心火、益肾水，故后世称之为"寒凉派"。对于妇科病的病因病机，刘完素也认为多与火热、温热有关，发展了宋以前强调体虚感受风冷的学术观点，如其指出："女子不月，先泻心火，血自下也。"又说"带下者，任脉之病也"，"下部任脉湿热甚者，津液涌溢而为带下也"；在《素问病机气宜保命集·妇人胎产论》中写有"妇人童幼天癸未行之间，皆属少阴；天癸既行，皆从厥阴论之；天癸已绝，乃属太阴经也"，率先提出妇人处于不同生理阶段应分别从肾肝脾论治，颇有临床指导价值。

张从正编撰有《儒门事亲》，其治病思想为"养生当论食补，治病当论药攻"，"盖邪未去而不可言补，补之则适足资寇"，因而治病力主祛除病邪而擅长用汗、吐、下三法，后世称之为"攻下派"。在治疗妇科疾病时，同样主张以汗、吐、下逐痰以通经。张从正还提出"凡看妇人病，入门先问经"的精辟见解；其著作中记载了"一妇人临产……子死于腹……急取秤钩，续以壮绳……钩其死胎"的病案，开创了中医产科器械助产的先河。

李东垣提出了"脾胃内伤，百病由生"的理论，对于内伤致病，治疗以补中益气、补益脾胃为主，后世称之为"补土派"或"温补派"。李氏治疗妇女月经不调、崩漏、带下、阴挺等病，每多采用补脾摄血、升阳除湿的治法而取效。他在《兰室秘藏》中指出："妇人血崩，是肾水阴虚，不能镇守胞络相火，故血走而崩也。"为后世医家提出以"滋阴固气"为原则治疗崩漏奠定了理论根据。李东垣在其所著的《脾胃论》中提出论治带下病以益脾胃、升阳泻火、清除湿热，以扶脾治虚为主的理论。其所创的补中益气汤不但多用于治气虚不摄、脾胃虚弱的妇科病证，而且还成为治疗"子宫脱垂"的经典方剂。

朱丹溪倡导"阳常有余，阴常不足"学说，善用"滋阴降火"方药，重视提倡摄养保存阴气精血，后世称之为"养阴派"。他在其所著的《格致余论·受胎论》中指出："阴阳交媾，胎孕乃凝，所藏之处，名曰子宫，一系在下，上有两歧，一达于左，一达于右。"首次明确地描述了子宫的形态。并且他对真假阴阳人也已有认识，如在《格致余论·受胎论》中指出："以女函男有二：一则遇男为妻，遇女为夫；一则可妻而不可夫。"并指出"男不可为父"，"女不可为母"的不孕不育病因。朱丹溪认为治疗产前病"当清热养血为主"，提出"产前安胎，黄芩、白术为妙药也"。在治疗一产妇气血虚，子宫随胎儿下垂脱出的案例中，给患者使用黄芪、当归、升麻等药后，他还参借皮工制革的方法，用收涩药五倍子煎煮成药液让子宫下垂的患者浸洗，使子宫收缩，促使子宫自行缩复，以治疗子宫脱垂。另外，他还对难产后膀胱损伤引起"膀胱阴道瘘"的治疗，提出补气血"盖令气血骤长，其胞自完"的学术观点。

八、明代

明代，妇科有较大的发展，其特点是肾主生殖的理论研究得以深化。

明代出现了许多妇科专著和综合性医著。这个时期的妇科专著中，比较著名的有王肯堂的《证治准绳·女科》、万全的《万氏妇人科》、张景岳的《景岳全书·妇人规》、薛立斋的《女科撮要》等。明代，房劳伤肾在社会上较突出，促进了医家对肾与命门学说的研究，提倡聚精寡欲与优生，直接影响着妇科学术理论的深化。如万全在《养生四要》提出"养生之法有四，曰寡欲、曰慎动、曰法时、曰却疾"。万密斋所著的《广嗣纪要》是论述嗣育问题的专著，书中提出"故种子者，男则清心寡欲以养其精，女则平心定气以养其血"，强调欲求生育时，夫妻双方都要心平气和，不妄劳作，使男精壮而女经调，方可种子成孕。并提出"五不女"（螺、纹、鼓、角、脉），即生殖器畸形不能婚配生育。

张景岳著《类经》《景岳全书》等，阐发《内经》理论，吸取各家之长，极力提倡补肾，对命门、三焦等有专篇论述，并有《妇人规》专卷，内容简明扼要而全面，分为总论、经脉、胎孕、产育、带浊、乳病、子嗣、前阴、癥瘕九类，有较强的理论性、系统性、科学性、实用性，学术上突出肾主生殖，体现了中医妇科学在调经、治带、种子、安胎及产后养护等方面的学术优势和治疗特色。张氏坚持辨证论治原则，师古而不泥古，在《妇人规》中多处都有相关的精辟论述，如《妇人规·经脉诸脏病因》中提到"女人以血为主，血旺则经调而子嗣……故治妇人之病，当以经血为先"，"调经之要，贵在补脾胃以资血之源，养肾气以安血之室"。

赵献可所著的《医贯》，是历史上第一部研究肾的专著，强调"命门为十二经之主"，指出命门在两肾之中，认为命门的功能有一水一火："其右旁有一小窍……是其臣使之官……禀命而行，周流于五脏六腑之间而不息……此先天无形之火……其左旁有一小窍，乃真阴，真水气也，亦无形。上行夹脊，至脑中为髓海，泌其津液，注之于脉，化以为血，以荣四肢，内注五脏六腑……故曰五脏之真，惟肾为根。"张景岳与赵氏所指的"无形之水"的产生及功能，与西医内分泌的概念颇为相似。明代医家对肾命学说的研究和阐述，发前人所未发，具有进一步研究的学术价值，尤其对现代研究肾与生殖内分泌的关系颇有启迪。

明代医家的进步还表现在一些医家的思想解放，会要求给妇产科患者做妇科检查。如《产科百问》序中说："盖医之候病止于四术，而切脉为下。然望、闻、问三事，可施诸丈夫婴儿，而每穷于女妇。某事曾否有无？某处如何痛痒？某物若何色状？问之则医危，不问则病危。"《证治准绳》还记述了女性生殖器的变化，类似西医所指的阴蒂及其功能。

总而言之，明代在妇科理论，尤其在肾藏精、主生殖方面的理论及临床病证的研究更为深化，促进了妇产科学的发展。

九、清代、民国时期

清代将妇产科统称为妇科或女科，积累了丰富的临证经验，出版了较多妇科专著，出现了中西医汇通派和医学教育的新局面。

清代妇科著作影响较大的首推《傅青主女科》。傅氏博学，多才多艺，擅长诗文又精于医学，且具备高尚医德。其所著《傅青主女科》中辨病识证以肾、肝、脾三脏立论，治疗侧重于培补气血、调理脾胃、调理奇经，临床注重辨证，理法严谨，创制的方剂如完带汤、易黄汤、清经散、两地汤、定经汤、固本止崩汤、安奠二天汤、养精种玉汤、开郁种玉汤、温胞饮、傅氏生化汤等，实用有效，用药简易平和，形成了独自的风格。

清代乾隆年间，吴谦等奉政府之命编成一部医学教科书《医宗金鉴》，其中《妇科心法要诀》有6卷，是一本较好的医学入门书，也是我国最早由政府组织编写的妇产科教科书，流传甚广。

此外，清代还出现了一批胎产专书，如倪枝维的《产宝》，唐千顷的《增广大生要旨》，汪朴斋的《评注产科心法》等。

清代末期民国初年是中国历史上一个特殊的时期，由于西方现代工业的发展，西方先进的科学技术也广泛而深刻地影响了中医学，于是出现了一大批中西医汇通学派的医家。其中对中医妇科学作出过突出贡献的医家及其所著医著有王清任的《医林改错》、唐容川的《血证论》、张锡纯的《医学衷中参西录》、张山雷的《沈氏女科辑要笺正》、严鸿志的《女科精华》等。

张锡纯比较重视调理脾肾和活血化瘀，书中防治流产的寿胎丸、治疗月经过多的安冲汤、固冲汤、理冲汤等为后世所常用，尤其是寿胎丸加减，经大量临床研究，成为现代防治自然流产的基础方，随证加减，疗效卓著。

《沈氏女科辑要笺正》是张山雷对《沈氏女科辑要》的笺正，张山雷在该书中强调辨证论治，言"相体裁衣，本是医家真谛"。对于安胎法，认为不能一成不变地以"黄芩白术为安胎圣药"；治疗崩漏下血反对以酒入药。他还勇于吸收新知识，对沈尧封的理论——"至若腰背反张一证，临危必见戴眼，其故何欤？盖足太阳膀胱之经脉，起于目内，上额交巅，循肩膊内，夹脊抵腰中；足太阳主津液，虚则经脉时缩，脉缩，故腰背反张"，表示赞同。

十、现代

中华人民共和国成立后，党和政府十分重视中医，制定了中医政策，使中医事业得到发展。中医药事业成为国家卫生事业的重要组成部分，形成了现代医教研体系。1955年12月，中国中医研究院正式成立。1956年，在全国首先建成了北京、上海、成都、广州4所中医学院，之后陆续在全国各省开办中医学院、中医研究院、高等中医药院校。中医研究院创办后，展现了强大的生命力，成为现代医教研行列的主力，不断继承、发扬和创新，促进了中医药学的发展。在中医妇科医疗方面，提高临床疗效是中医妇科之根本。中医妇科的调经治疗颇具特色与优势，全国20多个省市在20世纪80年代就开始协作研究，对崩漏止血、调整月经周期、促排卵等关键问题的研究均取得进展；对痛经、子宫内膜异位症、多囊卵巢综合征、经断前后诸证、闭经等的研究广泛而深入；运用中药活血化瘀为主，治疗宫外孕取得突破性的成就，确定宫外孕辨证主要是"少腹血瘀"之实证。中医药安胎的治疗有良好的疗效和优势，不少学者以寿胎丸加味进行临床和实验研究，证明其疗效高、无毒副作用；防治流产的经验方滋肾育胎丸，获卫生部和国家教委科研成果奖；艾灸至阴穴矫正胎儿臀位及其机理研究获卫生部甲级成果奖；中医药防治妊娠高血压综合征，中医药治疗子宫肌瘤，抗化疗、放疗毒副反应，中药制剂"三品一条枪"作宫颈锥切，治疗早期宫颈癌等均取得显著的疗效。尤其是近30多年来，对不孕症的广泛研究积累了丰富的经验，并获取了有价值的关于肾主生殖的实验数据。

在中医妇科学的教育方面：中医妇科的教育发展迅速。中医妇科学的教材建设，反映了该学科教学的最高水平，先后由成都、湖北、黑龙江等全国高等中医药院校，分别主编了《中医妇科学》教材共6版。中医妇科教育为国家培养了大批中医人才，包括本科生、硕士生、博士生和博士后，培养了一批全国著名妇科专家的学术继承人。这些人才不少已成为当今中医妇科的骨干、学科带头人、学术带头人，成为中医妇科的中流砥柱。此外，中医妇科成人教育也发展迅速，满足了不同层次医疗机构的人才需求。每年中医妇科招收各层次的学生众多，尤其是硕士生、博士生，生源广，质量高，展现了学术活跃的新局面。此外，中医妇科医疗和教育还辐射到国外，中医妇科学正走向世界。

在基础研究方面：分别整理、校勘、注释、语译了几十多部古代妇科名著，整理出版了中医四大经典中有关妇产科的论述。全国各地整理出版了数十部当代中医妇科名家著作和一大批妇科专著，为继承、发展和创新中医妇科学作出了贡献。在理论研究中成果较为突出的是月经机理、带下机理、"肾主生殖"实质研究、肾-天癸-冲任-胞宫生殖轴、补肾促排卵机理、安胎机理、产后多虚多瘀机理以及活血化瘀机理等的研究，均取得了突破性进展，并获得了有价值的临床疗效和实验数据，有的实验研究结论达到了分子水平。在中医妇科的研究成就中，尤其值得总结的是，不少成果在科研思路、科研方法上所体现的中医学术特色和进步。特色在于始终把握中医药临床疗效的优势和特色提出课题，进行研究；进步在于采用现代科技方法和手段，来论证中医药理论的科学性、实践性与临床疗效的客观性，如"肾主生殖"的理论，在临床和实验中均取得较大的成果。当然中医妇科学的基础研究仍比较薄弱，研究的方法和手段还有待不断改进和提高。回顾历史，展望未来，中医妇科学的持续发展，任重而道远，有待全国中医妇科学界同仁共同努力，共创未来。

第二章　女性生殖系统解剖 ▷▷▷

中医学对于人体的认识建立在"有诸内必形诸外"的生理观上，早在2000多年前的《黄帝内经》中便有解剖的记载，《灵枢·经水》云："若夫八尺之士，皮肉在此，外可度量切循而得之，其死可解剖而视之。其脏之坚脆，腑之大小，谷之多少，脉之长短，血之清浊，气之多少……皆有大数。"《灵枢·骨度》详细记载了一般人的头、胸、腰围的尺寸等，可见中医学很早就已有人体解剖的实践和记录。对于女性的解剖特点，古人通过医疗和解剖实践已有一定的认识，散载于历代医著中，现归纳为外生殖器官和内生殖器官予以介绍。

第一节　外生殖器官

外生殖器官是指生殖脏器官外露部分，《灵枢·经脉》所称"阴器"，《素问·厥论》所指"前阴"，均指外生殖器官，又称外阴、女阴。汉代《养生方》载有"女阴图"，是当时所绘的女性外生殖器官图，也是现存最早的女性外生殖图。外生殖器官包括毛际、阴户等。

一、毛际（阴阜）

毛际主要指前阴隆起的脂肪垫，即阴阜，是外阴阴毛丛生之处。《灵枢·经脉》云："胆足少阳之脉……绕毛际。"已出现了毛际的解剖名称。《素问·骨空论》："任脉者，起于中级之下，以上毛际，循腹里，上关元。"阴毛反映肾气的盛衰，具有男女性征的区别。成熟女性的阴毛呈尖端向下的倒三角形。阴毛的异常也能反映部分疾病的特征。

二、阴户

阴户，又称四边，指妇女外阴，四边即前起阴蒂，后至阴唇系带，左右大、小阴唇之间的前后左右，故称之"四边"。"四边"出自《诸病源候论·卷三十八》，后世少用，多用阴户之名。

三、玉门

玉门，又称廷孔，均指阴道口。廷孔，是阴道口最早的名称，出自《素问·骨空论》："督脉者，起于少腹以下骨中央，女子入系廷孔，其孔，溺孔之端也。其络循阴器，合篡间。"

另古人根据婚、嫁、产时期的不同，对阴道口冠以不同的命名，如《诸病源候论·卷三十七》说："已产属胞门，未产属龙门，未嫁属玉门。"但《备急千金要方·卷三》又有治"妇人阴阳过度，玉门疼痛"和"产劳玉门开而不闭"的记载，可见玉门是排月经、泌带下、排恶露之出口，是合阴阳之入口，又是娩出胎儿、胎盘之产门。

第二节　内生殖器官

内生殖器官是指生殖器官内藏部分，包括胞宫、阴道等。

一、胞宫

胞宫，又称"女子胞""子宫""子处""胞脏""胎脏""血脏"等。《素问·五脏别论》中称"女子胞"，如"脑、髓、骨、脉、胆、女子胞，此六者，地气之所生也，皆藏于阴而象于地，故藏而不泻，名曰奇恒之府"。"子宫"之名首见于《神农本草经·紫石英》"女子风寒在子宫，绝孕十年无子"。

金元时期朱丹溪在《格致余论·受胎论》中首次描述子宫的形态为"阴阳交媾，胎孕乃凝，所藏之处，名曰子宫，一系在下，上有两歧，一达于左，一达于右"。其后，明代张介宾《妇人规·子嗣类》又补充"中分为二，形如合钵"，形象地描绘了子宫的形状，并指出"女子之胞，子宫是也，亦以出纳精气而成胎孕为奇"。

"胞宫"一词，出现较晚，宋代《妇人大全良方》始载："及产后伤风，热入胞宫，寒热如疟"。胞宫与子宫在传统认识上并不完全一致，如前所述子宫"上有两歧，一达于左，一达于右"，似是包括了西医解剖中的输卵管和卵巢，但在许多医著的论述中，女子胞、子宫、胞宫，实际上都是单指解剖学上的子宫，致使历来概念混淆不清，给后学带来不便。本教材根据中医学传统记载，结合现代肾-天癸-冲任-胞宫生殖轴的意义，对胞宫和子宫的概念界定如下。

胞宫：是女性特有的内生殖器官的概称，包括解剖学上所指的子宫、输卵管和卵巢。胞宫的功能涵盖内生殖器官的功能，受肾、天癸主宰，以"出纳精气"而通脑髓，联五脏，主司子宫，使子宫正常行使其功能。此外，胞脉、胞络通过心肾与胞宫相联属，如《素问·评热病论》指出"胞脉者，属心而络于胞中"，《素问·奇病论》谓"胞络者，系于肾"，《诸病源候论·阴挺出下脱候》言"胞络伤损……则令阴挺出"，所以胞脉、胞络是隶属于胞宫的脉络，胞络还有维系子宫解剖位置的作用。

子宫：是中医固有的，女性特有生殖器官的解剖名称，即解剖学上所称的子宫，中西医所指相同。子宫的位置在带脉以下，小腹正中，盆腔中央，前邻膀胱，后为直肠，下接阴道。《类经附翼·三焦胞络命门辨》曰："子宫……居直肠之前，膀胱之后。"《血证论》又曰："盖带脉下系胞宫。"子宫形状如"合钵"，子宫的功能是主行月经、分泌带下、种子育胎、发动分娩、排泄恶露；子宫的生理特点具有明显的周期性、节律性。现代有医家认为子宫"亦脏亦腑，非脏非腑"，因为非经期、妊娠期，子宫表现为"藏精气而不泻"，似脏；行经期、分娩时，子宫又表现为"传化物而不藏"似腑。所以，子宫既具有脏和腑的一些功能特点，又区别于脏和腑，《内经》称之为"奇恒之府"。

上述对胞宫、子宫概念的界定，本书在表述其生理、病因、病机、诊断、辨证和治疗时，均做了相应的调整，以便恰当地使用胞宫、子宫之称，避免混乱。

二、阴道

阴道，是阴户连接子宫的通道，位于子宫与阴户之间。阴道之名，最早见于《诸病源候论》"五脏六腑津液流行，阴道喟动"，"产后阴道肿痛候"。

阴道是防御外邪入侵的关口，是排出月经、分泌带下的通道，是阴阳交合的器官，又是娩出胎儿的路径，故亦称产道。阴道可反映女性五脏六腑、精气津液的盛衰，如肾、肝、脾功能正常，阴中润泽；若肝肾不足，则阴道干涩。

第三章　女性生殖系统生理 ▷▷▷▷

第一节　女性一生各期的生理特点

《素问·上古天真论》明确指出："女子七岁，肾气盛，齿更发长；二七而天癸至，任脉通，太冲脉盛，月事以时下，故有子；三七，肾气平均，故真牙生而长极；四七，筋骨坚，发长极，身体盛壮；五七，阳明脉衰，面始焦，发始堕；六七，三阳脉衰于上，面皆焦，发始白；七七，任脉虚，太冲脉衰少，天癸竭，地道不通，故形坏而无子也。"这是以七岁为律，按女性各年龄阶段生理特征分期的最早记载，并指出肾气的盛与衰，天癸的至与竭，主宰着女子的生长、发育、生殖与衰老的过程。由于古代和现代生活条件的不同，分期的时间划分上略有差异，结合现代认识，本教材将女性一生作以下分期。

一、新生儿期

婴儿出生后的 4 周内，称为新生儿期。女婴在子宫内受母体性腺和胎盘所产生的性激素（主要为雌激素）影响，有的女婴出生时乳房可略呈隆起或少许泌乳，外阴较丰满；出生后脱离胎盘，血中女性激素水平迅速下降，极少数女婴可出现少量阴道出血，属生理范畴，一般很快会自然消失。

二、儿童期

出生 4 周以后至 12 岁左右的阶段为儿童期。儿童期又可分为儿童前期和后期，儿童前期即 7 岁之后至 10 岁之前，是肾气始盛的时期，齿更发茂，身体持续增长和发育，但生殖器官仍为幼稚型，阴道狭窄，上皮薄，无皱襞，细胞内缺乏糖原，酸度高，抗感染力强。子宫颈较子宫体长，占子宫全长 2/3。卵巢狭长，卵泡不发育。7～8 岁起，内分泌腺开始活动，逐渐出现女性特征，骨盆渐变宽大，髋、胸及耻骨前等处的皮下脂肪逐渐增多。在儿童后期，约 10 岁始，卵巢中开始有少数卵泡发育，但大都达不到成熟程度。11～12 岁时，第二性征开始出现。全身各系统发育的速度不同，一般按自上而下的次序进行。头部发育最早，停止也早；下肢发育的开始及停止较迟；神经系统和淋巴系统的发育先快后慢。出生后第一年，脑的发育最快。幼儿期咽部淋巴组织和扁桃体增长较快，10 岁以后发育减慢。生殖系统及肌肉到青春期后开始迅速发育。身高及体重在乳幼儿期及青春期有两次高速度增长。

三、青春期

女孩从月经初潮至生殖器官逐渐发育成熟的时期称青春期。世界卫生组织（WHO）规定青春期为 10～19 岁，为"二七"至"三七"之年，可作为中医妇科学青春期的参考。此期显著的生理特性表现如下。

1. 全身发育、身高、体形已渐发育为女性特有的体形。

2. 内外生殖器官发育渐趋成熟，性功能日趋成熟，第二性征发育，开始有月经，丘脑下部和垂体的促性腺激素分泌增加，作用加强。卵巢增大，卵泡细胞反应性提高，进一步发育，并产生性激素。在性激素的作用下，内外生殖器官发育增大，大阴唇变肥厚，小阴唇变大且有色素沉着；阴道的长度及宽度增加，阴道黏膜变厚，出现皱襞，上皮细胞内有糖原；子宫体增大，为宫颈长度的 2 倍；输卵管增粗。第二性征是指除生殖器官以外女性所特有的征象。此时，女孩的音调变高，乳房丰满隆起，乳头增大，乳晕加深，腋窝出现腋毛。骨盆呈现质薄的女性型，脂肪分布于胸、肩及臀部，显现出女性特有的体表外形。

3. 月经来潮是女性青春期开始的一个重要标志。在初潮的 1～2 年内，由于卵巢功能尚不稳定，月经可能或迟或早，或多或少，或停闭几月等，都属于正常的生理现象。据报道，初潮后头 2 年内，55%～95% 的女子月经周期为无排卵型，待发育成熟后渐趋正常排卵。若女孩至 18 岁尚不见月经来潮，应查明原因。

4. 具有生育能力，此时期整个生殖系统的功能虽尚未完善，但已有生育能力。

四、性成熟期

性成熟期又称生育期。一般自 18 岁左右开始，即中医从"三七"至"七七"之年（21～49 岁），历时 30 年。此期生殖功能由成熟、旺盛至后期又从旺盛逐渐走向衰退，经过成熟—旺盛—开始衰退的生理过程。在此期间，身体各部分发育成熟，出现周期性的排卵及行经，并具有生育能力。受孕以后，身体各器官发生很大变化，生殖器官的改变尤为突出。

在性成熟期，女性乳房亦发育成熟，中医认为"乳头属肝"，"乳房属胃"，足少阴肾经行乳内。孕期乳房充分发育，以适应产后哺乳。

五、围绝经期

围绝经期是妇女由成熟期进入老年期的一个过渡时期。"七七"之年，此期肾气渐虚，冲任二脉虚衰，天癸渐竭，生殖器官及乳房也逐渐萎缩，排卵变得不规律，直到不再排卵。月经渐趋不规律，最后完全停止。中医称"经断前后"，也称"绝经前后"。1994 年 WHO 召开有关绝经研究进展工作会议，推荐采用"围绝经期"，即包括绝经前期、绝经期、绝经后期三个阶段。

绝经前期，有的女性会出现月经失调，如周期提前或推后，经量或多或少，甚者可患崩漏。有些女性也可同时出现腰膝酸软、夜尿频多、烘热汗出、烦躁易怒、失眠健忘、发枯易脱、牙齿酸软等。

围绝经期妇女年龄 80% 在 44～54 岁之间。自然绝经通常是指女性生命中最后一次月经后，停经达到 1 年以上者。据现代调查中国妇女平均绝经年龄为 49.5 岁，与两千多年前《内经》提出的"七七"（49 岁）经断年龄是一致的。此期大多数妇女能自我调节，平稳渡过。但由于体质、社会、家庭、心理、工作环境等复杂因素的影响，一部分妇女会出现"经断前后诸证"，即现在所称"围绝经期综合征"。

绝经后期，是指绝经后至生殖功能完全消失，行将步入老年期。

六、老年期

老年期一般指 60 岁以后的妇女。此期肾气虚，天癸已衰竭，生殖器官萎缩；卵巢缩小变硬，表面光滑；子宫及宫颈萎缩；阴道逐渐缩小，穹窿变窄，黏膜变薄、无弹性；阴唇皮下脂肪减少，阴道上皮萎缩，糖原消失，阴道分泌物减少，且呈碱性，因此易患老年性阴道炎。骨质疏松而易发生骨折，心、脑功能亦随之减退，全身功能处于衰退期。

第二节　女性生理特点

女性的特殊生理现象为生殖生理，包括月经、带下、妊娠、产育与哺乳。认识女性的特有生理现象及其产生与调节的机理，才能知常达变，有效地防治经、带、胎、产、乳等女性特有疾病。

一、月经生理

月经是指有规律的周期性的子宫出血，月月如期，经常不变，故有称"月信""月事""月水"，以示月经有"月节律"的周期性。"月经"之名首见晋代《脉经》。月经是女性最显著的生理特点，月经初潮标志着青春期的到来，已初具生殖功能。初潮后 30～35 年间，一般每月行经一次，信而有期。李时珍《本草纲目·妇人月水》中指出："女子，阴类也，以血为主，其血上应太阴，下应海潮，月有盈亏，潮有朝夕，月事一月一行，与之相符，故谓之月信、月水、月经。经者，常也，有常轨也。"张景岳《妇人规·经脉类》也说："月以三旬而一虚，经以三旬而一至，月月如期。经常不变，故谓之月经，又称之月信。"

西医认为月经是指随卵巢的周期性变化，子宫内膜周期性脱落及出血，是生殖功能成熟的标志之一。

1. 月经的生理表现

（1）月经初潮　妇女一生中第 1 次月经来潮，称为初潮。初潮年龄一般为 13～15 岁，平均 14 岁，即"二七"之年。可早至 11～12 岁，迟至 16 岁。月经初潮的迟早，受各种内外因素的影响，如体弱或营养不良者，初潮可推迟，而体质强壮及营养良好者，月经初潮可较早或正常。

（2）月经周期 月经有月节律的周期性，出血的第1天为月经周期的开始，两次月经第1天的间隔时间称为一个月经周期，一般为22～35天，周期长短因人而异。"经贵乎如期"，每个妇女的月经周期有自己的规律性，但一般应不能提前或推后一周以上。

（3）经期 即月经持续时间，正常经期为3～7天，多数为3～5天，第1天经量不多，第2、3天经量最多，第4日始渐少，持续时间不超过7天。

（4）月经的量、色、质 月经量的多少难以准确统计，一般以每月经量在50～80mL为适中，经色暗红，经质不稀不稠，不凝固，无血块，无特殊臭气。

（5）月经期表现 行经前，可出现胸乳略胀，小腹略坠，腰微酸，情绪易波动，这是由于经前、经期冲任气血充盛，气血变化较剧，子宫血流量增加，气机易于郁滞而导致的，一般经来自消，不作病论，大多数妇女可自我调节而无特殊症状。

（6）绝经 妇女一生中最后1次行经后，停闭1年以上，称为绝经。一般为45～55岁，平均49.5岁。绝经表明将步入老年期。

此外，尚有身体无病而定期两个月来潮一次者，称为并月；三个月一潮者，称为"居经"或"季经"；一年一行者称为"避年"；还有终生月经不潮而却能受孕者，称为"暗经"。受孕初期仍能按月经周期有少量出血而无损于胎儿者，称为"激经"，又称"盛胎"或"垢胎"，均是个别的特殊生理现象，若无不适，不影响生育，可不作病论。若伴有子宫发育不良，或影响生育者，则要及早诊治。

2. 月经产生的机理 月经的产生，是女子发育到成熟的年龄阶段后，脏腑、天癸、气血、经络协调作用于胞宫的生理现象。《素问·上古天真论》曰"女子七岁，肾气盛，齿更发长；二七而天癸至，任脉通，太冲脉盛，月事以时下，故有子"；《妇人大全良方》指出"妇人以血为基本"；《女科撮要》也说"夫经水者，阴血也，属冲任二脉所主，上为乳汁，下为月水"，这是对月经产生机理的基本阐释。因此，认识月经产生的机理，须从脏腑、天癸、气血、冲任、胞宫与月经的关系进行阐述。

（1）脏腑与月经 五脏的生理功能是化生和贮藏精、气、血、津液，六腑的功能是受盛和转化水谷。《素问·六节脏象论》又曰："肾者主蛰，封藏之本，精之处也。"肾藏精，是指肾具有生成、贮藏和施泄精气的功能，而以贮藏为主，使精不无故流失。精藏于肾，依赖于肾气的贮藏作用和施泄作用发挥其主生殖的生理功能。

肾为天癸之源：天癸至，则月事以时下，天癸竭，则月经断绝。在特定的年龄阶段内，肾气初盛，天癸尚微；肾气既盛，天癸蓄极泌至，月事以时下。此后，随肾气的充盛，每月天癸泌至，呈现消长盈亏的月节律，经调而有子嗣；其后又随肾气的虚衰，天癸亦渐竭，经断无子。可见肾传化水谷，脏腑互为表里。五脏之中，肾藏精，肝藏血，脾生血，心主血，肺主气，气帅血。在月经产生中各司其职，如肾气旺盛，使天癸泌至；肝血充足，气机条达，则经候如期；脾胃健运，则血海充盈，血循常道。故在月经产生的机理中，与肾、肝、脾关系尤为密切。

①肾：在月经产生的过程中以肾为主导，肾藏精，主生殖。精，是禀受于父母的生命物质与后天水谷精微相融合而形成的一种精华物质。《素问·金匮真言论》曰："夫精者，身之本也。"《素问·上古天真论》曰："肾气盛，天癸至。"

肾为冲任之本。冲脉为血海，广聚脏腑之血，使子宫满盈；任脉为阴脉之海，使所司之精、血、津液充沛。任通冲盛，月事以时下，若任虚冲衰则经断而无子，故冲任二脉直接关系月经的潮与止。然冲任的通盛以肾气盛为前提，故冲任之本在肾。

肾为气血之根。血是月经的物质基础，气为血之帅，血为气之母。气血和调，经候如常。然"血之源头在于肾"，气血久虚，常须补肾益精以生血。《冯氏锦囊秘录》说："气之根，肾中之真阳也；血之根，肾中之真阴也。"阐明了肾有阴阳二气，为气血之根。

肾与胞宫相维系。胞宫司月经，肾与胞宫相系。《素问·奇病论》云："胞络者，系于肾。"《难经》曰："命门者……女子以系胞。"又肾经与冲脉下行支相并，与任脉交会于关元，与督脉同贯脊，故肾与冲、任、督脉相关，肾与胞宫相系，而冲、任、督同起于胞中。

肾与脑髓相通。肾主骨生髓通脑，脑为元神之府，主宰人体的一切生命活动。月经的产生，亦离不开脑的调节。

肾为五脏阴阳之本。肾气调节机体的代谢和生理功能活动，是通过肾中阴阳来实现的。《景岳全书·命门叙》说："命门为精血之海……为元气之根……五脏之阴气，非此不能滋；五脏之阳气，非此不能发。"《医贯》指出："五脏之真，惟肾为根。"说明肾在机体中的重要作用和肾与他脏的关系。肾阴阳平衡协调，才能维持机体生理正常。

肾通过多渠道、多层次、多位点对月经的产生发挥主导作用，所以《傅青主女科》言"经本于肾"，"经水出诸肾"。

②肝：肝藏血，主疏泄，喜条达，恶抑郁。肝具有储藏血液、调节血量和疏泄气机的作用。脏腑所化生之血，除营养周身外，则储藏于肝。在月经的产生中，肝血下注冲脉，司血海之定期蓄溢，参与月经周期、经期及经量的调节。

肝经与冲脉交会于三阴交，与任脉交会于曲骨，与督脉交会于百会，可见肝通过冲、任、督与胞宫相通，而使子宫行使其藏泻有序的功能。

肝肾同居下焦，乙癸同源，为子母之脏。肾藏精，肝藏血，精血同源而互生，同为月经提供物质基础；肝主疏泄，肾主闭藏，一开一合共同调节子宫，使藏泻有序，经候如常。

③脾（胃）：脾胃为后天之本，气血生化之源。脾主运化，主中气，其气主升，具有统摄血液、固摄胞宫之权。脾气健运，血循常道，血旺而经调。胃主受纳，为水谷之海，乃多气多血之腑，足阳阴胃经与冲脉会于气街，故有"冲脉隶于阳明"之说。胃中水谷盛，则冲脉之血盛，月事以时下。如《女科经纶》记载："妇人经水与乳，俱由脾胃所生"，指出了脾胃在月经产生中的重要作用。

④心：心主血脉，心气有推动血液在经脉内运行的作用。《素问·评热病论》指出"胞脉者，属心而络于胞中"，心又通过胞脉与胞宫相通。《石室秘录》指出胞宫为"心肾接续之关"，心气下通于肾，心肾相交，血脉流畅，月事如常。

⑤肺：肺主气，朝百脉而输精微，如雾露之溉，下达精微于胞宫，参与月经的产生与调节。

又肾主作强出伎巧，肝主谋虑，脾主思虑，心主神明，肺主治节，脑为元神之府。在脑的主宰下，五脏所主的精神活动，对月经的产生亦有调节作用。

（2）天癸与月经　天癸，男女皆有，是肾精肾气充盛到一定程度时体内出现的具有促进人体生长、发育和生殖的一种精微物质。天癸来源于先天肾气，靠后天水谷精气的滋养而逐渐趋于成熟，此后又随肾气的虚衰而竭止。如马玄台注释《素问》时说："天癸者，阴精也。盖肾属水，癸亦属水，由先天之气蓄积而生，故谓阴精为天癸也。"张景岳在《景岳全书》中谓："元阴者，即无形之水，以长以立，天癸是也，强弱系之。"亦在《类经》中指出："天癸者，言天一之阴气耳，气化为水，名曰天癸……其在人身，是为元阴，亦曰元气……第气之初生，真阴甚微，及其既盛，精血乃旺，故女必二七，男必二八而后天癸至。天癸既至，在女子则月事以时下，在男子则精气溢泻，盖必阴气足而后精血化耳。"说明天癸源于先天，藏之于肾，受后天水谷精微的滋养。人体发育到一定时期，在肾气旺盛时期，肾中真阴得到不断充实，在后天水谷之精的滋养下化生并成熟泌至。对妇女来说，"天癸至"则"月事以时下，故有子"，"天癸竭，地道不通，故形坏而无子也"，说明它使任脉所司的精、血、津液旺盛、充沛、通达，并使冲脉在其作用下，广聚脏腑之血而血盛，冲任二脉相资，血海满溢，月经来潮。故天癸主宰月经的潮与止。《血证论》曰："故行经也，必天癸之水至于胞中，而后冲任之血应之，亦至胞宫，于是月事乃下。""七七"之年后，又随肾气的虚衰而天癸竭，导致经断，形坏而无子。现代中医妇科界对天癸的基本认识为：天癸是影响人体生长、发育与生殖的一种阴精。而女性天癸与月经相始终，进而认为天癸是"肾主生殖"的精微物质。

（3）气血与月经　妇人以血为基本，月经的主要成分是血。然气为血之帅，血为气之母，血赖气的升降出入运动而周流。气血均来源于脏腑。在月经产生的机理中，血是月经的物质基础，而气能生血，又能行血、摄血。气血和调，经候如常。《景岳全书·妇人规》云："经血为水谷之精气，和调于五脏，洒陈于六腑，乃能入于脉也。凡其源源而来，生化于脾，总统于心，藏受于肝，宣布于肺，施泄于肾，以灌溉一身……妇人则上为乳汁，下归血海而为经脉。"概括了脏腑、气血与月经和乳汁化生的关系。

（4）经络与月经　经络是经脉和络脉的总称，是运行全身气血，联络脏腑形体官窍，沟通上下内外，感应传导信息的通路系统。与妇女的生理、病理关系最密切的是奇经八脉中的冲、任、督、带。其生理功能主要是通过起源、循行路线和各自的功能对十二经脉气血运行起蓄溢和调节作用，并联系子宫、脑、髓等奇恒之府。

①循行路线：冲、任、督三脉皆起于胞中，一源而三歧。带脉环腰一周，络胞而过。冲、任、督在下腹部的循经路线正是女性生殖器官所在部位，冲、任、督、带经气又参与月经产生的活动，故关系密切。

②功能作用："冲为血海"，为"十二经脉之海"，广聚脏腑之血；"任主胞胎"，为"阴脉之海"，总司精、血、津液等一身之阴；督脉为阳脉之海，总督一身之阳；任督相通，调节一身阴阳脉气的平衡协调；督脉属肾络脑；带脉约束诸经，使经脉气血循行保持常度。在天癸的作用下，冲、任、督、带脉各司其职，调节着月经的产生和维持其正常的生理状态。

（5）胞宫与月经　胞宫是化生月经和受孕育胎的内生殖器官，其生理由肾、天癸、气血、冲任调节，并主司子宫藏泻，胞宫周期性变化主要表现为子宫的周期性出血。

综上所述，脏腑、天癸、气血、冲、任、督、带与胞宫，是月经产生的生理基础，其中肾、天癸、冲任、胞宫是产生月经的中心环节，各环节之间互相联系，不可分割，现代中医妇科学家称之为"肾-天癸-冲任-胞宫生殖轴"。

现代医学认为，女子到了青春期，卵泡发育成熟，在黄体生成素协同下，使卵泡分泌雌激素，并刺激子宫内膜发生增生期变化。雌激素量逐渐增加，使子宫内膜增厚，腺体增多、增长，呈弯曲形，血管呈螺旋状，称为增生期子宫内膜，这时是月经周期的第11～14天。此时雌激素出现高峰，大量雌激素作用于丘脑下部，使脑垂体释放大量黄体生成素，从而促使成熟卵泡排卵，排卵后破裂的卵泡形成黄体。黄体分泌孕激素，在雌激素的共同作用下，使子宫内膜进入分泌期。若此时不受精，则黄体萎缩，孕激素和雌激素的分泌下降，子宫内膜得不到性激素的支持，就发生坏死、脱落而使月经来潮，这就是子宫产生月经的道理。

3. 月经周期的调节

（1）月经周期节律　月经具有周期性、节律性，是女性生殖生理过程中肾阴阳消长、气血盈亏规律性变化的体现。月经有行经期、经后期、经间期、经前期四个不同时期的生理节律，形成月经周期。现以28天为一月经周期，阐述如下。

①行经期：行经第1～4天，此期子宫泻而不藏，排出经血。既是本次月经的结束，又是新周期开始的标志，呈现"重阳转阴"的特征。

②经后期：指月经干净后至经间期前，为周期的第5～13天，此期血海空虚渐复，子宫藏而不泻，呈现阴长的动态变化。阴长，是指肾水、天癸、阴精、血气等渐复至盛，呈重阴状态。重阴，是指月经周期阴阳消长节律中的阴长高峰时期。

③经间期：周期第14～15天，也称氤氲之时，或称"的候""真机"时期（即西医所称的"排卵期"）。在正常月经周期中，此期正值两次月经中间，故称之为经间期。是重阴转阳、阴盛阳动之际，正是种子的时候。

④经前期：即经间期之后，为月经周期的第15～28天。此期阴盛阳生渐至重阳。重阳，是指月经周期阴阳消长节律中阳生的高峰时期，此时阴阳俱盛，以备种子育胎。若已受孕，精血聚以养胎，月经停闭不潮；如未受孕，则去旧生新，血海由满而溢泄为月经。月经周期中四个不同时期的连续与再现，形成了月经周期的月节律。

（2）月经周期的调节机理　《素问·上古天真论》关于月经产生的理论是经典之说，但中医学对月经周期的形成和调节的论述却甚少，目前有几种说法可供参考。

①天人相应说：《素问·八正神明论》认为月经的节律与月亮运动的节律一致。妇女的性周期以月为节律，故明代李时珍、张介宾以此取象比类推论月经调节为：上应月相，下应海潮，是天人相应的现象。《血证论》指出："故月有盈亏，海有潮汐。女子之血，除旧生新，是满则溢、盈必亏之道。女子每月则行经一度，盖所以泄血之余也。"可以说是初步提示了月经周期形成与调节的机理。现代也有学者对此做了探讨，《内经》中的"天人相应观"强调了人与外界环境的统一性。这里的外界环境不仅指地球，而且

还指太阳和月球，指整个宇宙以及人类生存的社会环境。现代学者主张把探讨自然界和研究人体统一起来，根据自然界的变化规律来理解人体的生理、病理机制，并把这当作认识人体的一种重要方法论原则。现代科学明确显示出的综合发展趋向，从某种意义上讲，是在更高阶段上对体现了朴素系统观点的古代科学的回复。《内经》所表现的古代科学的整体性、综合性的特点，是现代科学综合发展过程的原始形态。

②肾阴阳转化说：月经出现周期性的藏泻，是肾阴、肾阳转化，气血盈亏变化的结果。经后期血海空虚，肾阴增长，阴中有阳，此时表现为"藏而不泻"；经间期，是肾之阴精发展到重阴转阳的转化时期；经前期，是肾阳增长，阳中有阴，肾阴阳平衡中阳的功能渐趋旺盛时期；行经期，是"重阳则开"阶段，在阳气的转化中推动经血的排出，子宫表现为"泻而不藏"，除旧生新，出现新的周期。现代学者根据肾阴阳转化规律研究了中药人工周期疗法，是在月经周期的各个不同阶段，针对其不同的生理变化特点，选用不同的治疗原则，按周期按阶段给药的一种治疗方法，称之为"中药人工周期疗法"。

③肾–天癸–冲任–胞宫生殖轴说：现代中医学术界根据《内经》和历代有关著述，从肾气、天癸、冲任、胞宫之间的关系及其调节进行了有关研究，逐渐形成了中医学的女性生殖轴概念，月经周期即由此生殖轴进行调节。

④脑–肾–天癸–冲任–胞宫轴说：有"中医天癸古今论"者提出："根据古今对天癸的认识及'脑为元神之府'和肾主髓通脑的理论，总结出脑–肾–天癸–冲任–胞宫（女）、睾丸（男）轴为性生殖机能凋节系统"的新概念，由这一轴心主司月经生理。

上述各种学术观点，都从不同的角度阐述了月经调节的机理，丰富和发展了妇科理论，其中肾–天癸–冲任–胞宫生殖轴说，目前得到中医妇科学术界较为普遍的认同。在月经周期的调节中，肾气、天癸、冲任、气血、胞宫有着规律性的变化，在肾气的主导下，天癸起着决定性的作用。使任通冲盛，气血和调，作用于胞宫，调控子宫依时下血，是为月经。根据中医学理论认识月经的产生及其调节机理具有重要的临床意义，也是调经治法的理论依据。当然，有关中医学的月经调节机理尚待进一步深入研究。

4. 绝经机理 关于绝经机理，《素问·上古天真论》提出："女子……七七，任脉虚，太冲脉衰少，天癸竭，地道不通，故形坏而无子也。""七七"之年，肾气虚，任虚冲衰，天癸竭，最终导致自然绝经。现代医学认为这一过程的基本生理变化是卵巢功能衰退，雌激素下降，以至完全丧失；下丘脑–垂体–卵巢轴的活动从有正常的波动渐趋稳定。主要表现为生育能力和性活动力下降，月经稀发以至停止，性器官进行性萎缩而逐渐衰老。

（1）月经变化 绝经意味着月经终止，但围绝经期常有月经周期和月经量的改变。表现为月经周期缩短，以滤泡期缩短为主，无排卵和月经量增多。

（2）潮热出汗 潮热出汗是围绝经期女性最主要和最特异的症状。75%～85%的围绝经期女性会出现潮热出汗的症状，症状严重者占10%～20%。表现为突然发生上半身发热，起自胸部，涌向头颈部，可波及全身，接着为突发性出汗，可伴有头晕、心悸、乏力等，持续数十秒至数分钟不等，发作次数从每周 1～2 次到每天 20 余次不等。

（3）精神神经症状　主要表现为情绪不稳定，脾气急躁而不能控制，发脾气后又有自责、神经质、固执、注意力不集中、失眠、头痛、记忆力下降、神经衰弱、抑郁等症状，严重者似精神病表现。

（4）泌尿生殖器萎缩　绝经后由于雌激素缺乏，内外生殖器和膀胱、尿道都会发生萎缩。阴道皱襞变平，上皮萎缩变薄，检查时可见毛细血管透过上皮呈散在性红点，容易招致感染，因而老年性阴道炎成为绝经后妇女十分常见的疾病。

（5）第二性征变化　乳腺失去雌孕激素的周期性作用而渐渐萎缩，并下垂。皮肤失去雌激素的作用，表皮细胞的有丝分裂减少而变薄，丧失弹性，出现皱纹。

二、带下生理

带下是健康女性阴道排出的一种阴液，色白或无色透明，其性黏而不稠，其量适中，无腥臭气，津津常润，是正常生理现象，称生理性带下，俗称白带。如《沈氏女科辑要》引王孟英说：“带下，女子生而即有。津津常润，本非病也。”虽说生而即有，但要在发育成熟后才有，并有周期性变化。

（一）带下的生理现象及作用

1. 带下属津液　津液是机体一切正常水液的总称。广泛地存在于脏腑、形体、官窍等器官的组织之内和组织之间，起着滋润、濡养作用，也是维持人体生命活动的基本物质之一。津和液虽不尽相同，但津和液同源互生，故常津液并称。就生理性带下的性状和作用而言，属液为多，故又称“阴液”或“带液”，以区别病理性带下。

2. 带下有周期性月节律　随肾气和天癸的调节，带下呈现周期性的变化并与生殖有关。在月经前后、经间期，带下的量稍有增多。经间期带下质清，晶莹而透明，具韧性可拉长，其余时间略少。《血证论·崩带》中有云：“胞中之水清和……乃种子之的候，无病之月信也。”表明已观察出生理性带下与生殖有关和有“月信”的周期性月节律现象。

3. 带下量随妊娠期增多　妊娠后阴血下聚，使冲任、胞宫气血旺盛，故带液较未孕时略多。

4. 带下润泽胞宫、阴道　带下生而即有，后肾气渐虚，天癸将竭，带下亦明显减少，但发育成熟后月经同步有周期性月节律，经断而带下不能断绝，故带下伴随女性一生，以滋润胞宫、阴道。

（二）带下产生与调节的机理

带下的产生是脏腑、津液、经络协调作用于胞宫的结果。

1. 脏腑与带下　带下属阴液，与阴液关系最大的脏腑是肾、脾。《素问·逆调论》曰：“肾者水脏，主津液。”《灵枢·五癃津液别》云：“五谷之津液，和合而为膏者，内渗入于骨空，补益脑髓而下流于阴股。”肾主司津液润泽阴窍，又随肾气的充盛和天癸的泌至而产生，并呈周期变化。《景岳全书·妇人规》："盖白带……精之余也。"指出生理性带下，由精所化，精又有滋润、濡养补益之功。故可以认为生理性带下的产生是由肾精所化，禀肾气藏泄，布露于子宫，润泽于阴道；脾为气血津液生化之源，主运化，赖脾气之升清，将胃肠吸收的谷气和津液上输于肺，而后由肺宣发和肃降，使津液输布全身而灌溉脏腑、形体和诸窍，其泌布于胞宫、阴道者，为生理性带下的组成部分。

2. 经络与带下　带下为阴液，而任脉为阴脉之海，主一身之阴液，任脉出胞中循阴器，任脉与带下的生理、病理直接相关。如《素问·骨空论》曰："任脉为病……女子带下癥瘕聚。"《素问·玄机原病式》曰："故下部任脉湿热甚者，津液涌溢，而为带下也。"此二处所言"带下"，虽是指病理性带下，也说明任脉与带下的关系。带脉环腰一周，约束诸经，与冲、任、督三脉纵横交错，络胞而过。《傅青主女科》云："盖带脉通于任督……带脉者，所以约束胞胎之系也。"可知任、督、带三脉互相联系，任脉所司之阴液，若失去督脉的温化，则化为湿浊之邪，伤于带脉则为带下病。带脉约束带液，使带液的量泌有常。

3. 胞宫与带下　《景岳全书》曰："盖白带出自胞宫。"《血证论》又说"带脉下系胞宫"。认为带下由胞宫渗润阴道，并能防御外邪入侵。由此可见，生理性带下的产生与调节，是以脏腑功能正常为基础的，是脏腑、津液、经络协调作用于胞宫的生理现象。

现代医学认为白带即阴道排液，是由阴道黏膜渗出物、宫颈腺体及子宫内膜腺体分泌物混合而成，内含阴道上皮脱落细胞、白细胞和一些非致病性细菌。如果白带的色、质、量发生异常改变，称为白带异常。临床上大部分妇女白带异常都是由于不注意个人卫生引起的，正常人用清水清洁外阴即可。如果没有妇科疾病，也没有特殊的杀菌消炎的需要，最好不要过多使用女性洗液。据报道，用阴道冲洗液的妇女比不用阴道冲洗液的妇女盆腔感染危险率增高了73%，主要原因是所用冲洗液破坏了阴道的自洁功能，以致病原菌乘虚而入。

三、妊娠生理

妊娠是从受孕至分娩的过程。"两精相搏，合而成形"是妊娠的开始，"十月怀胎，一朝分娩"是妊娠的结束。

1. 妊娠机理　"天地氤氲，万物化醇，男女媾精，万物化生"（《周易》）。古代已认识到"男女媾精"创造了人的生命。这一无神论的唯物主义观点是人类认识生命起源最早的经典之说。女子发育成熟后，月经按期来潮，就有了孕育的功能。受孕的机理在于肾气充盛，天癸成熟，冲任脉通盛，男女之精适时相合，便可构成胎孕。如《灵枢·决气》曰："两神相搏，合而成形"。《女科正宗·广嗣总论》说："男精壮而女经调，有子之道也。"男精壮应包括正常的精液及正常性功能，女经调应包括正常的月经及排卵。一般男女在21~35岁生育能力旺盛，注意把握受孕佳期，阴阳和合，容易受孕。《证治准绳·女科·胎前门》"凡妇人一月经行一度，必有一日氤氲之候，于一时辰间……此的候也……顺而施之，则成胎也。"男女之精妙合，结为胚胎，并在子宫内种子，在肾气、天癸、冲任、胞宫各个环节的协调和滋养下，逐渐发育成长。马王堆帛书《胎产书》比较详细地描述了胎儿在母体中的发育变化和产妇的调摄，其后《备急千金要方》也描述了胚胎发育的过程：妊娠经十月怀胎，则"瓜熟蒂落"，足月分娩。

2. 妊娠期生理现象

（1）月经停闭　生育期的妇女，既往月经一向正常而突然停闭，首先应考虑妊娠。妊娠后，阴血下注冲任、胞宫以养胎，上营乳房以化乳，子宫行使其藏精气而不泻的功能，月经停闭不来。

（2）妊娠反应　孕后常出现胃纳不香或饱胀不思饮食或恶心欲呕、择食的早孕反应。气血下注，冲脉相对较旺，机体气血相对不足，则易出现倦怠、嗜睡、头晕等不适。一般3个月内逐渐适应或消失。

（3）脉滑　妊娠后出现脉滑，是中医候胎重要依据之一。早在《素问·阴阳别论》中指出："阴搏阳别，谓之有子。"尺脉候肾，肾藏精主生殖，妊娠以后，肾旺荫胎，故肾脉应指有力，按之有神有根。《胎产心法》说："凡妇人怀孕，其血留气聚，胞宫内实，故尺阴之脉必滑数，此必然之理也。"妊娠脉滑轻取流利，中取鼓指，重按不绝。但若肾气虚弱，气血不足，或年岁已高的妇女有孕，滑脉常不明显。精血不足者，孕后反出现沉涩或弦细脉，因而切脉虽可作为妊娠诊断之辅助，但必须结合临床表现及妊娠检查，方能确诊。

（4）子宫增大　孕后子宫育胎，变化最大。早孕40多天，子宫颈紫蓝色质软，可扪及子宫增大变软。非孕时子宫腔容量为5mL，至妊娠足月约5000mL，增加1000倍。子宫重量，非孕时50g，至足月妊娠约1000g，增加20倍。

（5）乳房变化　乳房自孕早期开始增大、发胀，乳头增大变黑，易勃起。乳晕加大变黑，乳晕外周散在褐色小结节状隆起。妊娠4~5个月，挤压乳头可有少量乳汁。中医古籍中有借助乳房的变化以候胎的记载，如《生生宝录》云："妇人乳头转黑，乳根渐大，则是胎矣。"《医宗金鉴·妇科心法要诀》亦云："妇人经水不至，不分是孕是病者，五个月之后，以孕妇乳房辨之。若乳房升大有乳者是胎若乳房不大无乳者是病也。"

（6）下腹膨隆　妊娠3个月以后，可于下腹部手测子宫底高度以候胎之长养。

（7）胎动胎心　胎儿在子宫内冲击子宫壁的活动称胎动。一般在妊娠4个月开始自觉有胎动，有时在腹诊时触到或看见胎动。孕5个月后，可用一般听诊器经孕妇腹壁听到胎心音。

（8）胎体　妊娠20周后可经腹壁触到子宫内的胎体。随妊娠进展胎体各部分日益明显，可通过四步触诊查清胎儿在子宫内的位置。

每次妊娠一般一胎。若一孕二胎者称"双胎"或"骈胎"，一孕三胎称"品胎"。

四、产褥生理

妊娠全程40周，即280天。夏商周甲骨文记载有预测产期之法；隋唐时期《隋书·经籍志·五行类》中又有"推产妇何时产法"1卷，可惜已佚，今已不可考。明代李梴《医学入门》指出："气血充实，则可保十月分娩……凡二十七日即成一月之数。"十个月为270天，与现代预产期计算已相当接近。现代推算的公式是：从末次月经的第一天算起，月数加9（或减3），日数加7（阴历则加14）。

1.分娩　指成熟胎儿和胎衣从母体全部娩出的过程。分娩过程的处理，专科性很强，不属本书范围，但必须对临产、正产以及影响正产的因素有所了解。

（1）临产先兆　在分娩发动前数周，孕妇可有一些临产征象出现。

释重感：妊娠末期胎头入盆后，孕妇骤然释重，呼吸变得轻松，但可能感到行走不便和尿频。《胎产心法》载有"临产自有先兆须知：凡孕妇临产或半月数日前，胎腹必下垂，小便多频数"，很符合临床实际。

弄胎（假宫缩）：《医宗金鉴·妇科心法要诀》记有"若月数已足，腹痛或作或止，腰不痛者，此名'弄胎'。"即在产程正式发动的前一段时间内，可出现间隔与持续时间不恒定、强度不增加的"假阵缩"，有的产妇感到痛苦不适甚至喊叫，影响休息和饮食，有时不易与真阵缩区别，临床上应仔细观察，以区分真假。

（2）正产现象　胎儿足月后顺利产出为正产，临床可见下列症状。

见红：接近分娩发动或分娩已发动时，阴道有少量血性分泌物和黏液。如果血量多则应考虑有否异常情况。

离经脉：临产时可扪得产妇中指本节有脉搏跳动，称为离经脉。《产孕集》则认为"尺脉转急，如切绳转珠者，欲产也"，说明尺脉转急是临产的征兆之一。《脉经》指出"妇人欲生，其脉离经。夜半觉，日中则生也"，可见离经脉具有一定的参考价值。

阵痛：从有规律的宫缩开始至产门开全（子宫颈口完全扩张）的腹部阵发性疼痛，称阵痛，开始时阵痛间隔时间约为10分钟，随后渐缩短为5~6分钟，同时阵痛的持续时间逐渐延长40~60秒，程度也随之加重，间隔时间继续缩短，最后为2~3分钟，这一现象称开口期，分娩正式发动。杨子建有十产论，言"正产者。妇人怀胎十月满足，忽腰腹作阵疼痛相似，胎气顿陷，至于脐腹痛极，乃至腰间重痛，谷道挺进，继之浆破血出，儿自遂生。"即指此阶段的表现。

分娩过程：即产程，划分为四期，是产科助产的重要时期，临床由产科处理。

（3）影响分娩的因素　分娩能否顺利，取决于产力、产道、胎儿、精神因素四者的相互协调。若产力异常，如宫缩过频、过强、过短、过弱或失去节律；胎儿发育异常、胎位异常；或产道异常，均可影响分娩的进程，造成难产。除此以外，还有一些因素也能直接或间接地影响分娩的顺利进行，如产妇的精神状态可对正常分娩的进展有着直接影响；产妇的素体状态、产妇的年龄、产次、分娩间隔、胎盘的大小、破膜过早均在一定程度上会影响分娩，并易引发并发症。中医对临产妇总结出"睡、忍痛、慢临盆"六字真言，对产妇的顺利分娩具有一定指导意义。

2.产褥　分娩结束后，产妇逐渐恢复到孕前状态，需要6~8周，此期称为"产褥期"，又称"产后"。产后一周以内称"新产后"，产后一月称"小满月"，产后百日称"大满月"，即所谓的"弥月为期，百日为度"。由于分娩时的产创与出血和产程中用力耗气，产妇气血骤虚，因此新产后可出现畏寒怕冷、微热多汗等"虚"象；又分娩后子宫缩复而有腹痛及排出余血浊液等"瘀"候，故产褥期的生理特点是"多虚多瘀"。相关研究基本证实了分娩后产妇存在"虚、瘀"的状态，服用"补虚化瘀"生化汤加减的中药复方，状态明显改善，能提高产褥生理复旧功能。

恶露是产后自子宫排出的余血浊液，先是暗红色的血性恶露，持续 3～4 天干净；后渐变淡红，量由多渐少，称为浆液性恶露，7～10 天而净；继后渐为不含血色的白恶露，2～3 周干净。如果血性恶露持续 10 天以上仍未干净，应考虑子宫复旧不良或感染，当及时诊治。

五、哺乳生理

顺产者，产后 30 分钟即可在产床上开始哺乳，令新生儿吮吸乳头，以刺激乳头尽早泌乳，促进母体宫缩，减少产后出血，建立母子亲密的感情并让婴儿吸吮免疫价值极高的初乳，增强抗病能力，促进胎粪排出。

乳汁由精血、津液所化，赖气以行，如《景岳全书·妇人规》言："妇人乳汁，乃冲任气血所化。"精血津液充足，能化生足够的乳汁哺养婴儿，哺乳次数按需供给。哺乳时间一般以 8 个月为宜。3 个月后即可适当为婴儿增加辅食。哺乳期大多月经停闭，少数也可有排卵，月经可来潮，故要采取工具避孕法避孕。必须指出的是，在停止哺乳后，务必用药物回乳，以免长期溢乳发生经、乳疾病。

月经、带下、妊娠、产育和哺乳都是妇女的生理特点。妇女各期的生理特点，不但使女性一生多姿多彩，经、带、孕、产、乳更是在女性一生中与健康密切相关。其产生与调节的机理都与脏腑、天癸、气血、经络、胞宫有密切关系，而且各生理特点之间也存在着一定的内在联系，我们在学习时应好好把握这些内在联系。

第四章 妇科疾病的病因病机 ▷▷▷

第一节 病 因

病因，就是指导致疾病发生的原因。妇科疾病的病因，包括导致经、带、胎、产、乳和杂病发生的原因和条件。中医学认为，证候和体征是在病因作用下，引发患者机体产生的一种异常反映，因此认识病因是临床治疗和提高疗效的重要环节。了解病因除详细询问病史外，主要是依据各种病因的致病特点、规律和疾病的临床证候与体征来推求，称之为"审证求因"，是中医学特有的认识病因的方法。中医病因学的另一特点是在病因与非病因之间具有一定相对性。妇科常见的病因有寒热湿邪、七情内伤、生活因素和体质因素。

一、寒、热、湿邪

风、寒、暑、湿、燥、火（热），在自然界气象正常的情况下称六气。当自然界气候反常，异常气象变化则可成为致病因素，合称为"六淫邪气"。由于六淫是不正邪气，故又称其为"六邪"。淫，有太过和浸淫之意。六淫致病为外感病范围。

此外人体阴阳的盛衰，气血津液、脏腑功能的失常，五行的胜复，也表现出类似六淫邪气的特点。这种邪从内而生，又与风寒湿燥火外邪所致病的临床征象类似，故称之为"内生五邪"。妇科疾病多见内伤脏腑、气血、天癸、经络，进而影响生殖系统的病变，故"内生五邪"较外感六邪更为多见。为区分二者，常冠"内""外"二字以别。六淫与五邪中与妇科关系最大的是寒、热、湿邪，因寒、热、湿邪易与血相搏而发生妇科病。

1. 寒邪 寒为阴邪，易伤阳气；寒主收引，主凝滞，易使气血阻滞不通。寒邪致病，有外寒、内寒之分。外寒是指寒邪由外袭里，伤于肌表、经络、血脉。经期产后，血室正开，寒邪由阴户上客，入侵冲任、子宫，进而发生经行发热、经行身痛、痛经、月经后期、月经过少、闭经、产后身痛、不孕症等病证。内寒，是机体阳气不足，命门火衰，或阴寒之气不散，故内寒的产生，与肾脾阳虚关系最大。内寒致病一是由于失于温煦，因而出现各种虚寒之象和血脉收缩、血流迟滞之征象；二是由于气化功能减退，阳不化阴，代谢障碍，阴寒性病理产物如水湿、痰饮堆积，阳气的温煦和气化功能减退，常导致闭经、多囊卵巢综合征、月经后期、痛经、带下病、子肿、宫寒不孕。

2. 热邪 热为阳邪，其性炎上，故热邪伤人，以高热恶寒、出血、扰乱神明等上部症状多见；又热邪易耗气伤津，损伤正气，津液亏乏，故出现机能减退之证；热邪易生风动血，所谓"热极生风"，可出现抽搐；热迫血行，故可出现出血之证。热邪致病，也有外热、内热之异。外热为外感火热之邪，尤其是月经期、孕期、产褥期，热邪易乘虚而入，损伤冲任，发为经行发热、经行头痛、月经先期、月经过多、崩漏、妊娠小便淋痛、产后发热等病证；热邪结聚冲、任、胞中，使气"热盛则肿"，"热盛肉腐"，则发为产褥热、盆腔炎或盆腔脓肿、阴疮、孕痈等病。内热又称"火热内生"，若伤及冲任，迫血妄行，可发为月经先期、月经过多、经行头痛、经行情志异常、恶阻、胎漏、子烦、子痫、产后发热、阴疮等病证。

3.湿邪　湿为阴邪，其性黏滞，患部重着，病情缠绵；湿性趋下，易袭阴位。湿邪致病，也有内湿、外湿之分，外湿多与气候环境有关，如气候潮湿，阴雨连绵，或久居湿地，或经期、产后冒雨涉水，湿邪内渗致病。湿留体内日久，又可随体质的阴阳盛衰而发生寒化或热化，导致带下、阴痒或盆腔炎等。内湿，又称湿浊内生，主要是由脾的运化和输布津液的功能下降引起的水湿痰浊在体内蓄积停滞致病。《素问·至真要大论》指出："诸湿肿满，皆属于脾。"湿浊既停，极易困阻脾阳，而形成脾生湿，湿困脾，脾伤及肾或湿聚成痰的病机转归。湿为有形之邪，随着湿邪留滞的部位、时间不同，分别发生经行浮肿、经行泄泻、闭经、多囊卵巢综合征、带下病、子肿、子满、产后身痛、不孕症等。内湿与外湿，病理不同，又互相影响，如湿邪外袭，每易伤脾；而脾肾阳虚之人，又易被湿邪入侵。

二、七情内伤

七情，是指喜、怒、忧、思、悲、恐、惊七种情志变化，是人类对外界刺激因素在精神情志上的反映，也是脏腑功能活动的情志体现。五脏化五气，以生喜、怒、悲、忧、恐。适度的七情，能抒发情感有益健康，属生理性。七情太过，如突然、强烈、持久地作用于人体，超过了机体抗御或自我调节范围，则导致脏腑、气血、经络的功能失常，属病理上的七情内伤。

七情内伤的病机复杂，关键为"气机逆乱"，严重者还可以影响心脑，导致脑或心脏功能的异常而发生病变。妇人以血为本，经、孕、产、乳均以血为用。气为血之帅，血为气之母，故血病及气，气病又可及血。肝藏血，主疏泄，七情内伤最易导致肝的功能失常和气血失调发生妇产科疾病。《素问·阴阳别论》曰："二阳之病发心脾，有不得隐曲，女子不月。"最早指出了七情内伤可导致闭经。汉代《金匮要略·妇人杂病脉证并治》中指出"妇人之病，因虚、积冷、结气"，把"结气"列为三大病因之一。《妇人秘传》又指出"七情过极，肝气横逆，木强土弱，脾失健运，因而带下绵绵，色黄或赤"。《傅青主女科》更全面地论述了因于七情内伤，可导致经、孕、产、乳、杂病，列有"郁结血崩""多怒堕胎""大怒小产""气逆难产""郁结乳汁不通""嫉妒不孕"等证治。这些认识至今为中医学所沿用。

七情内伤导致妇科病，以怒、思、恐为害尤甚。

怒，抑郁忿怒，使气郁气逆，可致月经后期、闭经、痛经、不孕、癥瘕；思，忧思不解，每使气结，发为闭经、月经不调、痛经；恐，惊恐伤肾，每使气下，可致月经过多、闭经、崩漏、胎动不安、不孕等病。

妇科疾病或脏腑功能失常也可导致情志的异常。例如闭经、崩漏、习惯性流产、不孕症等常引起情绪低落，焦虑，悲伤；妇人脏阴不足导致喜悲伤欲哭。社会心理因素引起的各种刺激对人的精神和身体造成的危害也日益增多，而良好的心理素质和平静的心理状态在疾病的发生、发展和转归上的积极作用也越来越为人们所认识，中医七情学说阐明了心身统一的整体观，并较客观地、科学地反映了精神情志与心身的辩证关系及情志致病的相对性和个性差异。由于七情内伤可使人致病，或使病情反复或恶化，尤其是妇人易被情所伤，故《景岳全书》云："妇人之病不易治也……此其情之使然也。"女子七情内伤的另一个特点，反映在女性一生各个不同的生理阶段中，因青春期、月经期、妊娠期、产褥期、围绝经期以及老年期，这些特殊的时期有不同的生理特点和生理内环境，在病因作用下更易发生情志病，如经行情志异常、子烦、产后抑郁、脏躁等。

三、生活因素

中医历来重视养生防病益寿。生活失度导致的妇产科疾病主要是房劳多产、饮食不节、劳逸失常、跌仆损伤等。

1. 房劳多产 房事与五脏的功能密切相关，尤以肾为主。房劳是指因房事不节，淫欲过度或过早结婚，耗精伤肾以及经期产后余血未尽，阴阳交合所产生的病理状态；多产是指过多的产育，足以耗气伤血，损伤冲任、胞宫、胞脉、胞络以及耗精伤肾。中医认为精、气、神是"人身三宝"，三者各司其职，但以精为根基。如《灵枢·本神》曰："是故五脏主藏精者也，不可伤，伤则失守而阴虚，阴虚则无气，无气则死矣。"又如《产宝》指出："若产育过多，复自乳子，血气已伤。若产后血气未复，胃气已伤，诸证蜂起。"《景岳全书·妇人规》说："妇人因情欲房事，以致经脉不调者，其病皆在肾经。"若孕期房劳可致流产、早产或产褥感染。此外，还有不少在经期、产后，余血未净而阴阳交合，精浊与血相结为邪，影响冲任、胞宫，发生妇科疾病者，如《女科经纶》云："若经适来而不禁房事，则败血不出，积精相射，致有诸证，此人之最易犯者。"

2. 饮食不节 凡过食寒凉生冷、辛辣燥热、暴饮暴食、偏食嗜食等均可导致脏腑功能失常。尤其在青春期、月经期、妊娠期、产褥期、围绝经期、老年期，这些特殊的时期有不同的生理特点和生理内环境，需要有不同的饮食要求。若饮食不节，更易发生月经过少、闭经、胎萎不长、妊娠贫血等。

3. 劳逸失常 妇女在月经期、孕期、产褥期特别要注意劳逸结合。《素问·举痛论》云"劳则气耗"，故过劳足以伤气，损伤心、脾、肾的功能，导致月经过多、经期延长、崩漏；孕期过劳可致流产、早产；产后过劳可导致恶露不绝、缺乳和子宫脱垂；过于安逸又影响气血的运行，"逸则气滞"，发生月经不调或难产。

4. 跌仆损伤 妇女在月经期、尤其是孕期生活不慎，跌仆损伤，撞伤腰腹部，可致堕胎、小产或胎盘早期剥离；若撞伤头部，可引起经行头痛、闭经或崩漏；若跌仆损伤阴户，可致外阴血肿或撕裂。

此外，嗜烟酗酒或经常夜生活影响生物钟的调节均可致月经失调、闭经、流产、不孕。不健康、不科学的生活方式和环境因素所造成的疾病，被现代人称为"生活方式病"。

四、体质因素

体质形成于胎儿期，受之于父母。清代的《通俗伤寒论》首次出现"体质"一词，但历代名称虽异，但所指相同，医家已经认识到体质受之于父母，并受后天影响。体质因素在疾病的发生、发展、转归以及辨证论治中有着重要的地位。体质体现了中医形神统一观，精神面貌、性格、情绪等对体质的识别具有重要的意义。作为病因学说之一的体质因素在妇产科一疾病中甚为重要，是因为女性有特殊的体质特点的缘故。《灵枢·五音五味》中所说的"妇人之生，有余于气，不足于血，以其数脱于血也。"就是对女性体质特点的高度概括。后世据此不断深化，如宋代《妇人大全良方》强调："妇人以血为基本"，治疗需时时固护精血，即属其例。

体质因素在妇产科疾病中占有一定的分量。如妇女先天肾气不足，在青春期常发生肾虚为主的子宫发育不良、月经迟发、原发性闭经、崩漏、痛经、月经过少、多囊卵巢综合征；在生育期容易发生月经稀发、闭经、崩漏、胎动不安、滑胎、不孕症；更年期易出现早发绝经的早衰现象。又如素性忧郁，性格内向者，易发生以肝郁为主的月经先后无定期、经前诸证、痛经、经断前后诸证、子晕、子痫、不孕、阴痛等。如素体脾虚气弱，又常导致脾虚为主的月经先期、月经过多、崩漏、带下病、子肿等病证。虽感同样的湿邪，体质不同，可以寒化或热化，表现为不同的证型。可见体质因素实际是对外界某些致病因素存在着极大的易感性和患病后证型的倾向性。女性的体质因素又可影响后代。此外，在现代社会中又出现了一些新的病因，如免疫因素、生物因素、环境因素等，都可导致妇科疾病。同时一些病理产物如瘀血、痰饮在一定条件下又可转变为致病因素，从而导致妇科疾病的发生和发展。

第二节 病 机

病机，即疾病发生、发展与变化的机理。由于妇女特殊的解剖生殖器官，其月经、妊娠、分娩和哺乳等特殊生理活动均以血为主，以血为用，并受肾-天癸-冲任-胞宫生殖轴的调控。因此，妇科疾病的主要病机，最终多直接或间接损伤冲任、胞宫，导致妇科疾病的发生。《医学源流论》说："凡治妇人，必先明冲任之脉……冲任脉皆起于胞中，上循背里，为经脉之海，此皆血之所从生，而胎之所由系，明于冲任之故，则本源洞悉，而后所生之病，则千条万绪，以可知其所从起。"可以说以脏腑、气血、经络为主体，突出奇经之冲、任、督、带和胞宫、胞脉、胞络，是妇科不同于其他学科的病机特点。现代中医病机学得到较大发展，也促进了对中医妇科学病机的深化研究，妇科疾病的主要病机是：脏腑功能失常，气血失调，冲任督带损伤，胞宫受损，以及肾-天癸-冲任-胞宫生殖轴失调。

一、脏腑功能失常

人体是以五脏为中心的有机整体，脏腑生理功能的紊乱和脏腑气血阴阳的失调，均可导致妇产科疾病，其中关系最密切的是肾、肝、脾三脏。

1. 肾的病机　肾藏精，主生殖，胞络系于肾。肾有阴阳二气，为水火之宅，五脏的阴阳皆以肾阴肾阳为根本。肾阴肾阳又互相依存，相互制约，保持阴阳的相对平衡，维持机体的正常功能。若先天肾气不足或房劳多产，冲任损伤，则致发妇产科疾病。久病大病"穷必及肾"，导致肾的功能失常。临床上有以下几种常见类型：肾气虚、肾阳虚、肾阴虚及肾阴阳两虚。

（1）肾气虚　肾气为肾精所化之气，可大致概指肾的功能活动。气虚乃固摄和气化功能减退的病理状态。肾气虚，是指肾的气化封藏、摄纳功能减退的病理状态。肾气的盛衰与天癸的至与竭，直接关系到月经与妊娠。冲任之本在肾，若先天肾气不足或后天损伤肾气，致精不化血，冲任血海匮乏，可发生闭经、月经迟发、月经过少、不孕等；肾气虚，封藏失职，冲任不固，可致月经先期、月经过多、崩漏、产后恶露不绝等；肾气虚，胎失所系，冲任不固，可致胎漏、胎动不安、滑胎；肾气虚，摄纳或系胞无力，则致胎动不安、子宫脱垂。

（2）肾阳虚　肾阳，即命门之火。肾阳虚是指全身机能低下，温煦、气化及兴奋施泄作用减弱的病理状态。肾阳虚，命门火衰，冲任失于温煦，下不能暖宫，胞宫虚寒，可致妊娠腹痛、产后腹痛、宫寒不孕；肾阳虚，命门火衰，上不能暖脾土，水湿下注，发为经行浮肿、经行泄泻、子肿、子满；肾阳虚，气化失司，水液代谢失常，湿聚成痰，痰浊阻滞冲任、胞宫，可致月经后期、闭经、不孕；肾阳虚，气化失常，水湿下注任、带二脉，使任脉不固，带脉失约，发为带下病；肾阳虚，兴奋施泄功能减退，可出现性冷淡、闭经，亦可引起无排卵性不孕症；肾阳虚，血失温运而迟滞成瘀，血瘀阻碍生机加重肾虚，而发生肾虚血瘀，导致子宫内膜异位症、多囊卵巢综合征等更为错综复杂的妇产科病证。

（3）肾阴虚　主要指肾所藏的阴精不足及由此发生的病理变化。多因先天不足，素体阴虚或青春期天癸初至或更年期天癸将竭，或房劳多产，或久病、热病、大病耗伤肾阴。肾阴虚精血不足，冲任血虚，血海不能按时满溢，可致月经后期、月经过少、经闭；肾阴虚，冲任、胞宫胞脉失养，可致痛经、妊娠腹痛或不孕症；若阴虚生内热，热伏冲任，迫血妄行，发为崩漏、经间期出血、胎漏、胎动不安；若肾阴虚，孕后阴血下聚冲任以养胎元，致令阴虚益甚，肝失所养，肝阳上亢，发为妊娠眩晕，甚或子痫等。阴损可以及阳，阳损可以及阴，若病程日久，往往可导致肾阴阳两虚，上述病证可以夹杂出现。

2. 肝的病机　肝藏血，主疏泄，性喜条达而恶抑郁。肝体阴而用阳，具有贮藏血液和调节血流、血量的生理功能，肝又有易郁、易热、易虚、易亢的特点。妇人以血为本，若素性忧郁，或七情内伤，或他脏病变，均可伤及肝木，则肝的功能失常，表现为肝气郁结、肝郁化火、肝经湿热、肝阴不足、肝阳上亢，由此而出现的相关病机，影响冲任，导致妇产科疾病的产生。

（1）肝气郁结　肝气郁结，则血为气滞，冲任不畅，发生月经先后无定期、痛经、经行乳房胀痛、闭经、妊娠腹痛、缺乳、不孕症、盆腔炎；肝郁化热化火，火热之邪下扰冲任血海，迫血妄行，可致月经先期、月经过多、崩漏、胎漏、产后恶露不绝；气郁化火上炎，则发为经行头痛、经行吐衄、经行情志异常、乳汁自出；肝郁犯胃，经前、孕期冲脉气盛，挟胃气上逆，可发生经前呕吐、妊娠恶阻。

（2）肝经湿热　肝郁乘脾，脾失健运，湿从内生，湿郁化热，湿热之邪下注任、带，使任脉不固，带脉失约，可发生带下病、阴痒。湿热蕴结胞中，或湿热瘀结，阻滞冲任，冲任不畅，发生不孕、盆腔炎、癥瘕等。

（3）肝阴不足　肝藏血，体阴而用阳。若素体肝肾阴虚，或失血伤阴，或热病伤阴，肝阴不足，冲任失养，血海不盈，可致月经过少、闭经、不孕症等；肝血不足，经前、经时、孕期阴血下注冲任血海，阴血益虚，血虚生风化燥，发生经行风疹块、妊娠身痒。

（4）肝阳上亢　肝血素虚，经前或孕后阴血下聚冲任、胞宫，阴血愈亏，肝阳偏亢，出现经前头痛、经行眩晕、子晕；阴虚阳亢，阳化风动，肝火愈炽，风火相煽，发为子痫。

3. 脾的病机　脾为后天之本，气血生化之源，脾又主中气而统血。脾的病机主要是脾失健运、脾失统摄及脾虚下陷。

（1）脾失健运　脾气素虚，或饮食不节、劳倦过度伤脾，或木郁乘土，脾虚气弱，健运失常，气血生化不足，脾虚血少，冲任失养，血海不盈，而出现月经后期、月经过少、闭经、胎萎不长、产后缺乳；或素体阳虚，或过食寒凉生冷、膏粱厚味损伤脾阳，脾阳不振，运化失职、水湿下注，湿聚成痰，痰湿壅滞冲任、胞宫，可出现月经过少、闭经、不孕、癥瘕、多囊卵巢综合征等；脾失健运，湿邪内生，损伤任、带，任脉不固，带脉失约，而发生带下病。

（2）脾失统摄　脾气虚弱，中气不足，统摄无权，冲任不固，可出现月经过多、经期延长、崩漏、胎漏、产后恶露不绝、乳汁自出；脾气虚而下陷，则可出现崩漏、子宫脱垂。脾与胃互为表里，脾虚可影响胃的功能，如脾胃虚弱，孕后经血不泻，冲气偏盛，循经上逆犯胃，胃失和降，则发为恶阻。

4. 心的病机　"心主神明"，"心主血脉"，"胞脉者属心而络于胞中"。若忧愁思虑，心气不得下通于肾，伤及肾气，胞脉闭阻，可出现闭经、月经不调、不孕；心火偏亢，肾水不足，则水火失济，出现脏躁、产后抑郁等。女性素体阴虚，孕后血液下聚胞中养胎，而阴血益不足，阴不济阳，心火偏亢，热扰心胸，则可致妊娠心烦，心火下移小肠，传入膀胱，则发为子淋。

5. 肺的病机　肺主气、主肃降，朝百脉而输精微，通调水道，若阴虚火旺，经行阴血下注冲任，肺阴益虚，虚火灼伤肺络，则出现经行吐衄；若肺失宣降，无法通调水道，可引起子嗽或妊娠小便异常、产后小便异常等疾病。人是一个有机的整体，脏腑相生相克互相影响，与妇科关系最密切的是脾、肝、肾，临床上妇科常见的证型为肾虚肝郁、肝郁脾虚、肾脾两虚、肾虚血瘀、肾虚肝郁脾虚，故应在复杂的正邪斗争中抓住主要的病机，并做动态的因果转化观察。

二、气血失调

妇女经、孕、产、乳的生理活动均以血为用又耗血伤血，致使机体处于血常不足，气常相对有余的状态。如《灵枢·五音五味》所说："妇人之生，有余于气，不足于血，以其数脱于血也。"说明气血失调是妇产科疾病的重要病机。由于气和血是相互依存，相互滋生的，气为血之帅，血为气之母，气病可以累及血，血病可以累及气，所以临证时既要分清在气在血的不同，又要注意气和血的相互密切关系。

1. 气分病机　常见的气分病机为气虚、气陷、气滞、气逆。

（1）气虚　是指气的能量不足及由此引起气的功能减退的病理状态。素体虚弱，或劳倦过度伤气，或久病大病正气受损，或肺、脾、肾的功能失常，影响气的生成，而致发生妇科诸疾。如肺气虚，卫外不固，易出现经行感冒、产后自汗、产后发热；中气虚或肾气虚，均可致冲任不固，发生月经先期、月经过多、崩漏、胎漏、乳汁自出。

（2）气陷　是指中气虚而下陷的病理，气陷而无法维系脏器的正常位置或无力固摄血液，可发生子宫脱垂、崩漏。

（3）气滞　是指气推动血和津液的运行不畅，导致相应脏腑、气血、经络的生理功能失常的病理状态。如肝气郁结，疏泄失调，则冲任血海阻滞，可发生痛经、闭经、月经先后无定期、不孕等；气行不畅，津液停滞，可致水湿不化，痰湿内生，发生经行浮肿、子肿、闭经、不孕症；气郁化火，火热之邪上扰神明，下迫冲任血海，可发生经行情志异常，产后抑郁、脏躁、月经先期、月经过多、崩漏、胎漏等。

（4）气逆　是指气升降失常，气机逆而不顺的的病理变化。肺主气主肃降，肺气上逆，可发为子嗽。胃气宜降，若胃气上逆，可致经行呕吐、恶阻。

2. 血分病机　病在血分，有血虚、血瘀、血热、血寒之分。

（1）血虚　血虚是指阴血匮乏，血的营养与滋润功能不足的病理状态。导致血虚的原因常见三个方面：一是耗血出血过多，尤其是月经过多、血崩或孕期、产时、产后大出血，致使机体处在血虚状态；二是气血生化不足，脾胃虚弱或营养不良，可致气血来源匮乏；三是肾精不足，精化血，血生精，精血同源而互生，精亏则血少。各种原因导致的血虚，致冲任血海亏虚不能由满而溢，或失于濡养，可发生月经后期、月经过少、闭经、痛经、妊娠腹痛、胎动不安、滑胎、胎萎不长、产后缺乳、产后身痛、产后血劳、不孕。

（2）血瘀　是指血液停积、血流不畅或停滞，血液循环障碍的发生、发展及继发变化的全部病理过程。血寒、血热、血虚、气滞、气虚、出血、久病、肾虚等均可导致血瘀，进而发生痛经、闭经、崩漏、月经过多、经期延长、胎动不安、异位妊娠、产后腹痛、恶露不绝、产后发热、不孕、癥瘕等。

（3）血热　是指血分伏热，使脉道扩张，血流加快，甚至迫血妄行的病理状态。若因素体阳盛血热，或过食辛热或误服助阳暖宫之品，热伏冲任，迫血妄行而出现月经过多、月经先期、崩漏、经行吐衄、胎漏、产后发热；若肝郁化热、热性炎上，可致经行头痛、经行情志异常；若素体阴虚，经、孕、产、乳数伤于血，阴血益虚，阴虚生内热，热扰冲任，冲任不固则发生月经先期、崩漏、胎动不安、产后恶露不绝。

（4）血寒　是指血脉凝滞收引、机体功能减弱的病理状态。血寒常因经期、产后正气不足，感受寒邪，寒邪客于冲任、胞宫，或素体阳虚，寒从内生，血为寒凝，冲任失畅，功能减退，可发生痛经、月经后期、月经过少、闭经、妊娠腹痛、产后腹痛、产后身寒、宫寒不孕症等。气血相互滋生、互相依存，故在病机上往往气病及血，血病及气，血气不和，气血同病，虚实错杂，常见气滞血瘀、气虚血瘀、气血两虚等。

三、冲、任、督、带损伤

妇产科疾病的病理机转与其他各科的区别，就在于直接或间接地损伤冲、任、督、带。《内经》首先指出了任、督为病可致"带下积聚"和"不孕"等妇科病证，《诸病源候论》强调冲任损伤的妇科病机。冲任督带损伤的常见病机是冲任损伤、督脉虚损和带脉失约。

1. 冲任损伤　任通冲盛才有正常的月经与妊娠。冲、任二脉皆起于胞中，环绕口唇。"冲为血海"，为"十二经脉之海"，能调节十二经的气血；"任主胞胎"，为"阴脉之海"，与足三阴经肝、脾、肾会于曲骨、中极、关元，因此任脉对人身的阴经有调节作用。天癸对人体的生长、发育与生殖的影响，主要是通过冲任二脉加以实施的，因此冲任损伤必然导致妇产科诸疾。冲任损伤主要表现为冲任不固、冲任不足、冲任失调、冲任血热、冲任寒凝等。

2. 督脉虚损　王冰注《黄帝内经》说："督脉，亦奇经也。然任脉、冲脉、督脉者，一源而三歧也。"督脉与肾、心、肝的关系尤为密切，督脉行背，与足太阳相通，"贯脊属肾"，得肾中命火温养；"上贯心入喉"，得心火之助；又与肝脉"会于巅"，得肝阳以为用。故称督脉为"阳脉之海"，总督诸阳。督脉与任脉同起于胞宫，二脉协同调节人身阴阳脉气的平衡，维持胞宫的生理功能。若外感六淫邪毒，内伤脏腑气血，损伤督脉，致督脉虚损，则可发生阴阳平衡失调所致的闭经、崩漏、经断前后诸证、绝经后骨质疏松症等疾病。

3. 带脉失约　带脉束腰一周，约束诸经。从循行路径看，横行之带脉与纵行之冲、任、督间接相通并下系胞宫。带脉的功能主要是健运水湿，提摄子宫，约束诸经，故带脉失约可导致带下病、胎动不安、滑胎、子宫脱垂等。

四、胞宫、胞脉、胞络受损

胞宫借经络与脏腑相连，完成其生理功能，妇科疾病，多在胞宫中表现出来。因脏腑功能失常、气血失调间接损伤冲任胞宫的病机，已在前面阐述，在此仅讨论胞宫（限指子宫）受损的病机，主要有子宫形质异常、子宫藏泻失司和子宫闭阻。

1. 子宫形质异常　子宫形质异常即是子宫的形态、位置及质地的异常变化导致妇科疾病的机理。子宫形质异常多由先天发育不良和后天损伤所致，可出现幼稚子宫、子宫畸形、子宫过度屈曲、子宫肌瘤或手术损伤子宫等，致发生月经不调、痛经、滑胎癥痕、不孕等病证。若手术损伤子宫可致急腹症，须及时诊治，必要时做手术修补。

2. 子宫藏泻失司　子宫具有似脏"藏"的功能，又具有似腑"泻"的功能，且藏泻有序。若先天肾气不足或房劳多产，久病大病失血伤精，精血不充，使冲任不能通盛，子宫蓄藏阴精匮乏，藏而不泻可发生月经后期、闭经、带下过少、胎死不下、滞产、难产、过期妊娠；若肾气不固，肝气疏泄太过，或脾虚不摄，导致子宫藏纳无权，泻而不藏，可发生流产、早产、经期延长、带下病、恶露不绝。

3. 子宫痰瘀阻塞　子宫痰瘀阻塞是指病邪客于子宫后，使子宫闭塞或阻滞而产生妇科疾病的病机。《金匮要略》首先提出"妇人经水闭不利，脏坚癖不止，中有干血"与"血结胞门"等妇科特有的病机；《诸病源候论》认为"妇人月水不通者……风冷邪气客于胞内，伤损冲任之脉……致胞络内绝，血气不通故也"；朱丹溪有"躯脂满溢，闭塞子宫"以致不孕的论述；《傅青主女科》论肥胖不孕时亦指出："湿盛者多肥胖，肥胖者多气虚，气虚者多痰涎……且肥胖之妇，内肉必满，遮隔子宫，不能受精，此必然之势也。"说明瘀、痰有形之邪使子宫闭阻是妇科常见的病机之一。此外，子宫内膜息肉、黏膜下肌瘤、宫腔手术后部分粘连，均可瘀阻生化之机，导致月经过少、闭经、崩漏、不孕等病证。

胞脉、胞络是脏腑联系胞宫的脉络，若胞脉胞络受损，同样可发生闭经、痛经、崩漏、不孕等病。胞宫、胞脉、胞络虽各有自身受损的病机，但它们之间又是互相联系不可分割的整体，常相互影响。

五、肾–天癸–冲任–胞宫生殖轴失调

肾–天癸–冲任–胞宫生殖轴，以肾气为主导，由天癸来调节，通过冲任的通盛、相资，由胞宫体现经、带、胎、产的生理特点。其中任何一个环节失调都会引起生殖轴功能失调，发生崩漏、闭经、月经迟发或早发，以及绝经、流产、不孕症等妇科病。而调经、种子、安胎的关键就是调整肾–天癸–冲任–胞宫生殖轴的功能及其相互间的平衡协调，其中补肾、滋养天癸最为关键，所以肾–天癸–冲任–胞宫生殖轴失调又是妇科疾病的主要发病机理。

综上所述，妇科疾病的病机是错综复杂的，既有脏腑功能失常和气血失调的病机间接影响冲任、胞宫或生殖轴为病，又有冲任督带、胞宫、胞脉、胞络直接受损，以及肾–天癸–冲任–胞宫生殖轴失调，这是妇科的病机特点。因此，认识妇科的发病机理必须要从脏腑功能失常，气血失调，冲任督带损伤，胞宫、胞脉、胞络受损，肾–天癸–冲任–胞宫轴功能失调入手，同时要认识病因与病机之间、各病机之间又是相互联系、相互影响的。临证时，必须"辨证求因"，要"审因论治"，治病要"谨守病机，各司其属"，把握住主要病因病机的关键所在，才能作出正确的判断，为论治提供可靠的依据。

第五章 妇科疾病的诊断与辨证 ▷▷▷▷

诊断与辨证是疾病治疗中极为重要的一部分，只有正确的诊断与辨证，才能拟定正确的治疗方案。妇科疾病的诊断同其他各科一样，运用中医诊疗疾病的方法，通过望、闻、问、切四诊获得相关病情资料，供辨病和辨证参考。由于妇女具有特殊生理病理的特点，故妇科在诊断与辨证中有各有侧重。

第一节 四 诊

四诊是妇科疾病诊断的重要方法之一，即医生通过望、闻、问、切四种方法，分别从不同方面了解病情，收集临床资料。从不同方面收集的临床资料各有其临床意义，同时由于病势、病位、病种不尽相同，四诊重点各有侧重，故辨病辨证时应四诊合参。

一、问诊

问诊是医生通过询问病情，了解患者的主观感觉以及疾病发生、发展、诊疗的情况，这是作出诊断前不可缺少的一步，详细询问，才能掌握病情，获得更全面的临床资料。《景岳全书·传忠录》在"十问篇"中言问诊为"诊治之要领，临证之首务"，《素问·移精变气论》曰："闭户塞牖，系之病者，数问其情，以从其意。"《难经·六十一难》曰："问而知之者，问其所欲五味，以知其病所起所在也。"历代医籍的论述都强调了问诊的重要性。清代医家赵晴初也曾在《存斋医话稿续集》中言"脉居四诊之末，望、闻、问贵焉。其中一问字，尤为辨证之要"，充分说明了问诊在四诊中的地位之重。但在具体问诊时医生应围绕主诉耐心询问，避免暗示，这样才能获取真实且可靠的临床资料。

1. 问年龄 妇女年龄不同，其生理、病理特点亦有所变化，故初诊时询问年龄，在诊疗中至关重要。

女子在青春期，肾气初盛，天癸始至，冲任功能未成熟；到了中年，女子经历了经带胎产，更易耗伤气血，使肝气郁结，肝失所养；老年妇女肾气渐衰，冲任衰少，脾胃更易虚弱。年龄不同，病情变化亦不同，如青春期女子易患月经失调；中年女性易患崩漏、带下及胎产诸疾；年老易患绝经前后诸证及高发肿瘤病。另外，不同年龄患崩漏，治疗的方法及方药组成亦不同，故在诊疗中询问年龄是不可或缺的一步。

2. 问主诉 主诉是患者就诊时自诉的最主要的症状或（和）体征及持续时间，例如月经失调、腹痛、带下异常、胎孕异常、阴部不适、不孕、产后不适等。主诉可作为诊断疾病的病因病机、病位、病势的关键，故在病例中记录主诉应简洁明了，不可用病名代替主症。例如：患者因月经多4天就诊，不能写成"月经过多4天"，而应写成"月经量多4天"。

3. 问现病史　现病史是指围绕主诉从起病到就诊时疾病的发生、发展和变化，以及诊治经过。例如：主诉阴道不规则出血4天，需了解其流血的病因，发生时间（处于女性生理期的哪个时期），流血量的多少，是否有腹痛、阴痛或其他不适，是否做过其他相关检查等。

4. 问月经史　问月经史需询问月经初潮年龄，月经周期、月经持续时间、经量多少、经色、经质稀或稠或有无血块、气味，末次月经日期及伴随月经周期而出现的症状（如乳房胀痛、头痛、腹痛、腹泻、浮肿、发热等）。中老年妇女应了解是否绝经和绝经年龄，以及绝经后有无阴道出血、骨质疏松等症状。

5. 问带下史　问带下史要了解带下量的多少，带下颜色（如白色、淡黄、黄色、赤色或脓性等），带下性质（稀薄或黏稠），气味以及伴随症状。如带下量多，需询问带多出现时间，若在月经前或月经中期或妊娠期出现白带增多，而性质无异常、无臭味亦无不适，此为生理现象。若带下色黄、有异味，应询问发生时间，持续时间，发生在生理期或孕期的哪个时期，有无血性改变，是否存在他症等。

6. 问婚育史　询问未婚、已婚或再婚史。未婚者，在某些特殊情况下或病情需要，应了解有无性生活史、人工流产史；对已婚者，需了解性生活情况、妊娠胎次、分娩次数、有无堕胎、小产、人工流产。对孕妇应了解其妊娠过程，有无妊娠疾病（如胎动不安、妊娠肿胀、头晕、恶阻、子痫等）。

7. 问产后　询问分娩情况，有无难产、产后出血量多少，输血与否。若有产后大出血、昏厥史，可使身体气血亏虚而影响月经，甚则闭经。了解恶露量、颜色、性质、气味，有无产后疾病史，以及避孕情况。

8. 问既往史　问既往史要有针对性地了解与现在疾病有关的既往病史、个人史与家族史。如对继发性痛经患者，应询问有无人流术、剖宫产术、盆腔炎史，因这些均可能导致继发性痛经。对原发性痛经者应询问家族史，其母系有无痛经史（因部分痛经可能与遗传有关），个人饮食嗜好，居住环境。对不孕者需了解有无盆腔炎、人工流产史、腹部手术史。对闭经、月经过少者，需询问有无结核史、产后大出血史，工作环境、生活、饮食嗜好等个人史。

二、望诊

《史记·扁鹊仓公列传》曾记载扁鹊"视见垣一方人。以此视病，尽见五脏症结，特以诊脉为名耳"，《五十二病方》曰"使人鼻抉（缺）指断"，"身信（伸）而不能诎（屈）"，均描述了望诊的内容。"有诸内必形诸外"，当人体内部发生病变时，多反映于体表的相关部位。因此通过望诊，运用视觉对患者有目的地观察，可获得临床诊断的重要依据。而由于女性特殊的生理解剖特点，望诊除望全身、舌诊外，还需观察外生殖器官、经血、带下、恶露，以及乳汁量、色、质的变化。

1. 望神　《周易·系辞》云："阴阳不测之谓神。"《素问》曾记载"得神者昌，失神者亡"，可见神的有无是判断人体阴阳盛衰的标准之一。"形与神俱，形神合一"，形与神是中国古代哲学的一对范畴。通过望神可以判断人体的基本状态，了解人体阴阳气血之盛衰，判断病情的改变，应用于诊断妇科疾病亦然。如望女性患者形神，若肢冷汗出、面色苍白、神志淡漠，甚至昏不识人，多见于崩漏、胎漏、胎堕不全等妇科失血重证。

2. 望面色　《灵枢·五色》中记有"其色散，驹驹然，未有聚，其病散而气痛，聚未成也"与"色从外部走内部者，其病从外走内；其色从内走外者，其病从内走外"，均体现了望色的重要性。书中又言："青为肝，赤为心，白为肺，黄为脾，黑为肾。"表示五色可反映脏腑气血阴阳虚实的变化。妇科也可通过望面色观察疾病病情的改变，若面色淡白无华，多属血虚或失血证，可见于月经过多、崩漏、产后出血、堕胎等；若面色萎黄，多属脾虚，可见于月经后期、月经过少、带下过多、闭经等；面色㿠白虚浮，多属阳虚水泛，可见于经行浮肿、经行泄泻、妊娠肿胀等；面色青而紫暗，多属瘀血停滞，可见于痛经、子宫肌瘤、子宫腺肌瘤等；面赤，属实热证，可见于月经先期、月经过多、经行情志异常、产后发热等；午后两颧潮红者，多属阴虚火旺；面色暗黑或面颊有暗斑，多属肾虚，可见于崩漏、闭经、绝经前后诸证、滑胎、不孕等。另外，诊疗时还应注意患者面部色泽的动态变化，以推测疾病的发展变化与转归。

3. 望体形　《内经》中记载："必先度其形之肥瘦，以调其气之虚实。"《素问·经脉别论》云："诊病之道，观人勇怯、骨肉、皮肤，能知其情，以为诊法也。"又如《素问·五脏生成》云："心之合脉也，其荣色也……肺之合皮也，其荣毛也……肝之合筋也，其荣爪也……脾之合肉也，其荣唇也……肾之合骨也，其荣发也。"由此可见，望形体可反映气血之盈亏及身体之强弱。女子到了14岁左右，天癸至，月经来潮，第二性征发育，如乳房隆起、臀部丰满等；若女性年逾14岁，月经未来潮，第二性征尚未发育，身材矮小，多为先天肾气不充。若成熟女子，虽月经来潮，但身材瘦长或瘦小，第二性征发育不完善，乳房平坦，多为肾虚；若形体肥胖、皮肤粗糙、毛发浓密、多为脾气虚弱，痰湿阻滞，可见月经不调、闭经、多囊卵巢综合征、不孕症等。

4. 望舌　《灵枢·五阅五使》曰"心病者，舌卷短"，《灵枢·口问》曰"胃缓则廉泉开，故涎下"，故观察舌象可了解人体生理病理变化，包括舌苔、舌质及舌下脉络。舌质淡为气血两虚，可见于月经后期、月经过多、崩漏、闭经。舌质红为血热，可引起月经过多、崩漏、月经先期、产后恶露不绝等。舌质暗或有瘀点多有血瘀。舌苔厚薄可提示病位的深浅，舌苔的颜色可测病变之寒热，舌苔的润燥提示体内津液盈亏和输布情况。苔白主寒，薄白腻而润多为寒湿凝滞，苔白厚腻多属痰湿阻滞。苔黄主热，薄黄为微热，苔黄厚而干燥多为热重，黄厚而腻为湿热。苔薄而舌燥为伤津，苔灰黑而润为阳虚有寒，苔黑而燥为火炽伤津。

5. 望月经　观察月经的量色质为妇科望诊之独有。一般而论，经量多、经色淡红、质稀，多为气虚；经量少、色淡暗、质稀，多为肾阳虚；若经量多、色深红、质稠，多为血热；经量少、色淡红、质稀，多为血虚；经色鲜红、质稠，多为阴虚血热；经色紫暗有血块，多为血瘀；经量时多时少，多为气郁。

6. 望带下　观察带下量多少、带下颜色、性质是诊疗带下疾病的关键。若带下量多，色白质清，多为脾肾亏虚；带下量少失润，多为津液亏损；带下量多，色黄质黏稠，多属湿热；带下色赤或赤白相兼，或黏稠如脓，多为湿热或热毒。

7. 望恶露　产后望恶露量之多少、颜色、性质亦是产后病辨证的重要内容。若恶露量多、色淡红、质稀，无臭气者，多为气虚；色红、质稠，多为血热；色紫暗、有血块，多为血瘀。色暗如败酱，需判断是否感染邪毒。

8. 望阴户、阴道　主要观察阴户、阴道的形态与肤色。若见解剖异常者，属先天性病变。若有阴户肿块，伴红、肿、热、痛，黄水淋漓，多属热毒；无红肿热痛，多属寒凝。阴户皮肤发红粗糙，甚至红肿，多属肝经湿热或虫蚀；阴户肌肤色白或灰白，粗糙增厚或皲裂，多见于肾精肝血不足。若阴户中有块脱出，常见于子宫脱垂或阴道前后壁膨出。

三、闻诊

《史记·扁鹊仓公列传》中记载了扁鹊诊病时，道"听声"应"当闻其耳鸣而鼻张"，即是说闻诊是医生通过听觉、嗅觉来诊察患者病情的方法。妇科闻诊包括听声音、听胎心、闻气味三个方面。

1. 听声音　主要听患者的语音、气息的高低、强弱，以及呼吸、嗳气、咳嗽、太息等声音。如语音低微，多为气虚；语音洪亮有力，多属实证；时时叹息，多为肝气不舒；妇女孕后嗳气频频，甚则恶心呕吐，多为胃气上逆；妊娠后期声音嘶哑，甚至不能出声，多为肺肾阴虚。《内经》中提出了五声应五脏的理论，例如肺在音为"商"，在声为"哭"；肾则在音为"羽"，在声为"呻"。《伤寒论》载有"不能食者，饮水则哕"，张仲景提出"伤寒汗出解之后，胃中不和……干噫食臭"，"风温为病……鼻息必鼾"等。

2. 听胎心　妊娠18～20周后，运用听诊器可在孕妇腹壁相应部位听到胎心音，应注意胎心音的频率及节律。胎心强弱、快慢是判断胎儿发育及有无胎儿宫内窘迫的重要依据。

3. 闻气味　闻气味是要了解月经、带下、恶露的气味。如月经、带下、恶露恶臭，多为湿热或瘀热；无味或腥味，色白而质清稀，多属虚寒、寒湿；恶臭难闻，需注意宫颈癌的发生；妊娠剧吐致酸中毒，患者口腔有烂苹果味，多属气阴两虚。

四、切诊

妇科切诊包括切脉、按肌肤和扪腹部三部分。

1. 切脉　脉诊为中医标志性特色之一，仲景视脉诊为"道之根源"。《素问·脉要精微论》说"诊法常以平旦"，"平旦"即指清晨时候，安静之时不受外界影响，诊脉更为准确，故切脉应在清晨最佳，时间至少1~2分钟。一般情况下，妇人之脉稍弱于男子。略沉细而柔软，尺脉稍盛。逢月经期、妊娠期、临产之际及新产后脉象均有所变化。

（1）月经脉　月经将至或正值月经期，脉多显滑象，为月经常脉。若脉来洪大或滑数，见月经先期、月经过多，此为冲任有热。脉沉迟而细多为阳虚内寒，生化不足，常见于月经后期或过少。脉细数，为虚热伤津、阴亏血少，可见于月经先期、闭经；脉缓弱无力多为气虚，尺脉微涩多为血虚，尺脉滑多为血实。崩中下血或漏下不止，脉应虚小缓滑，反见浮洪而数者，多属重证。

（2）妊娠脉　《素问·平人气象论》："妇人手少阴脉动甚者，妊子也。"《脉经》亦云："三部脉浮沉正等，按之无绝者，有妊也。"女子怀孕6周左右可见脉象滑而有力或滑数，尺脉按之不绝，因月经停止，阴血下注以养胎，冲任气血旺盛之故，此为妊娠常脉。若脉细软或欠滑利或沉细无力，常见于胎动不安、堕胎、胎萎不长、胎死腹中等病之虚证。若妊娠晚期，脉弦滑劲急多为阴虚肝旺、肝风内动之象，当警惕发生子晕、子痫等。

（3）临产脉　《产孕集》曰："尺脉转急，如切绳转珠者，欲产也。"《诸病源候论》也提出："孕妇诊其尺脉，转急如切绳转珠者，即产也。"《四诊抉微》说道："新产之脉，沉细缓为吉，实大弦牢，其凶可明。"描述了孕妇在临产前脉象的变化。若孕妇双手中指两旁从中节至末节，均可扪及脉之搏动，亦为临产之脉，如《景岳全书·妇人规·产要》云："试捏产母手中指本节跳动，即当产也。"具有一定临床意义。

（4）产后脉　因分娩之际，失血耗气伤津，新产血气未复，脉常滑数而重按无力。三五日后，脉渐平和而呈虚缓之势，此属产后常脉。若产后脉见浮大虚数，应注意是否气虚血脱；脉浮滑而数，要考虑阴血未复，阳气外浮或为外感之证。

2. 按肌肤　医生通过用手直接触摸肌肤可以了解局部冷热、润燥、有无肿胀等情况，在辨证时有一定意义。身热邪气盛，身寒阳气虚，如肌肤寒冷，特别是四肢不温，多为阳虚；四肢厥冷、大汗淋漓，多属亡阳危候。如手足心热多为阴虚内热。头面四肢浮肿，按之凹陷不起为水肿；按之没指，随按随起为气肿。肌肤干燥干瘪，为津液不足；肌肤甲错为阴液亏损或瘀血积聚。按触疮疡局部，肿起而硬、不热，属寒证；肿起压痛、灼热，属热证；根盘平塌、漫肿，属虚证；根盘收束而高起，属实证。

3. 扪腹部　了解腹壁的冷热、软硬、胀满、压痛以及有无包块及包块的部位、大小、性质等情况。初按热甚，久按热反轻的是表证；若久按其热反甚是里证；肌肤柔软而喜按的为虚证；患处硬痛拒按的为实证。若腹痛喜按多为虚证，拒按多为实证，喜温多为寒证。下腹包块质坚、推之不动多为癥证；若腹块时有时不明显、按之不坚、推之可动，多属瘕证。通过扪孕妇腹部可了解子宫大小与孕周是否相符合，以初步推测胎儿状况。如腹形明显小于孕周，胎儿存活，可能为胎萎不长；如腹形明显大于孕周，可能为胎水肿满、多胎妊娠等。

以上是中医妇科常用的诊断方法。临诊时除掌握这些特征外，必要时须结合妇科检查（详见附论），作出正确诊断。

第二节 辨 证

妇科疾病的辨证，和其他各科相同，也是以中医诊断理论为基础进行八纲、脏腑、气血经络的辨证。但由于妇女有经、带、胎、产、杂诸病，因而妇科疾病辨证又有其独特之处，除需辨全身症状外，必须结合经、带、胎、产等妇科生理、病理特点进行辨证。

一、常用辨证方法

中医辨证方法较多，有脏腑辨证、气血津液辨证、八纲辨证、六经辨证、卫气营血辨证、经络辨证和三焦辨证。妇科常用的辨证方法主要为脏腑辨证和气血辨证，同时辅以冲任督带、胞宫（子宫）辨证，还应结合肾-天癸-冲任-胞宫轴这一特殊理论辨证。在个别情况下，还会运用营血辨证，如盆腔炎、感染邪毒型产后发热等，根据疾病发展变化过程中出现的病证特点，运用此法。

1. 脏腑辨证 脏腑辨证是中医辨证体系中的重要内容，脏腑生理功能及病理变化是脏腑辨证的理论依据，熟悉各脏腑的生理功能及其病变特点是正确运用脏腑辨证的基础。脏腑辨证中与妇科最为密切的是肾、脾、肝三脏的辨证。现将妇科常用脏腑辨证方法简述如下：

（1）肾病的辨证 肾的病机，主要表现在肾的精气不足和肾的阴阳失调。临床上多以肾病虚象为主，如肾气虚、肾阳虚、肾阴虚、肾阴阳两虚等。由于肾为先天之本、元气之根，肾藏精、主生殖，人的形成、生长发育、生殖主要靠肾精的化生来实现。精血同源，血是女子生理活动的物质基础，即是月经、胎孕、分娩和哺乳的物质基础，生理性带下也是由肾精所化。因此肾病在妇科疾病中占重要地位，可导致经、带、胎、产、乳中的大部分疾病，如闭经、崩漏、经断前后诸证、带下病、胎动不安、堕胎、滑胎、妊娠肿胀、产后小便异常、不孕、阴挺等。临床诸虚不足的妇科证候和全身证候，多责之于肾。肾气虚，可见月经初潮延迟、月经提前或错后、经量多或少、腹痛、滑胎等；肾阴虚，可见月经周期提前、经量多或少、月经中期出血、月经前后发热等；肾阳虚，可见经行前后或经期浮肿，带下量多，婚后不孕等。另外，脾与肾阳关系密切，脾阳根于肾阳，肾主水与脾主液功能相关；肝肾之间阴液互相滋养，肝阴与肾阴关系密切，有肝肾同源之说，故临床常见脾肾阳虚、肝肾阴虚。

（2）脾病辨证 脾以气与阳的病理变化为主，临床多见虚象，故妇科病临床主要表现为脾虚血少、脾虚湿盛、脾失统摄、脾虚气陷等。脾主运化，是气血生化之源；脾主统血，为经孕产乳提供物质基础，是资养先天，健固任带二脉之本，因此脾的功能直接影响妇女生理。当其病变时可导致月经先期、月经过多、月经后期、月经过少、闭经、崩漏、带下病、胎动不安、妊娠恶阻、妊娠肿胀、胎萎不长、产后缺乳、不孕症等妇科疾病。脾虚血少表现为月经周期延后、月经量少甚至闭经、经色淡质稀、胎儿发育迟缓、产后乳汁少或全无；气虚致脾阳不振，可见经行前后腹泻或浮肿，孕后面部、四肢及全身浮肿；如脾虚湿盛，可见带下过多、不孕、月经后期、经行浮肿、泄泻等；如脾失统摄，多见于月经过多，月经延长，崩漏等。

（3）肝病辨证　肝病的辨证较为复杂，多表现为肝的"疏泄"与"藏血"两方面功能失调。肝脏阴阳、气血失调的病理特点是肝阳、肝气常有余，肝阴、肝血常不足。肝病的辨证在妇科临床中主要表现为实证，少数为虚或虚中挟实证。肝主疏泄、藏血、司血海，对妇女生理功能有重要调节作用。当其发生病理变化，如肝郁气滞、肝郁化热、肝经湿热、肝阳上亢、肝风内动时可导致月经先后无定期、月经先期、月经过多、痛经、闭经、崩漏、经行乳房胀痛、经行情志异常、经行吐泻和头痛等病。肝郁气滞可表现在精神情志或气机不调两方面，症见月经提前或错后、经量时多时少、经色紫红、有血块、行经前后乳房胀痛、产后乳汁少或全无、婚后不孕等。而郁久必化火，肝热多为肝气郁结进一步发展。肝阴不足之虚证，表现为月经周期提前、经量多、色红有血块，月经前后吐衄、头痛；若见带下量多、色黄质稠、秽臭、外阴瘙痒等，多为肝经湿热；若见经行前后头痛、孕后眩晕等，为肝阳上亢；若月经初潮延迟、经行小腹隐痛、经量少、经色鲜红、月经前后乳房胀痛、带下色黄或赤白带下、外阴瘙痒等，则多为肝肾阴虚证。

此外，脏腑辨证中尚有心病辨证、肺病辨证、脑病辨证等，基本同于内科，临床时当参照运用。

2. 气血辨证　气为血之帅，血为气之母。气血运行正常是脏腑经络正常运行的基础，若"血气不和"，则"百病乃变化而生"。女子以血为本，气血是妇女生理活动的基础，气血辨证即根据临床表现，分析、判断疾病中有无气血亏损呈现的气虚、血虚、气血两虚证，有无气血运行障碍的气滞、血瘀、气滞血瘀，以及有无气逆、气陷、血热、血寒等病变。

（1）气虚证　气虚证是由于气的不足或气的功能减退所表现的虚弱证候，可导致月经先期、崩漏、产后恶露不绝、产后自汗、产后小便异常等妇科疾病。若气虚进一步发展，可出现气陷，这是气虚的一种特殊表现形式，可导致子宫脱垂、阴挺等病，同时也可出现妇科气虚的各种症状及全身证候，如出汗多、妊娠期或产后小便异常等。气属于阳，如果在气虚的基础上，见肢冷、怕冷、冷汗、脉迟等，可考虑为气虚进一步发展为阳虚。

（2）气滞证　气滞是气机郁滞，运行不畅，可在人体脏腑、经络、气机运行中出现。当气机阻于胞宫、胞脉、胞络、冲任督带诸脉时，可见月经后期、月经过少、闭经、癥瘕、不孕症、子肿等妇科疾病。气机不调，升降失常，亦可引起孕后恶心、呕吐等气逆之症。

（3）血虚证　血虚是以血液亏少，不能濡养脏腑、组织、经络，从而引发的一系列虚弱证候。妇人以血为本，血是女子生理活动的物质基础，血虚可导致月经后期、月经过少、闭经、经行头痛、胎动不安、胎萎不长、产后缺乳、产后身痛和产后腹痛等妇科疾病。另应注意血虚可与气虚、阴虚、血瘀等并见而出现气血两虚、阴血亏虚、血虚夹瘀等证。

（4）血瘀证　血瘀是指离经之血滞留，或血液运行功能不畅而使瘀血内阻形成血瘀证。如果瘀血阻滞胞宫、胞脉、胞络时，可出现月经周期延迟甚至经闭、经量或多或少、经色暗有血块、月经期腹痛、孕后腹痛、恶露淋漓不尽、下腹部肿块、不孕等。

（5）血热证　血热是由于热入血中，迫血妄行而出现的证候。热为阳邪，其性炎上，易迫血妄行。当热扰冲任，损伤冲任，灼伤血络时，可导致月经先期、月经过多、经期延长、崩漏、胎漏、胎动不安、产后恶露不绝、经期发热、产后发热等妇科疾病。若热扰神明，可出现情志异常。然血热又分实热、虚热两类，就妇科疾病而言，若经色深红、质稠，为实热；经色鲜红、质稀，为虚热。

（6）血寒证　血寒是寒邪客于血脉，血行失畅，冲任、胞宫、胞脉损伤、功能失常而出现的全身或妇科证候。血寒凝滞经脉可导致痛经、月经后期、月经过少、妊娠腹痛、不孕症等病。血寒又分虚寒和实寒两种，实寒可见月经周期延后、经量少、色暗有块、经行腹痛、产后身痛等；虚寒常见月经周期延后、经量少、带下量多、婚后不孕、孕后小腹冷痛等。

以上辨证临床上或为一证，或多证兼见，如脾肾、肝肾、心肾、心脾、肝脾同病，脏腑气血并病等，又不可不知。

3. 冲任督带辨证　冲任督带属于奇经之范畴，在妇女生理、病理中均占重要的地位，亦为妇科病诊疗的纲领之一。脏腑功能失职、气血失调、寒热湿邪入侵人体，亦或是生活环境因素，均可直接或间接影响冲任督带，导致生殖功能失调。可从经络所经过的部位和所具的特殊功能，综合经络所属之脏腑进行辨证施治，是脏腑辨证和气血辨证的补充。临床可归纳为冲任亏虚、寒凝冲任、冲任瘀阻、冲任血热、冲任失调、督脉亏虚、带脉失约。

（1）冲任亏虚　临床见于冲任不足及冲任不固。两者均呈现虚象，但临床表现各不相同，冲任不足为精血不充，以胞宫、胞脉失养为先；冲任不固以冲任制约功能失调为主。冲任虚弱可见月经延后、月经量少甚至闭经、滑胎、不孕等；冲任不固表现为月经周期变短、月经量多乃至崩漏、堕胎、小产、子宫脱出、阴挺等。

（2）寒凝冲任　因有内寒、外寒之分，故临床可见冲任虚寒和冲任实寒。冲任虚寒因阳虚致寒从内生，主要为脾肾两虚，影响血的生化、水液代谢；冲任实寒则因外感寒邪直扰冲任而发病。二者均可致月经推迟、经水少或行之不畅、闭经、经色暗或有块、经期腹痛、孕后腹痛、盆腔包块等病。

（3）冲任瘀阻　因气血运行失畅而发病。临床常见经行先后不定、经血或多或少、经血紫暗有块、经行腹痛、小腹疼痛、异位妊娠、产后腹痛、癥瘕、不孕症等。

（4）冲任血热　临床分冲任实热和冲任虚热两类。临床均可见月经先期、经血过多、崩漏、经行吐衄、产后发热或恶露不绝等病。

（5）冲任失调　因肝失疏泄及肾失封藏而发病。临床可见月经先后不定、经血过多或过少、经色淡或紫红，可伴见乳房胀痛、经行腹痛、腰膝酸软、不孕等。

（6）督脉亏虚　督脉为阳脉之纲领，维系人体之元气，贯脊属肾，与命门紧密相连，也主孕育。督脉为病，多为虚损，可见背寒脊痛、下元虚冷、带下清冷、脑空耳鸣、不孕等。

（7）带脉失约　带脉与其他经络不同，有其特殊的循行规律，即环腰一周，总束诸经，与纵行的冲任督三脉相通，并下系胞宫。若带脉虚弱，妇科临床则常见腹部胀满、腰部酸软无力、阴挺、阴肿等；若带脉约束功能失调，则可见足部痿弱不用之证，亦致带下量色质发生异常。

二、辨证要点

1. 月经病的辨证要点　月经病的辨证，以月经期、量、色、质的变化结合全身症状及舌脉作为辨证的依据。若月经周期提前、量多、色淡质稀，伴有神疲乏力，多见于气虚；月经周期延后、量少、色淡红质稀，伴见面色少华、头晕眼花，多为血虚；月经量多或淋漓不尽、色深红质稠，多为血热；月经周期推迟、量少色暗、喜温畏寒，多为血寒；月经量多、色紫暗、质稠有血块，多为血瘀；月经初潮年龄延迟、周期不定、量少色淡，多见于肾气不足、冲任不盛或脾肾两虚；月经提前或错后、经量或多或少、色紫红有块，伴乳房及胁肋胀痛，多为肝郁；月经提前或延后、经量少、色淡暗质稀，伴腰酸、听力下降，多为肾虚；月经延后，经行时下腹冷痛拒按，得热则减，多为实寒；经行或经后下腹冷痛，形寒畏冷，得热则症状缓解，多为虚寒；经行时下腹刺痛，经量多，色紫红有块，块下则痛减，多为血瘀。

2. 带下病的辨证要点　带下病的辨证，应以带下量、色、质、气味的变化，结合全身症状及舌脉作为依据。就带下症状一般而论，带下量多、色淡质稀无臭，多为虚证；带下量多、色黄质稠、有秽臭者，多为实证；带下量多、色白、质清稀如水，多为阳虚；带下量多或不多、色黄或赤白带下、质稠，多为阴虚；若带下量多、色淡黄或白、质稀无气味，伴神疲乏力，多为脾虚；带下量多、色黄或黄白、质黏腻、有臭味，多为湿热；赤白带下、质稠如脓样、有臭味或腐臭难闻，多为湿毒；带下量明显减少，甚至阴中干涩无带，多为肾精亏虚，天癸早衰，任带虚损。

3. 妊娠病的辨证要点　妊娠病涉及孕妇、胎儿两方面，故妊娠病的辨证，首先应分清是母病还是胎病。因母病而胎不安，孕后常表现腰酸坠胀，或有堕胎、小产史，大多属肾虚；孕后小腹绵绵作痛，大多属虚证。同时应辨明胎儿情况，以明确是否可以安胎，还是当下胎益母。如孕后阴道流血量少、无腹痛或轻微腹痛、胎儿活者，可安胎；阴道流血量多、腹痛阵阵、胚胎或胎儿已死，则应去胎益母。

4. 产后病的辨证要点　产后病有多虚多瘀的特点，因此产后病辨证应根据恶露的量、色、质和气味，乳汁的量、色、质，饮食多少和产后大便、腹痛状况，结合全身证候及舌脉为辨证依据。如恶露量多或少、色紫红、有块、小腹痛拒按，多属血瘀；恶露量多、色红有臭气味，多属血热；恶露量多、色淡质稀、伴神疲乏力，多属气虚；产后大便干涩难下，多为津血不足；乳汁甚少、质稀薄、食少神疲、面色无华者，多为气血两虚证。

第三节　辨病与辨证

一、辨病与辨证的关系

辨病是在中医学理论指导下根据患者四诊病情资料，综合分析，诊断出患者所得何病。辨证则是根据患者临床资料，结合辨证的基本方法，推断所患为何病、何证。辨病和辨证是两个密切相关的思维过程，也是中医诊断学的核心。中医辨病与辨证施治历史久远，早在《内经》时期就已确定辨病论治原则，产生辨证论治的萌芽。中医诊疗始于识病，如徐灵胎在《医学源流论》中说："欲治病者，必先识病之名"。长期以来逐渐形成辨病论治和辨证论治。妇产科在辨病基础上的辨证论治始于《金匮要略》中关于妇人病的三篇，如"带下，经水不利，少腹满痛，经一月再见者，土瓜根散主之。"根据其症状描述推断可能为痛经，然后提出方药治之。又如《金匮要略·妇人杂病脉证并治》中记载"少阴脉滑而数者，阴中即生疮二阴中蚀疮烂者，狼牙汤洗之。"提出狼牙汤可治疗病阴疮者。"妇人中风，七八日续来寒热，发作有时，经水适断，此为热入血室"分辨热入血室之病；"其血必结，故使如疟状，发作有时，小柴胡汤主之"提出治该病应用小柴胡汤主之。以上三条充分体现了《金匮要略》的辨病论治之法。但《金匮要略》妇人三篇不仅论述了辨病论治，还在此基础上又体现异病同治、同病异治的辨证施治治法。如"妇人有漏下者，有半产后因续下血不绝者，有妊娠下血者，假令妊娠腹中痛，为胞阻，胶艾汤主之。"阐述了妇人病有三种不同的阴道出血，但均可用胶艾汤治疗，这是因为三者的病因、病机、病证相同，可用同一方法治疗，亦为辨证论治的体现。《金匮要略》中妇人三篇所体现的在辨病基础上辨证论治的思维模式，对后世辨病与辨证结合有很大的启迪。

近代随着临床实践和实验研究的不断深入，中医学者们对辨病论治及病证相结合论治进行了重新审视，认为辨病施治与辨证施治的完美结合才能充分体现中医的优势。

病是整体，证是当前病位与病性的本质，病和证之间存在着千丝万缕的联系。由于致病因素、环境、患者个体差异及诊治情况等不同，一种病证可出现几种不同证型。如妊娠恶阻，可见脾胃虚弱，肝胃不和，痰饮停滞等证，但均从属于妊娠恶阻病。与此同时，这些证亦可随着疾病的发展而变化，如妊娠恶阻，无论是哪种证型，均可出现呕吐不止、饮食少进而使得阴液亏损，从而出现气阴两亏的证候。而同是一证，又可见于不同疾病中，如气虚证既可表现为月经先期、月经过多，亦可出现在崩漏、子宫脱垂等妇科疾病中。因此妇科临床有同病异证、异病同证、异病异证、同病同证等各种表现。治疗上有同病异治、异病同治等法。一般情况下，辨病有助于提高辨证的预见性，辨证又是辨病的具体深化和准确表现，二者结合可使诊断更加全面、准确，使治疗效果更佳。

二、辨病与辨证结合

辨病与辨证结合，可体现在两方面，即中医辨病与中医辨证结合，及中医辨证和西医辨病结合。

1. 中医辨病与中医辨证结合 中医辨病与中医辨证结合，即是运用传统的中医妇科学理论在辨中医病的基础上进行辨证分型治疗的方法。如妇科临床诊治时，通过四诊所得到的信息，进行分析，以明确病名，然后根据中医基础辨证体系，运用脏腑辨证、气血辨证、冲任督带与胞宫辨证等方法，辨证明确后施以诊治。在治疗过程中，疾病仍可处于发展过程中，病证可出现传变。如产后发热的感染邪毒型，在治疗过程中，可表现出温热病的发展全过程，针对此变化可运用卫气营血辨证采用相应治法。一种症状在不同情况下表现亦不同，既可单独为一病，亦可表现为在其他疾病中的一种症状。如乳房胀痛，若作为一病则辨病以论治（施治）；若为他病之一证，则应辨病与辨证结合诊治。如经前疮疡的型法治疗需根据疾病发展和临床变化特点，分肿疡初期、化脓期、溃破后期，而采用病及各期之证相结合的论治方法（诊疗方案），即是辨病与辨证相结合的范例。

2. 中医辨证与西医辨病结合 随着西医学的逐步渗透，不仅存在中医辨病与辨证结合，中医辨证与西医辨病相结合的这一新的模式也逐渐开始被人使用，这在妇科临床中得到了很好的发展。中医辨证与西医辨病，虽然是两种截然不同的理论体系和思维模式，但长期以来妇科临床诊疗过程中，将二者有机地结合起来疗效颇佳。虽然这是两个截然不同的理论体系和思维模式，但长期以来妇科临床在对某些疾病的分析处理时，把这二者有机地结合起来施治，取得了一定疗效。

（1）*在辨病基础上分型治疗* 先西医辨病，然后根据中医理论以中医学术体系为基础（中医基础理论）选择脏腑、气血、经络等辨证法分型治疗。如不孕症辨证分肾虚、肝郁、痰湿阻滞、血瘀等型治疗。多囊卵巢综合征主要病因为肾虚、痰湿阻滞、气滞血瘀、肝经湿热等，临床可按照以上证型辨证施治。由于西医的病有诸多症状，而其症状既可为中医之病，亦可为中医之证。如患盆腔炎可见有发热、月经失调、炎性包块、腹痛、白带增多、不孕等症状，这些症状分属于中医"热入血室""月经不调""癥瘕""带下病""不孕"等病证，故可根据中医之病进行辨证论治。

（2）*运用中医理论指导论治西医疾病* 子宫内膜异位症的主要病理变化为异位内膜周期性出血及其周围组织纤维化，中医认之为"离经之血"而致，因此血瘀被中医学认知为子宫内膜异位症的主因。由于血瘀成因不同，临床有气虚血瘀、瘀热互结、气滞血瘀、寒凝血瘀、肾虚血瘀等证型，对应的可以用益气化瘀、清热化瘀、理气化瘀、散寒化瘀、补肾化瘀等法进行施治。《针灸甲乙经》云："女子绝子，衃血在内不下。"提出瘀血可导致不孕。《石室秘录》云："任督之间倘尚有癥瘕之证，则精不能施，因外有所障也。"指出瘀血阻络，或兼湿热、寒湿、气滞等使输卵管阻塞，应采用清热化湿、通络行滞、理气活血等方法治疗输卵管阻塞性不孕。对于中医与西医二者辨证相结合，并非单纯将西医病名与列出证型对号入座，而应密切关注病与证之间的联系，既要整体调治，也要局部施治。

（3）*中医论治与分阶段论治相结合* 由于疾病本身是复杂多变的，临床应根据疾病发生、发展、演变的规律进行分阶段辨证论治。如妊娠高血压综合征多见浮肿、蛋白尿、高血压的症状，根据其主次轻重分为"子晕""子肿""子痫"范畴。子晕阶段分阴虚肝旺、脾虚肝旺、肝阳上亢辨证施治；子肿阶段分气滞、脾虚、肾虚辨证施治；子痫阶段分痰火上扰、肝风内动等型辨证治疗。

（4）辨西医病因病理专方论治　在中医辨证论治多囊卵巢综合征、子宫内膜异位症、不孕症、妊娠高血压综合征中，均对其病的西医学病机关键设立专方对应治疗。例如对多囊卵巢综合征、无排卵型功血、排卵障碍性不孕进行诊疗时，因三者西医病因均为下丘脑–垂体–卵巢生殖生理轴功能失调，中医辨证论治时，常依据中医学对此生殖轴功能失调的认识，确立诊治原则，设立专方并结合妇女月经周期阴阳消长的变化规则，进行周期给药的方式，即月经周期之不同时期在运用专方基础上进行加减用药诊疗。这种诊疗方法不仅扬传统医学之长，也发展和完善了中医辨证论妇科疾病的治疗方法。又如诊疗免疫性不孕，患者无特殊症状可辨，中医学亦可从该病的病因病理入手，参考中医学理论，分析病因病机，拟设专方施治。中医辨证与辨病结合的论治方法，不仅有利于中医辨证法的发展和研究，更可发扬妇科学术精华，服务于现代妇科医疗。

第六章　妇科疾病的治疗 ▷▷▷▷

　　《黄帝内经》有云："谨察阴阳所在而调之，以平为期。"调治是为恢复机体正常机能所必需的。根据中医辨证论治而不是辨病论治的特点，治法应针对病机而定，以药物内服为主要治疗手段，针对妇科疾病主要的病因病机，以调补脏腑、调理气血、调治冲任督带、调养胞宫、调控肾–天癸–冲任–胞宫轴为总的治疗原则。虽以内服治疗为主，但某些以局部症状为主要表现的疾病又应借助外治法来发挥驱除局部病邪的用药优势。"急则治其标，缓则治其本"是中医治疗的基本原则之一，妇科疾病如以血崩证、急腹痛证、高热证、脱证为代表的危急重证，应掌握"急则治其标"的原则，及时应用急治法。此外，心理情志因素在妇科疾病的发生、发展、变化过程中有重大影响，在某些病证中尤为突出。因此调节情志，或针对性地合理应用心理疗法，使患者调和情志，有利于机体恢复健康。

第一节　常用内治法

一、调补脏腑

　　肾藏精，主生殖，为冲任之本而系胞；肝藏血，主疏泄，司血海；脾主中气统血、摄胞，为气血生化之源；胃主受纳、腐熟，"谷气盛则血海满"；心主血脉，"胞脉者属心而络于胞中"；肺主气、朝百脉、输精微。诸脏不仅分司气血的生化、统摄、储藏、调节与运行，而且协调生殖功能的正常发挥。若脏腑功能失常，导致经、带、孕、产、乳生理异常，发为妇科疾病，此时当辨明所属脏腑及何种病理表现而调补之。

　　1. 滋肾补肾　补肾是治疗妇产科疾病的重要方法之一，临证之要在于辨明属肾气虚、肾阳虚、肾阴虚、肾阴阳两虚，选用补益肾气、温补肾阳、滋肾益阴或阴阳双补等不同治法。

　　2. 补益肾气　肾气不足会影响天癸的成熟、泌至和冲任的充盈，呈现功能不足或减退的状态。其虚或因禀赋不足或因肾阳不能蒸腾肾阴化生肾气而起，故补肾气常从肾阴阳两方面着手调补，阳生阴长，肾气自旺。或在调补肾阴肾阳时，适当加入人参、白术等以养先天，常用方如寿胎丸、肾气丸、归肾丸、加减苁蓉菟丝子丸、补肾固冲丸。若先天不足，天癸不能至期成熟、泌至，又常于补益肾气方药中，佐以健脾养血、益胃生津之品，先天后天共养育之。

　　3. 温补肾阳　肾阳不足，命门火衰，阴寒内盛，治宜温肾暖宫，补益命门之火，所谓"益火之源，以消阴翳"，常用药如附子、肉桂、巴戟天、肉苁蓉、仙灵脾、仙茅、补骨脂、菟丝子、鹿角霜、益智仁、蛇床子等，代表方如右归丸、右归饮、温胞饮等。用药时应注意其性味辛热者不宜过用，因"妇人之生，有余于气，不足于血"，恐有燥烈伤阴之虑。又阴寒内盛，易凝滞冲任血气，故温肾常与活血之品，如当归、川芎、益母草、桃仁等同用。肾为胃关，关门不利，聚水而从其类，可致子肿；气化失常，又可变生妊娠小便不通、产后小便异常（不通、频数等）诸疾，又当于温补肾阳之时佐以行水渗利之品，如猪苓、茯苓、木通之属，代表方有真武汤、济生肾气丸、五苓散。

4. 滋肾填精　肾阴不足，治宜滋肾益阴，常用地黄、枸杞子、黄精、女贞子、旱莲草、制首乌、菟丝子、桑椹等，方如左归丸、补肾地黄汤、六味地黄丸。若先天禀赋不足，肾精未实或多产房劳耗损肾精导致肾精不足之证者，又当滋肾填精。治此之时，常在滋肾益阴基础上，继以血肉有情之品养之，可酌情选加紫河车、阿胶、鹿角胶、龟甲胶共奏填精益髓之功。肾阴不足，阴不敛阳，可呈现阴虚阳亢之候，需佐以镇摄潜阳之品，如龟甲、龙骨、牡蛎、鳖甲、珍珠母、石决明之类。若虚热内生，根据"壮水之主，以制阳光"为原则随机加入养阴清热药，标本同治。肾水滋养肝木，上济心火，是以肾阴亏虚又易于继发肝肾、心肾同病之证；肝藏血，肾藏精，精能生血，血能化精，精血同源，乙癸同源，肾精不足可致肝血衰少，肾阴匮乏能使肝阴不足，当二脏同治。滋肾补肾时，临证用药应注意滋阴不忘阳，补阳不忘阴，阴阳双补要点在于分清虚实的主次关系而调治之，或滋肾益阴佐以温肾助阳，或温肾助阳佐以滋肾益阴。《景岳全书》所论"善补阳者，必于阴中求阳，则阳得阴助而生化无穷；善补阴者，必于阳中求阴，则阴得阳升而泉源不竭"，既是补肾精要之言，也是阴阳双补之要论。

5. 疏肝养肝　肝藏血，主疏泄，司血海，体阴而用阳，喜条达而恶抑郁。女性有余于气不足于血，又容易情绪激动或多郁，每致肝失条达，疏泄无度，冲任不调，经、带、胎、产、杂诸病由生。

（1）疏肝解郁　抑郁或忧思致肝失条达，治宜疏肝解郁。常用柴胡、郁金、川楝子、香附、青皮、橘叶、枳壳、白芍、佛手等药。代表方如柴胡疏肝散、逍遥散、乌药汤。因疏泄失常、冲任失调而致月经不调或诱发乳腺疾病常用本法治之。注意女性素体血常不足，而一般行气药多辛燥，用量不宜过重，以免耗散阴血；或于行气药中，酌佐山茱萸、麦冬、枸杞子、制首乌、地黄类滋阴养血药，预培其损或避制其弊。

（2）疏肝清热　肝郁化火，治宜疏肝理气、清肝泄热。常用川楝子、牡丹皮、栀子、黄芩、桑叶、夏枯草、菊花等药，代表方如丹栀逍遥散、宣郁通经汤。尤宜配以生地黄、麦冬、天花粉、玉竹类养阴生津之品，理如前法所述。

（3）养血柔肝　营阴不足，肝血衰少，肝脉乳络失于濡养，治宜养血柔肝。常用地黄、白芍、桑椹、女贞子、枸杞子、玉竹、山茱萸、北沙参、制首乌、当归等药。代表方有一贯煎、杞菊地黄丸。肝体阴而用阳，若肝阴不足，肝阳上亢者，应于育阴之中，加入潜阳之品，如龟甲、鳖甲、珍珠母、石决明、天麻、牡蛎之类，常用方如三甲复脉汤。阳化风则动，急当平肝息风，用羚角钩藤汤。

（4）疏肝清热利湿 肝郁乘脾，运化失司，水湿内生，肝热与脾湿相合；或肝经湿热下注冲任或任带二脉，治宜疏肝清热利湿。常用龙胆草、车前子、柴胡、黄芩、黄柏、栀子、泽泻、茵陈等药。代表方如龙胆泻肝汤、清肝止淋汤、四逆四妙散。

6. 健脾和胃

（1）健脾法 健脾之法，凡脾虚气弱者皆宜本法主之。脾虚气弱可表现脾失健运或脾失统摄的不同病机，脾失健运又可导致气血生化不足或水湿内生的不同病理结果；脾主升清而统血，脾虚失摄则可呈现脾不统血或气虚下陷的两类病变。基于此，健脾法又常分为健脾养血、健脾除湿、补气摄血、健脾升阳诸法。

①健脾养血：脾虚运化失司，气血生化之源不足，常用人参、白术、茯苓、莲子肉、山药、黄芪等健脾益气，辅以熟地黄、当归、枸杞子、白芍、制首乌，共奏气血双补之功。常用方如八珍汤、人参养荣丸、圣愈汤等。

②健脾除湿：脾虚气弱，津微不布，水湿内生，溢于肌肤或下注损伤任带，治当健脾益气与利水渗湿同施。常用药物有党参、茯苓、苍术、白术、陈皮、大腹皮、泽泻、薏苡仁、赤小豆、砂仁等。代表方如白术散、完带汤、参苓白术散。

③补气摄血：适用于脾虚气陷，统摄无权所致的月经过多、崩漏、经期延长、胎漏、产后恶露不绝等以阴道异常出血为主证诸疾。于此之时，首当健脾益气以治其本，配伍止血之品，如炮姜炭、艾叶、赤石脂、乌贼骨、茜草、血余炭、仙鹤草等以治其标。代表方如固本止崩汤、安冲汤等。

④健脾升阳：脾虚气弱，气虚下陷，胎失所载或胞脉失系，致胞宫从正常解剖位置下移等，均当健脾益气、升阳举陷。药用人参、黄芪、白术、升麻、柴胡、桔梗。代表方如补中益气汤、举元煎。

（2）和胃法 妇女脾胃健运，气血充盛，则血海满盈，经候如期，胎孕正常。若脾胃失调，生化之源不足，影响冲任，就容易发生经、带、胎、产、乳各种疾病。其治疗原则应是健脾和胃，资其化源。

①和胃降逆：凡胃气不和，失于顺降者均可选用此法。妇科疾病中胃失和降常因脾虚胃弱或中焦虚寒或木郁横侮所致，其治虽均以和胃降逆为要，但需分清虚、实、寒、热而分调之。如因虚而逆以致妊娠恶阻，常用香砂六君子汤，偏寒以干姜人参半夏丸主之；因热而逆可选橘皮竹茹汤；肝胃失和而气逆作呕，则当抑肝利胃，并视其郁热之偏盛，以苏叶黄连汤或芩连橘茹汤分治之；至若久吐耗气伤阴，又当养阴和胃或益气养阴、降逆止呕合用。

②清胃泄热：冲脉隶于阳明，胃热炽盛灼烁津液，谷气不盛，血海不满，甚而冲任津血无源变生经闭，治当清胃泄热、养阴润燥，方用瓜石汤；若胃热并冲气上逆，火载血上而病经行吐衄者，又当清热降逆、引血下行，以玉女煎类方药治之。

二、调理气血

"妇人之生，有余于气，不足于血"，此说揭示了妇人以血为本之论，经、孕、产、乳均以血为用，女性机体常处于气血相对不平衡的状态之中，形成了致病因素易于侵扰气血的病理特点。再者脏腑功能失调、经络失畅又常影响气血，故调理气血为治疗妇科疾病的常用大法。调理气血首在分清病在气在血、属实属虚，以为立法依据。气血同病可见气血两虚、气虚血脱、气滞血瘀等，当根据病变的轻重主次，决定治法的主从而治之。

1. 理气法　调气主要针对气虚、气滞、气逆、气陷等病变，有补气、理气、降气、升举诸法。

（1）理气行滞　肝失条达、气机郁滞在妇科疾病中十分常见，因而理气行滞之法常与疏肝解郁法同用，其证治方药见前所述。此外，寒凝、痰湿、湿热、瘀血等亦可引起气机失调而变生经、孕、产各类妇科疾病。调治时，应在针对原发病因、确立治法的基础上（如寒凝者首主温经散寒，痰湿者先以化痰除湿）理气行滞，药用橘核、乌药、木香、香附、枳壳、陈皮、厚朴之类。

（2）调气降逆　气逆者降之，此常也。因气逆而致妇科疾病，多涉及肝、胃及冲脉，表现为肝气（阳）上亢、胃失和降、冲气上逆，前两者已于肝、胃治法中论及。至若平降上逆之冲气，习惯上多遵循"冲脉隶于阳明"，治以降逆平冲为主，以和胃降逆之品治之。

2. 调血法　理血据血虚、血热、血寒、血瘀的不同病机而以补血养血、清热凉血、温经散寒、活血化瘀分治之。

（1）补血养血　月经以血为物质基础，孕期以血养胎，分娩赖气血化为产力，需阴血濡润产道，产后乳汁与血同源，是以血虚冲任不足可致经、孕、产、乳诸疾，治以补血养血。《景岳全书·妇人规》云："妇人所重者在血，血能构精，胎孕乃成。欲察其病，惟以经候见之，欲治其病，惟以阴分调之。"强调治疗妇科病，需时时顾护阴血。常用当归、熟地黄、何首乌、枸杞子、阿胶、白芍、黄精、鸡血藤之类，方用四物汤、人参养荣汤、滋血汤等。

（2）清热凉血　血热是导致妇产科疾病发生的常见致病因素之一，故清热凉血之法颇为常用，应用时注意分清热因、热势。素体阳盛、外感热邪、过食辛辣、过服温热药物、肝郁化热等属实热范围，法当清热凉血，以清经散、保阴煎诸方治之；阴虚血热者，主以养阴清热，常用玄参、生地黄、知母、黄柏、地骨皮、牡丹皮、白薇、青蒿等组方，如知柏地黄汤。"热为火之渐，火为热之极，火甚成毒"，清热又当辨明热、火、毒之势，分别主以清热、泻火、解毒各法。因女性"不足于血"，清热不宜过用苦寒，尤其是热扰冲任，迫血妄行所致经、孕、产的异常出血病证，如崩漏、胎漏、产后恶露不绝等。若热灼营血，煎熬成瘀，又当酌配活血化瘀之品，如赤芍、桃仁、丹参、益母草、泽兰之属。

（3）清热解毒　湿热蕴郁，日久不愈，可成湿毒；热淫于内，瘀热壅积，亦可成毒；或直接感受湿毒、热毒、邪毒之邪，导致月经过多、带下病、产后发热、阴疮、阴痒、女性生殖器炎症、肿瘤、性传播疾病等，均宜以清热解毒法治之。常用金银花、连翘、紫花地丁、野菊花、红藤、败酱草等药。代表方如五味消毒饮、银甲丸、银翘红酱解毒汤等。

（4）活血化瘀　血液的稀稠度有所改变，呈现浓、黏、凝、聚状态，以致流行迟滞或渗出脉道之外而成离经之血，皆属于瘀。血瘀之因，常见寒凝、热灼、气滞、气虚或外伤（含金刃所伤）等。其病理改变可见冲任瘀阻、子宫闭阻、胞脉胞络失畅。若冲任瘀阻，恶血不去，新血不得归经，治宜活血化瘀，常用桃仁、红花、当归、川芎、丹参、益母草、泽兰、蒲黄、五灵脂、三七，甚而三棱、莪术、水蛭等药。代表方为桃红四物汤、少腹逐瘀汤、生化汤、大黄䗪虫丸。由于瘀血之生，一与寒、热、气或外伤相关，因而血瘀常以继发病因的方式出现，故活血化瘀之法，常据其原发病因相应拟定，如温经散寒、活血化瘀、清热凉血、活血化瘀、理气行滞、活血化瘀、补气化瘀等；因热灼浓黏不畅，则宜清热凉血、活血化瘀；气机不利血行迟滞者，理气行滞、活血化瘀；气虚血瘀又当补气化瘀。

应用活血化瘀药物时，还应综合瘀血病变程度与机体素质情况进行筛选。一般而言，化瘀药常据其药物作用程度分为和血、活血、破血三类。和血类系指有养血活血作用的，如当归、赤芍、三七、鸡血藤等；活血药类包括川芎、红花、蒲黄、五灵脂、益母草、泽兰、乳香、没药、王不留行、姜黄等；破血药指有破血消瘀攻坚作用者，如水蛭、桃仁、血竭、三棱、莪术等。体虚不足或长期服用活血、破血类药，需注意攻补兼施。若瘀阻冲任，使新血不得归经，则可导致月经过多、崩漏、产后恶露不绝等，宜佐用化瘀止血药以标本同治。现代药理研究，如益母草的作用是通过兴奋子宫平滑肌，使子宫收缩而达到止血目的；三七、蒲黄等通过增强凝血酶的活性缩短凝血时间而止血。瘀积日久，结而成疾者，有些活血化瘀药如水蛭、三棱、莪术等，有不同程度的破血消癥的作用，可择而用之，但习惯上常与软坚散结之品同用以增其效，如牡蛎、鳖甲、穿山甲。

（5）温经散寒　寒邪客于冲任、胞络，影响血气运行，致瘀血形成或不通则痛，诱发月经后期、月经过少、闭经、痛经、妊娠腹痛、产后腹痛、恶露不下、癥瘕等病证，应以温经散寒法主之。常选用肉桂、桂枝、吴茱萸、小茴香、乌药、补骨脂、细辛、艾叶诸药，方如温经汤、少腹逐瘀汤、艾附暖宫丸等，其中均体现有温经散寒与化瘀止痛之品同用的治法。寒之所生，亦有内外、虚实之别，妇科学中以阳虚而阴寒内盛者为多，故温经扶阳散寒法尤为常用。阳虚而寒者，又易导致脏腑生化功能下降，继发气血不足之证，即景岳所言"阳气不足，则寒从中生而生化失期"之意，故温经扶阳散寒法中又常佐以补气、养血之品。此外，寒邪又易与风、湿之邪结伴，形成风寒、寒湿为患，治此之时，又当以温经散寒与祛风、除湿法合用。

（6）利湿除痰　湿邪为患，既有重浊、黏滞，易阻遏气机，致升降失常、经络阻滞的病理特征，又因病程缠绵经久难愈，呈现易于合邪随体质而转化的特点。如湿与寒并，则成寒湿；与毒邪相合，则为湿毒；湿郁日久而化热，则为湿热；湿聚成痰，则属痰湿。当分别治以利水渗湿、清热利湿、化痰除湿各法。湿邪同寒、热之邪一样，有内外之异。其生于内者，多与机体水液代谢活动相关的脏腑功能失常有关，亦可因气滞而导致津液环流受阻，聚而生湿。故利湿法又常与健脾、补肾法同施，组成健脾利湿、温阳化湿法则；气滞湿阻者则以理气行滞与利水渗湿药合用之。属湿热为患，需析其源而调治。伤于外，如带下病、阴痒的湿热证，以止带方、萆薢渗湿汤主之；因于内则有因肝经湿热下注，肝脾不调而肝热与脾湿相合，宜用龙胆泻肝汤、四逆散合四妙散、三妙红藤汤等分治之。聚湿成痰，下注胞中，影响胞宫、胞脉、脉络，损及冲、任、带诸经，可致闭经、不孕等，治宜燥湿化痰，利湿与化痰药同用。化痰药如南星、半夏、生姜、竹茹、橘皮、白芥子、莱菔子等，常用方如苍附导痰丸、启宫丸。

三、调治冲任督带

冲任督带，尤其是冲任二脉，不仅与女性生理活动密切相关，而且在妇产科疾病的发病机理中占有重要地位，因此，调治冲任督带应为施治妇科疾病的重要治法之一。徐灵胎在《医学源流论》中总结并提到"凡治妇人，必先明冲任之脉……此皆血之所从生，而胎之所由系，明于冲任之故，则本源洞悉，而后所生之病，则千条万绪，以可知其所从起"。然而，因为本草学归经理论以及方剂学的功效作用均极少涉及冲任督带经脉作用部位的缘故，也由于妇科学自身有"肾为冲任之本""肝藏血、主疏泄、司血海""养血即可调冲任"等学术理论的影响，中医妇科学调治冲任督带治法至今尚未完整地独立形成，对冲任督带病位的治疗，多数仍依附于肝、脾、肾施治。例如冲任不固者，常以补肾固冲、健脾固冲法治之；冲任失调者，以疏肝调之；督脉虚寒者，以温肾助阳法主之；带脉失约之属虚者，又常用健脾摄带法治之。尽管如此，古今仍有不少医家对如何调治冲任督带进行了深入研究，并结合临床实践，提出了调治冲任督带的相应治法方药，现归述如下。

1. 调补冲任　适用于因冲任虚衰或冲任不固所致的月经过多、崩漏、闭经、胎漏、胎动不安、滑胎、产后恶露不绝、不孕症等多种疾病。可选用菟丝子、肉苁蓉、鹿角胶、枸杞子、杜仲、人参、白术、山药、吴茱萸、蛇床子等补冲养冲；龟甲、覆盆子、白果、艾叶、紫河车、阿胶以补任脉。方如固冲汤、补肾固冲丸、鹿角菟丝子丸、大补元煎。

2. 温化冲任　冲任虚寒或寒湿客于冲任，以致月经过少、痛经、带下病、不孕症等，宜温化冲任。药如吴茱萸、肉桂、艾叶、小茴香、细辛、川椒、生姜等，代表方有温冲汤、温经汤、艾附暖宫丸。

3. 清泄冲任　热扰冲任、迫血妄行可致经、孕、产各生理时期的异常出血，如月经过多、崩漏、胎漏、产后恶露不绝；热邪煎灼，冲任子宫枯涸能引发闭经、不孕。治需清泄冲任血海，药如牡丹皮、黄柏、黄芩、桑叶、生地黄、知母、地骨皮、马齿苋、重楼等，代表方有清经散、保阴煎、清热固经汤、清海丸、解毒活血汤。

4. 疏通冲任　寒、热、痰、湿、瘀、郁气犯及冲任，致冲任阻滞，可诱发月经后期、痛经、闭经、难产、产后恶露不绝、癥瘕等，均当疏通之。择用桂枝、吴茱萸、乌药、牡丹皮、赤芍、苍术、法半夏、生姜、枳壳、川芎、柴胡、香附、王不留行、莪术、桃仁等。代表方如少腹逐瘀汤、四逆四妙散、苍附导痰丸、桃红四物汤、柴胡疏肝散。

5. 和降冲任 冲气上逆，既可犯胃致胃失和降，也可与血热相引为乱，引起倒经。治当抑降上逆之冲气。药用紫石英、紫苏、法半夏、代赭石、陈皮、竹茹、伏龙肝等，方如小半夏加茯苓汤、紫苏饮。

6. 扶阳温督（温阳补督） 督为阳脉之海，督脉虚寒，胞脉失煦，可引起月经后期、闭经、绝经前后诸证、不孕等，治宜扶阳温督。常用鹿茸、补骨脂、仙茅、仙灵脾、巴戟天、附子、续断，方如二仙汤、右归丸。

7. 健脾束带 带脉失约或纵弛，不能约束诸经，可引起带下病、子宫脱垂等，治当束带摄带。然带脉属脾，故束摄带脉多通过健脾益气或健脾运湿法治之。药如党参、升麻、苍术、白术、白果、芡实、莲子、莲须、五倍子等，代表方如完带汤、健固汤、补中益气汤。

四、调养胞宫

在前文解剖生理中已述，胞宫的概念不单指子宫，而是包括胞宫和附件。胞宫受病可直接影响女性的生理功能，因此调养胞宫是治疗妇科疾病的一个重要措施。胞宫的生理活动，是以脏腑、血气、经络的功能活动为基础，一方面，通过调理脏腑、血气、经络可达到调治胞宫之目的；另一方面，直接调治胞宫，也是当今学者重视和善用的有效方法。现根据胞宫与脏腑、血气、经络的相互关系，以及导致胞宫功能失常的主要机理，归纳调治胞宫的主要治法如下。

1. 温肾暖宫 胞寒者，以虚寒多见，肾为元气之根，有温煦胞宫之职，故温肾以暖胞为常法，适用于因胞宫虚寒所致月经后期、闭经、不孕症等。可选紫石英、附子、肉桂、艾叶、蛇床子、补骨脂类，方如艾附暖宫丸、温胞饮。

2. 补肾育宫 先天禀赋不足，子宫发育幼稚，或因产伤直损，或因肾-天癸-冲任-胞宫生殖轴功能紊乱，子宫受累，过早萎缩，而病月经过少、闭经、滑胎、不孕等，治宜补肾益阴或滋肾填精以育宫。酌选熟地黄、制首乌、菟丝子、枸杞子、肉苁蓉、覆盆子、紫河车、鹿角胶、鹿茸等，代表方如加减苁蓉菟丝子丸、滋肾育胎丸、五子衍宗丸、育宫片。

3. 补血益宫 产伤失血过多或哺乳过长耗血，血虚而胞失所养，或发育不良或闭经日久，以致子宫萎缩、发生闭经、不孕诸疾，法当补血养胞。药用枸杞子、覆盆子、当归、熟地黄、白芍、阿胶等，代表方如四二五合方。

4. 补肾固胞 "胞络者系于肾"，肾主系胞，肾气不足，系胞无力，子宫位置下移，发为子宫脱垂，则需补肾固脱。方如大补元煎、寿胎丸。

5. 益气举胞 脾主升清，因产伤或产后操劳过度，劳则气耗，"气下冲则令阴挺出"，发为子宫脱垂。当益气升阳托举子宫，方如补中益气汤、益气升提汤、升麻汤。

6. 逐瘀荡胞 胞宫者，奇恒之府，"藏而不泻"，所以其不可藏瘀血浊液类的恶物。若瘀阻胞宫，不能行使其正常功能活动，便可发生经、孕、产、杂诸证，如月经过多、崩漏、堕胎、小产、难产、产后恶露不绝、产后腹痛、癥瘕等，治需逐瘀荡胞。常用益母草、莪术、桃仁、红花、川牛膝、丹参、大黄、水蛭等，方如桂枝茯苓丸、生化汤、桃红四物汤、脱花煎、逐瘀止崩汤、大黄䗪虫丸。

7. 泻热清胞 无论血热、湿热、热毒、邪毒、瘀热诸邪直犯胞宫，致胞内蕴热，发生月经过多、经期延长、带下、胎漏、胎动不安、产后发热、癥瘕等证，均宜泻热清胞法治之。常用黄柏、黄芩、牡丹皮、赤芍、红藤、败酱、马齿苋、重楼、连翘等，代表方如清经散、清热调血汤、清热固经汤、银翘红酱解毒汤。

8. 散寒温胞 无论外寒或阳虚阴寒内盛，犯及胞宫，或血行迟滞瘀阻不通发生月经后期、月经过少、痛经、胞衣不下、不孕症等，可选肉桂、桂枝、吴茱萸、细辛、干姜、小茴香、乌药等散寒。方如温经汤、艾附暖宫丸。

五、调控肾–天癸–冲任–胞宫生殖轴

肾–天癸–冲任–胞宫生殖轴是中医妇科学有关女性生殖生理的轴心理论，在月经、妊娠、带下、分娩生理的全过程中均发挥着重要作用。此生殖轴中，肾为主导，肾气、天癸共同主宰，通过冲任二脉的通盛，相资为用，由胞宫具体体现其生殖生理功能。因而在妇科疾病中，尤其是涉及与月经、妊娠有关的重症如崩漏、闭经、早发绝经、不孕等，常通过调控肾–天癸–冲任–胞宫轴，取得治疗效果。实践证明，通过调补脏腑（肾、肝、脾）、调理气血、调治冲任督带、调养胞宫，可直接或间接达到调控生殖轴的作用。

1. 中药人工周期疗法 中药人工周期疗法是按照中医妇科学的基础理论，结合月经周期中在经后期、经期、经前期、行经期不同时期的阴阳转化、消长规律，采取周期性用药的治疗方法。目前各中药人工周期疗法的应用与药物选择虽不尽相同，但多遵循滋肾养血—活血化瘀—补肾—活血化瘀的序贯立法原则。用药思路在于月经（或阴道出血）后血海空虚，在肾气作用下逐渐蓄积精血之期，治以滋肾益阴养血为主；经间期为重阴转化期，阴精盛，重阴转阳，冲任气血活动显著，主以活血化瘀以疏通冲任血气，并配合激发兴奋肾阳，使之施泻而促排卵；经前期又为阳长期，阴充阳长，以维持肾阴阳相对平衡状态，治宜阴中求阳，温肾暖宫辅以滋肾益阴之药；行经期为重阳转化期，重阳则开，血海满盈而溢下，冲任气血变化急骤，治宜活血调经，从而推动气血运行，子宫排经得以通畅。

2. 针刺调治促进排卵 西医妇产科学认为卵巢是女性具有生殖和内分泌功能的内生殖器官，其产生和排出卵子及分泌性激素的周期性变化，直接作用并影响到子宫内膜的周期性脱落及出血以行经。因此在治疗月经紊乱的病证中，调整恢复卵巢功能是一种有效的方法。针刺促排卵，是通过针刺、电针或激光针等方法刺激某些穴位，引起排卵的一种方法。针刺治疗月经不调，早在元代王国瑞的《扁鹊神应针灸玉龙经》中就有"女

子经候不匀，调中极、子宫、气海与中髎"的记载。20世纪60年代之后，已有较多针刺关元、中极、子宫、三阴交、血海、大赫等穴以促排卵的临床与实验研究报道，并认为针刺在一定条件下能通过调节神经中枢而促进促性腺激素水平的分泌，引起排卵。基于有关月经产生及调节机理的理论，西医提出的丘脑下部-垂体-卵巢-子宫轴，与中医妇产科学的肾-天癸-冲任-胞宫轴理论，有着异曲同工之妙。从中医角度而言，也可以认为针刺促排卵其有一定的调控肾-天癸-冲任-胞宫轴的作用。

在理解、掌握上述常用内治法的基础下，临床应用时还应注意根据脏腑间的生克制化关系，多脏并治；注意脏腑、天癸、血气、冲任间的密切联系，综合调治；注意参照女性不同年龄阶段治有侧重，及经、孕、产、乳不同生理时期的生理特点而遣方用药的治疗经验，立法施治。

第二节　常用外治法

外治法是中医治疗学的组成部分之一，也是治疗中医妇科疾病的一种常用方法，特别是对于某些局限于外阴、阴道、宫颈或乳房等外露病变部位的疾病，应用外治诸法，使药物直达病所，驱解病邪，从而获得良好的临床疗效。

中药外治法历史悠久，早在《黄帝内经》中已有烫熨法、浴法、寒痹药熨法、豕膏膏法等记载。长沙马王堆汉墓出土的《五十二病方》中亦有"傅（敷）法""封（涂）法""洒（喷撒）法""尾（冲洗）法""浴法""熏法"的应用。《金匮要略·妇人杂病脉证并治》所载"少阴脉滑而数者，阴中即生疮，阴中蚀疮烂者，狼牙汤洗之"，"蛇床子散方，温阴中坐药"，以及用矾石丸纳入阴中，治瘀血内着，郁而化热，久而腐化，湿热内蕴的带下病等，可谓开创了中医妇科学外阴冲洗、阴道纳药外治法之先河。后世不少妇科著作、本草方书也有大量治疗妇科疾病的外治方药与方法记载，丰富了妇科外治法的内容。至清代，外治法专著《理瀹骈文》论述的论病当先"察其阴阳，审其虚实"，"外治之理即内治之理，外治之药亦即内治之药，所异者法耳"，"虽治在外，无殊治在内也"等外用药疗法的理论依据及应用原则，更是作为外治法及妇科外治法用药之准绳。

妇科外治法沿用至今，在理论研究、药物剂型、用药途径、施治方法、适应范围等方面均有了长足发展。仅论方法而言，外阴熏洗、阴道冲洗、阴道纳药、热敷、导肠法、腐蚀法、中药物离子导入、中药穴位注射、中药宫腔内注入、介入疗法等渐为临床所用。若局部病变影响或累及全身，或局部病变为全身病变在局部的反应时，又需外治用药与内服方药合用，整体调治。

一、坐浴

坐浴是以药液先熏后坐浸的治疗方法，适用于治疗阴疮、阴痒、阴痛、带下量多、小便淋痛、子宫脱垂合并感染等。常用清热解毒药物如白花蛇舌草、大黄、黄柏、连翘、苦参、土茯苓、蛇床子等为主，方如蛇床子散、狼牙汤等。用中药煎取汤液1000～2000mL，趁热置于盆器内，患者先熏后坐浸于药液中，起到清热解毒、杀虫止痒、消肿止痛及软化局部组织的治疗作用。坐浴不再用清水冲洗也无需拭干，待其自然吸收，以利药效的充分发挥。凡阴道出血、患处溃烂出血、月经期禁用，妊娠期慎用；注意与浴具分开，以防交叉感染。

二、外阴、阴道冲洗

阴道冲洗是以药液直接冲洗外阴、阴道达到治疗目的的治疗方法，常用于带下病、阴痒、盆腔炎的治疗，以及阴道手术前的准备。患者也可结合阴道分泌物检查结果，有针对性地选用药物，起到清热解毒、杀虫止痒的治疗作用。治疗性冲洗者，常用量为每次500mL左右，倾入阴道冲洗器具内，每日2次，连续冲洗至自觉症状消失。术前准备时，可用1%苯扎溴铵冲洗。治疗期间应避免性生活，注意内裤、浴具的清洁消毒。月经期停用，妊娠期慎用。

三、阴道纳药

阴道纳药是将中药研为细末或制成栓剂、片剂、泡腾、胶囊剂、涂剂、膏剂等剂型，纳入阴道，使之直接作用于阴道或宫颈外等部位，达到清热解毒、杀虫止痒等作用的治疗方法。常用于带下病、阴痒、阴道炎、宫颈糜烂或肥大、宫颈原位癌、子宫脱垂等。根据病证及病位辨证用药，选择相关剂型。如湿热型带下病，可用黄柏、黄连、大黄、苦参、地肤子、白鲜皮、青黛、虎杖等清热除湿药，制成栓、片或泡腾剂阴道纳药；宫颈糜烂欲解毒祛腐，可酌加百部、白矾、蛇床子、硼砂；收敛生肌选用白及、珍珠粉、炉甘石等。对于栓剂、片剂、泡腾剂、胶囊制剂等，患者在阴道冲洗后，可自行上药。但粉、膏等涂剂类及宫颈上药，通常需医务人员操作，尤其是某些含有腐蚀性药品的制剂，更需直接由医务人员严格按操作程序执行。治疗注意事项同阴道冲洗法。

四、贴敷法

贴敷法是将外治用药的水剂或制成的散剂、膏剂、糊剂，直接或用无菌纱布贴敷于患处的治疗方法。可用于治疗外阴血肿、溃疡、脓肿切开、乳痈或回乳、痛经、产后腹痛、妇产科术后腹痛、不孕症、癥瘕等。常选用清热解毒、行气活血、温经散寒、消肿散结、通络止痛、生肌排脓类中药，随机辨证、辨病择之。

水剂者，多以无菌纱布浸透药液贴敷；散剂则可直接撒于创面；膏剂常先涂于无菌纱布，再敷贴患处；若属痛经膏、痛经贴、麝香壮骨膏等中药橡皮膏剂，则可直接贴于患处或经络穴位点；还有将药物制成粗末，加入致热物质，袋装密封，制成热敷剂；或以药物粗末制成湿药包，隔水蒸热15～20分钟，趁热敷置患处，或借用热水袋、电热器、理疗仪甚至食盐、砂土炒热作为热源，起热敷作用。贴敷时间、疗程则据组成药物、所疗病证、治疗目的综合考虑决定。

五、宫腔注入

宫腔注入是将中药制成注射剂，常规外阴、阴道、宫颈消毒后，将药剂注入宫腔及输卵管腔内的治疗方法。用于了解输卵管畅通情况，治疗宫腔及输卵管粘连、阻塞造成的月经不调、痛经、不孕症等。常用活血化瘀药，佐以清热解毒药，如丹参、当归、川芎、红花、莪术、鱼腥草等。常用复方丹参注射液、复方当归注射液等注射剂。本法能使宫腔及输卵管腔内保持较高的药物浓度，有改善局部血液循环，抗菌消炎，促进粘连松解及吸收，以及加压推注的钝性分离等综合治疗作用。治疗时取药液 20～30mL，注射时观察有无阻力、药液回流、患者有无腹痛等情况。本法应在月经干净后 3～7 天内进行，可隔 2～3 天 1 次，经后至术前及注入治疗期间禁止性生活。

六、直肠导入

直肠导入是将药物制成栓剂纳入肛内，或浓煎后保留灌肠的治疗方法。本法可使药物在直肠吸收，增加盆腔血循环中的药物浓度，利于慢性盆腔炎、产后发热、大便秘结等病证的治疗，起到润肠通腑、清热解毒、消癥散结等作用。若为中药保留灌肠，给药前应尽量排空二便，用尿管或小口肛管或一次性灌肠袋，插入肛中 14cm 左右，将温度适中的药液徐徐灌入，给药后卧床休息 30 分钟，以利于药物的保留。临睡前注入，保留至次晨疗效更佳。如采用栓剂，可嘱患者每晚睡前自行放入肛内。每日 1 次，一般以 7～14 天为一疗程。月经期、阴道出血时及妊娠期需慎用。

七、中药离子导入

此法是根据离子透入原理，运用中药药液，借助药物离子导入仪的直流电场作用，将药物离子经皮肤或黏膜导入盆腔或胞中，并在局部保持较高浓度和较长时间，使药效得以充分发挥的治疗方法。适用于治疗慢性盆腔炎、输卵管阻塞、妇科术后盆腔粘连、子宫内膜异位症、陈旧性宫外孕、外阴炎等的治疗。本法多选择清热解毒、活血化瘀类药组方，药味少而精，一般以 2～3 味为宜，也可用黄连素或复方丹参注射液。使用时用纸吸透药液，置于消毒的布垫上，放在外阴，接通阳极。另用无药的湿布垫放在腰骶部，接通阴极，开动治疗仪，电流为 5～10mA，每次 20 分钟，每日 1 次，疗程据病情拟定。

八、介入治疗

介入疗法是在医学影像设备（如放射、超声）的引导下，经皮穿刺或经自然孔道至靶器官局部，给予介质进行治疗的一种新疗法。介入疗法以其定位准确、微创性、见效快、疗效高、并发症发生率低和可重复应用的特点及治疗优势，在临床医学中日益广泛地得到应用。妇科领域中现阶段主要开展有经阴道、子宫、输卵管注射药物，经阴道后穹窿穿刺术、经皮穿刺局部灌注或注射药物等。此外，尚有采用超声介导下输卵管阻塞的诊断与治疗、超声介导下输卵管配子移植的助孕技术，应用于卵巢癌、绒毛膜癌等的治疗，以及介入联合放疗治疗中晚期宫颈癌的研究报道，在一定程度下显示了介入疗法或介入疗效的优势与应用前景。

第三节 中医妇科急证治疗

血崩证、急腹证、高热证、厥脱证，是中医妇科病证中具有代表性的急证，有发病急骤、发展变化迅速、病情危重、严重影响患者身体健康，甚至危及生命的特点。急证的治疗，首先要求快捷而正确的诊断，即依据患者的症状、体征，结合病史及相关检查，确定引起急证的疾病或原因，或急则治标，或标本同治，或辨证与辨病结合施治。

一、血崩证

血崩是指妇女不在经期而突然阴道大量出血的急性病证。血崩可由崩漏、功能失调性子宫出血等月经病；堕胎、小产、滋养层细胞疾病、前置胎盘、胎盘早剥等妊娠疾病；产后出血、子宫肌瘤（尤其是子宫黏膜下肌瘤）、子宫颈癌、子宫内膜癌等多种中西医妇科疾病引起。此外，血液病、外伤也可致经期血崩。治本病以止血为首务，同时注意采取相应措施，积极预防厥脱。

（一）辨证用药

血热而崩，可选用牛西西注射液（《药物制剂注解》）、贯众注射液、断血流片。血瘀而崩，常选用三七注射液。脾气虚弱或肾阳不足者，选用生脉注射液静脉注射或静脉滴注，或参附注射液静脉滴注。若属肾阴虚可选用生脉注射液或参麦注射液。内服中药时，佐用相应止血药也能起到减少或控制出血的作用。

（二）辨病施治

一般而言，经病血崩者，当固冲止血，可辨证结合相应止血方药治之；属妊期、产后或妇科杂病引起的崩漏下血，首应辨病识证，采取药物止血等方法急治之；如堕胎、小产胞胎残堕不全，应急下胎以益母，虽可用脱花煎类中药，但血崩势急，必要适当刮宫清除宫腔内残留之妊娠物。产后血崩者，需识别病因分别处理，属气虚、血瘀者，可辨证急治。若因胎盘、胎膜部分残留，或软产道损伤所引起，应及时手术止血。若绒毛膜癌或恶性葡萄胎转移瘤或子宫颈癌引起血崩，可采取压迫止血救急，方法是直视以确认出血灶位置，使用洁净或撒有止血粉的无菌长纱条或纱布填压出血灶，24小时后取出，若仍有出血，可重新填压。至于外伤失血，又当查清部位、伤势、伤情而施治。

（三）西医用药

治疗血崩者，因病情急重，必要时应予中西药结合治疗。常用西药有止血环酸、止血芳酸、止血敏等，使用时静脉缓注或肌内注射。对功能失调性子宫出血者，也可采用激素止血。而子宫收缩乏力性产后出血，又可应用催产素、麦角新碱类宫缩剂以减少出血。

二、急腹证

中西医妇科各种疾病中，能引起急性下腹痛的主要有原发性痛经、经间期（排卵期）腹痛、子宫内膜异位症、子宫腺肌病、流产、异位妊娠、胎盘早剥隐性出血、卵巢破裂、卵巢囊肿蒂扭转、卵巢囊肿破裂、子宫破裂、急性盆腔炎、急性输卵管炎、慢性盆腔炎等。因此在治疗急性下腹痛患者时，采取缓解疼痛的止痛法之前必须做好诊断与鉴别诊断的工作，以免掩盖病情，造成误诊。

一般而言，原发性痛经、经间期腹痛、子宫内膜异位症或子宫腺肌病所致痛经，或慢性盆腔炎表现有经期腹痛者，可急则治标，止痛以达到缓解或消除疼痛的作用。至于异位妊娠、胎盘早剥隐性出血、卵巢破裂、卵巢囊肿蒂扭转、子宫破裂等引起的急腹证，则需迅速进行救治处理。

（一）辨证用药

血瘀而痛，可选用田七痛经胶囊、血竭胶囊口服，或丹参注射液、川芎嗪注射液静脉滴注，延胡索注射液肌内或穴位注射。寒凝致痛，可用当归注射液肌内或足三里、三阴交穴位注射，或参附注射液静脉滴注。湿热壅滞，可用野木瓜注射液肌内注射或清开灵注射液静脉滴注。

在辨证论治的内服中药中，选择相应的止痛药随证加入，亦有助于缓解疼痛。治寒痛法当温经止痛，药用艾叶、小茴香、肉桂、乌药、吴茱萸、高良姜、荔枝核、细辛、白芷等；治滞痛法当行气止痛，药用香附、郁金、川芎、木香、青皮、沉香、九香虫、佛手等；治瘀痛法当化瘀止痛，药用川芎、延胡索、三七、当归、没药、乳香、五灵脂、王不留行等；治热痛法当清热止痛，药用川楝子、牡丹皮、赤芍、红藤、败酱草、雪胆等。

（二）针灸治疗

气滞者，针气海、太冲、血海、三阴交；寒凝者，针中极、地机、关元、水道，针灸并施；湿热者，针阳陵泉、行间、次髎（参见《针灸治疗学》）。

三、高热证

高热，通常指体温升高达39℃以上者。妇科疾病中可见高热证的，有因经期或产褥期感受风热、暑热、湿热、湿毒、邪毒之邪而起，也有因生殖道感染病原微生物如细菌、病毒、支原体所致。对高热证的治疗，首应明确诊断，辨证求因或尽快查出病原体或作出病原学诊断，但"退热"是当务之急，其治疗措施有：感冒清热冲剂、重感灵等中成药口服；柴胡注射液、青蒿素注射液、板蓝根注射液等肌内注射；清开灵注射液静脉滴注解热。外用冷湿毛巾或冷袋冷敷，或 25%～50% 乙醇擦浴等物理降温。

高热持续，体温达 40℃ 左右，宜中西药结合治疗。如用氯丙嗪 25～50mg 溶于 5% 葡萄糖注射液或 200mL 生理盐水中，静脉滴注；地西泮（安定）10～20mg，加入 50% 葡萄糖注射液 20mL，缓慢静脉推注；根据病情轻重和发热程度，可同时予地塞米松 5～10mg，加入 50% 葡萄糖注射液 20mL，静脉注射后，继以 10～20mg 加入 5% 葡萄糖注射液 500mL 中，静脉滴注。属乳腺炎已成乳腺脓肿者、确诊盆腔脓肿者，应及时切开引流；感染性流产者，可据阴道出血量及感染控制的情况，择时手术清除残留组织。

四、厥脱证

厥脱证是指厥证并发脱证而并称者，是一种以突然昏倒、不省人事、面唇苍白、四肢厥冷或大汗淋漓、脉微欲绝为主要表现的危急重症，与西医学的休克相似。它常继发于妇科急性血崩、急性下腹痛或高热证之后。因此，临床诊治上述病证时，必须严密观察患者的神、色、脉象、血压、体温和尿量等的变化，若见烦躁不安或表情淡漠、面色苍白、口唇和指甲发白或轻微发绀、手足发凉、皮肤湿冷、脉细数而弱、脉压< 30mmHg、尿少时，就应在积极治疗原发病证的同时，及时采取有效措施，预防厥脱的发生。

（一）中药治疗

因血崩而厥脱，可急用参附注射液、参附丹参注射液、生脉注射液、丽参注射液、枳实注射液等加入 5% 葡萄糖注射液中静脉注射或静脉滴注。因高热证而致厥脱，可用参附青注射液、升压灵注射液、清开灵注射液、醒脑净注射液等加入 5% 葡萄糖注射液或生理盐水 400～500mL 中静脉滴注；也可用安宫牛黄丸鼻饲给药。

（二）针灸治疗

体针：常用素髎、内关、涌泉穴，备用水沟、足三里、十宣、百会、合谷穴。先取常用穴，如针后收缩压仍小于 80mmHg，适当增加备用穴，用平补泻手法。素髎穴持续运针 30 分钟，其他穴位可连续捻转提插 3～5 分钟，稍作间歇又继续运针，直至血压回升，留针 1～12 小时，留针期间间断运针。

耳针：常用肾上腺、皮质下、升压点、心穴，备用神门、肺、交感、肝穴。以常用穴为主，每次取 1～2 穴，效不显著酌加穴位。先以 50 次 / 分的频率捻转 2 分钟，中度捻力，然后接上电针仪继续刺激，并适当调节强度与频率，直至升压满意为止（详参《针灸治疗学》）。

（三）西医治疗

处理失血性休克：争取就地急救，患者保持平卧位，或头胸部和下肢均抬高体位，保持呼吸道通畅，常规给氧。尽快针对出血原因，采取有效止血措施；快速补充血容量；注意纠正酸中毒和预防肾衰，保护肾功能。感染性休克：积极有效地控制感染；适当地补液扩容；纠正酸中毒；在补充血容量和纠正酸中毒的基础上加用扩血管药如多巴胺、阿拉明或氢溴酸山莨菪碱；有心肌乏力乃至心衰表现应给予快速强心剂；严重的感染性休克，在有效抗感染药物已经输入的前提下，应用大剂量皮质激素，可以明显减少补液量和缩短纠正休克的时间；同时注意预防肾衰，保护肾功能。

第七章　预防与保健 ▷▷▷▷

　　预防与保健是我国卫生保健工作中的重要组成部分，对于妇科来说也尤为重要。女性在不同年龄阶段随着生殖系统的生长、发育、成熟和衰退而经历着身体变化。在30余年的育龄期中，还要经历月经、带下、妊娠、分娩、产褥和哺乳以及围绝经期等多种特殊生理变化及其引发的各种疾病。随着社会经济的不断发展，女性的社会地位普遍提高，影响妇女心理及生理的因素亦日益增加。因此，重视妇女保健，做好卫生保健工作，对提高妇女身心健康、生活质量，对家庭、社会及后代都具有积极意义。

第一节　青春期与月经期卫生保健

　　青春期是女性生殖系统从开始发育到逐渐成熟的过渡时期。此期子宫开始发育成熟，第二性征渐趋明显，月经初潮。在行经期间，血海由满则溢，子宫泻而不藏，血室正开，机体气血变化急骤，此时期应当注重调护，否则会导致疾病的发生。

一、青春期

　　1. 进行卫生保健的宣传教育，帮助少女了解女性生殖器官的解剖和生理特点以及卫生保健知识，了解第二性征的发育，月经等正常生理现象。

　　2. 普及性教育知识，青春期是性教育的关键时期。使青少年认识到性的发生发展规律，了解并能自觉遵守各种关于性的道德和法制规范。通过科学的性教育，消除性神秘感，避免不良影视书刊的影响。

　　3. 培养良好的个人卫生习惯，积极参加各种体育锻炼活动，促进机体的新陈代谢水平，加强营养，强壮身体。

二、月经期

　　1. 保持外阴清洁，卫生棉垫要清洁消毒。禁止盆浴、游泳、房事和阴道灌洗。经期一般不进行妇科检查，如病情需要必须严格消毒外阴，用消毒手套，动作轻柔，禁止用力挤压子宫。

　　2. 不宜参加剧烈运动和重体力劳动，以免导致月经过多甚或崩漏。不宜久坐久卧，以免导致痛经或经期延长。

　　3. 注意保暖尤其是小腹部，避免受寒、涉水淋雨，以免发生月经后期、月经过少、痛经等疾病。

4. 不宜过食辛辣及寒凉生冷之品，以免发生月经过多、痛经等月经疾病。

5. 保持心情舒畅，月经期阴血偏虚，肝气偏旺，情绪易波动，应保持心情愉悦，以免加重经期的不适感或导致月经失调。

第二节　新婚期卫生保健

男女双方的身心健康是家庭幸福美满的基石，婚期卫生保健是围绕结婚前后，保障婚配双方及其下一代健康所进行的一系列卫生保健服务措施。

一、婚前检查

可发现一些异常情况甚或疾病，通过询问病史及家族史，可从中发现一些家族遗传病，有助于婚检双方作出正确的婚育决策，减少不恰当的婚配和遗传病儿的出生。如若发现生殖器官缺陷或疾病，可得到及时诊疗，恢复健康。

对以上这些问题的初步了解，可以使欲婚配双方作出正确的决策。一是如精神病患者或癔症患者在发病时期宜暂缓结婚；二是双方为直系血亲或三代以内的血亲者不宜结婚；三是有严重家族遗传病史者不宜生育。掌握这些相关知识可在一定程度上保障个人和家庭的幸福，保障优生优育，保障母婴的健康，降低遗传病儿的出生率。

二、婚前指导

使男女双方充分了解性生理和性知识，讲授有关怀孕及生育的生理知识，指导避孕方式的选择和计划生育的决策。

三、婚前卫生

能够帮助婚配双方改变不良的生活习惯，对促进生育健康起到积极的作用。

四、新婚卫生

夫妻初次同房时女性处女膜破裂会引起轻微疼痛和少量出血，无需特殊处理。同房前后要注意外阴卫生清洁，以免感受外邪。如欲受孕者，切忌酒后同房、新婚期间应节制房事。

第三节　围生期卫生保健

围生期卫生保健是指一次妊娠，从妊娠前、妊娠期、分娩期、产褥期（哺乳期）到新生儿期，为孕母和胎婴儿的健康所进行的一系列保健措施。

一、孕前保健

选择最佳的受孕期，进行有计划妊娠，避免许多危险因素和高危妊娠。女性＞35

岁或＜18岁是妊娠的危险因素，易造成难产或其他妇产科并发症，甚至胎儿染色体的异常。孕前要仔细评估既往慢性疾病史，家庭遗传病史，积极治疗对妊娠有影响的疾病。忌烟酒，避免接触有毒物质。长期服用长效避孕药的女性应改为工具避孕，半年后才可受孕。孕前3个月开始额外补充叶酸或含有叶酸的多种维生素。若此前有不良孕产史，需告知医生，选择恰当的治疗方法，做好孕前准备。

二、妊娠期卫生保健

妊娠期的保健主要是保障生殖功能，保障孕妇和胎儿的健康，降低孕产妇的死亡率和围产儿的死亡率，根据妊娠时期的不同生理要求，采取不同的保健方法。

1.生活规律，不宜过度劳累，慎防跌仆损伤，以免伤胎。但也要适当活动，如散步等，以免气滞难产。

2.饮食宜清淡而营养丰富，切忌过饥过饱，损伤脾胃。妊娠7个月后，饮食不宜过于丰盛，以防止出现子肿、子满等疾病影响生产。

3.注意胎教，妇人怀孕，其思想、视听、言行均应端正。

4.妊娠3个月以内和7个月以后，禁止房事，以防导致流产或早产。如有流产史，尤其是反复自然流产史，整个孕期均应禁房事。

5.定期产检，可及时发现妊娠合并症以及胎儿发育异常或畸形，适时纠正异常胎位。指导孕妇乳头清洁护理方法。

6.分娩期的保健是指分娩和接产时的各种保健和处理，是保障母婴安全的关键。提倡住院分娩，高危孕妇应提前住院。近年我国卫健委提出了"五防、一加强"的分娩期内容。五防是指防出血、防感染、防滞产、防产伤、防窒息；一加强是指加强产时监护和产程处理。

三、产褥期卫生保健

由于分娩时耗气伤血，以致阴血骤虚，营卫不固，故产后最易受邪，恶露排出，血室已开，胎脉空虚，此期的调护尤为重要。

1.充分休息，不宜过早及过度操劳，以免造成阴挺，产后血崩等。但亦应适当活动，促进身体的复元。居室应注意保暖和空气畅通，不可当风坐卧，衣着厚薄适中，防止感冒；夏季室温不宜过高或过加衣被，以免中暑。饮食要富于营养易消化，慎食生冷、肥甘、辛辣之品。保持心情愉快，以免气血瘀滞，引起腹痛、缺乳等病变。

2.保持外阴清洁、干燥，常用温开水擦洗外阴，勤换内裤和卫生垫。产后汗出较多，要经常擦浴及勤洗内衣。

3.产褥期严禁房事，《备急千金要方》中强调"凡产后满百日，乃可合会"，此期禁止房事，可减少产后病的发生。

4.产后42天时应进行详细的检查，包括饮食、睡眠、大小便、全身感觉等；体温、体重的变化；乳房、乳头的情况以及生殖器官的恢复情况。及早防治乳房、会阴、剖腹产腹部伤口以及子宫恢复等异常情况，保证产妇健康的恢复。

5. 产后访视应在产后的 3 日内、产后 14 日、产后 28 日进行。

四、哺乳期卫生保健

哺乳期是指产妇用自己的母乳喂养婴儿的时期。母乳营养丰富，可满足婴儿生长所需的营养，其中含有多种免疫物质，能增强婴儿的抗病能力，且易于消化与吸收，故应鼓励产妇母乳喂养。为了提高母乳的喂养率，WHO 还提出了"促进母乳喂养成功的十项措施"，为促进母乳喂养和婴儿的健康打下了坚实的基础。

1. 产后半小时后即可哺乳，一般隔 3～4 小时喂养 1 次，哺乳期为 6～10 个月。

2. 每次哺乳前用温开水擦洗乳房、乳头，母亲也要洗手，以避免婴儿吮入不洁之物。蒸乳时，可先热敷或用吸奶器将乳房吸空，以免壅积成痈，若出现乳头皲裂或已成乳痈，应及时处理治疗。

3. 乳母要保持情志舒畅，睡眠充足，劳逸适度，饮食营养丰富，饮水充足，以保证乳汁正常分泌，孕妇用药要慎重，避免有毒性的药物伴随乳汁进入婴儿体内。

4. 要落实避孕措施，不宜服用避孕药物。

第四节　中年期卫生保健

中年乃是人生的黄金期，思维能力已趋完善。知识积累丰富，精力充沛。然而，从生理学角度来看，这个时期是机体功能开始走向衰减的时期。《素问·阴阳应象大论》："年四十，而阴气自半也，起居衰矣。年五十，体重耳目不聪明矣。"故应及时注意中年期的卫生保健。

一、预防早衰

中年期的衰退，除了自然衰退的种种原因外，还有人为的因素。青年时期若自恃体格健壮，或多次人工流产，不注意自身保健，到中年时期多体弱多病，故应及早重视妇女中年衰退的程度。青年时期应加强对疾病的预防，在经孕产乳各个时期，注意卫生保健。

二、注重休养生息

《景岳全书》曾云："人于中年左右，当大为修理一番，则再振根基。"所以要充分了解中年养生的必要性和重要性，注重饮食起居，根据自身的体质、生活环境及季节合理调摄，如冬令季节适当地进服补品，固护元阴元阳，调理气血，休养生息。有学者提出妇女从中年开始要补钙，预防绝经期妇女骨质疏松症等，这比发病后再治疗更重要。

三、防治疾病

要了解中年时期的多发病，如盆腔炎、子宫肌瘤等疾病的预防知识，并定期进行体格检查，做到未病先防、有病早治和病后防变的"三级预防"。

四、调节情志

妇女在本时期多面临家庭和工作负担，易烦躁焦虑，不良的情绪刺激可影响生理状态甚至导致疾病的产生。因此要加强社会宣传，尊重理解她们，重视她们。女性自身要具有积极乐观的生活态度也很重要，要保持良好的情绪。

第五节　围绝经期与老年期卫生保健

一、围绝经期卫生保健

围绝经期前后肾气渐衰，天癸欲竭，冲任二脉空虚，致阴阳不相协调，此时应注意调护，使围绝经期妇女顺利渡过这一时期，从而健康地进入老年期。

1.广泛宣传绝经期卫生知识，使绝经期妇女消除不必要的思想顾虑。关心她们的工作和生活，定期接受妇科防癌普查，治疗绝经前后诸证等。提高生活质量。

2.注意劳逸结合，参加适当的劳动和活动，注意盆底肌肉的锻炼，可以打太极拳、练气功、跳广场舞等锻炼身体，分散注意力，顺利渡过绝经期。

3.生活起居应有规律，避免外邪侵袭。调节饮食，少食动物脂肪和内脏。调理心态，勿大怒，勿忧思，以养精神。

二、老年期卫生保健

随着年龄的增长，从体型、步态乃至生理功能、内部器官等都逐渐衰老，整个机体均发生衰退变化，这时妇女要了解和适应这些变化，注意卫生保健，防病治病，延缓衰老。

1.要平静乐观地看待社会和家庭，保持自信，为社会做一些力所能及的贡献。

2.重视饮食调理，多吃粗粮，可适当吃些补品，体育运动时要轻、慢、稳，避免碰撞。

3.定期进行健康检查，以便早期发现宫颈癌、子宫内膜癌、卵巢癌等疾病。发生阴道异常流血、异常带下等情况时，要及时诊疗。

4.避免过重的体力劳动或不适宜的体位，保持大便通畅，以免发生子宫脱垂等病症。注意外阴清洁，防治阴道和泌尿系感染。

第六节　妇女心理卫生保健

健康的心理对妇女的身心健康有着不可忽视的意义，对女性度过一生中的几个特定时期尤为重要。

一、月经期心理卫生

月经初潮来临，少女身心发生的巨大变化会引起其困惑、焦虑和烦躁的情绪，这就需要对少女进行性教育。此期雌激素水平变化较大导致的情绪异常，可以通过适当运动来放松调整，并可相应的调节月经的变化。

二、妊娠期和分娩期心理卫生

妊娠期的心理多是处于焦虑或抑郁状态，多是对妊娠、分娩及胎儿等方面的担心。此时，心理卫生保健的重点是充分休息，进行心理咨询和心理疏导。分娩期出现的心理问题多是不适应心理、焦虑紧张心理、恐惧心理、依赖心理等。此期医生应耐心安慰孕妇，提倡家属的陪伴。

三、产褥期的心理卫生

常见的心理问题是产后焦虑和产后抑郁。产褥期的心理保健需多依赖家人的陪伴和保健人员的疏导，鼓励进行适当运动锻炼和母乳喂养。

四、围绝经期及老年期心理卫生

绝经过渡期及老年期妇女雌激素水平逐渐下降，引起神经系统的紊乱，可导致出现心理障碍。主要表现为抑郁、焦虑、情绪不稳定、身心疲劳、感到孤独。必要时进行心理咨询、健康教育和激素替代治疗，并鼓励其从事力所能及的工作，为社会做贡献。

五、与妇科手术有关的心理卫生

医生可向患者说明手术的主要作用以及后遗症，是否会影响夫妻之间和谐的生活，是否会改变妇女的形象，还要与患者丈夫和家属进行沟通，减轻患者的精神压力和心理负担。

临床篇

第八章　月经病 ▷▷▷

月经病是以月经的周期、经期、经量、经色、经质等发生异常，或伴随月经周期，或经断前后出现明显症状为特征的疾病，是妇科临床的常见病。

常见的月经病有月经先期、月经后期、月经先后无定期、月经过多、月经过少、经期延长、经间期出血、崩漏、闭经、痛经、经行发热、经行头痛、绝经后骨质疏松症等。

1. 月经病的病因病机　月经病的病因主要分为外因和内因。外因主要是风寒湿热等邪气的侵袭；内因为内伤七情、房劳多产、饮食不节、过度劳倦和体质因素。

病机是各种外因或内因，导致肝脾肾等脏腑功能失常，精、气、血、津液产生和输布障碍，冲任督带、胞宫、胞脉、胞络受损，以及肾-天癸-冲任-胞宫轴失调。

虽然整体上分为外因和内因，但月经病常是内外合病或者同时多种内因并存。比如痛经，患者常既有寒湿侵袭，又有血虚气郁和寒凝血瘀，因此采用多种治法并用治疗。医者务必全面分析病因病机，不可拘泥于辨主证的思路。

2. 月经病的诊断　月经病的中医诊断多以主要症状而命名。但应注意与有关疾病的鉴别，如与月经后期、闭经等生理性停经（如妊娠）相鉴别；经期延长、月经过多、崩漏等与妊娠病、产后病、杂病等引起的阴道出血症相鉴别；并要注意与发生在月经期间的内、外科病证相鉴别。

3. 月经病的辨证　重视月经的期、量、色、质的异常及伴随月经周期或经断前后出现的症状，同时结合全身证候，运用四诊八纲进行综合分析。总而言之，就是先辨表里，表证分外感风寒热等，里证分虚实，虚证中有气血阴阳虚，实证有寒证、热证、气郁证、血瘀证、痰湿证、食积证等。其具体辨证，将在有关章节中具体论述。

4. 月经病的治疗原则　一是重在治本调经。治本即是消除导致月经病的病因和病机；调经是通过治疗使月经病恢复正常，采用补肾、健脾、疏肝、调理精气血津液、调治冲任、调养胞宫，以及调控肾-天癸-冲任-胞宫轴等法加以调治。"经水出诸肾"，月经的产生和调节以肾为主导，调经以肾为主。补肾在于补肾精或补肾气，以填补精血为主，并佐以助阳益气之品，使阴生阳长，肾气充盛，精血俱旺则月经自调。健脾在于益气血生化之源或统血，以健脾益气或健脾升阳除湿为主，脾气健运，生化有源，统摄有权，血海充盈，月经的期、量可正常。用药不宜过用辛温或滋腻之品，以免耗伤脾阴或困阻脾阳。疏肝在于调畅气机，因"肝体阴而用阳"，疏肝应在补肝柔肝的基础上再用开郁行气药，使肝气得疏，肝体得养，血海蓄溢有常，则经病可愈。用药不宜过用辛香燥烈之品，以免劫伤肝阴肝血。调理气血当辨气病、血病。病在气者，当以治气为主，治血为佐；病在血者，当以治血为主，治气为佐。调精主要指补肾精。调理津液主要通过调理肺、脾、肾功能来使津液输布恢复正常。调理冲任，在于使任通冲盛，自无经病之患。对于先天肾虚的体质因素导致子宫发育不良发生的闭经或崩漏等，治当调养胞宫。

二是分清先病和后病的论治原则。如因经不调而后生他病者，当先调经，经调则他病自除；若因他病而致经不调者，当先治他病，病去则经自调。

三应本着"急则治其标，缓则治其本"的原则。如痛经剧烈，应以止痛为主；若经血暴下，当以止血为先。症状缓解后，则审证求因治其本，使经病得以彻底治疗。调经诸法，又常以补肾扶脾为要，如《景岳全书·妇人规》中讲："故调经之要，贵在补脾胃以资血之源，养肾气以安血之室，知斯二者，则尽善矣"。

此外，治疗月经病又要顺应和掌握规律。一是顺应月经周期中阴阳气血的变化规律，行经时血室正开，宜和血调气，或引血归经，过寒过热、大辛大散之品慎用；行经后血海空虚，宜予调补，即经后勿滥攻；行经前血海充盈，宜疏导，使经血流通，即经前勿滥补。二是顺应不同年龄阶段论治的规律，不同年龄的妇女有不同的生理病理特点，脏腑虚实各异，治疗的侧重点也不尽相同。古代医家强调青春期少年重治肾，生育期中年重治肝，更年期或老年重治脾，这些经验对临床都有一定借鉴意义。三是掌握虚实补泻规律，月经病虽然复杂，但可分虚实两大类论治，治疗虚证月经病多以补肾健脾养血为主，治疗实证月经病多以疏肝理气、活血化瘀、散寒除湿为主，但临床常虚实夹杂、寒热错杂，用药当攻补兼施、寒温并用。

5. 月经病的调护　重视经期的调护，对于预防和治疗月经病非常重要。月经病的调护主要有：适寒温、调情志、慎劳逸、节饮食、节房事、保清洁。

第一节　月经先期

月经周期提前 7 天以上，甚至 10 余日一行，并连续两个月经周期以上者，称为"月经先期"，既往亦称"经期超前""经行先期""经早""经水不及期"等。

月经先期属于以月经周期异常为主的月经病，常与月经过多并见，严重者可发展为崩漏，应及时进行治疗。西医学功能失调性子宫出血和盆腔炎等出现月经提前符合本病证者，可按本病治疗。

本病最早见于汉代张仲景所著《金匮要略·妇人杂病脉证并治》第二十二论中云：

"带下经水不利，少腹满痛，经一月再见者，土瓜根散主之。"宋代《妇人大全良方·调经门》指出本病病机是由于"过于阳则前期而来"，《普济本事方·妇人诸疾》在此基础上明确提出"阳气乘阴则血流散溢……故令乍多而在月前"。后世医家亦多宗"先期属热"之说，如元代朱丹溪有"经水不及期而来者，血热也"的见解。明代《万氏妇人科·调经章》记载："苟或不及期而经先行者，或过期而经后行者，或一月而经再行者，或数月而经一行者，或经闭不行者，或崩者，或漏下者，此皆失其常候，不可不调也"，将各种情况逐一辨证论治，为月经先期作为一个病证开创了先例。《景岳全书·妇人规》对本病的病因、辨证、治则进行了较全面的阐述，提出气虚不摄也是导致月经先期的重要发病机理，指出"若脉证无火，而经早不及期者，乃其心脾气虚，不能固摄而然"。清代《傅青主女科·调经》提出根据经血量的多少以辨血热证之虚实经验，可供临证参考。

现代医家总结前人经验，使月经先期的辨证进一步规范、系统。如王渭川在其《王渭川妇科治疗经验》一书中写道："月经先期，据临床辨证，有阴虚火旺，有因血热者，因血燥者，有因气郁者，有因气虚者。"韩百灵在《百灵妇科》中言及"月经赶前，有因素体阴虚内热，虚热灼伤血海而致月经先期者；有因平素性躁多怒，肝郁化火，或偏嗜辛辣，体内多热，迫血妄行而致月经先期者；有因脾虚中气下陷，统摄失权，冲任不固而致月经先期者。"

一、病因病机

本病的病因病机，主要是气虚和血热；病机是冲任不固，经血失于约制。气虚则统摄无权，冲任不固；血热则热扰冲任，伤及胞宫，血海不宁，均可使月经先期而至。

（一）气虚

可分为脾气虚和肾气虚。

1. 脾气虚 因体质素弱，或饮食失节，或劳倦思虑过度，损伤脾气，脾伤则中气虚弱，冲任不固，经血失统，以致月经先期来潮。脾为心之子，脾气既虚，则赖心气以自救，久则心气亦伤，致使心脾气虚，统摄无权，月经提前。

2. 肾气虚 年少肾气未充，或绝经前肾气渐衰，或多产房劳，或久病伤肾，肾气虚弱，冲任不固，不能制约经血，遂致月经提前而至。

（二）血热

常分为阳盛血热、阴虚血热、肝郁血热。

1. 阳盛血热 素体阳盛，或过食辛燥助阳之品，或感受热邪，热伤冲任、子宫，迫血下行，以致月经提前而至。如《傅青主女科·调经》谓："先期而来多者，火热而水有余也。"

2. 阴虚血热 素体阴虚，或失血伤阴，或久病阴亏，或多产房劳耗伤精血，以致阴液亏损，虚热内生，热伏冲任，血海不宁，则月经先期而下。《傅青主女科·调经》说：

"先期而来少者，火热而水不足也"，即是对阴虚血热所致之月经先期而言。

3.肝郁血热 素体抑郁，或情志内伤，肝气郁结，郁久化热，热伤冲任，迫血下行，遂致月经提前而至。

月经先期既有血热或气虚单一病机，又可见多脏同病或气血同病之病机。如脾病可及肾，肾病亦可及脾，均可出现脾肾同病；月经提前，常伴经血量多，气随血耗，阴随血伤，可变生气虚、阴虚、气阴两虚或气虚血热等诸证。经血失约也可出现经水淋漓至期难尽，周期提前、经量过多、经期延长，三者并见有发展为崩漏之虞。

二、诊断

（一）病史

有血热病史，或有情志内伤史或盆腔炎等病史。

（二）临床表现

月经提前来潮，周期不足 21 天，且连续出现两个月经周期以上；经期基本正常，可伴有月经过多。

（三）检查

1.妇科检查 盆腔无明显器质性病变者，多属黄体功能不足之排卵性月经失调；有盆腔炎症体征者，应属盆腔炎所引起的月经先期。

2.辅助检查 因黄体功能不足而月经先期者，基础体温（BBT）呈双相型，但黄体期少于 12 天，或排卵后体温上升缓慢，上升幅度 < 0.3℃；月经来潮 12 小时内诊断性刮宫，子宫内呈分泌反应不良。

三、鉴别诊断

本病若提前至 10 余天一行者，应注意与经间期出血相鉴别。

经间期出血常发生在月经周期的第 12～16 天，出血量较少，或表现为透明黏稠的白带中夹有血丝，出血常持续数小时以至 2～7 天自行停止，西医称排卵期出血。经间期出血量较月经期出血量少，临床常表现为出血量一次多、一次少的现象，结合 BBT 测定，即可确诊。月经先期则每次出血量大致相同，且出血时间不一定在排卵期内，持续时间一般与正常月经基本相同。

四、辨证论治

月经先期的辨证，着重于周期的提前及经量、经色、经质的变化情况，结合全身证候及舌脉，辨其属实、属虚、属热，一般以周期提前，或兼量多，色淡红，质清稀，唇舌淡，脉弱者属脾气虚；周期提前，经量或多或少，色淡暗，质清稀，腰膝酸软者属肾气虚；月经周期提前，经量多，色深红或紫红，质黏稠，舌质红，脉数有力者为阳盛血热；周期提前，经量少，色红，质稠，脉虚而数者为阴虚血热；周期提前，经量或多或少，经色紫红，质稠，或有血块，胸胁少腹胀满，脉弦者为肝郁血热。若仅见周期提前，而经量、色、质无明显异常，还应根据素体情况、全身证候及舌脉进行辨证论治。

本病的治疗原则，重在调整月经周期，使之恢复正常，故须重视平时的调治，按其证候属性，具体治法或补或清。若脉证无火，则应补虚，或补中气，或补益心脾，或固命门，或脾肾双补。如为血热证，则应清热，清热又当"察其阴气之虚实"，或清热凉血，或滋阴清热，或疏肝清热。然不论实热虚热皆不宜过用寒凉，以免损伤阴血。

（一）气虚证

1. 脾气虚证

主要证候：月经周期提前，或经血量多，色淡红，质清稀；神疲肢倦，气短懒言，小腹空坠，纳少便溏，或有心悸；舌淡红，苔薄白，脉细弱。

证候分析：脾主中气而统血，脾气虚弱，统血无权，冲任不固，故月经提前而量多；气虚火衰，血失温煦，则经色淡，质清稀；脾虚中气不足，故神疲肢倦，气短懒言，小腹空坠；运化失职，则纳少便溏；气虚血失过多，心失所养，则心悸。舌淡红，苔薄白，脉细弱均为脾虚之征象。

治法：补脾益气，摄血调经。

方药：补中益气汤（《脾胃论》）或加味归脾汤（《校注妇人良方》）。

补中益气汤：黄芪　炙甘草　人参　当归　橘皮　升麻　柴胡　白术

原方治饮食劳倦所伤，始为热中之证。

补中益气汤以人参、黄芪益气为君；白术、甘草健脾补中为臣；当归补血，陈皮理气为佐；升麻、柴胡升阳为使。全方共奏补中益气、升阳举陷、摄血归经之效，使月经自调。

若经血量多者，经期去当归之辛温行血，酌加煅龙骨、煅牡蛎、棕榈炭以固涩止血。若食少便溏者，酌加砂仁、山药以健脾和胃利湿。若经量少，色暗淡，质稀薄，腰膝酸痛者，为脾肾气虚，宜脾肾双补。可用补中益气汤去升麻、柴胡，加鹿角胶、菟丝子、杜仲以温肾阳，益精气。

若心脾两虚者，症见月经提前，心悸怔忡，失眠多梦，四肢倦怠，舌淡苔，脉细弱，治宜养心健脾，固冲调经，方用归脾汤。

加味归脾汤：白术　当归　人参　黄芪　龙眼肉　酸枣仁　白茯苓　远志　木香　甘草

方中人参、白术、黄芪、甘草健脾补气固冲；当归、龙眼肉、大枣健脾养血；酸枣仁、茯神、远志养心宁神；生姜、木香行气醒脾。全方共奏补脾养心，固冲调经之效。另外方中木香行气，虽有舒脾作用，然气虚甚者应减去。若经多不止，可酌加升麻升提，牡蛎、龙骨固摄，血余炭、陈棕炭止血。

2. 肾气虚证

主要证候：周期提前，经量或多或少，色淡暗，质清稀；腰膝酸软，头晕耳鸣，面色晦暗或有暗斑；舌淡暗，苔白润，脉沉细。

证候分析：冲任之本在肾，肾气不足，封藏失司，冲任不固，故月经提前，经量增多；肾虚精血不足，故经量少；肾气不足，肾阳虚弱，血失温煦，则经色淡暗，质清稀；外府失荣，筋骨不坚，故腰膝酸软；头晕耳鸣、面色晦暗、舌淡暗、脉沉细均为肾虚之征象。

治法：补益肾气，固冲调经。

方药：固阴煎（《景岳全书》）。

固阴煎：人参　熟地黄　山药　山茱萸　远志　炙甘草　五味子　菟丝子

原方治阴虚滑泻，带浊淋遗及经水因虚不固等证。

方中菟丝子补肾益精气；熟地黄、山茱萸滋肾益精；人参、山药、炙甘草健脾益气，补后天养先天以固命门；五味子、远志交通心肾，使心气下通，以加强肾气固摄之力。全方共奏补肾益气、固冲调经之效。

若经量多者，酌加山茱萸、炮姜、乌贼骨以补肾温经，固冲止血。若腰痛甚者，酌加续断、杜仲补肾而腰痛止。若夜尿频数者，酌加益智仁、金樱子固肾缩小便。

（二）血热证

1. 阳盛血热证

主要证候：经来先期，量多，色深红或紫红，质黏稠；或伴心烦，面红口干，小便短黄，大便燥结；舌质红，苔黄，脉数或滑数。

证候分析：阳盛则热，热扰冲任、胞宫，冲任不固，经血妄行，故月经提前来潮、经量增多；血为热灼，故经色深红或紫红，质黏稠；热邪扰心，则心胸烦躁；热甚伤津则口干，小便黄，大便燥；面赤，舌红，苔黄，脉数，均为热盛于里之象。

治法：清热凉血调经。

方药：清经散（《傅青主女科》）。

清经散：牡丹皮　地骨皮　白芍　熟地黄　青蒿　白茯苓　黄柏

原方治月经先期量多者。

方中牡丹皮、青蒿、黄柏清热泻火凉血；地骨皮、熟地黄清血热而滋肾水；白芍养血敛阴；茯苓行水泻热。全方清热泻火，凉血养阴，使热去则阴不伤，血安而经自调。

若经量甚多者，去茯苓以免渗利伤阴，酌加炒地榆、茜草以凉血止血；若兼见倦怠乏力、气短懒言等症，为失血伤气，血热兼气虚，酌加党参、黄芪以健脾益气。若经行腹痛，经血挟瘀块者，为血热而兼有瘀滞，酌加益母草、蒲黄、三七以化瘀止血。

2. 阴虚血热证

主要证候：经来先期，量少或量多，色红，质稠；或伴两颧潮红，手足心热，咽干口燥；舌质红，苔少，脉细数。

证候分析：阴虚内热，热扰冲任，冲任不固，经血妄行，故月经提前；阴虚血少，冲任不足，故经血量少；若虚热伤络，血受热迫，经量可增多；血为热灼，故经色红而质稠；虚热上浮则两颧潮红；手足心热，咽干口燥，舌红，苔少，脉细数，均为阴虚内热之征象。

治法：养阴清热调经。

方药：两地汤（《傅青主女科》）。

两地汤：生地黄　玄参　白芍　麦冬　地骨皮　阿胶

原方治月经先期、量少，属火热而水不足者。

方中生地黄、玄参、麦冬养阴滋液，壮水以制火；地骨皮清虚热，泻肾火；阿胶滋阴补血；白芍养血敛阴。全方重在滋阴壮水，水足则火自平，阴复而阳自秘，则经行如期。

若阴虚阳亢，兼见头晕耳鸣者，酌加钩藤、石决明、龙骨以平肝潜阳。若经来量多者，加女贞子、旱莲草、地榆以滋阴清热止血。黄绳武先生在《傅青主女科评注》中对清经散、两地汤的方义作了精辟的论述，指出"清经散法在清热而不伤水，两地汤妙在壮水以制阳光。清经散……全方重在少少清火而水不伤，略略滋肾而火不亢。诚为清火良方、调经妙法。两地汤……全方不犯苦寒清热，重在甘寒养阴，育阴以潜阳，补阴以配阳，从而达到水盛而火自平，阴生而经自调之目的"。

3. 肝郁血热证

主要证候：月经提前，量或多或少，经色深红或紫红，质稠，经行不畅，或有块；或少腹胀痛，或胸闷胁胀，或乳房胀痛，或心烦易怒，口苦咽干；舌红，苔薄黄，脉弦数。

证候分析：肝郁化热，热扰冲任，经血妄行，故月经提前；肝郁疏泄失调，血海失司，故经量或多或少；热灼于血，故经色深红或紫红，质稠；气滞血瘀，则经行不畅，或有血块；气滞肝经则胸胁、乳房、少腹胀痛；心烦易怒，口苦咽干，舌红，苔薄黄，脉弦数均为肝郁化热之象。

治法：疏肝清热，凉血调经。

方药：丹栀逍遥散（《内科摘要》）。

丹栀逍遥散：牡丹皮　栀子　当归　白芍　柴胡　白术　茯苓　煨姜　薄荷　炙甘草

丹栀逍遥散出自明代薛己的《内科摘要》，又名加味逍遥散，原方治肝脾血虚发热，或潮热、日晡发热，或自汗盗汗，或头痛目涩，或怔忡不宁，或颊赤口干，或月经不调，或肚腹作痛，或小腹重坠，水道涩痛，或肿痛出脓，内热作渴等。

方中牡丹皮、栀子、柴胡疏肝解郁，清热凉血；当归、白芍养血柔肝；白术、茯苓、炙甘草健脾补中；薄荷助柴胡疏达肝气。而煨姜辛热，非血热所宜，故去而不用。诸药合用，使肝气畅达，肝热得清，热清血宁，则经水如期。

若经量过多者，经期去当归，酌加茜草、地榆、牡蛎以清热固冲止血。若经行不畅，挟有血块者，酌加泽兰、益母草以活血化瘀。若胸胁乳房胀痛者，酌加香附、延胡索、川楝子以解郁行滞止痛。

五、其他治疗

（一）现代医学主要采用

1. 促进卵泡发育，以促使正常黄体生成，临床首选药物为氯米芬，适用于黄体功能不足卵泡期过长者。

2. 促进月经中期 LH 峰形成，临床多监测到在卵泡成熟时，使用绒促性素肌注，以加强月经中期 LH 排卵峰，达到促进黄体形成及提高其分泌孕酮的功能。

3. 黄体功能刺激疗法，于基础体温上升后开始肌注绒促性素 1000～2000U，每周两次或隔日一次，共两周，可使血浆孕酮水平上升，以维持黄体功能。

4. 黄体功能替代疗法，于排卵后或预期下次月经前 12～14 日开始肌肉注射黄体酮，以补充体内孕酮的不足。根据患者病因病情，采用西药治疗多能达到调整月经周期的目的，但停药后易反复发作，且长期应用副作用大。基于中医药治疗月经病的优势，目前多从中医进行辨证治疗，取得较好疗效。

（二）外治法

庞保珍、赵焕云采用自拟神功经先散贴脐治疗月经先期 126 例，神功经先散组成：人参、五味子、山茱萸、麦冬、鹿茸、麝香等。上药除麝香外，共研细末，瓶贮密封备用，临用时先取麝香末 0.1g 纳入脐中，再取药末 10g，加入适量醋调和成团，涂于神阙穴，外以纱布盖上，胶布固定，3 天换药 1 次，10 次为 1 疗程。痊愈 80 例，显效 33 例，有效 7 例，无效 6 例，总有效率 95.24%。得出神功经先散贴脐对气虚型、肾虚型月经先期有较好疗效，血热者不宜应用，且未见毒副作用。

（三）针灸

尚艳杰总结张缙教授用针灸治疗的临床经验，对气虚所致月经先期的治疗取穴：气海、中极、脾俞、足三里、三阴交。对气海、中极揣定穴位，推针速刺，搓针得气，气至病所，施烧山火手法，送热至胞宫，留针 30 分钟；对脾俞、足三里用毫针针刺，得气后施提插捻转补法，留针 20 分钟；对三阴交揣定穴位，弹针速刺，得气后按法闭其下气，开其上气，气至病所，搓针取热，留针 30 分钟。每日 1 次。经 1 周治疗，患者月经按时而来。刘金凤把月经先期分为实热型、虚热型、气虚型。实热型治疗以清经散主之，方用牡丹皮、熟地黄、白芍、青蒿、茯苓、黄柏、地骨皮、黄连，针取关元、血海、太冲、曲池，针用泻法；虚热型治疗以两地汤主之，方用地骨皮、生地黄、白芍、玄参、阿胶、麦冬，针取关元、血海、三阴交，采用平补平泻手法；气虚型治疗以归脾汤加减，方用人参、茯苓、白术、黄芪、熟地黄、阿胶、炙甘草，针取脾俞、足三里、血海、关元，针用补法。嘱患者在预计月经来潮前 1 星期开始治疗，连续 3 天，坚持 3 个月，多数患者月经周期趋于正常。得出利用中药配合针灸治疗月经先期，疗效比单纯运用中药或单纯运用针灸治疗要显著得多。

（四）饮食疗法

月经先期的患者，饮食调理对其病症的治疗有很好的辅助作用。王树元对月经先期辨证分型及食疗调治进行总结，认为血热妄行型宜用藕柏饮、生地黄粥、芹菜藕片汤、团鱼阿胶汤、丝瓜籽刺菜汤治疗；气虚不固型用乌骨鸡汤、炒棉籽、参芪大枣汤、参芪白莲粥、黑豆汤治疗；肝郁化热型用泽兰茶、青皮山楂饮、益母草煲鸡蛋、韭菜炒羊肝、白萝卜汤治疗，临床可获明显的疗效。王丽娟用食疗方参芪鸡治疗由气虚引起的月经提前，用党参、黄芪、大枣洗净后与乌骨鸡同入砂锅，炖至鸡肉烂熟，去党参、黄芪，吃肉、枣、喝汤。吃时可加盐、醋，但不宜放姜、葱、胡椒、花椒，月经结束后第6天开始吃，每周吃 1～2 只鸡，也有部分患者改善症状。

六、转归与预后

本病治疗得当，多易痊愈，若伴经量过多、经期延长者，可发展为崩漏，使病情反复难愈，故应积极治疗。

七、预防与调摄

1. 节饮食　不宜过食肥甘滋腻、生冷寒凉、辛烈香燥之品，以免损伤脾胃，或生热灼血。

2. 调情志　保持心情舒畅，避免忧思郁怒，损伤肝脾，或七情过极，五志化火，冲任蕴热，而引起月经先期。

3. 适劳逸　经期不宜过度劳累和剧烈运动，以免损伤脾气，致统摄无权而引起本病。

4. 节房事和节制生育　避免生育（含人工流产）过多、过频，避免经期、产褥期交合，否则易损伤冲任，耗损精血，或感染邪毒导致月经疾患。

八、临证参考

月经先期是妇科常见病，是以月经周期异常为主的病证，辨证必须重视月经的量、色、质变化，结合脉证以辨虚、实、热。治疗重在调整月经周期，应重视平时调治，本着审证求因、辨证论治的原则，按其证候属性或补虚或清热。临床上妇女生殖器官的器质性病变、流产、炎症、宫内节育器、外伤或其他全身出血性疾病等均可致病。失治误治则可以发展成为崩漏等疾病，导致贫血、不孕不育等后果，严重影响患者的健康和生活质量，故早诊断、早治疗对于维持患者生理功能、保证生育能力、提高生活质量均有着积极的临床意义。

西医学中月经频发黄体功能不足排卵性月经失调，一般表现为月经周期缩短，中医归属月经先期论治。导致本病的原因可能是卵泡发育成熟，有排卵，但黄体成熟欠佳、过早退化萎缩或黄体功能不健全致黄体期过短，孕激素、雌激素分泌不足，雌激素水平提早下降，引起子宫内膜不能维持正常功能而脱落出血；或有较大卵泡，但不排卵，卵泡黄素化；或与卵泡期的卵泡发育有关，如小卵泡排卵后，黄体发育不良，血清孕酮低落导致子宫内膜发育异常；或是子宫内膜受体的问题，如孕激素受体低，即使孕酮水平正常也不能使子宫内膜对孕酮起正常反应，即所谓假性黄体功能不全。近年来有学者从临床与实验研究入手，开展对月经先期患者黄体功能的观察、检测，并进行病因病机、治法治则的研讨，以期深化对月经先期实质的认识。

门成福老师认为，月经先期临床多见于育龄期妇女，夏秋季节多发。随着社会的不断发展，生活节奏加快，育龄期妇女工作压力增大，影响精神情志，波及脏腑，损伤冲任，耗伤正气，导致月经失常，尤以月经先期较为多见。造成冲任不调的原因主要有血热、肝郁和气虚。血热多因素体阳盛，过食辛辣，或感受外邪，热伏冲任，迫血妄行而致月经先期；肝郁多因情志抑郁，工作压力较大，生活琐事烦心，郁怒伤肝，肝气郁结，郁久化火，热伤冲任，下扰血海，迫血妄行而致月经先期；气虚多因素体虚弱，或小产损伤，或多次实施人工流产术，损伤元气，冲任不固，血失统摄而致月经先期。

金哲教授认为月经先期，多有血热，或内热有余，发为实火，或虚而不足，内生虚火；卵巢储备功能下降，多有肾虚，或伴精血不足，生精乏源，或伴运化失常，水谷不化，或伴气机郁滞，脉络不通，但皆归于肾虚不足。热虚夹杂，冲任毁损，则胞宫、精血皆伤。耗伤日久，气血津液枯竭，则最易发为脏躁，心神俱疲，郁郁寡欢，情志失调，致使瘀滞更重，加重热虚，循环往复。

近年来，多数医家从"肾"着手对本病进行研究。如成都中医药大学进行的黄体功能不足的中医病机学研究中，基于"月经周期之所以呈现月经期、经后期、经间期、经前期4个时期，乃是肾气消长、气血盈亏变化节律的体现"，提出"精亏血少是黄体功能不足的主要病机，补肾填精是其基本治则"的学术观点，用"补肾填精"方药进行临床试验，结果表明治疗后患者月经周期缩短及 BBT 维持天数、排卵后高低温度差和子宫内膜分泌机能不足现象，均有了较显著改善，血清孕酮、雌二醇含量有一定提高。动物实验亦提示，该补肾填精方药，能升高实验兔下丘脑去甲肾上腺素水平，降低多巴胺和5-羟色胺水平，能增加卵巢大卵泡数量，促进子宫腺体及血管增生，增加子宫内膜雌激素受体（ER）数量，并能增加子宫组织 β-内啡呔含量。南京中医研究所以补肾为主，辨证分为肾阴虚、肾阳虚、脾肾两虚、肾虚肝郁4型对本病进行治疗，疗效较好。

北京中医医院、北京市中医研究所则采用疏肝调肝法，用坤宝Ⅲ号（柴胡、白芍、郁金、橘叶、黄芩、炒栀子、丝瓜络等）治疗黄体功能不足，研究结果提示，该方有显著改善 BBT，降低 PRL，调整 E_2 的作用趋势。

对中药治疗黄体功能不足进行较深入的临床及实验研究，并注重辨病与辨证相结合，将丰富发展中医学对月经先期的病机、论治内容，并将提高本病的临床疗效。

九、文献与病案选录

《景岳全书·妇人规》："凡血热者，多有先期而至，然必察其阴气之虚实。若形色多赤，或紫而浓，或去多，其脉洪滑，其脏气饮食喜冷畏热，皆火之类也。"又谓："然先期而至，虽曰有火，若虚而挟火，则所重在虚，当以养营安血为主。矧亦有无火而先期者，则或补中气，或固命门，皆不宜过用寒凉也。"

《傅青主女科·调经》："夫同是先期而来，何以分虚实之异……先期者火气之冲，多寡者水气之验。故先期而来多者，火热而水有余也；先期而来少者，火热而水不足也。倘一见先期之来，俱以为有余之热，但泄火而不补水，或水火两泄之，有不更增其病者乎！"

《医宗金鉴·妇科心法要诀》："经来往前赶，日不足三旬者，属血热……若下血少，色浅淡而清，则为不足之热也。"

《医学正传》："月经全籍肾水施化，肾水既乏，则经血日以干涸……渐而至于闭塞不通。"

《罗氏会约医镜》："先期而至者，多属血热有火，此固一说。然亦有血虚夹火而预动者，则所重在虚；有中气脱陷，及门户不固而妄行者，则所重在脾在肾。不得尽言为火，过用寒凉。当查脉之虚实，人之强弱，证之过与不及，则得矣。"

《朱小南妇科经验选》中有医案一则：秦某，女，39岁，已婚。近一年来经行超早、量多色淡。胸闷心宕，腰酸肢楚。精神疲乏。诊时，望其面色，萎黄不华。颧部稍有淡红，眼睛无神。据述经水超早，一般早4～10天，量颇多，每逢经期，精神疲乏。心烦不安，心宕失眠。按脉虚细而数。观察其舌，质红苔微黄，舌尖有细微碎痕。阴虚火旺经水先期。治用养阴清虚热法。生、熟地黄（各）9g，枸杞子9g，丹参9g，白芍6g，阿胶9g，玄参9g，女贞子9g，白术6g，黄芪9g，地骨皮9g，青蒿6g，杜仲9g。患者先后调治四次，期量渐趋正常，两年后复诊时述两年来病情基本稳定。

朱老师在按语部分写道，经水越早，古人每归之于热，如《丹溪心法·妇人八十八》谓："经水不及期而来者，血热也。"因为血热则迫血妄行，经水也就超早而来。如妇人生热病，身热持续不解，经水也会超早3～4日而来，在临床上颇多见，说明热能动血而催经水早期。本例是属阴虚火旺的证型，脉象、舌苔、内热等情况，都证明符合此诊断，而医书上多认为这一种类型经量必少，如《傅青主女科》谓："先期而来少者，火热而水不足也"，上例却不然。盖久病后，血虚而气亦亏、气不摄血，故经量多而颜色不红，所以在养阴清热中酌加黄芪、白术，即为补其气而增强摄血能力之意也。治疗的原则，虚热着重在虚，归、地、芍、玄参等固在常用之例，此外可再加地骨皮、青蒿、白薇等清虚热药。如量多者则补气药人参、黄芪亦宜酌量加入，阿胶、地榆、赤石脂能制止经量，临经时亦可加1～2味。实热者，宜于生地黄、白芍、牡丹皮、丹参等药中，加入川柏、黄连安心清热即可，如兼有带下的，经净后必须继续治带，往往带下痊愈，经水情况毋须服药也能恢复正常。

第二节　月经后期

月经周期延后7天以上，甚至3～5个月一行者，称为"月经后期"，亦称为"经行后期""月经延后""月经落后""经迟"等。一般认为要连续出现2个周期及以上，若每次仅延后4～5天，或偶然延后一次，下次仍如期来潮者，均不作月经后期论。此外，青春期月经初潮后 1 年内，或围绝经期绝经期，周期时有延后，且无其他证候者，亦不作病论。月经后期如伴经量过少，常可发展为闭经。西医学功能失调性子宫出血，出现月经延后征象者可参照本病治疗。

本病首见于汉代《金匮要略·妇人杂病脉证并治》，谓"至期不来"。唐代《备急千金要方·妇人方》中有"隔月不来"，"两月三月一来"的记载。宋代《妇人大全良方·调经门》引王子亨所言："过于阴则后时而至"，认为月经后期为阴盛血寒所致。元代《丹溪心法·妇人》中提出"血虚""血热""痰多"均可导致月经后期的发生，并指出相应的方药，进一步丰富了月经后期的内容。明代《医方考·妇人门》论述月经后期为寒，为郁，为气，为痰。《万病回春·妇人科》认为过期而来，紫黑有块是气郁血滞。薛己、万全、张景岳等更提出"脾经血虚""肝经血少""气血虚弱""气血虚少""气逆血少""脾胃虚损""痰湿壅滞"以及"水亏血少，燥涩而然""阳虚内寒，生化失期"等月经后期的发病机理，并提出补脾养血、滋水涵木、气血双补、疏肝理气、导痰行气、清热滋阴、温经活血、温养气血等治法和相应的方药，使本病在病因、病机、治法、方药等方面逐渐完善。综上所述，月经后期一病在东汉即有记载，经过历代医家不断丰富和发展，为本病的治疗确立了理论基础和辨证治疗原则，这些经验至今仍为临床所用。

一、病因病机

本病的病机有虚实之别。虚者多因肾虚、血虚导致精血不足，冲任不充，血海不能按时满溢而经迟；实者多因血寒、气滞、痰湿等导致血行不畅，冲任受阻，血海不能如期满盈，致使月经后期而来。

（一）肾虚

先天肾气不足，或房劳多产，损伤肾气，肾虚精亏血少，血海不能按时满溢，故月经后期而至。

（二）血虚

体质素弱，营血不足，或久病失血，或产育过多，耗伤阴血，或脾气虚弱，化源不足，均可致血虚，血海不能按时满溢，故月经后期而至。

（三）血寒

1. 虚寒 素体阳虚，或久病伤阳，阳虚内寒，脏腑失于温养，生化失期，气虚血少，血海不能如期满溢，故经行后期。

2. 实寒 经期产后，外感寒邪，或过食寒凉，寒搏于血，血为寒凝，运行不畅，血海不能如期满溢，故经行后期。

（四）气滞

平素忧郁，气机不畅，气血运行不畅，血海不能如期满溢，故经行后期。

月经后期的病因病机并非只限于以上，比如还有血瘀、痰湿等病因，只是以上病因病机较常见，需要具体情况具体分析。另外临床中单一病机很少，常虚实夹杂，医者务必要抽丝剥茧，理清整个疾病的来龙去脉，灵活采用多种治法治疗。

二、诊断

（一）病史

先天不足，或有感寒饮冷、情志不遂史；减肥史；人工或药物流产史；学习工作压力大或精神过度紧张。

（二）临床表现

月经周期延后 7 天以上，甚至 3~5 个月一行，可伴有经量及经期的异常，一般认为需连续出现两个月经周期及以上。

（三）检查

1. 妇科检查　子宫大小正常或略小。

2. 辅助检查　通过 BBT（基础体温）测定、生殖内分泌激素（血清雌二醇、促卵泡生成素、促黄体生成素等）测定，以了解性腺功能。B 超检查以了解子宫、卵巢的发育和病变。先天不足者，多有发育不良的体征。另外还有阴道细胞学、宫颈黏液结晶等检查。

三、鉴别诊断

（一）与早孕的鉴别

育龄期妇女月经推迟不来，应首先排除妊娠。早孕者，有早孕反应，妇科检查宫颈着色，子宫体增大、变软，尿妊娠试验阳性，血 HCG 阳性，B 超检查可见子宫腔内有孕囊，尤其血 HCG 是确诊早孕的重要指标。月经后期者则无以上表现，且以往多有月经失调病史。

（二）与妊娠期出血病证的鉴别

若以往月经周期正常，月经延后又伴有阴道流血，量、色、质异于平时，或伴小腹疼痛者，应注意与胎漏、胎动不安、堕胎、异位妊娠相鉴别（详见妊娠病章）。

四、辨证论治

本病辨证，应根据月经的量、色、质及全身证候，结合舌脉辨其虚、实、寒、热。一般月经后期量少，色淡，质清稀，腰膝酸软，舌淡白，舌体瘦或薄，尺脉弱，多为肾虚；后期量少，色淡质稀，头晕，心悸失眠，唇白舌白，脉细为血虚；后期量少，色淡质稀，小腹隐痛，喜暖喜按，舌淡，脉沉迟为虚寒；后期量少，色黑或有块，小腹冷痛拒按，疼痛明显，舌暗，脉沉弦为实寒；后期量少或正常，色暗红，或有块，小腹胀而痛，舌暗红或红，脉弦，为气滞。

本病治疗以调整周期为主，治法应本"虚者补之，实者泻之"的原则治疗。虚证治以补肾健脾养血，或温经养血；实证治以疏肝理气，温经活血。虚实夹杂者，分清主次而兼治。本病属虚属寒者多，不宜过用辛燥及破血之品，以免劫伤阴津或损伤气血，常在补肾养血的基础上，进行疏肝理气，温经活血。

（一）虚证

1. 肾虚证

主要证候：周期延后，量少，色淡，质清稀，或带下清稀；腰膝酸软，头晕耳鸣，面色晦暗，或面部暗斑；舌色淡，舌体瘦或薄，苔薄白，尺脉弱。妇科 B 超在黄体期显示子宫内膜薄，常常是 7mm 以下，雌激素水平也常常偏低。

证候分析：肾虚精血亏少，血海不能按时满溢，故经行后期，量少；肾气虚火不足，血失温煦，故色淡，质清稀；肾虚水失温化，湿浊下注，带脉失约，故带下清稀；腰膝酸软，头晕耳鸣，面色晦暗，面部暗斑，舌淡薄白，尺脉弱均为肾虚表现。

治法：补肾养血调经。

方药：当归地黄饮（《景岳全书》）。

当归地黄饮：当归　熟地黄　山药　杜仲　牛膝　山茱萸　炙甘草

原方治肾虚腰膝疼痛等证。

方中以当归、熟地黄、山茱萸养血益精；山药、杜仲补肾气以固命门；怀牛膝强腰膝，通经血，使补中有行；炙甘草调和诸药。全方重在补益肾气，益精养血。

若肾气不足，症见腰膝酸冷者，可加菟丝子、巴戟天、淫羊藿等以温肾阳，强腰膝；带下量多者，酌加鹿角霜、金樱子温肾固涩止带。

2. 血虚证

主要证候：周期延后，量少，色淡红，质清稀，或小腹绵绵作痛，或头晕眼花，心悸少寐，面色苍白，唇白，舌淡白，脉细弱或脉芤。

证候分析：营血亏虚，血海不能如期满溢，故月经周期延后；营血不足，故经量少；血虚赤色不足，故经色淡红，经质清稀；血虚胞脉失养，故小腹绵绵作痛；血虚不能上荣于头面，故头晕眼花，面色苍白；血虚不能养心，故心悸少寐，舌淡白；血不充于脉则脉细弱。

治法：补血益气调经。

方药：大补元煎（《景岳全书》）。

大补元煎：人参　山药　熟地黄　杜仲　当归　山茱萸　枸杞　炙甘草

原方治男、妇气血大坏，精神失守，危剧等证。

方中人参大补元气为君，气生则血长；山药、炙甘草补脾气，佐人参以滋生化之源；当归养血活血调经；熟地黄、山茱萸、枸杞子、杜仲滋肝肾，益精血，乃补血贵在滋水之意。诸药合用，大补元气，益精养血。

若脾虚不运，面色萎黄，食少便溏者，去当归，酌加炒白术、砂仁以增强健脾和胃之力。心悸少寐者，重用生地黄100g可以安神助眠，或加夜交藤、远志以安神。如血虚生热，潮热、盗汗、心烦者，加旱莲草、地骨皮以清虚热。

3. 血虚寒证

主要证候：月经延后，量少，色淡红，质清稀，小腹隐痛，喜暖喜按；腰酸无力，小便清长，大便稀；舌淡，苔白，脉沉迟或细弱。

证候分析：阳气不足，阴寒内盛，不能温养脏腑，气血生化不足，气虚血少，血海满溢延迟，故月经推迟而至，量少；阳虚血失温煦，故经色淡红，质稀；阳虚不能温煦子宫，故小腹隐痛，喜暖喜按；阳虚肾气不足，故腰酸无力；小便清长，大便稀，舌淡，苔白，脉沉迟或细弱均为阳虚失煦、不能生血行血，血脉不充之象。

治法：扶阳祛寒调经。

方药：温经汤（《金匮要略》）。

温经汤：吴茱萸　麦冬　当归　芍药　川芎　人参　桂枝　阿胶　牡丹皮　生姜　甘草　半夏

原方治妇人病下血数十日不止，瘀血在少腹不去，暮即发热，少腹里急，腹满。亦治久不受孕，或月经过多，及至期不来。

方中吴茱萸、桂枝温经散寒暖宫，通利血脉；当归、川芎、白芍、阿胶养血调经；牡丹皮祛瘀；麦冬、半夏、生姜润燥降逆和胃；人参补气，生甘草调和诸药。全方针对寒热虚实夹杂，又以血虚寒凝、瘀血阻滞为主的病机。全方以温经散寒、养血祛瘀为主。古人誉本方为调经之祖方，临床非常实用。

若阳虚甚，症见形寒肢冷，腰膝冷痛者，酌加补骨脂、巴戟天、淫羊藿等以温肾助阳。

（二）实证

1. 实寒证

主要证候：月经周期延后，量少，色暗有块，小腹冷痛拒按，得温痛减；畏寒肢冷，面色青冷；舌暗，苔白，脉沉紧。

证候分析：外感寒邪，或过食寒凉，血为寒凝，血海不能按时满溢，故周期延后，量少；寒凝血滞，故经色暗有块；寒邪客于胞宫，气血运行不畅，不通则痛，故小腹冷痛；得热后气血稍通，故小腹痛减；寒邪阻滞于内，阳不外达则畏寒肢冷，面色青白；舌暗苔白，脉沉紧均为实寒之征象。

治法：温经散寒调经。

方药：温经汤（《妇人大全良方》）。

温经汤：当归 川芎 白芍 桂心 牡丹皮 莪术 人参 炙甘草 牛膝

原方治经道不通，绕脐寒疝痛彻，其脉沉紧者。

方中桂心温经散寒，当归、川芎活血调经，三药配伍有温经散寒调经的作用；人参补气，助桂心通阳散寒；莪术、牡丹皮、牛膝活血化瘀；白芍、炙甘草缓急止痛。全方共奏温经散寒，活血化瘀，益气通阳调经之效。

若经量多，则去莪术、牛膝活血化瘀之品。若腹痛拒按，时有血块者，加生蒲黄、五灵脂以化瘀止痛。

2. 气滞证

主要证候：月经周期延后，量少或正常，色暗红，或有血块，小腹胀痛；平素精神抑郁或暴躁，胸胁乳房胀痛；舌体偏瘦，舌边肿胀，舌质正常或红，苔薄白或微黄，脉弦或弦数。

证候分析：抑郁伤肝，疏泄不及，气机不畅，血为气滞，血海不能按时满溢，故经行后期，经量减少，或有血块；因无寒热，则量、色、质正常；肝郁气滞，经脉运行不畅，故小腹、胸胁、乳房胀痛，脉弦为气滞之征象，若肝郁化热则舌红，苔微黄，脉弦数。

治法：理气行滞。

方药：乌药汤（《兰室秘藏》）。

乌药汤：当归 甘草 木香 乌药 香附

原方治妇人血海疼痛。

方中乌药理气行滞为君；香附疏肝理气，木香行脾胃滞气为臣；当归养血活血调经为佐；炙甘草健脾益气，调和诸药为使。全方共奏行气活血调经之效。

若经量过少、有血块者加刘寄奴、川牛膝、鸡血藤以活血调经。若小腹胀痛甚者，加延胡索、佛手以理气止痛。胸胁、乳房胀痛明显者，酌加柴胡、郁金、青皮以疏肝解郁，理气通络止痛。若月经量多，色红，心烦者，为肝郁化火，行经期酌加生地黄、栀子以清肝火。

五、其他治疗

（一）艾灸治疗

若患者无明显热象（舌不红、苔不黄、脉不数），可以在血海、神阙、归来穴位上进行艾灸，无需辨证，若能灵活辨证加减则效果更佳。每日 1 次，每次每穴 30 分钟到 1 小时不等。

（二）针刺治疗

主穴：气海、归来、血海、三阴交；配穴：实寒证加神阙、子宫；虚寒证加命门、腰阳关。操作：气海、三阴交用毫针补法，归来用泻法，配穴按虚实补泻操作，可用温针灸。每日 1 次，每次留针 30 分钟。

（三）董氏奇穴针刺

取穴：妇科穴、还巢穴、门金穴、灵骨穴。

定位：妇科穴在拇指第一节外侧赤白肉际处，距上下指间关节距离 1/3 处各 1 点，计 2 个穴点。还巢穴在无名指第二节尺侧正中央，赤白肉际处。门金穴在足背第二、三趾赤白肉际处，直上约 2 寸处。灵骨穴在手背虎口处，手背拇指与食指叉骨间，即第一掌骨与第二掌骨接合处。每日 1 次，每次留针 30 分钟。

以上穴位定位可以参考王敏主编的《董氏奇穴精要整理》。

（四）中成药治疗

1. 定坤丹　具有滋补气血、调经舒郁的作用，常用于气滞血瘀证的月经后期。但因为该药攻补兼施，也常作为月经后期的通用中成药。

2. 血府逐瘀胶囊　具有活血行气、行气止痛的作用，常用于血瘀较重的月经后期的患者。

3. 艾附暖宫丸　具有理气补血、暖宫调经的作用，常用于虚寒证的月经后期。

4. 金匮肾气丸　具有温补肾阳、化气行水的作用，常用于肾气亏虚证的月经后期，也可用于肾虚型月经后期痊愈后巩固治疗。

5. 逍遥丸　具有疏肝解郁、养血健脾的作用，常用于肝郁证的月经后期。该药药力缓和，不能快速见效，但对素体肝郁的患者有很好的治本作用，用于肝郁证月经后期痊愈后巩固治疗。

六、转归与预后

该病若是在西医检查上无明显形质上的改变，则易于治愈，尤其适合中医药治疗。该病常与月经量少同时出现，治疗及时得当，一般预后较好，否则常会发展为闭经。若处于生育年龄，月经后期、量少，常可导致不孕。

七、预防与调摄

1. 适寒温　经前及经期注意调摄寒温，经期身体抵抗力差，应避免淋雨、涉水等，以防血为寒湿所凝，导致月经病的发生。

2. 节饮食　经期不宜过食寒凉冰冷之物，以免经脉壅涩，气血运行不畅。另外寒冷伤胃，影响脾胃运化功能。

3. 调情志　经期要情绪稳定，心态平和，避免七情过度。此外，尚须做好计划生育，选择切实可行的避孕措施，以防生育过多或流产手术过多，导致耗伤精血，损伤冲任。

八、临证参考

月经后期是妇科常见病之一，本病的辨证虽多归之于血虚、血寒，但不可拘泥，从临床实际看，实证与热证也存在，阴虚有热者尤多。正如《沈氏女科辑要》引赵养葵之言："经水如不及期而来者，有火也……如过期而来者，火衰也……此其大略也。其间有不及期而无火者，有过期而有火者，不可拘于一定，当察脉视禀，滋水为主，随证加减。"

对本病的治疗须不忘补肾和养血，无论有无肾虚或血虚，皆可加补肾养血之品，可提高疗效。补肾养血和通经贯穿始终。若肾虚并不明显，都可以使用平和的补肾药，如熟地黄、菟丝子。若肾阳虚明显，可加淫羊藿、巴戟天等。没有明显血虚，也可加上白芍、当归等药养血，一方面防止活血耗血，另外一方面因"肝体阴而用阳"，在肝血充足的情况下，才能更好地发挥疏泄功能。另外因本病为月经后期，一方面需要找到病因，查明是精、气、血这些物质不足，还是寒湿、瘀血、气郁等导致经血运行不畅。另外一方面，不论什么病因，都应加入通经的药物（也可称为特效药），帮助月经的到来。若病程短，病情轻，可以用川牛膝、鸡血藤、泽兰、刘寄奴等中正之品；若病程长，病情重，可以选用卷柏、三棱、莪术、土鳖虫、水蛭等药。如何能放心使用活血通经药，其中一个很重要的指标就是通过妇科 B 超看此时患者子宫内膜的厚度，若子宫内膜厚度在 9~12mm，可以很放心地使用活血通经药。其中川牛膝是通经要药，一日剂量可以达 50g，若内膜 12mm 以上，就要考虑是寒痰还是血热之证。值得注意的是，若为肝郁，一定要在当归、白芍等滋阴养血药的基础上加香附、柴胡等理气药。若是舌尖红，失眠患者，需要加上黄连、黄芩、生地黄，使火降而血下，但需要注意顾护脾胃。另外临床上有时会出现多种证型并现的情况，此时只需明确主次病因，同时取各证型的核心药物重新搭配即可，如寒湿选用吴茱萸、茯苓、泽兰；血瘀则选用川芎、川牛膝。

治疗月经后期，待月经到来后还需要巩固治疗，偏重于整体调理，减少通经药物。若辨证准，病情轻时，有时服中药 3 天月经即可到来，但若患者子宫内膜薄的，则可能需要几周才能到来。要治愈，一般需要 3 个月经周期以上。治愈后还需要注重日常调护（见以上的预防与调摄），否则依旧会月经不调。

国内不少学者也采用周期疗法治疗月经后期等月经病，根据每个时期的特点采用不同的治法，如卵泡期补肾健脾养血，排卵期补肾活血促排卵，黄体期补肾养血疏肝，行经期温经理气活血。但临证务必辨证，不可拘泥。若单纯中医疗法治疗没有治愈，可以考虑西药治疗。西药治疗常用性激素建立人工周期，一般治疗 3 月，目前临床上也常常用西药结合中药共同治疗。

九、文献与病案选录

《景岳全书·妇人规》："后期而至者，本属血虚，然亦有血热而燥瘀者，不得不为清补；有血逆而留滞者，不得不为疏利。"

《哈荔田妇科医案医话选》一书中记有医案一则：王某，女，24 岁，未婚。1975 年 10 月 26 日初诊。患者夙性质讷，寡于言笑，常有胁腹窜疼之候。年来经事不调，或五旬一至，或间月一行，量少有块，颜色深紫，少腹胀痛，不喜按揉。平日白带量多，质稠气秽。近2月来，每感日晡热形凛，面热心烦，喜握凉物，体倦神疲，自试体温，腋下37.6～38℃，西医诊为"低烧待查"，予对症疗法，迄无显著效果。观其面色晦滞，舌质暗红少苔，按脉细弦略数，诊为气滞血瘀，营阴亏损。治拟养血调经，兼退蒸热。处方予秦当归、紫丹参、赤芍药、刘寄奴各12g，香附米、净苏木、怀牛膝各9g，川茜草9g，云茯苓9g，紫苏梗4.5g，青蒿12g，醋鳖甲18g，银柴胡6g，6剂，间日1剂。又予成药七制香附丸、加味逍遥丸各6付，每日各1剂，上、下午分服。丸剂与汤剂交替服用。另外以蛇床子9g、吴茱萸3g、黄柏6g，布包，泡水，坐浴熏洗，1日两次。二诊（11月9日），服药8天，月汛来潮，此次距上次月经为32天，量仍少，所下多块。胸胁窜痛，腹部胀感，带下已少而未净，热势虽降而未清，腋下体温37.4℃。再依前意，原方出入予服。处方予怀牛膝、刘寄奴、秦当归各12g，赤芍药、川茜草、泽兰叶各9g，川芎片、淡青蒿、粉牡丹皮各9g，地骨皮12g，胡黄连6g，炒青皮4.5g，6剂。外用药同前。并嘱药后每日服丸剂同上，至月经来潮停药。三诊（12月8日），诉上诊后，汤药服未尽剂，体温即已复常，一直稳定在36.8℃未反复，自感精神体力有加。昨日月事届期来潮，色、量俱较前为好，略有小块。按脉弦细，舌质淡红，嘱服加味逍遥丸20天，每日上、下午各1剂，以资调理。

按： 本例患者，素禀沉郁，肝木难遂条达之性，故常有胁腹窜痛。气滞不能行血，经脉滞涩，久必成瘀，遂致经行后期，血下块多，腹痛拒按。瘀血内阻，延久不去，营阴暗耗，虚热内炽，因有低烧缠绵不已。治以化瘀通经为主，方用当归养血和血，香附、苏木理气行血以止痛，丹参、刘寄奴、赤芍、茜草、牛膝等活血化瘀以通经，又以青蒿、鳖甲、银柴胡滋阴清热，兼予除蒸。方中少用苏梗理脾胃之滞，而启运中焦，使中州得持，自能斡旋有机。初诊获效后，由于瘀血伏匿，余邪未尽，故月事虽下而低热不清。再诊则专事搜剔，且汤、丸并投，缓急相济，病遂悉已。

第三节　月经先后无定期

　　月经周期时或提前时或延后7天以上，连续3个周期以上者，称为"月经先后无定期"，又称"经乱""月经愆期"等。本病以月经周期紊乱为特征，可连续2～3个周期提前又出现一次延后，或2～3个周期错后，又见一次提前，或见提前延后错杂更迭不定。如仅提前或错后3～5天，不作"月经先后无定期"论。西医学功能失调性子宫出血若出现月经先后无定期征象者可按本病治疗。

　　本病首见于唐代《备急千金要方·月经不调》，云"妇人月经一月再来或隔月不来"，但仍列为"月经不调"的证候之一来描述，未作独立的病证论述。宋代《圣济总录·杂疗门·妇人血气门》则称为"经水不定"，明代万全《万氏妇人科·调经章》始提出"经行或前或后"的病名，并指出应"悉从虚治"，并用"加减八物汤主之"。《景岳全书·妇人规·经脉类》则将本病称为"经乱"，分为"血虚经乱"和"肾虚经乱"，并较详细地论述了病因病机、治法、方药及预后和调养方法，为后世医家所推崇。清代《医宗金鉴·妇科心法要诀·调经门》称本病为"愆期"，认为提前为热，延后为滞，淡少不胀者为虚，紫多胀痛者为实。《傅青主女科·调经》依据"经水出诸肾"及肝肾"子母相关"等理论，认为经水先后无定期为肝肾之郁所致，重在肝郁，由肝郁而致肾郁，治法主张"疏肝之郁即开肾之郁"，方用定经汤，其在张景岳"心脾气结""肾气不守"的基础上又有所发展。以上诸家之说，为后世对本病的探讨与治疗提供了理论和临床依据。

一、病因病机

本病的发病机理，主要是肝肾功能失调，冲任功能紊乱，导致血海蓄溢失常。其病因多为肝郁和肾虚，易发展为肝肾同病，临床应予重视。

（一）肝郁

肝藏血，司血海，主疏泄。疏泄正常，气机条达，血海如期满溢，则月经周期正常。若情志抑郁，或忿怒伤肝，以致肝气逆乱，疏泄失司，气血失调，血海蓄溢失常。如疏泄太过，则血不循经而妄溢，月经先期而至；疏泄不及，则气滞血滞，月经后期而来，终致月经先后无定期。肝为肾之子，肝之疏泄功能失常，子病及母，而致肾之封藏失司，故常发展为肝肾同病。正如《傅青主女科·调经·经水先后无定期》所说："肝气之或开或闭，即肾气之或去或留，相因而致，又何疑焉。"

（二）肾虚

肾主蛰，封藏之本，精之处也。从经血而论，肾又主施泄，正如《景岳全书·妇人规·经脉类》所说"经血为水谷之精气……施泄于肾"，若素体肾气不足或多产房劳、大病久病伤肾或少年肾气未充，或绝经之年肾气渐衰，肾气亏损，藏泄失司，冲任失调，血海蓄溢失常。肾气虚应藏不藏则经水先期而至；当泄不泄，则月经后期而来，以致月经先后无定期。

二、诊断

（一）病史

有七情内伤或其他慢性疾病等病史。

（二）临床表现

月经不按周期而来，或提前或错后7天以上，并连续出现3个周期或以上。一般经期正常、经量可见增多或减少。还可因病因病机不同伴见其他相应证候。

（三）检查

1. 妇科检查 子宫大小正常或偏小。

2. 辅助检查 卵巢功能测定及内分泌激素测定有助于诊断，常可表现为黄体不健或伴催乳素升高。

三、鉴别诊断

本病应与崩漏相鉴别。本病以月经周期紊乱为特征，一般经期基本正常，经量不多；崩漏是以月经周期、经期、经量均发生严重紊乱为特征的病证，除见周期紊乱，并同时出现经期延长，阴道出血或量多如注，或淋漓不断。

四、辨证论治

本病辨证应结合月经的量、色、质及脉诊综合分析。一般以经量时多时少，经行不畅，色暗红，或有血块，胸胁、少腹胀痛，舌苔正常，脉弦者，属肝郁。经量少，色淡红，质清稀，腰部酸痛，舌淡脉细弱者，属肾虚。量或多或少，色暗红或暗淡，或有血块，少腹胸胁胀满，腰膝酸软者，为肝郁肾虚。本病的治疗以疏肝、补肾、调理冲任气血为原则，或疏肝解郁调经，或补肾调经，或疏肝补肾调经，随证治之。肝肾调，气血和，则经自如期。

（一）肝郁证

主要证候：月经周期先后无定，经量或多或少，色暗红或紫红，经行不畅，或有血块；经前乳房或少腹胀痛，脘闷不舒。精神烦闷，时欲叹息，两胁胀痛，嗳气食少；苔薄白或薄黄，脉弦或弦数。

证候分析：郁怒伤肝，气机紊乱，疏泄失常，血海蓄溢失常，故月经周期先后不定，经量或多或少；气郁血滞则经行不畅、有血块；肝脉循少腹，布胁肋，肝郁气滞，经脉壅塞，故乳房、胸胁、少腹胀痛；肝失条达，则精神郁闷，心烦易怒，时太息；肝气犯胃，则嗳气食少；气郁化火，可见经色紫红，苔薄黄等证；脉弦为肝郁气滞之象。

治法：疏肝解郁，养血调经。

方药：逍遥散（《太平惠民和剂局方》）。

逍遥散：柴胡　当归　白芍　白术　茯苓　生姜　薄荷　炙甘草

原方治肝郁血虚，头痛目眩，五心烦热，两胁作痛，肢体疼痛，头目昏重，口燥咽干，发热盗汗，神疲食少，或往来寒热，或血热相搏，月经不调，乳房作胀；又治疗室女血弱阴虚，荣卫不和，痰嗽潮热，肌体羸瘦，渐成骨蒸。

方中柴胡疏肝解郁，薄荷助柴胡疏肝；当归、白芍养血柔肝；白术、茯苓、甘草健脾和中；煨生姜配当归、白芍调和气血。诸药合用，共奏疏肝理气，健脾养血之效，肝气得舒，脾气健运，则经自调。若肝郁化热，经陡增多，色红质稠者，则去当归、煨生姜之辛温行血，加牡丹皮、栀子、茜草以清热凉血止血；若兼见经行少腹胀痛，经血有块者，可加益母草、丹参、香附、延胡索以理气化瘀止痛；肝郁克脾，纳呆脘闷者，加厚朴、陈皮理气和胃。

（二）肾虚证

主要证候：月经周期或先或后，量少，色淡暗，质清，带下清稀量多；伴腰骶酸痛，头晕耳鸣；舌淡，苔白，脉细弱。

证候分析：肾气虚弱，封藏失司，冲任不调，而血海蓄溢失常，故月经周期紊乱；肾气亏损，阴阳两虚，阴不足则经血少，阳不足则经色淡、质清稀；腰为肾之府，肾气虚，髓海不充，孔窍失养，故腰骶酸痛、头晕耳鸣。舌淡苔白、脉细弱均为肾气亏虚之征象。

治法：补肾调经。

方药：固阴煎（《景岳全书》）。

固阴煎：人参　熟地黄　山药　山茱萸　远志　炙甘草　五味子　菟丝子

原方治阴虚滑泄、带浊淋遗及经水因虚不固之证。

方中菟丝子补肾益精气；熟地黄、山茱萸滋肾益精；人参、山药、炙甘草健脾益气，补后天养先天以固命门；五味子、远志交通心肾，使心气下通，以加强肾气固摄之力。全方共奏补肾益气，固冲调经之效。

若肝郁肾虚者，症见月经先后无定期，经量或多或少，色暗红或暗淡，或有块；经行乳房胀痛，腰膝酸软，或精神疲惫；舌淡苔白，脉弦细。

治法：补肾疏肝调经。

方药：定经汤（《傅青主女科》）。

定经汤：菟丝子　白芍　当归　熟地黄　山药　白茯苓　芥穗　柴胡

方中柴胡、荆芥味清香以疏肝解郁；当归、白芍养血柔肝调经；菟丝子、熟地黄补肾气，益精血，养冲任；山药、茯苓健脾和中而利肾水。全方疏肝肾之郁气，补肝肾之精血，肝气舒而肾精旺，气血调和，冲任得养，血海蓄溢正常，则经水自能定期而潮。

五、其他治疗

（一）针刺治疗

主穴：关元、子宫、三阴交。脾肾虚寒者加脾俞、肾俞；肝郁气滞者加肝俞、太冲。留针 30 分钟，每日 1 次。

（二）中成药治疗

1. 逍遥丸　适用于肝郁证。

2. 培坤丹　适用于肾虚证。

六、转归与预后

本病如及时治疗，又能重视调护，可望治愈；若治不及时，或调护不当，则可转化为崩漏或闭经，治疗比较困难，故应及早积极治疗。

七、预防与调摄

1. 调情志 避免强烈的精神刺激，保持心情舒畅，以利气血畅达，肝之疏泄功能正常。

2. 节房事 避免房劳多产，以免伤肾，以利肾之封藏施泄功能正常。

八、临证参考

月经病治疗常以肝、脾、肾三脏的调理为主，有时还会调理心脏。"经水出诸肾"，"肝主疏泄"，肝疏泄太过或不及便会导致月经先后无定期，因此月经先后无定期主要调理肝和肾，尤其重视肝的功能。临床上常将定经汤（《傅青主女科》）作为月经先后无定期的基本方，此方疏肝肾之郁气，补肝肾之经血，气血调和，疏泄有度，冲任得养，则经水自能定期而潮。但临证又不可过于拘泥，也当灵活辨证。

有学者着重从经络辨证的角度出发，来治疗月经先后无定期。经脉"内属于腑脏，外络于肢节"，"任脉者，起于中极之下"，主一身之阴经，为"阴脉之海"。"督脉之别，名曰长强，挟膂上项"，有"总督一身之阳"和"阳脉之海"之称。任脉行人身之前，主一身之阴；督脉行人身之后，主一身之阳。所以治疗月经先后无定期，可选膻中穴和阴交穴、气海穴、龈交穴、腰阳关、大椎穴。通过针刺任、督之脉与冲脉及各阴阳经的交会穴，可以达到以一穴治疗多经的作用。

王希浩根据肝主疏泄在调节情志与调节月经中具有极其重要作用的理论，对肝郁型月经病与血清催乳素（PRL）水平的关系进行探讨。发现肝郁型月经病（包括肝郁气滞型、肝郁肾虚型、肝郁血瘀型）患者血清 PRL 值明显升高，与正常人、肾气虚者及血瘀者相比，均有显著差异（$P < 0.001$）。因此认为血清 PRL 水平异常升高，进而使性腺轴的功能紊乱，是肝气郁结，疏泄失常，导致冲任失调，月经紊乱的主要病理机制。对 31 例肝郁血瘀月经病患者，经疏肝活血法治疗后，月经异常得到纠正，血清 PRL 水平也明显下降。认为疏肝解郁法可降低高 PRL 水平，是疏肝法调经的一个重要机理。

九、文献与病案选录

《校注妇人良方·王子亨方论》："经者常候也，谓候其一身之阴阳愆伏，知其安危，故每月一至，太过不及，皆为不调。阳太过则先期而至，阴不及则后时而来。其有乍多乍少，断绝不行，崩漏不止，皆由阴阳盛衰所致。"

《傅青主女科·调经》："夫经水出诸肾，而肝为肾之子，肝郁则肾亦郁矣；肾郁而气必不宣，前后之或断或续，正肾之或通或闭耳。或曰肝气郁而肾气不应，未必至于如此。殊不知子母关切，子病而母必有顾复之情，肝郁而肾不无缱绻之谊。肝气之或开或闭，即肾气之或去或留。相因而致，又何疑焉。治法宜舒肝之郁，即开肾之郁也。肝肾之郁既开，而经水自有一定之期矣。方用定经汤。"

《钱伯煊妇科医案》一书中记有医案一则：廖某，女，38岁，已婚。1976年3月22日初诊，月经先后无定期，周期二十三至三十七天，十二天始净，量多，色黑红夹有白带，且有血块，经期少腹胀痛，腰痛，末次月经于2月19日来潮，十二天净，平时胸背作痛，少腹左侧胀痛，带多，色黄气秽，大便干结，舌苔薄黄腻、中剥边尖刺，脉象细软。病属脾气弱，肝气逆，肾阴虚，治以健脾疏肝益肾，佐以化瘀止血。处方予党参12g，茯苓12g，旋覆花6g（包），山药12g，地黄15g，生白芍12g，生牡蛎30g，昆布12g，贯众15g，佛手6g，6剂。另开三七末18g，如经行量多，早晚各加服1.5g，开水送下。

二诊（4月9日）：月经于3月23日来潮，经量明显减少，少腹及腰部隐痛，平时带下仍多，色黄气秽，面浮目肿，气短胸痛，足跟胀痛，大便偏干，二至三日一行，舌苔淡黄中剥，脉象细软，仍从前法，兼清下焦湿热。处方予党参12g，茯苓12g，山药12g，黄柏6g，知母9g，昆布12g，海藻12g，旋覆花6g（包），川续断12g，贯众12g，6剂。

三诊（4月16日）：服上方后，诸恙均见减轻。现在经前，神疲乏力，舌苔黄中剥，脉象细软，治以补气养阴，兼顾冲任。处方予党参12g，麦冬9g，生地黄15g，白芍9g，阿胶珠12g，生牡蛎30g，川续断12g，桑寄生15g，贯众15g，椿根皮12g，9剂。

四诊（5月3日）：服上方九剂，月经于4月20日来潮，四天净，量中等，色转正常，下腹痛减，此次经期感冒，头痛，胸背隐痛，食后腹胀，晨起下腹作胀，舌质绛、中微剥、边尖刺，脉左细右软，目前感冒未净，治先祛风清热，兼调肝脾。处方予桑叶9g，薄荷6g，枳壳6g，桔梗6g，生甘草6g，茯苓12g，扁豆9g，橘皮6g，木香6g，旋覆花6g（包），3剂。

小结：此例属于月经先后无定期，量多，兼有痛经，主要原因由于脾气弱，肝气逆，肾阴虚，故治法以健脾疏肝益肾。因为月经量多，经前再加三七末，以化瘀止血，月经明显减少。复诊时发现黄带气秽，则从前法中，再清下焦湿热，最后月经渐调，血量亦少。但旧恙除而新病又至，故治法先以祛风清热，兼调肝脾。凡治月经先后无定期，必先从调治肝脾着手，因肝主藏血，脾主统血，肝脾不调，则失其藏统之司，使肝脾协调，则经候自能复常。

第四节　月经过多

月经量较正常明显增多，而周期基本正常者，称为"月经过多"，亦称"经水过多"。一般认为月经量以30～50mL为适宜，超过80mL为月经过多。本病可与周期、经期异常并发，如月经先期、月经后期、经期延长伴量多，尤以前者为多见。西医学排卵性功能失调性子宫出血、子宫肌瘤、子宫肥大症、盆腔炎、子宫内膜异位症等疾病及宫内节育器引起的月经过多，可参考本节辨证论治。

有关月经过多，早在《金匮要略·妇人杂病脉证并治》温经汤方下即有"月水来过多"的记载。汉代以后至金元以前的医籍,多将月经周期的或先或后,经量的或多或少,统称为"月水不调"。金代医家刘河间在《素问病机气宜保命集·妇人胎产论》中首先提出"经水过多"的病名,对本病病机以阳盛实热立论,治法重在清热凉血,并辅以养血调经,谓"治妇人经水过多,别无余证,四物内加黄芩、白术各一两"。至元代,朱丹溪在《丹溪心法·妇人》将本病的病机分为血热、痰多、血虚,并提出"经候过多,本方(四物汤)去熟地黄,加生地黄,或只加黄芩、白术",为本病的辨证论治奠定了基础,同时篇中还有治妇人气弱不足以摄血,月经来时量多的验案。明代王肯堂在《证治准绳·女科·调经门》中说:"经水过多,为虚热,为气虚不能摄血。"清代《医宗金鉴·妇科心法要诀·调经门》依据经血的色、质、气、味以及带下的特点,以辨虚实寒热云:"经水过多,清稀浅红,乃气虚不能摄血也。若稠黏深红,则为热盛有余。或经之前后兼赤白带,而时下臭秽,乃湿热腐化也。若形清腥秽,乃湿瘀寒虚所化也。"清代《傅青主女科·调经》认为本病为血虚而不归经所致。《妇科玉尺·月经》提出"热血凝结"及"离经蓄血"可致经量过多,其特征是经血有块而腹痛。并认为体质不同,经水过多的病机不同,肥人多虚寒,而瘦人多火旺。治法一为温经固涩,一为滋阴清热。

以上各家对月经过多的论述,从病因病机、辨证及治法方面,为本病的研究提供了重要的文献资料。

一、病因病机

月经过多的主要病机是冲任不固,经血失于制约。中气不足,冲任不固,血失统摄;或阳盛血热,迫血妄行;或瘀阻冲任,血不归经,是引起本病的主要原因。

(一) 气虚

素体虚弱,或饮食失节,或过劳久思,或大病久病,损伤脾气,致使中气不足,冲任不固,血失统摄,以致经行量多。久之可使气血俱虚,又可导致心脾两虚,或脾损及肾,致脾肾两虚。

(二) 血热

素体阳盛,或肝郁化火,或过食辛燥动血之品,或外感热邪,热扰冲任,迫血妄行,因而经量增多。

(三) 血瘀

平素情志多抑郁,气滞而致血瘀;或经期产后余血未尽,感受外邪或不禁房事,瘀血内停。瘀阻冲任,血不归经,以致经行量多。

本病在发展过程中,由于病程日久,常致气随血耗,阴随血伤,或热随血泄而出现由实转虚,或虚实兼夹之象,如气虚血热、阴虚内热、气阴两虚而夹血瘀等证。

二、诊断

(一) 病史

可有大病久病、情志不遂、饮食失宜、经期、产后感邪或不禁房事史，或宫内节育器避孕史。

(二) 临床表现

月经量明显增多，但在一定时间内能自然停止，或每次经行总量超过 80mL，且连续 2 个周期以上。月经周期、经期一般正常，也可伴见月经提前或延后，或行经时间延长。病程长者，可有血虚之象。或伴有痛经、不孕、癥瘕等病证。

(三) 检查

1. 妇科检查 功能失调性子宫出血患者及宫内节育器致月经过多患者，盆腔器官无明显器质性病变，而子宫肌瘤等疾病多有阳性体征。

2. 辅助检查 B 超盆腔检查对盆腔器质性病变有参考意义；宫腔镜检查可明确子宫内膜息肉、黏膜下子宫肌瘤等疾病的诊断；卵巢功能测定及子宫内膜病理检查，有助于功能失调性子宫出血的诊断。

三、鉴别诊断

本病应注意与崩漏、癥瘕相鉴别。

(一) 崩漏

崩漏在大量阴道出血时的症状与月经过多相似，但崩漏的出血无周期性，同时伴有出血时间长，淋漓日久不能自止；而月经过多是有周期性出血，经期正常。结合病史及有关检查可以明确诊断。

(二) 癥瘕

癥瘕者可伴月经过多，尤其是子宫壁间及黏膜下肌瘤、内膜息肉，月经血量往往增多。借助盆腔 B 超、妇科检查及内镜检查等可加以鉴别。

月经过多者，日久不愈，多伴有贫血。临床应注意排除血小板减少症、再生障碍性贫血等血液系统疾病、甲状腺疾病、精神刺激、经期或产后感邪、未节制性生活及停经后出血所导致的月经过多。

四、辨证论治

本病辨证重在从经色、经质等，结合伴随症状与舌象、脉象，辨其寒、热、虚、实。一般经量多，色淡红质清稀，气短懒言，舌淡脉虚，属气虚；量多，色鲜红或紫红，质黏稠，口渴便结，舌红脉数，属血热；量多，色暗有块，伴小腹疼痛，舌紫，脉涩，属血瘀。

中西医在本病治法上有明显差别。西医基本采用雌孕激素止血方法或者服用促排卵药物，以治标为主；中医的治疗原则重在辨证求因，调理冲任，以治本为主。故针对本病的治法应掌握经期与平时的不同，采取不同的治疗方法。经期以辨证止血固冲为主，目的在于减少血量，防止失血伤阴。平时应根据辨证，采用益气、清热、养阴、化瘀等法以治本。用药不可过于温燥，以防动血耗血。

（一）气虚证

主要证候：经行量多，色淡红，质清稀；神疲肢倦，气短懒言，小腹空坠，面色㿠白；舌淡，苔薄，脉细弱。

证候分析：气虚则冲任不固，经血失于制约，故经行量多；气虚火衰不能化血为赤，故经色淡红，质清稀；气虚中阳不振，故神疲肢倦，气短懒言；气虚失于升提，故小腹空坠；气虚阳气不布，故面色㿠白；舌淡，脉细弱均为气虚血少之征象。

治法：补气固冲，摄血调经。

方药：举元煎（《景岳全书》）。

举元煎：人参　黄芪　炙甘草　升麻　白术

原方治气虚下陷、血崩血脱、亡阳垂危等证。

方中人参、黄芪、白术、炙甘草补中益气；升麻助黄芪升阳举陷。全方共奏补气升阳、固脱摄血之效。举元煎实为补中益气汤之缩方，补气力专，又无当归辛温动血之弊。

若正值经期，血量多者，酌加阿胶、艾炭、炮姜、乌贼骨以固涩止血。如经行有块或伴下腹痛者，酌加益母草、三七、蒲黄、五灵脂以化瘀止血止痛。若兼见腰骶冷痛，大便溏薄者，为脾肾双亏，酌加补骨脂、炒续断、炒杜仲、炒艾叶以温补脾肾、固冲止血。

此证型亦可用安冲汤（《医学衷中参西录》）。

（二）血热证

1. 实热证

主要证候：经行量多，色鲜红或深红，质黏稠，或挟有小血块，伴口渴心烦，便干，溲黄，舌红，苔黄，脉滑数。

证候分析：热盛于里，扰及冲任、血海，乘经行之际，迫血下行，故经量增多；血为热灼，则经色鲜红或深红而质稠；血热瘀滞，经行不畅，故有小血块；热邪扰心则心烦，伤津则口渴、尿黄便结；舌红、苔黄、脉滑数均为热盛于里之象。

治法：清热凉血，止血调经。

方药：保阴煎（《景岳全书》）加地榆、茜草。

保阴煎：生地黄　熟地黄　白芍　山药　续断　黄芩　黄柏　甘草

原方治男、妇带、浊、遗、淋，色赤带血，脉滑多热，便血不止及血崩血淋，或经期太早等阴虚内热动血证。

方中生地黄清热凉血；熟地黄、白芍养血敛阴；黄芩、黄柏清热泻火，直折热邪；山药、续断补肝肾，固冲任；甘草调和诸药；加地榆、茜草清热凉血，化瘀止血。全方共奏清热凉血、固冲止血之效。若外感热邪化火成毒，兼见发热恶寒，少腹硬痛拒按者，酌加金银花、败酱草、虎杖、红藤以清热解毒；若经血有块，加丹参、益母草清热消瘀；大便秘结，加知母、大黄泻热通便；小便黄赤，加滑石清热利尿。

2. 虚热证

主要证候：经行量多，色鲜红，质稍稠，颧红，潮热，咽干口燥，盗汗，腰膝酸软，心烦不寐，小便短赤，舌质红，少苔，脉细数。

证候分析：阴虚内热，热扰冲任，冲任不固，经血失于制约，故经行量多；血为热灼，故经血色红、质稠；虚热上浮，则潮热颧红；肾阴不足，失于滋润，则咽干口燥；肾阴亏虚，腰膝失养，则腰膝酸软；虚火上扰心神，则心烦不寐。舌红，少苔，脉细数均为阴虚内热之征象。

治法：滋阴清热，止血调经。

方药：两地汤（《傅青主女科》）。

两地汤：生地黄　玄参　白芍　麦冬　地骨皮　阿胶

原方治经水先期之阴虚血热证。

方中生地黄、玄参、麦冬养阴滋液，壮水以制火；地骨皮清虚热、泻肾火；阿胶滋阴补血；白芍养血敛阴。全方滋阴壮水，水足则火自平，阴复而阳自秘，则经量如常。

若兼见气短懒言，倦怠乏力，或心悸少寐者，乃失血伤气，气虚血热之象，酌加黄芪、党参、白术以健脾益气；口渴甚者，加玄参、麦冬、天花粉以养阴生津止渴。

（三）血瘀证

主要证候：经行量多，色紫暗，有血块；经行腹痛，或平时小腹胀痛；舌紫暗或有瘀点，脉涩。

证候分析：瘀阻冲任，新血不能归经，乘经行之际而妄行，故经量增多；瘀血凝结则色暗有块；瘀血阻滞，气机不畅，"不通则痛"，故经行腹痛，或平时小腹胀痛；舌紫暗，或有瘀点，脉涩，亦为瘀血阻滞之征象。

治法：活血化瘀，调经止血。

方药：失笑散（《太平惠民和剂局方》）加益母草、三七、茜草。

失笑散：五灵脂　蒲黄

原方治产后心腹痛欲死，百药不效，服此顿愈。

方中蒲黄活血止血，五灵脂散瘀止痛，二药合用，有活血散瘀，止痛止血之效。加益母草、三七、茜草加强活血祛瘀止血之功。

若经行腹痛甚者，加延胡索、香附、血竭以理血化瘀止痛；兼口渴心烦者，酌加麦冬、五味子、旱莲草以养阴生津止血；血多色鲜红，加侧柏叶、仙鹤草清热止血。

五、临床常用的中成药

1. 葆宫止血颗粒

用法用量：一次 1 袋，一日 2 次。月经来后开始服药，14 天为一个疗程，连续服用两个月经周期。

适应证：用于冲任不固、阴虚血热所致的月经过多、经期延长等。

2. 春血安胶囊

用法用量：口服，一次 4 粒，一日 3 次；或遵医嘱。

适应证：用于肝肾不足、冲任失调所致的月经失调、崩漏、痛经等。

3. 茜芷胶囊

用法用量：一次 5 粒，一日 3 次，连服 9 天为一个疗程，或遵医嘱。

适应证：用于气滞血瘀所致子宫出血过多，时间延长，淋漓不止等。

4. 补中益气丸

用法用量：一次 6g，一日 3 次。

适应证：用于气虚所致的月经过多、经期延长等。

5. 安坤颗粒

用法用量：一次 1 袋，一日 2 次。

适应证：用于阴虚血热所致的月经先期、月经过多等。

6. 龙血竭片

用法用量：一次 4 ~ 6 片，一日 3 次。

适应证：用于气血瘀滞所致的月经过多、经期延长等。

7. 固经丸

用法用量：口服。一次 6g，一日 2 次。

适应证：适用于月经过多、月经失调。

六、其他治疗

（一）针灸治疗

1. 体针　基本处方隐白、中极、气海、三阴交；若气虚加足三里、脾俞，诸穴针用补法；若血热加曲池、行间，诸穴针用泻法；若血瘀用合谷、太冲、血海，诸穴针用泻法。

2. 耳针　取内生殖器、皮质下、内分泌、脾、肝、子宫、卵巢等，每次选 2 ~ 3 穴，耳穴贴压法。

3. 艾灸　取百会穴，每日 2 次。用于气虚证。

（二）药物敷贴法

1. 当归 20g，五味子 12g，樟脑 3g，上药研细末，调拌凡士林，外敷贴涌泉、关元、腰眼，然后温灸穴位。

2. 大黄 128g，玄参 64g，生地黄 64g，当归 64g，赤芍 64g，白芷 64g，肉桂 64g，以小磨香油 1000mL 熬，黄丹 448g 收膏，贴关元穴位，每日 1 次，月经前后 10 日用，3 个月为 1 个疗程。

3. 益母草 60g，夏枯草 30g，上药捣烂，加热，外敷丹田。

（三）药膳疗法

1. 鲜芹菜 120g，鲜藕片 120g，生油 15g，精盐少许。先将芹菜、藕片洗净，芹菜切成 3cm 长，将锅放在旺火上，下生油烧熟，放入芹菜、藕片，调入精盐适量，频炒 5 分钟，再调入适量味精即成。上为一次量，可连服 3～5 次。功能清热凉血，适用于素体内热者或阳盛之体的常规饮食。

2. 白木耳 10g，黑木耳 10g，冰糖 30g。将白木耳、黑木耳用温水发泡，摘除蒂柄，除去杂质，洗净后，放入碗内，将冰糖放入，加水适量，置蒸笼中，蒸 1 小时，待木耳熟透时即成，可分次或一次食用。适用于阴虚血热证。

3. 生地黄 60～90g，鲜白萝卜 250g。上两味洗净共捣，用干净纱布包裹取汁，饮汁，日服 3 次，每次 500～1000mL。适用于热证。

七、转归与预后

本病常因失血过多引起气血俱虚，严重影响身体健康，故应针对病因，积极治疗。如病程过长，可发展为崩漏，反复难愈。

八、预防与调摄

1. 调情志，避免精神刺激。
2. 注意饮食调理，少食辛辣温燥之品，饮食要富有营养，易于消化。
3. 经期要注意休息，避免过度劳累。

九、临证参考

月经过多是妇科常见病、多发病，主要以血热为主，其次是气虚，或脾肾不足，血瘀亦占有重要地位。临床应注意辨证与辨病相结合，本病在中医妇科学中是一个病证，在西医妇科学中仅仅是一个症状，可出现于子宫功能失调性出血、盆腔炎症、子宫肌瘤、慢性子宫肥大症（子宫肌炎）、子宫内膜异位症等疾病中，还可出现于全身性疾病，如血液病（血小板减少性紫癜、再生障碍性贫血、白血病等）及其他内分泌疾病。辨证方面，除了着重对月经的期、量、色、质进行分析外，对出血的时间亦应关注：一般行经第 1 天量就很多者，首先考虑血热，其次考虑气虚；行经第 2～3 天或 4～5 天量始多者，应考虑血瘀。对月经过多的治疗，除辨证施治外，还应重视辨病，以采取最佳的治疗方法。对子宫肌瘤导致月经过多必须采取手术者，应及早进行手术治疗，以免延误病情。

近年来，有学者对月经过多进行临床研究及机制探讨。目前认为，月经过多的发病机制主要与以下几个方面有关。一是前列腺素（PG）血管舒缩因子分泌比例失调所致，如前列环素（PGI_2）扩张血管，抑制血小板聚集，血栓素 A_2（TXA_2）则作用相反。前列腺素 E_2（PGE_2）能促进血小板活性，扩张血管，前列腺素 $F_2\alpha$（$PGF_2\alpha$）促进血小板活性的同时使血管收缩。各种 PG 因子分泌比例失调，引起血管扩张，血小板聚集功能受抑制，进而月经量多。有报道通过研究表明，月经过多患者子宫内膜及经血中的 TXB_2（TXA_2 的代谢产物）水平明显升高；子宫局部 PGE_2 的水平，阴虚者降低，气虚者升高。二是可能因子宫内膜纤溶酶活性过高：月经期子宫内膜及经血中组织型纤溶酶原激活物（t-PA）及 I 型纤溶酶原激活抑制物（PAI-1）活性高于正常，导致血栓稳定性降低甚至再通，使子宫内膜剥脱广泛，时间延长。三是可能与晚分泌期子宫内膜雌激素受体（ER）、孕激素受体（PR）高于正常有关：研究发现月经过多者雌二醇（E_2）和孕酮（P）水平与正常妇女无明显差异，月经过多者在增生期、分泌期，其 ER、PR 皆高于正常，呈高表达状态，内膜呈过度增生，分泌反应不足。四是内膜血管结构异常，存在血管形成障碍：国外学者部分研究表明，子宫内膜血管发育异常与血管内皮细胞有关，月经过多者，其增生活性呈特异性增强，但在腺上皮及基质细胞中未发现增生活性的明显改变。在月经周期的分泌中期、晚期，螺旋动脉的血管平滑肌细胞增生减慢，使螺旋动脉扭卷弯曲，影响螺旋动脉的止血作用，进而经量增多。此外，增生中期、晚期、分泌早期，子宫内膜碱性成纤维细胞生长因子的受体明显减少，使细胞增生及血管发育受限，影响内膜的正常修复，使得月经量增多。五是其他一些引起月经过多的局部因素：如一氧化碳表达增加、内皮素减少、转化生长因子族促进细胞外基质重建异常、血管生成素（Ang）异常等。临床有研究表明，经中成药祛瘀止血颗粒（三七、蒲黄、白术、炒五灵脂等）治疗后，子宫 PGE_2 水平低者能升至正常，PAI-1 含量明显减少，也可以提高因凝血功能障碍所致月经过多的患者 ADP 诱导血小板最大聚集率。这提示祛瘀止血颗粒能促进血小板活性，降低子宫内膜纤溶酶活性，改善血管内微血栓形成，从而在自身以及外源性因素的共同作用下止血。另外仍有研究表示，八珍颗粒（白芍、白术、川芎、当归、党参、茯苓、甘草、熟地黄）合龙血竭片（龙血竭）能降低 E_2 水平，提高患者 P 水平；E_2 使子宫内膜腺体和间质增生，P 可以限制子宫内膜的增生，使增生期子宫内膜转化为分泌期内膜，达到减少经量的目的。有学者认为，放环后月经过多主要与子宫血管结构和功能异常有关，应用宫宁颗粒（茜草、蒲黄、三七、黄芩等）治疗能恢复子宫内膜周期剥脱或修复状态，纠正放置 IUD 患者子宫血管异常构筑形态，从而达到止血的目的。

月经血量的测定是诊断月经过多及评定月经过多疗效的客观指标。近些年来，医学界仍普遍认同用碱性正铁血红素比色法测定月经血量的方法较简便、准确、实用。该法灵敏度高，可测得 0.1mL 以下的经血，误差在 5% 以下，多种材料的回收率差别在 5% 左右，不受生殖道分泌物的影响，经血垫可在室温保存一个月，而测量结果不受影响。

十、文献与病案选录

《万氏妇人科》："凡经水来太多者，不问肥瘦，皆属热也，四物加芩连汤主之。"

《傅青主女科》："妇人有经水过多，行后复行，面色萎黄，身体倦怠，而困乏愈甚者，人以为血热有余之故，谁知是血虚而不归经乎……血不归经，虽衰而经亦不少……惟经多是血之虚，故再行而不胜其困乏，血损精散，骨中髓空，所以不能色华于面也。治法宜大补血而引之归经，又安有行后复行之病哉！方用加减四物汤。"

《妇科玉尺》："下血色紫而成块者，热从火化而热血凝结也，或离经蓄血所致，经水必下多或作痛，宜四物加芩、连、知、柏、白芍……经水过多不止，平日肥壮，不发热者，体虚寒也，宜姜棕散。"

《韩冰奇经八脉辨治妇科病理论与临床》记有医案一则如下。

孙某，女，45 岁，已婚，自由职业。2012 年 7 月 29 日初诊。

主诉：月经量多半年。

现病史：患者半年前曾行人工流产术，术后曾发热数日，阴道出血淋漓半月余方止。其后月经量明显增多，色鲜红，质稠，伴口渴咽干，心烦，小便黄，大便干，舌红少苔，脉细数。PV：已婚型外阴，阴道通畅，宫颈光滑，子宫及双附件未见异常。B 超检查：子宫及双附件未见异常。基础体温呈双相。

月经史：月经 5～7 天 /30～32 天，量多，色鲜红，无痛经，末次月经：2012 年 7 月 2 日。

孕产史：G_3P_1，末次人工流产于半年前。

辨证：阴虚血热，冲任不固。

治法：滋阴凉血，调经固冲。

方药：生地黄 20g，地骨皮 15g，玄参 30g，麦冬 15g，女贞子 15g，旱莲草 15g，白芍 15g，阿胶（烊化）10g，仙鹤草 10g，茜草 10g，丹参 30g。7 剂，水煎服。

二诊（2012 年 8 月 5 日）：患者前日月经来潮，经量较前略减，现经血色红，质稠，小腹隐痛，心烦易怒，口干，乳胀，舌红少苔，脉弦细数。于上方中加入三七（冲服）3g，当归 10g，龟甲 15g。4 剂，水煎服。

三诊（2012 年 8 月 10 日）：患者现月经已净，头晕，口干，腰酸，舌红少苔，脉细。治以清热滋阴，补肾固冲。

方药：菟丝子 30g，女贞子 15g，旱莲草 15g，生地黄 20g，地骨皮 15g，川续断 15g，桑寄生 30g，黄芪 15g，当归 10g，白芍 10g，黄芩炭 10g，黄连 10g，阿胶（烊化）10g。7 剂，水煎服。

此后按照上方调理 3 个月，经量较前明显减少。

《孙文垣医案》中记有一则"倪少南内人经行如崩头晕"医案："倪少南内人，行经如崩，势不可遏，头晕眼花，脉右寸极软弱，左近快，此气虚血热之候，由气虚而血不固也。仲景云：血脱益气。特用人参、黄芪各三钱，白术二钱，粉草五分，荆芥穗、蒲黄、侧柏叶、姜炭各一钱，三帖全瘳。"

《名医类案》："一女年十五，脉弦而大，不数，形肥，初夏时倦怠，月经来时多，此禀受弱，气不足摄血也。以白术钱半，生芪、陈皮各一钱，人参五钱，炒柏三分（虚而协热）。"

《名医类案》："一妇经血过多，得五心烦热，日晡潮热，诸药不效。以四物加胡黄连三服而愈。"

第五节　月经过少

月经过少是指月经周期正常，月经量明显减少，不足 30mL，甚或点滴即净，或行经持续时间仅 1～2 天，经量亦较少者。本病一般月经周期正常，但有时与周期紊乱并现，如先期伴经量少、后期伴经量少。古籍中有"经水涩少""经水少""经量减少"等的记载。

一、病因病机

本病发病机理有虚有实。虚者多因精亏血少，冲任血海亏虚，经血乏源；实者多由瘀血内停，或痰湿阻滞，冲任阻塞，血行不畅而月经过少。临床以肾虚、血虚、血瘀、痰湿为多见。

1. 肾虚　素秉不足或少年肾气未充，或多产（含人工流产、屡孕屡堕），房劳伤肾，以致肾气不足，精血不充，冲任血海亏虚，经血化源不足以致经行量少。

2. 血虚　素体血虚，或久病伤血，营血亏虚，或饮食、劳倦、思虑伤脾，脾虚化源不足，冲任血海不充，遂致月经量少。

3. 血瘀　感受寒邪，寒客胞宫，血为寒凝；或素多忧郁，气郁血滞，均使冲任受阻，血行不畅，经血受阻致经行量少。

4. 痰湿　素多痰湿，或脾失健运，湿聚成痰、痰阻经脉，血不畅行，经血受阻而经行量少。

月经过少之病因病机虽有虚实之分，但临床以虚证或虚中夹实者为多，应掌握其病机转化，如肾阳虚、肾气不足均可致血亏，即为肾虚血枯；血虚气弱，亦可致瘀；肾阳不足，不能温煦脾阳，脾失健运，常并发为肾虚痰湿。本病伴见月经后期者，常可发展为闭经，临证应予以重视。

二、诊断

1. 病史　可有失血、结核病、反复流产等病史及刮宫术史。

2. 临床表现　经量明显减少，甚或点滴即净，月经周期可正常，也可伴周期异常，常与月经后期并见。

3. 检查

（1）妇科检查　性腺功能低下者，盆腔器官基本正常或子宫体偏小。

（2）辅助检查　妇科内分泌激素测定对性腺功能低下引起月经过少的诊断有参考意义；B超检查、诊断性刮宫、宫腔镜检查、子宫碘油造影等，对子宫发育不良、子宫内膜结核、子宫内膜炎或宫腔粘连等有诊断意义。

三、鉴别诊断

1. 与经间期出血的鉴别　经间期出血的出血量一般较月经量少，发生在两次月经中间（即排卵期），结合BBT测定，多能鉴别。

2. 与激经的鉴别　激经是受孕早期，月经仍按月来潮，血量少，无损胎儿发育，可伴有早孕反应，妊娠试验阳性，B超检查可见子宫腔内有孕囊、胚芽或胎心搏动等。

四、辨证论治

月经过少应从月经的色、质、有无腹痛，结合全身症状及舌脉以辨虚实。属虚者一般经色淡，质清稀，小腹无疼痛。肾虚者大多经量素少，伴腰膝酸软，头晕耳鸣等；血虚者大多经量渐少，伴头晕眼花、心悸怔忡等。属实者经色多紫暗、有块或质黏如痰，小腹疼痛或满闷不适，且多突见经量减少。血瘀者伴见块下痛减，舌质紫暗等；痰湿者多见形体肥胖、带多黏稠等。并应结合病史综合分析。本病治疗，虚者重在补肾滋肾，或濡养精血以调经，不可妄行攻破，以免重伤精血；实者宜活血通利，佐以温经、行气、祛痰，中病即止，不可过量久用。虚实错杂者，攻补兼施。

1. 虚证

（1）肾虚证

主要证候：经量素少或渐少，色暗淡，质稀；腰膝酸软，头晕耳鸣，足跟痛，或小腹冷，或夜尿多；舌淡，脉沉弱或沉迟。

证候分析：禀赋素弱或后天伤肾，肾气亏虚，精血不足，冲任血海亏虚以致经量素少或渐少；肾阳虚，血不化赤，则经色暗淡，质薄；肾虚外府经脉失养则腰膝酸软、足跟痛；精亏血少，脑髓不充，故头晕耳鸣；胞系于肾，肾阳不足，胞失温煦，故小腹冷；肾虚膀胱之气不固，故夜尿多；舌淡，脉沉弱或沉迟亦系肾气不足之象。

治法：补肾益精，养血调经。

方药：归肾丸（《景岳全书》）或当归地黄饮（《景岳全书》）。

归肾丸：熟地黄　山药　山茱萸　茯苓　当归　枸杞　杜仲　菟丝子

原方治肾水真阴不足，精衰血少，腰酸脚软，形容憔悴，遗泄阳衰等证。方中菟丝子、杜仲补益肾气；熟地黄、山茱萸、枸杞滋肾养肝；山药、茯苓健脾和中；当归补血调经。全方补肾兼顾肝脾，重在益精养血。若形寒肢冷者酌加仙灵脾（淫羊藿）、巴戟天、肉桂以温肾助阳。如经色红，手足心热，咽燥，舌红，苔少，脉细数则为肾阴不足，虚热内生，宜加生地黄、玄参、牡丹皮之类以滋阴清热。

当归地黄饮：当归　熟地黄　山药　杜仲　牛膝　山茱萸　炙甘草

原方治肾虚腰膝疼痛等证，方中以当归、熟地黄、山茱萸养血益精；山药、杜仲补肾气以固命门；牛膝强腰膝，通经血，使补中有行；甘草调和诸药，全方重在补益肾气，益精养血。

（2）血虚证

主要证候：经来血量渐少，或点滴即净，色淡，质稀；或伴小腹空坠，头晕眼花，心悸怔忡，面色萎黄；舌淡红，脉细。

证候分析：营血衰少，冲任血海不盈，故月经量少；血虚赤色不足，精微不充故色淡，质稀；血虚胞脉失养，则小腹隐痛；面色萎黄、心悸怔忡，舌淡，脉细亦属血虚之象。

治法：养血益气调经。

方药：滋血汤（《御药院方》）或小营煎（《景岳全书》）。

滋血汤：人参　白茯苓　熟地黄　川芎　当归　白芍　干山药　黄芪

原方治妇人心肺虚损，血脉虚弱，月水过期。方中人参、山药、黄芪、茯苓益气健脾，以资气血生化之源，使气生血长；四物汤补营养血调经。气充血足则经自调。如经来点滴即止，属精血亏少，乃闭经之先兆，宜加枸杞、山茱萸、制首乌以滋养肝肾，填精益血。若脾胃虚弱，食少纳呆，宜加砂仁、陈皮以醒脾健胃。

小营煎：当归　熟地黄　芍药　山药　枸杞　炙甘草

原方主治妇人阴虚血少所致月经后期量少。若惊恐怔忡，不眠多汗者，加枣仁、茯神各 6g；营虚兼寒者，去芍药，加生姜；如有气滞疼痛者，加香附 3～6g。

2. 实证

（1）血瘀证

主要证候：经行涩少，色紫暗，有血块；小腹胀痛，血块排出后胀痛减轻；舌紫暗，或有瘀斑、瘀点，脉沉弦或沉涩。

证候分析：瘀血内停，冲任阻滞，故经行涩少，色紫黑有血块，小腹胀痛；血块排出则瘀滞稍通，故疼痛减轻；舌紫暗，或有瘀斑瘀点，脉涩，为瘀血内停之征象。

治法：活血化瘀调经。

方药：桃红四物汤（《医宗金鉴·妇科心法要诀》）或通瘀煎（《景岳全书》）。

桃红四物汤：熟地黄　当归　白芍　川芎　桃仁　红花

原方治月经先期，血多有块，色紫稠黏者。方中桃仁、红花、川芎活血祛瘀；当归养血调经，活血止痛；白芍柔肝缓急止痛；熟地黄补血滋阴。全方有活血化瘀，养血调经之效。如小腹胀痛甚或兼胸胁胀痛者，为气滞血瘀，酌加香附、乌药以理气行滞。若小腹冷痛，得热痛减，为寒凝血瘀，酌加肉桂、吴茱萸以温通血脉。

通瘀煎：当归　山楂　香附　红花　乌药　青皮　木香　泽泻

原方治妇人气滞血瘀，经脉不利，痛极拒按。兼寒滞者，加肉桂 3g，或吴茱萸 1.5g；火盛内热、血燥不行者，加炒栀子 3～6g；微热血虚者，加芍药 6g；血虚涩滞者，加牛膝；血瘀不行者，加桃仁 30 粒（去皮尖），或加苏木、延胡索之类；瘀极而大便结燥者，加大黄 3～9g，或加芒硝、莪术亦可。

（2）痰湿证

主要证候：经行量少，色淡红，质黏腻如痰；形体肥胖，胸闷呕恶，或带多黏腻；舌淡，苔白腻，脉滑。

证候分析：痰湿内停，阻滞经络，气血运行不畅，血海满盈不足，故经量减少，色淡，质黏；痰湿内阻，中阳不振，则形体肥胖，胸闷呕恶；痰湿下注，伤及任、带二脉，故带下量多而黏腻；舌淡，苔腻，脉滑，为痰湿内停之象。

治法：化痰燥湿调经。

方药：苍附导痰丸（《广嗣纪要》）或二陈加芎归汤（《万氏妇人科》）。

苍附导痰丸：苍术　香附　陈皮　胆南星　枳壳　半夏　川芎　滑石　白茯苓　神曲

原方治形盛气虚，多痰至数月而经始行。方中二陈汤化痰燥湿，和胃健脾；苍术燥湿健脾；香附、枳壳理气行滞；胆南星燥湿化痰；神曲健脾和胃，温中化痰。全方有燥湿健脾化痰调经之功，亦可酌加当归、桃仁、鸡血藤以活血养血通络，川牛膝引血下行。若伴见腰膝酸软者，酌加川续断、杜仲、菟丝子等以补肾气，强腰膝。

二陈加芎归汤：陈皮　白茯苓　当归　川芎　枳实　香附　半夏　甘草　滑石

原方主治痰湿壅滞之证。方以陈皮、半夏燥湿化痰，理气和中；枳壳、香附行气，气行则痰化；滑石化湿，湿去则气行；川芎、当归养血行血。全方共奏燥湿化痰、理气调经之功。痰化湿除，经脉通达，脾气健运，血行畅顺，则月经通畅如常。

五、其他治疗

1. 艾灸治疗　血虚证选膻中、关元、子宫、涌泉穴；肾虚选八髎、归来、三阴交；血寒选取神阙、关元、八髎、足三里；气滞选取命门、太冲、肩井。每日 1 次，每次每穴 30 分钟到 1 小时不等。

2. 针刺　主穴选气海、三阴交、归来。气海、三阴交用补法，归来用泻法。每日一次，每次留针 30 分钟。

3. 耳针　使用王不留行籽，选取子宫、卵巢、内分泌等穴。

4. 中成药治疗

（1）肾虚证　可选用六味地黄丸、乌鸡白凤丸等成药。

（2）气虚者　可选用归脾丸、八珍益母颗粒等。

（3）血虚者　可选用归脾丸、十全大补丸等。

（4）血瘀者　可选用血府逐瘀丸、大黄䗪虫丸等。

（5）痰湿者　可选用苍附导痰丸等。

六、转归与预后

本病常与月经后期同时并见，如不及时调治，可发展为闭经、不孕。

七、预防与调摄

1. 经期应注意保暖，不宜冒雨涉水，不宜过食生冷寒凉，以免因寒而滞血。
2. 保持心情舒畅，避免情志刺激。
3. 节制房事，节制生育，避免手术损伤。
4. 及早积极治疗原发病，如子宫发育不良、子宫内膜结核等。

八、临证参考

临床对月经过少的治疗除了辨证施治以外，尚应注意分平时与经期不同阶段论治。从辨证来看，分为虚实二证，以虚证为主。虚证主要为精气血等物质的不足；实证主要为痰湿、瘀血等阻滞经血正常运行而使月经量少。无论虚证还是实证，都应加入补肾精，健脾养血之品，不可过用攻伐之药。虚证者，平时重在濡养精血，或补肾养血调经，或养血益气调经，经期加用养血活血之品，如鸡血藤、川牛膝、丹参之类；实证者，平时宜攻宜通，或活血化瘀调经，或化痰燥湿调经，经期可加温通活血之品，如当归、刘寄奴、川牛膝，阴柔酸收之品则少用。无论何证何期，都应攻补兼施，再根据虚实的侧重，治法也有主次。

从现代研究结果来看，月经过少的发病原因主要有子宫发育不良、子宫内膜结核、子宫内膜炎等子宫因素；卵巢功能早衰或单纯性性腺发育不全等卵巢因素；下丘脑促性腺释放激素或垂体促性腺激素分泌下降或失调；人工流产术刮宫过深或宫腔电灼术等，损伤了子宫内膜的基底层或导致宫腔粘连等；长期服用某些药物，如口服避孕药可引起月经过少，甚则闭经。

近年来，对子宫发育不良所致月经过少，多采用中西医结合治疗，中药治以益肾填精，养血活血，配西药有关激素类，以促进子宫发育。因子宫内膜结核所致月经过少，则用抗结核治疗，或配合中药治疗。子宫内膜粘连所致月经过少，先用手术剥离后或即上环以防粘连，再用活血化瘀类中药以善其后。因性腺功能低下所致者，有学者应用中药周期疗法对包括月经过少在内的月经失调进行调治，参见月经后期。有报道采用补经合剂（覆盆子、菟丝子、枸杞、肉苁蓉、当归、熟地黄、党参、黄芪等）治疗本病属肾虚证、血虚证者，疗效良好，动物实验结果表明该药能显著增加大鼠子宫及卵巢重量，使阴道上皮出现大量的角化细胞，增加大鼠卵巢的卵泡数、黄体数及卵泡直径。其作用机理可能是通过调节性腺轴的功能、促进卵泡发育和排卵，从而达到调经的目的。

九、文献与病案选录

《普济本事方·妇人诸疾》："盖阴气乘阳，则胞寒气冷，血不运行，经所谓天寒地冻，水凝成冰，故令乍少而在月后。"

《中国女科验案精华》记有张锡纯医案一则："一少妇，身体羸弱，月信一次少于一次，浸至只来少许，询问治法。时愚初习医，未敢疏方，俾每日单用当归八钱煮汁饮之，至期所来经水遂如常，由此可知当归生血之效也。"

《哈荔田妇科医案医话选》一书中记有这样一则案例：赵某，女，30 岁，已婚。1972 年 2 月 28 日初诊。三月来月经后期，量少不畅，颜色紫黑，挟有血块，少腹作胀，疼痛拒按，又兼下肢酸痛。血块既下，诸痛遂减。舌淡红，苔薄黄，脉弦紧。证属气滞血瘀，阻于经脉，经期将尽即以行气活血，化瘀通经为治。处方予秦当归、赤芍药、刘寄奴、净苏木各 10g，川茜草、怀牛膝、泽兰叶、香附米、川芎片、炒枳壳各 9g，台乌药 6g，4 剂。二诊：药后月经如期来潮，经量增多，初系紫黑血块，继则色转鲜红，腿痛，腹痛基本未作，行经 5 天而止。予七制香附丸 10 剂，每日上午服半剂；女金丹 20 剂，临睡前服 1 丸；均白水送下，以资巩固。

按：本例经期落后，量少不畅，挟紫黑血块，腹痛拒按，均系气滞血瘀，冲任不畅之征象。《内经》云："血实宜决之。"方用香附、川芎、枳壳、乌药等理气疏肝，使气行血行；赤芍、当归、刘寄奴、苏木、泽兰等活血化瘀，通经止痛；牛膝引血下行，以通地道。古人谓"实证易治，虚证难疗，信也。"

第六节　经期延长

月经周期基本正常，行经时间超过 7 天以上，甚或淋漓半月方净者，称为"经期延长"，另有称"月水不断""经事延长"等。

西医学中排卵型功能失调性子宫出血病的黄体萎缩不全、盆腔炎、子宫内膜炎、子宫内膜息肉等疾病及宫内节育环所引起的经期延长符合本定义者可参照本病治疗。

早在隋代《诸病源候论·妇人杂病诸候》即有关于"月水不断"的记载，指出其病是由劳伤经脉，冲任之气虚损，不能制约经血所致。《校注妇人良方·调经门》则认为"或因劳损气血而伤冲任，或因经行而合阴阳，以致外邪客于胞内，滞于血海故也。"指出本病有虚、实之异，治法主张"调养元气而病邪自去，攻其邪则元气反伤"。《叶天士女科证治·调经》谓"经来十日半月不止乃血热妄行也，当审其妇曾吃椒姜热物过度"，提出用清热补肾，养血调经之金狗汤治疗。《女科证治约旨·经候门》认为本病乃因"气虚血热妄行不摄"所致。《沈氏女科辑要笺正》提出本病的转归"须知淋漓之延久即崩漏之先机"。综上所论，历代医家认为本病病机或由冲任气虚不能制约经血，或因外邪客胞，或因血热妄行所致，治法或益气养血，或清热补肾，为治疗本病提供了法则。

一、病因病机

本病的发病机理多由气虚冲任失约；或热扰冲任，血海不宁；或瘀阻冲任，血不循经所致。临床常见有气虚、血热、血瘀等。

1.气虚　素体脾虚气弱，或饮食、劳倦、思虑过度伤脾，中气不足，冲任不固，不能制约经血，以致经期延长。

2.血热　素体阴虚，或久病伤阴，或多产房劳致阴血亏耗，阴虚内热，热扰冲任，血海不宁，经血妄行致经期延长。《沈氏女科辑要笺正》指出："经事延长，淋漓不断……必当潜藏龙相，封固滋填，非仅清血热所能有济。"认为热迫血行亦可因素体阳盛，热随血泄，经量多而出血的持续时间延长，阴随血伤而渐至虚热。

此外经期产后，血室正开，失于调摄，或不禁房事，或湿热之邪乘虚而入，湿热蕴结冲任，扰动血海，致经行时间延长。

3. 血瘀 素性抑郁，或恚怒伤肝，气郁血滞；或外邪客于子宫，邪与血相搏成瘀，瘀阻冲任、子宫，经血难止。

经期延长的发生与脏腑经脉气血失调，冲任不固或冲任损伤，经血失于制约密切相关。临证须注意气血同病或多脏同病，如虚热扰血，经血妄行，气随血耗可致气阴两虚；气虚运血无力，可致气虚血瘀；瘀阻冲任，久则化热可致瘀热并见。脾病及肾可出现脾肾同病。经血失约，也可出现月经过多。若失治或误治，常可发展为崩漏。如疑盆腔炎、子宫内膜炎、子宫内膜息肉或节育环引起的经期延长者，又应当做各相关检查以诊治。

二、诊断

1. 病史 曾有饮食、起居、情志失调、盆腔炎症等病史，或曾做计划生育手术、放置宫内节育器等。

2. 临床表现 行经时间超过7天以上，甚至淋漓半月始净，月经周期基本正常，有经量增多，慢性盆腔炎、子宫内膜炎、子宫内膜息肉、黏膜下肌瘤患者可伴有下腹痛，腰骶坠痛或白带增多或赤带、黄带等症。

3. 检查

（1）妇科检查 功能失调性子宫出血者，妇科检查多无明显器质性病变；慢性盆腔炎者，妇科检查有宫体压痛，附件增粗、压痛等阳性体征。

（2）辅助检查 BBT测定，妇科内分泌激素测定，适时的宫腔镜、子宫内膜组织学检查等，均有助于诊断。

三、鉴别诊断

本病应与崩漏和赤带相鉴别。

1. 崩漏 漏下者阴道流血淋漓不断，易与经期延长混淆，其鉴别要点是：漏下除阴道流血淋漓不断，甚者延续数十日或数月不等之外，尚有月经周期紊乱；本病行经时间虽在7天以上，但往往在2周之内自然停止，且月经周期正常。

2. 赤带 赤带是经净后带下似血非血，但月经持续时间正常，妇科检查可见阴道或宫颈充血、糜烂；而本病主要是行经时间延长，妇科检查多无明显器质性病变。

四、辨证论治

本病主症为经行时间延长，临床上主要依据月经的量、色、质为主，结合全身证候、舌脉综合辨证分析。一般行经时间延长，量多、色淡、质清稀，伴倦怠乏力，舌淡，脉弱，多属气虚；经期延长，量少、色红、质稠，无血块，舌红，脉细数，多属虚热；经行时间延长，经色暗如败酱，带下量多，或下腹热痛，舌红苔黄腻，脉弦数，多属湿热；行经时间延长，经色紫暗，有块，小腹痛，舌紫暗，脉涩，多属血瘀。

经期延长的治疗以固冲止血调经为大法，以使经期缩短，重在经期服药。气虚者益气摄血，虚热者滋阴清热，湿热者清热利湿，血瘀者活血祛瘀。但固涩者不可涩滞太过，以防凝瘀；祛瘀时又不可过猛，以免瘀去阴伤。如确与节育环位置异常有关，须进行换环处理或取环处理。

1. 气虚证

主要证候：经血过期不净，量多，色淡，质稀；倦怠乏力，气短懒言，小腹空坠，面色㿠白；舌淡，苔薄白，脉缓弱或虚细。

证候分析：气虚冲任不固，经血失于制约，故经行过期不净，量多；气虚火衰不能化血为赤，故经色淡质稀；中气不足，阳气不布，故倦怠乏力，气短懒言，小腹空坠，面色㿠白；舌淡，苔薄白，脉缓弱亦为气虚之征象。

治法：益气摄血，固冲调经。

方药：举元煎（《景岳全书》）加阿胶、炒艾叶、乌贼骨。

举元煎：人参　黄芪　炙甘草　升麻　白术

原方治气虚下陷，血崩血脱，亡阳垂危等证。

方中举元煎补气升提摄血；阿胶养血止血；炒艾叶暖宫止血；乌贼骨固冲止血。全方共奏补气升提，固冲止血之效。若经量多者，酌加炮姜炭、五味子、牡蛎以温经固涩止血；伴有经行腹痛、有血块者，酌加三七、茜草、益母草以化瘀止血；兼血虚者，症见头晕心悸，失眠多梦，酌加熟地黄、龙眼肉、炒枣仁以养血安神。若脾肾同病，兼见腰膝酸痛，头晕耳鸣者，酌加炒川续断、杜仲、补骨脂、熟地以补肾益精，固肾止血。

2. 血热证

（1）虚热证

主要证候：经行时间延长，量少，色鲜红，质稠，咽干口燥，或见潮热颧红，或手足心热，舌红少津，苔少或无苔，脉细数。

证候分析：阴虚内热，热扰冲任，冲任不固，经血失约，故经行时间延长；阴虚水亏故经量少，火旺故经色鲜红，质稠；虚火灼津，津液不能上承则咽干口燥；阴虚内热，火炎于上，则颧红；虚热循经外散，则潮热，手足心热。舌红苔少，脉细数均为阴虚内热之象。

治法：滋阴清热，宁冲止血。

方药：两地汤（《傅青主女科》）合二至丸（《医方集解》）。

两地汤：生地黄　玄参　芍药　麦冬　地骨皮　阿胶

两地汤原方治经水先期之阴虚血热证。

二至丸：女贞子　旱莲草

二至丸原方补腰膝，壮筋骨，滋肾阴，乌髭发。

方中两地汤滋阴壮水以平抑虚火；女贞子、旱莲草滋养肝肾而止血。全方共奏滋阴清热，止血调经之效，且滋阴不滞血，止血不留瘀。上方可酌加知母、牡丹皮、茜草以增清热凉血之功；若口渴甚者，酌加麦冬、天花粉以滋阴生津止渴；潮热明显者，酌加地骨皮、白薇以清虚热；若属肝郁化火，口苦烦躁者，可加牡丹皮、炒山栀以清肝泻火；若伴见倦怠乏力，气短懒言者乃气阴两虚，酌加太子参、黄芪、山茱萸、五味子气阴双补以止血。

若阴虚相火偏旺，心烦失眠，大便干结者，可用固经丸（《医学入门》）滋阴降火。

（2）湿热证

主要证候：经行时间延长，量不多，或色暗如败酱，质黏腻，气味臭秽，或带下量多，色赤白或黄，有异味。或下腹热痛，舌红苔黄腻，脉濡数。

证候分析：湿热之邪，下注于胞脉，扰动血海，血海不宁，故经行时间延长；湿热下注，蕴结胞宫，则经色暗如败酱，气味臭秽，下腹热痛；舌红苔黄腻，脉濡数均为湿热蕴结冲任之证。

治法：清利湿热，调经止血。

方药：固经丸（《医学入门》）加败酱草、鱼腥草。

固经丸：黄芩　白芍　龟甲　椿根皮　黄柏　香附

方中黄芩、黄柏、椿根皮清热泻火，加败酱草、鱼腥草加强清热祛湿之功；龟甲滋阴清热化瘀，以防苦寒伤阴化燥；白芍养阴止血；香附行气和血止瘀。诸药相合共奏清热祛湿，化瘀止血之效。

3. 血瘀证

主要证候：经行时间延长，量或多或少，经色紫暗，有块；经行小腹疼痛，拒按；舌质紫暗或有瘀点，脉弦涩。

证候分析：瘀血阻于冲任，瘀血不去，新血难安而妄行，故经行时间延长，量或多或少；瘀阻冲任，气血运行不畅，“不通则痛”，故色紫暗，有血块，经行小腹疼痛；舌暗或有瘀点，脉涩亦为血瘀之证。

治法：活血祛瘀，止血调经。

方药：桃红四物汤（《医宗金鉴》）合失笑散（《太平惠民和剂局方》）。

桃红四物汤：桃仁　红花　当归　芍药　地黄　川芎

桃红四物汤原方治月经先期，血多有块，色紫稠黏者。

失笑散：五灵脂　蒲黄

失笑散原方治产后心腹痛欲死，百药不效。

方中桃红四物汤养血活血祛瘀；失笑散祛瘀止痛止血；全方共奏活血化瘀止血之功。

若经血量多，加茜草、乌贼骨固涩止血；若瘀滞化热，口渴心烦，大便干结，舌暗红苔薄黄者为瘀热之证，酌加生地黄、黄芩、马齿苋、藕节炭、益母草以清热化瘀止血。

另外，可选服桂枝茯苓丸（《金匮要略》），每次1丸，每日3次。

若诊为盆腔炎、子宫内膜炎、子宫内膜息肉、黏膜下肌瘤或宫内节育环位置下移等，则应配合上述各病的针对性治疗。

五、临床常用的中成药

1. 葆宫止血颗粒

用法用量：一次 1 袋，一日 2 次。月经来后开始服药，14 天为一个疗程，连续服用两个月经周期。

适应证：用于冲任不固、阴虚血热所致的月经过多、经期延长等。

2. 春血安胶囊

用法用量：饭后口服，一次 4 粒，一日 3 次，或遵医嘱。

适应证：用于肝肾不足、冲任失调所致的月经失调、崩漏、痛经等。

3. 茜芷胶囊

用法用量：一次 5 粒，一日 3 次，连服 9 天为一个疗程，或遵医嘱。

适应证：用于气滞血瘀所致子宫出血过多，时间延长，淋漓不止等。

4. 补中益气丸

用法用量：口服，一次 6g，一日 2～3 次。

适应证：用于气虚所致的月经过多、经期延长等。

5. 龙血竭片

用法用量：口服，一次 4～6 片，一日 3 次。

适应证：用于气血瘀滞所致的月经过多、经期延长等。

6. 知柏地黄丸

用法用量：口服，一次 8 丸，一日 3 次。

适应证：多汗症，阴虚火旺等。

7. 安宫止血颗粒

用法用量：开水冲服，一次 1 袋，一日 3 次。

适应证：用于瘀热内蕴及人工流产、足月分娩后因血瘀兼热证引起的恶露不尽等。

8. 定坤丹

用法用量：每服 1 丸，每日 2 次，温开水送下。

适应证：用于气血两虚、气滞血瘀所致的月经不调。

六、其他治疗

1. 针灸治疗

（1）体针　基本处方关元、三阴交、血海。气不摄血者加脾俞、气海、足三里、隐白，诸穴均用补法（隐白穴用温灸法），以补气摄血，养血调经；阴虚血热者加中极、太溪、阴谷，诸穴均用平补平泻法以滋补阴液而清退虚热，血海宁则经血止；湿热蕴结者加中极、阴陵泉、次髎，诸穴均用泻法，以清热利湿，调经止血；瘀滞胞宫者加血海、地机、太冲，诸穴均用泻法，以行气活血，化瘀止血。

（2）耳针　取内生殖器、内分泌、肝、脾、三焦等穴，各穴中强度刺激，施用捻转法，留针 30～60 分钟，每日 1 次。

2. 穴位注射疗法 取三阴交、血海、足三里、气海，用维生素 B_1 注射液，每穴注入 1 ~ 2mL，每日 1 次。

3. 推拿疗法

（1）血热证 患者坐位，医者以双手拇指点按膈俞、肝俞、大肠俞、肓俞，嘱患者仰卧位，医者施用运颤法，点按关元、气冲。

（2）气虚证 患者坐位，医者以双手点按肺俞、肝俞、脾俞、心俞、膈俞。嘱患者俯卧位，施用搓点强法，患者仰卧位，施用运颤法点按血海、中脘。

七、转归与预后

本病预后一般尚好，虽出血时间较长，但因出血量不多，故对身体健康影响不大。然行经时间较长，对生活造成不便，甚至影响受孕或发生自然流产。若合并月经过多，或持续半月不净者，有转为崩漏之势，应予重视。

八、预防与调摄

1. 经期避免重体力劳动和剧烈运动。

2. 经期、产褥期注意外阴卫生，禁止房事。注意生活起居，规律作息时间。

3. 调畅情志，避免七情过极。

4. 用药不宜过温过寒，以免伤及阳气或耗伤阴血，导致病情缠绵难愈。

九、临证参考

经期延长是以经期异常为主要症状的病证，治疗重在缩短经期，宜在经期服药为主。经期须注意相应止血药物的合理使用，以达缩短经期之目的，然不可过用固涩，即使气虚证须配固涩止血之品，行经 1 ~ 3 天之内也不宜用固涩药，以免止血留瘀。平时应审因论治以治本。行经初期量少淋漓者，可参照中药周期疗法，于经前期加用温肾调经之品以促使重阳转阴，血海满盈，行经初期可予活血调气之剂，以祛瘀生新，使月经正常来潮。

现代研究认为，经期延长可由多种原因引起，大多为功能性病变，常因下丘脑－垂体－卵巢轴之间的调节失衡，内分泌功能紊乱所致。如黄体萎缩不全型功能失调性子宫出血，是因黄体未能及时全面萎缩，孕激素不能迅速下降，子宫内膜持续受孕激素影响而不能如期完整脱落，导致经期延长；或新发育的卵泡分泌雌激素水平偏低，使子宫内膜修复不良而致经期延长。

除此之外，外源性因素也能对其产生影响。例如子宫内膜炎使得子宫内膜上皮脱落、缺损、浅表溃疡形成，间质毛细血管广泛出血；螺旋动脉内皮细胞变形，管壁平滑肌细胞排列欠规则，胞浆中与收缩有关的结构如肌丝、密体、密斑明显减少，螺旋动脉收缩功能下降，行经时不能完全阻断血流，致使子宫内膜组织坏死缓慢，剥离延迟，导致经期延长。另外，宫内节育环（IUD）也是引起经期延长的一大外源性因素。局部机械性压迫引起内膜充血、坏死、表浅溃疡形成不易愈合，出现不规则出血，或 IUD 使子宫内膜产生创面，利于细菌或支原体生长，导致慢性炎症。近年来对经期延长治疗的研究报道仍以辨证施治为主，如有学者认为应用胶艾汤（阿胶、艾叶炭、当归、白芍、川芎、熟地黄、甘草）加减治疗黄体功能不全性经期延长具有显著疗效，实验研究表明，方中当归、川芎辛温行血，改善卵巢局部血液循环，有利于促进卵泡发育及黄体中期形成新生血管，同时该方有保护血管内皮细胞，加速血管内膜修复的作用，并具有抗纤溶活性，从而有利于止血。另有报告显示，临床应用安冲汤（黄芪、白术、续断、生地黄、白芍、海螵蛸、茜草、生龙骨、生牡蛎）亦可用于止血，其作用机制为升高孕激素，降低雌、孕激素受体含量，影响雌孕激素对内膜的作用，同时也升高生长因子（EGF、VEGF 等），促进子宫内膜及血管上皮再生，修复创面，两者结合共奏止血之效。

十、文献与病案选录

《陈素庵妇科补解·经水淋漓不止方论》："妇人经行，多则六七日，少则四五日，血海自净。若迟至半月或一月，尚淋漓不止，非冲任内虚，气不能摄血，即风冷外感，使血滞经络，故点滴不已，久则成经漏，为虚劳、血淋。若经行合房，以致血漏，尤为难治。"

《妇科玉尺·月经》："经来十数日不止者，血热也，宜止血药中加山栀、柴胡。经水来而不止者，气虚不能摄血也，宜补气固经丸。"

《沈氏女科辑要笺正·淋漓不断》："经事延长，淋漓不断，下元无固摄之权，虚象显然。"

《韩冰奇经八脉辨治妇科病理论与临床》一书中记有医案一则如下。

任某，女，28 岁，已婚，职员。2011 年 12 月 5 日初诊。

主诉：经期延长半年。

现病史：患者既往月经规律，5～7/30～35 天，量中，半年前上环后经期延长至 8～12 天，平均出血持续 10 天左右，经量少，色暗淡，1 个月前取环，经期仍持续 10 天，腰酸腿软，四肢不温，舌淡，苔薄白，脉沉迟。妇科检查：已婚型外阴，阴道通畅，宫颈光滑，子宫及双附件区未及异常。孕酮 0.42ng/mL。妇科 B 超：子宫内膜厚度 1.0cm。基础体温呈双相，但下降缓慢。

月经史：12 岁初潮，5～12/30～35 天，量中，无痛经。末次月经 2011 年 11 月 20 日。

孕产史：G_1P_1，半年前放置节育器避孕，1 个月前取出。

辨证：脾肾亏虚，冲任不固。

治法：补肾健脾，益气固冲。

方药：熟地黄 30g，当归 20g，白芍 10g，黄精 30g，首乌 30g，杜仲 10g，寄生 30g，淫羊藿 15g，仙茅 10g，鹿角霜 15g，紫石英 30g，橘核 20g，黄芪 30g，太子参 15g。7 剂，水煎服。

二诊（2011 年 12 月 12 日）：服前方后患者自觉腰酸症状较前减轻，手足渐温，舌淡，苔薄白，六部脉沉细无力。治宜健脾益气，补肾填精，固摄冲任。

方药：熟地黄 40g，当归 20g，白芍 10g，黄精 30g，首乌 30g，杜仲 10g，寄生 30g，淫羊藿 15g，仙茅 10g，鹿角霜 15g，紫石英 30g，橘核 20g，黄芪 30g，太子参 15g，白术 15g。7 剂，水煎服。

三诊（2011 年 12 月 19 日）：患者月经即将来潮，近日自觉小腹冷痛，舌淡，苔白，脉弦细滑。故予温肾养血，活血调经之中药。

方药：菟丝子 30g，覆盆子 15g，补骨脂 15g，巴戟天 10g，熟地黄 20g，当归 10g，白芍 10g，山茱萸 10g，淫羊藿 15g，石斛 20g，黄精 30g，甘草 6g。7 剂，水煎服。

服用上方 3 天后月经来潮，8 天血止，经量较前减少，效不更方，上方加减治疗 3 个月后，月经 5～7 天净，经量较前增多，量中等，色红，手足渐温，腰酸症状消失。

《古今医案按》："一妇产后，经行不止，或红或白或淡。病逾八月，面色黄白，性躁，头眩，脚软。医用参芪补药，病益加重，用止涩药不效。汪诊之，右脉濡弱无力，左脉略洪而快，曰，右脉弱者，非病也，左脉偏盛，遂觉右脉弱耳。宜主左脉，治以凉血之剂，遂以生地黄、白芍、白术各一钱，黄芩、阿胶、归身各八分，陈皮、香附、川芎、椿根皮、茯苓各六分，柴胡、甘草各五分。煎服二十余剂而愈。"

《王旭高临证医案》："经来半月不止，有紫血块，少腹疼痛，气坠阴门，诊脉沉涩，下午恶寒。阳陷入阴，营虚失守。法以升阳收摄其阴。"

第七节　经间期出血

两次月经中间，即氤氲之时，出现周期性的少量阴道出血，或者赤白带下，称为经间期出血。

古医籍中对本病无专篇记载，明代王肯堂在《证治准绳·女科·胎前门》中引袁了凡先生之言云："天地生物，必有氤氲之时。万物化生，必有乐育之时……此天然之节候，生化之真机也……丹溪云，一月止有一日，一日止有一时。凡妇人一月经行一度，必有一日氤氲之候，于一时辰间气蒸而热，昏而闷，有欲交接不可忍之状，此的候也。于此时逆而取之则成丹，顺而施之则成胎矣。"可见在明代以前，已认识月经周期中有一日是受孕的"的候"，即现今所称之"排卵期"。但对此时期出血未见描述，可能视为"月经先期""月经过少""经漏""赤白带下"等论述。

西医学排卵期出血可参照本病治疗，若出血量增多，出血期延长、失治误治则常可发展为崩漏。据临床观察，多在月经周期的第 10～16 天，即经净后 7 天左右少量阴道出血，多发生在大龄未婚青年。在当今社会，由于生活压力及环境污染日益加重，导致本病逐年增加。本病不仅给患者的学习，工作，生活带来不便，而且给患者带来巨大的精神负担，更因排卵期出血而错过受孕时间导致不孕。在临床上我们可以看出，西医对本病远期疗效不佳，但中医从疾病的根本入手，治疗中突出"调"，疗效显著，体现中医优势。

一、病因病机

女性月经周期的气血阴阳变化规律，前人早已经认识到其与自然界的海潮和日月的阴晴圆缺等周而复始的规律活动相一致，是人体生物钟样周期节律性的变化，符合阴阳消长转化的规律。具体来说经间期是继经后期由阴转阳，由虚至盛之时期；月经的来潮，标志着前一周期的结束。新的周期开始，排泄月经后，血海空虚，阴精不足，随着月经周期演变，阴血渐增，精血充盛，阴长至重，此时精化为气，阴转为阳，氤氲之状萌发"的候"（排卵）到来，这是月经周期中一次重要的转化。若体内阴阳调节功能正常者，自可适应此种变化，无特殊证候，若肾阴不足，或由湿热内蕴，或瘀阻胞络。当阳气内动之时，阴阳转化不协调，阴络易伤，损及冲任，血海固藏失职，血溢于外，导致经间期出血。

1. 肾阴虚 禀赋不足，天癸未充，或房劳多产伤肾，或思虑过度，欲火偏旺，以致肾阴偏虚，虚火耗精，精亏血损，于氤氲之时，阳气内动，虚火与阳气相搏，损伤阴络，冲任不固，因而阴道出血。若阴虚日久耗损阳气，阳气不足，统摄无权，血海不固，则致出血反复发作。

2. 湿热 常因情怀不畅，心肝气郁，克伐脾胃，不能化水谷之精微以生精血，反聚而生湿，下趋任带二脉，蕴而生热。复加经间阳气内动，引动内蕴之湿热，热扰冲任子宫，以致出血。

3. 血瘀 体质素弱，复因经产留瘀，瘀阻胞络，或因七情内伤，气滞冲任，久而成瘀，值氤氲之时，阳气内动，血瘀与之相搏，瘀伤血络，血不循经，以致出血。

二、诊断

1. 病史 青春期月经不调史，手术流产史。

2. 临床表现 两次月经中间，在周期的第 12～16 天出现规律性的少量阴道出血，出血持续 2～3 日或数日，可伴有腰酸，少腹两侧或一侧胀痛、乳胀，白带增多，质地透明如蛋清样，或赤白带下。

3. 检查

（1）妇科检查 宫颈黏液透明呈拉丝状夹有血丝或有赤白带下。

（2）辅助检查 测量基础体温，多见高、低温相交替时出而，当基础体温升高，出血停止，亦有高相时继续出血；此期血中雌、孕激素测定水平偏低。

三、鉴别诊断

1. 月经先期 月经先期的出血时间非经间期，个别也有恰在经间期这一时间段出现周期提前，经量正常或时多时少，基础体温由高温下降至低温时开始出血，而经间期出血月经量较少，出血时间规律地发生于基础体温低高温交替时。

2. 月经过少 月经过少周期尚正常，仅量少，甚或点滴而下；经间期出血，常发生在两次月经的中间时期。

3. 赤带 赤带排出无周期性，持续时间较长，或反复发作，可有接触性出血史，妇科检查常见宫颈糜烂、赘生物或子宫、附件区压痛明显。经间期出血有明显的周期性，一般 2～3 天可自行停止。

四、辨证论治

经间期出血的辨证，主要针对出血的量、色、质及全身症状进行辨别。若出血量少，血色鲜红，质黏属肾阴虚；若出血量稍多或少，赤白相兼，质地黏稠属湿热；若出血量少，血色暗红或挟小血块，属血瘀。临证还需根据体质、全身情况、舌苔、脉象以及基础体温曲线波动进行辨证，确立证型，拟定治疗方案。

本病治疗重在经后期，以滋肾养血为主，兼热者清之，兼湿者除之，兼瘀者化之，但必须认识到本病的病理生理特点，以及阴阳互根的关系，补阴不忘阳，选择适当的补阳药物。夏桂成强调治疗经间期出血的重要意义并不在出血本身，而是在于促进重阴转阳的顺利变化，亦即是诱导顺利排卵，保证月经周期质的提高。出血时在辨证论治前提下，适当加一些固冲止血药，使阴阳平和，气血和调。

1. 虚证

肾阴虚证

主要证候：两次月经中间，阴道少量出血或稍多，色鲜红，质稍稠；头晕腰酸，夜寐不宁，五心烦热，便艰尿黄；舌体偏小质红，脉细数。

证候分析：经间期氤氲之时，阳气内动，若肾阴偏虚，虚火内生。虚火与阳气相搏，损伤阴络，冲任不固，而发生阴道出血。阴虚阳动，故色鲜红，五心烦热，腰酸头晕难寐，舌红，脉细数，均为肾阴虚损之征象。

治法：滋肾养阴，固冲止血。

方药：两地汤（方见月经先期）合二至丸（方见经期延长）或加减一阴煎（《景岳全书》）。

加减一阴煎：生地黄 芍药 麦冬 熟地黄 炙甘草 知母 地骨皮

若阴虚及阳或阴阳两虚，症见经间期出血量稍多，色淡红，无血块，头昏腰酸，神疲乏力，大便溏薄，尿频，舌质淡红，苔白，脉细。治宜益肾助阳，固摄止血。方用大补元煎（方见月经后期）加减。

2. 实证

（1）湿热证

主要证候：两次月经中间，阴道出血量稍多，色深红，质黏腻，无血块、平时带下量多色黄，小腹时痛；神疲乏力，骨节酸楚，胸闷烦躁，口苦咽干，纳呆腹胀，小便短赤；舌质红，苔黄腻，脉细弦或滑数。

证候分析：湿邪阻于冲任胞络之间，蕴蒸生热，得经间期重阴转阳，阳气内动，引动内蕴之湿热，而扰动冲任血海，影响固藏，而见阴道出血，湿热与血搏结，故血色深红，质黏腻；湿热搏结，瘀滞不通，则小腹作痛；湿热流注下焦，任带两脉失约，故带下量多色黄；湿热熏蒸，故胸闷烦躁，口苦咽干，湿邪阻络故神疲乏力，骨节酸楚；舌红，苔黄腻，脉弦或滑数，均为湿热之象。

治法：清利湿热，固冲止血。

方药：清肝止淋汤（《傅青主女科》）去阿胶、红枣，加小蓟、茯苓。

清肝止淋汤：白芍　当归　生地黄　阿胶　粉牡丹皮　黄柏　牛膝　香附　红枣　小黑豆

原方治赤带。方中有阿胶、红枣，因湿热困脾，纳呆腹胀，苔腻，故去之。傅氏在本方后说："此方但主补肝之血，全不利脾之湿者，以赤带之为病，火重而湿轻也。夫火之所以旺者，由于血之衰，补血即足以制火。"当归、白芍、生地黄养血柔肝，牡丹皮清肝泻火，香附疏肝解郁，黄柏清热燥湿，小蓟清热止血，茯苓利水渗湿，牛膝引药下行。

出血多时，宜去牛膝、当归，加侧柏叶、荆芥炭；带下多则加马齿苋、椿根皮；湿盛加薏苡仁、苍术等。

（2）血瘀证

主要证候：经间期出血量少或多少不一，色紫黑或有血块，少腹两侧或一侧胀痛或刺痛；情志抑郁，胸闷烦躁；舌质紫或有紫斑，脉细弦。

证候分析：瘀血阻滞于胞络冲任之间，于经间期阳气内动，与之相搏，脉络损伤，血不循经，血海失固而出血。血色紫暗，挟有血块，瘀阻胞脉，故小腹疼痛拒按；瘀血内阻，气机不畅，故情志抑郁；舌紫暗或有瘀点，脉涩有力，均为瘀血之征象。夏桂成指出，此处活血化瘀，有促发排卵之效，推动阴精转化为阳气，使之欲转化而非骤然剧变。

治法：化瘀止血。

方药：逐瘀止血汤（《傅青主女科》）。

逐瘀止血汤：生地黄　大黄　赤芍　牡丹皮　当归尾　枳壳　龟甲　桃仁

原方治经血淋漓不断。

方中生地黄、当归尾、赤芍养血活血，桃仁、大黄、牡丹皮活血祛瘀，枳壳行气散结，龟甲养阴化瘀止血。全方有活血祛瘀、养阴止血之效。

若出血偏多时，宜去赤芍、当归，加失笑散；少腹痛甚则加延胡索、香附；夹湿热者，加薏苡仁、红藤、败酱草、延胡索；兼脾虚去生地黄、桃仁、大黄，加木香、陈皮、砂仁；兼肾虚加川续断、桑寄生、山药、菟丝子。

五、其他治疗

1. 西药　西医认为经间期出血系雌激素波动引起子宫内膜突破性出血，目前主要是补充雌激素治疗。具体方法：月经周期的第 5 天开始，每天口服戊酸雌二醇，连续用药 10 天以促进子宫内膜修复，是临床上对本病的主要治疗方法，能起到快速止血的目的，但对下个周期的出血无明显影响。

甲羟孕酮片是一种合成的黄体孕激素，无明显的雄激素反应，还可以拮抗雌激素，黄体酮能使内膜处于分泌期状态，从而改变子宫内膜的脆性，不仅能修复创面还可迅速修复内膜中的螺旋小动脉，更主要是它能抑制内膜过多增生，使内膜萎缩，使得撤药性出血量不多。

地屈孕酮服用方法：口服，早、晚各 10mg。可用于调整周期，用于体内有一定雌激素者，否则疗效不佳。

绒毛膜促性腺激素可以促进卵泡发育，有利于排卵及雌激素释放量提高，用法：月经第五天肌注 150U，连用 5 天，适用于有生育要求的患者。

另外对症止血药物如氨甲环酸，肾上腺色腙，维生素 k，止血芳酸和止血敏等，也可起到暂时止血作用。

2. 针灸

（1）蜂针治疗　蜂毒入血后，通过血脑屏障可激发垂体-肾上腺系统，而脑户、玉枕穴接近下丘脑的位置，从而改善下丘脑-垂体-卵巢轴的调节，逆转雌激素水平，从而改善病理状态，中断经间期出血。

（2）针刺加 TDP 灯照射治疗

主穴：关元、肾俞、子宫穴、血海、三阴交。

操作：治疗前排空小便，先取仰卧位，局部皮肤常规消毒，用 1.5 寸毫针直刺关元、子宫穴，进针 1 寸许，得气后使酸胀感向耻骨会阴处放射为佳。三阴交、血海进针 7 分许，使之得气，上述诸穴留针 20 分钟左右。留针期间，用 TDP 灯照射少腹部，以患者感温热为度。再取俯卧位，用 1.5 寸毫针直刺肾俞穴，进针 7 分许，得气后留针 10 分钟左右。先针刺肝俞后选用天枢、中极、子宫、三阴交、开四关（合谷，太冲）。快速针刺肝俞有行气作用，天枢可行气益胃，子宫具有行气活血调经之效，中极调理冲任，三阴交能健脾胃、补肝肾、调气血，合谷和血调经、行气开窍，太冲可疏肝解郁、行气活血，提高肾阴水平，促进卵泡发育成熟，具备成熟卵子，并且促发排卵，对经间期出血具有一定治疗意义。

3. 封固奇经法　治疗围排卵期出血，用自拟牛角鳃汤进行治疗。处方：锻牛角鳃 30g，鹿角片 10g，炙龟甲 15g，阿胶 12g，乌贼骨 15g，艾叶炭 6g，黄芪 15g，当归 10g，鹿衔草 30g，赤石脂 15g，补骨脂 15g，川续断 15g。加水，文火久煎。每天 1 剂，分头、二煎，早晚分服。如以往排卵期正常者，可在月经第 9～10 天起服，共服 7～10 天。排卵期不规律者，可在以往出血期前 4～5 天起用药。

另外加强锻炼，服用营养的食物，精神放松，思想上不能有过多的压力，对本病也可起到辅助治疗的作用。

六、转归与预后

经间期出血，由于阴精的不足，难以达到充盛，氤氲之时，重阴转阳，转化不顺利，影响子宫、冲任固藏，故出现经间期出血，若阳气不能恢复则出血可延续到经前期；反复出血病情缠绵者，治疗不及时可引起月经周期紊乱，月经淋漓不尽，甚或崩漏、不孕症等。

七、预防与调摄

出血期间应适当休息，避免过度劳累，保持外阴局部清洁，严禁性生活，防止感染。饮食宜清淡富有营养之品，忌滋腻辛燥食物。注意调节情绪，保持心情舒畅，加强体质锻炼。

八、临证参考

经间期出血是妇科常见病、多发病，随着与日俱增的工作压力，快速的生活节奏而有逐年增多的趋势。目前现代医学仍无法阐明其具体发病机理，单纯应用止血、激素等替代对症治疗。经间期是继经后期，阴分充实，重阴转阳，阳气萌发，氤氲之状骤盛，排卵到来的重要转化期，与月经来潮不一样。生理特点表现出分泌较多量的白色透明状的黏液，即生理性带下增多。若此期排出血液，可能有以下的原因：首先阴精不足，重阴不及。正常情况下经间期重阴必阳，若重阴有所不足，转化就不太顺利，子宫血海的固藏受到一定影响，故排卵的同时见有出血；其次，阴精较前更虚，不仅滋长缓慢，而且不能持续高涨，以致经后期延长，转化时阴阳交接不利，因此，出现反复出血；而且阴长至重不及，君相之火偏旺，如有心肝郁火，得阳气内动，其火益旺，旺则迫血伤络，络损血溢，故常致经间期反复出血。若阴虚日久，易损及阳气，因此转化时，一方面阴阳转化不利，另一方面阳气不足，不能行其统藏血液之职，故亦见此期出血。除此之外，在肾阴较虚的病变过程中，常有兼夹湿热、血瘀者，将加剧阴阳转化不利，导致这一时期出血。因此将经间期出血主要责之于肾、肝、脾三脏以及冲任，归结为肾阴虚、肾阳虚、脾肾气虚、湿热郁结、肝郁气滞、血瘀、气血不足等方面，临床疗效肯定，复发率相对较低。

经间期出血，如果仅见点滴，1～2天即净，且偶见1～2次于月经周期中间出现者，病情尚轻，但如出血稍多，时间稍长，伴有明显的临床症状，或者已经影响BBT高温相，或者检验雌激素水平不能与周期后移相同步增长者，病情较重，均宜进行积极调治。

经间期出血的治疗，其重要意义不在于止血，而是经后期尚未出血之前，以预防为主。进入此期后，在于促进重阴转阳的顺利转化，亦即是促进顺利排卵，保证月经周期的正常规律。即肾阴转化为肾阳，肾中阴精充盛，肾精化气，阳气内动，此时是"阴长至重，重阴必阳"的转化过程。肾阴转化为肾阳，相当于西医卵泡期到黄体期，当此时肾阴不足，阴阳转化不协调，相当于西医围排卵期雌激素含量绝对或者相对不足，从而导致阴道出血。若先天禀赋不足，或房劳多产伤及肾脏，导致肾中精血亏虚，阴虚产生内热，在经间期即氤氲乐孕之时，热伏冲任，迫血妄行，致使阴道出血，出血之后，阳气外散，肾中阴阳又趋平衡状态，阴道出血停止，下个月经周期，又再复发；素体肾中阳气不足，命门火衰，阳不固阴，则血溢于外，导致本病的发生；长期的忧思劳倦，或饮食不节，损伤脾气，脾气不足，脾的固摄功能失调，导致脾不统血；经间期湿热之邪停于胞宫，因其性黏滞，阻于胞络，子宫固藏失职；瘀血阻于胞络冲任，血不归经，血海失固。

经间期出血的发生与肾虚、脾虚、湿热、血瘀等因素有关，常采用以下的方法进行治疗。

1. 血中养阴，结合补阳 补养肾阴，主要使"天癸至"能达到一定的水平。女子以血为主，天癸阴精亦与血有关，提高阴精水平，使之达到排卵的要求。首先与补血相结合，以补血药为基础，如养精种玉汤（《傅青主女科》）等，其以四物汤为基础，去川芎之辛温，加山茱萸之酸涩而成，补血还包含着血肉有情之意。补养天癸，应选择血肉有情之品为佳，如在归芍地黄汤方中加入龟甲、紫河车等。其次与补阳相结合，治阴不忘阳。善补阴者，阳中求阴，在补阴方药中加入川续断、菟丝子、巴戟天、肉苁蓉、锁阳、黄芪、党参等1~3味，阴阳互根，有利于阴精的恢复和提高。此外，经间期加入补阴等量的补阳药，如鹿角片、紫石英、蛇床子等，亦有利于重阴转阳的变化。所谓阳主动，动则精化为气，氤氲之状呈现，转化亦开始。

2. 活血以促转化，止血以固冲任 经间期出血不同于其他出血病症，因为出血是由阴转化为阳时所带来的，活血化瘀的方法之所以有促排卵的作用，就是因为能推动阴精转化为阳气。以温阳促转化的方法来促排卵的意义与之相同，必须在阴精有一定的基础而尚嫌不足的情况下始能生效。但是临证亦有用药后出血增多，影响转化者，或者少数阴虚者及有其他疾病合并易出血者，不得不与止血固冲药合用。前人在调治奇经方药中以通涩并施之法，如茜草与乌贼骨合用，逐瘀止血汤（《傅青主女科》）中龟甲与大黄同用。

3. 疏导心肝，解郁清火 临证中常见一些大龄未婚女子的经间期出血证，常反复发作，与心肝郁火有关。治宜清心肝之火，解忧郁，首在疏导，心理和药物疗法合而治之，并佐以滋阴养血助阳等药物。方药选丹栀逍遥散，加入黄连、莲子心、灯心草、炒枣仁、青龙齿等宁心安神之品。配理疏导，可获取较好的临床效果。

4. 利湿祛浊，有助转化 在经间期出血患者中，有部分情况是由于湿浊偏盛，蕴阻于胞脉、冲任之间，因此经间期重阴必阳的转化过程中，阴精处于重的高水平，津液水分随着阴精的高涨而增多，不利于阴转化为阳，湿蕴较甚，势必阻遏转化时气血的流畅。另一方面湿甚易化热，湿热蒸腾，损伤胞脉、胞络，导致这一时期的出血。

九、文献与病案选录

《傅青主女科·带下》："妇人有带下而色红者，似血非血，淋漓不断，所谓赤带也。夫赤带亦是湿病，湿是土之气，宜见黄白之色，今不见黄白而见赤者，火热故也……妇人忧思伤脾，又加郁怒伤肝，于是肝经之郁火内炽，下克脾土，脾土不能运化，致湿热之气蕴于带脉之间；而肝不藏血，亦渗于带脉之内，皆由脾气受伤，运化无力，湿热之气，随气下陷，同血俱下，所以似血非血之形象，现于其色也，其实血与湿不能两分，世人以赤带属之心火误矣。治法须清肝火而扶脾气，则庶几可愈。方用清肝止淋汤。"

《夏桂成妇科经验》："夏师曾治一例较为顽固的经间期出血患者，患者每于经净后5~7天，赤白带下，继则量增多，质黏稠，腰酸头晕，纳欠神疲，小便较少，大便先干后溏，脉濡细，舌红苔根黄白腻厚。曾服乌鸡白凤丸、六味地黄丸，经间出血较前减少，但继续服用后无效。用二至地黄丸、归脾丸，经间出血反有增多，BBT 测定低温相偏高，高温相推迟，有时延至月经周期 20～25 天才能上升，高温相后的 3 天，出血停止，显系阴虚脾弱，湿浊偏盛，蕴而生热，不利于重阴转阳，治以滋阴健脾为主，但亦要加重利湿祛浊，方用碧玉散等，药用马鞭草、萹蓄、车前子、泽泻、山药、龟甲、旱莲草、炒白术、六曲、茯苓、川续断等，于经后第 3 天开始服药，至 BBT 上升后 3 天停服。如是治 5 月，病遂告痊，翌年举一女。"

第八节　崩　漏

崩漏是指经血非时暴下不止或淋漓不尽，前者称崩中或经崩，后者谓之漏下。崩与漏出血情况虽不同，然二者常交替出现，且其病因病机基本一致，故概称为崩漏。本病是月经周期、经期、经量发生严重失常的病证。本病属妇科的疑难急重病证，可发生于月经初潮后至绝经的任何年龄，可导致不孕症。西医学中"无排卵性功能性子宫出血"，属于崩漏范畴，可参考本节治疗。

在春秋战国时期成书的《素问·阴阳别论》首先指出："阴虚阳搏谓之崩。"是泛指一切下血势急的妇科血崩证。

汉代张仲景在《金匮要略方论》中提出："妇人素有癥病，经断未及三月，而得漏下不止者……其癥不去故也，当下其癥，桂枝茯苓丸主之。"首先提出"漏下"之名和素有癥病，另外还对漏下、半产后续下血不止、妊娠下血等不同情况所致的阴道出血进行了初步鉴别。又在《金匮要略方论》的"妇人杂病脉证并治"篇中指出了妇人年五十，病下血数十日不止，温经汤主之，是冲任虚寒兼瘀热互结导致更年期崩漏的证治。

隋代的《诸病源候论》首列"漏下候""崩中候""崩中漏下候"，简明地区分了"崩中"与"漏下"的病名定义，并指出是由于"劳伤气血"或"脏腑损伤"，以致"冲任二脉虚损"，"不能制约经血"为主要病机，还观察到崩与漏可以互相转化。

宋代的《妇人大全良方·调经门》中多处合称崩漏，如"崩漏不止，亦由阴阳盛衰，寒热为邪"。

金元时期的李东垣在《兰室秘藏》中论崩主脾肾之虚，又认为阴虚致崩的机理是"肾水阴虚，不能镇守胞络相火，故血走而崩也"。

明代医家对崩漏的认识较深刻，如方约之在《丹溪心法附余》中提出治崩三法："初用止血以塞其流，中用清热凉血以澄其源，末用补血以还其旧"。后世医家继承并发展了三法的内涵，推陈出新，成为治疗崩漏的"塞流""澄源""复旧"三法。

《景岳全书·妇人规》中对崩漏的论述尤为全面，提出："崩漏不止，经乱之甚者也。"确立了崩漏属严重的月经病范畴。对病因病机提出"先损脾胃，次及冲任"，"穷必及肾"。尤其认为与五脏阴虚阳搏有关，"五脏皆有阴虚，五脏皆有阳搏"，"凡阳搏必属阴虚，络伤必致血溢"。进而提出"凡治此之法，宜审脏气，宜察阴阳。无火者求其脏而培之、补之；有火者察其经而清之、养之"。并且他还创出各证型的方药，如主治"治气虚下陷，血崩血脱，亡阳垂危等证"的举元煎。此外，还提出"若去血过多，血脱气竭者，当速用独参汤提握其气，以防脱绝"，是补气固脱和回阳救逆防脱的急症抢救措施。

清代《傅青主女科》提出"止崩之药不可独用，必须于补阴之中行止崩之法"，其所创制治疗气虚血崩昏暗的"固本止崩汤"和治血瘀致崩的"逐瘀止血汤"均为后世常用。《妇科玉尺》较全面地概括崩漏的病因"究其源则有六大端，一由火热，二由虚寒，三由劳伤，四由气陷，五由血瘀，六由虚弱"。历代医家对于崩漏的理论和临床经验至今仍有研究价值，尤其"治崩三法"非常实用。

一、病因病机

崩漏的发病是肾–天癸–冲任–胞宫轴的严重失调。其主要病机是冲任损伤，不能制约经血，使子宫藏泻失常。导致崩漏的常见病因分虚和实两类，虚指脾虚、肾虚等导致气不能固摄经血，实指血热、血瘀等迫血妄行。

1. 脾虚 素体脾虚，或劳倦思虑、饮食不节损伤脾气。脾气虚不能统摄经血，血失统摄，发为崩漏。如《妇科玉尺》云："思虑伤脾，不能摄血，致令妄行。"

2. 肾虚 先天肾气不足；或少女肾气未盛；或房劳多产损伤肾气；或久病大病穷必及肾，或七七之年肾气渐衰，天癸渐竭，肾气虚则封藏失司，不能制约经血，子宫藏泻失常发为崩漏；或素体肾阴亏虚，或多产房劳耗伤真阴，阴虚失守，虚火动血，迫血妄行，遂致崩漏；或久崩久漏，阴损及阳，阳不摄阴，封藏失职，冲任不固，不能制约经血，形成恶性循环。

3. 血热 素体阳盛血热或阴虚内热；或七情内伤，肝郁化热；或内蕴湿热之邪，热伤冲任，迫血妄行，发为崩漏。

4. 血瘀 七情内伤，气滞血瘀；或热灼、寒凝、虚滞致瘀；或经期、产后余血未净而合阴阳，内生瘀血；或崩漏日久，离经之血为瘀，瘀阻冲任，血不归经而妄行，遂成崩漏。

综上所述，崩漏为病，虽与所有血证一样，可总体概括为虚、热、瘀的机理，但由于脏腑相生相克，脏腑、气血、经络密切相关，又病程日久，易于反复，故用药常需要加入引经药和特效药，如荆芥炭、地榆炭、炮姜等。

另外，虽然以上分为4个原因，但临床常见虚实夹杂、寒热错杂，不可执着于辨主证，用药要灵活多变。因为"肝藏血""脾统血""经水出诸肾"，因此临床所用方药中多有针对肝、脾、肾三脏之药，在此基础上再辨证加减。

二、诊断

1. 病史 注意患者的年龄及月经史，尤须询问以往月经的周期、经期、经量有无异常，有无崩漏史，有无口服避孕药或其他激素，有无宫内节育器及输卵管结扎术史等。此外，还要询问有无内科出血病史。

2. 临床表现　月经周期紊乱，行经时间超过半月以上，甚或数月断续不休；亦有停闭数月又突然暴下不止或淋漓不尽；常有不同程度的贫血。

3. 检查

（1）妇科检查　应无明显的器质性病变，如发现子宫颈息肉、子宫肌瘤应按该病论治。

（2）辅助检查　主要是排除生殖器肿瘤、炎症或全身性疾病（如再生障碍性贫血等）引起的阴道出血，可根据病情需要选做B超、MRI、宫腔镜检查，或诊断性刮宫、基础体温测定等。

三、鉴别诊断

崩漏应与月经不调、经间期出血、赤带、胎产出血、生殖器炎症、肿瘤出血、外阴阴道外伤性出血以及出血性内科疾病相鉴别。

1. 月经先期、月经过多、经期延长　月经先期是周期缩短，月经过多是经量过多如崩，经期延长是行经时间长。这种周期、经期、经量的各自改变与崩漏的周期、经期、经量的同时严重失调易混淆，但上述各病各自有一定的周期、经期和经量可作鉴别。

2. 月经先后无定期　主要是周期提前或推后，但多在2周内波动，即提前或推后7天以上2周以内，经期、经量基本正常。

3. 经间期出血　崩漏与经间期出血都是非时而下，但经间期出血发生在两次月经中间，颇有规律，且出血时间仅2~3天，不超过7天左右自然停止。而崩漏是周期、经期、经量的严重失调，出血不能自止。

4. 赤带　赤带与漏下的鉴别要询问病史，进行检查，赤带以带中有血丝为特点，月经正常。

5. 胎产出血　崩漏应与妊娠早期的出血性疾病如胎漏、胎动不安，尤其是异位妊娠相鉴别，询问病史做妊娠试验和B超检查可以明确诊断。产后出血病尤以恶露不绝为多见，可询问病史，恶露不绝发生在产后。

6. 生殖器肿瘤出血　临床可表现如崩似漏的阴道出血，必须通过妇科检查或结合B超、MRI检查或诊断性刮宫，可以明确诊断以鉴别。

7. 生殖系炎症出血　如宫颈息肉、宫内膜息肉、子宫内膜炎、盆腔炎等，其临床常表现如漏下不止，可通过妇科检查或诊断性刮宫或宫腔镜检查以助鉴别。

8. 外阴外伤出血　注意排除外阴阴道外伤性出血，如跌打损伤、暴力性交等，询问病史和妇科检查可鉴别。

9. 内科血液病　内科出血性疾病如再生障碍性贫血、血小板减少性紫癜等，在来月经时可由原发内科血液病导致阴道出血过多，甚至暴下如注，或淋漓不尽。通过血液分析、凝血因子的检查或骨髓细胞的分析可鉴别。

四、辨证论治

崩漏的治疗，多根据发病的缓急和出血的新久，本着"急则治其标，缓则治其本"

的原则，灵活运用塞流、澄源、复旧的治崩三法。

塞流：即是止血，用于暴崩之际，急当塞流止血防脱。具体用药详见急症处理。

澄源：正本清源，亦是求因治本，是治疗崩漏的重要阶段。一般用于出血减缓后的辨证论治，常用健脾益气、凉血止血等治法。虽然在治疗上一般会加入一点止血药，但忌讳全方全是止血药物。具体用药详见出血期辨证论治。

复旧：即固本善后，是巩固崩漏治疗的重要阶段，用于止血后恢复健康。根据不同年龄，不同体质等进行调理月经周期。治法常采取补肾、健脾、疏肝等，常以补肾为主。具体用药详见止血后治疗。

崩漏辨证，大体上分为虚实二证，但临床又常见虚实夹杂，因此二者不能截然分开，所采用的塞流、澄源、复旧的治崩三法也不能完全分开。临床常采用多种治法，即合法，这也是妇科疾病中的常用治疗思路。

（一）急症处理

崩漏属血证、急证。根据"急则治其标，缓则治其本"的原则，暴崩之际，急当"塞流"止崩，以防厥脱，视病情及条件可选择下列方法。

1. 补气摄血止崩　暴崩下血，"留得一分血，便是留得一分气"，补气摄血止崩最常用。若患者有气虚使用该治法疗效更佳，若无明显气虚也可搭配使用。方选独参汤（高丽参10g）水煎服；或丽参注射液10mL，加入50%葡萄糖液40mL，静脉推注；或丽参注射液20~30mL，加入5%葡萄糖液250mL，静脉点滴。

2. 温阳止崩　若出现阴损及阳，血无气护时，症见血崩如注，动则大下，卧不减势，神志昏沉，头仰则晕，胸闷泛恶，四肢湿冷，脉芤或脉微欲绝，血压下降。病情已陷入阴竭阳亡危象，急须中西医结合抢救：中药宜回阳救逆，温阳止崩，急投参附汤（《伤寒论》）：高丽参10g，熟附子10g，急煎服。亦可选用参附注射液或六味回阳汤（《景岳全书》）：人参、制附子、炮姜、炙甘草、熟地黄、当归。原方治中寒或元阳虚脱，危在顷刻者。

3. 滋阴固气止崩　使气固阴复血止。急用生脉注射液或参麦注射液20mL加入5%葡萄糖液250mL静脉点滴。煎剂方选生脉二至止血汤（《中医妇科验方集锦》）。

4. 祛瘀止崩　使瘀血祛除，经血能在冲任正常运行。

（1）三七粉3~6g，温开水冲服。

（2）宫血宁胶囊，每次2粒，一日3次，温开水送服。此胶囊为单味重楼（七叶一枝花）研制而成。

5. 艾灸止血　艾灸百会穴、隐白穴（双侧）、大敦穴（双侧）。

6. 西药或手术止血　主要是输液、输血补充血容量以抗休克或激素止血（见后面无排卵型功血）。对于顽固性崩漏，不论中年或更年期妇女，务必行子宫诊刮术，送病理检查，一方面止血，另一方面及早排除子宫内膜腺癌，以免贻误病情。

（二）出血期辨证论治

出血期辨证，即澄源，应找到导致崩漏的病因。出血期辨证，关键在于辨别虚实，虽然虚实夹杂，但要分清主次。虚者多因脾虚、肾虚；实者多因肝火、血热、血瘀。出血期，当根据出血呈现的量、色、质特点，初辨其证的虚、实、寒、热；经血非时暴下，量多势急，继而淋漓不止，色鲜红或深红，质稠者，多属热证；经血非时暴下或淋漓难尽，色淡质稀，多属虚证；经血非时而至，时崩时闭，时出时止，时多时少，色紫暗有块或伴腹痛者，多属血瘀；经血暴崩不止，或久崩久漏，血色淡暗，质稀，多属寒证。同时也可借鉴西医检查进行辨证，若崩漏期间子宫内膜不厚（如 7mm 以下），可以采用补气升提，化瘀止血法进行治疗；若子宫内膜厚（如 14mm 以上），多采用清热凉血，化瘀止血之法治疗。临证时须结合全身脉证和必要的检查综合分析。

（三）虚证

1. 脾虚证

主要证候：经血非时暴下不止，或淋漓日久不尽，血色淡，质清稀；面色萎黄或淡白，神疲气短，或面浮肢肿，小腹空坠，四肢不温，纳呆或食多腹胀，便溏；舌质淡胖，边有齿印，苔白润或滑，脉沉细弱。妇科 B 超常显示子宫内膜偏薄（7mm 以下）。

证候分析：脾虚中气虚弱甚或下陷，脾气统摄经血，故经血暴下或淋漓不尽；气虚火不足，故经色淡质清稀；神疲气短、小腹空坠，舌淡胖，脉沉细弱均为脾虚气弱之象。

治法：补气摄血，固冲止崩。

方药：固本止崩汤（《傅青主女科》）或固冲汤（《医学衷中参西录》）。

固本止崩汤：熟地黄　白术　生黄芪　人参　当归　黑姜

原方治气虚血崩昏暗。

方中人参、黄芪大补元气，升阳固本。白术健脾资血之源又统血归经。因崩漏耗血，熟地黄、当归滋阴养血又可防止血虚生内热，热迫血行。佐黑姜既可引血归经，更有补火温阳收敛之妙。全方气血两补，使气壮固本以摄血，血生沛气能涵阳。气充而血沛，阳生而阴长，冲脉得固，血崩自止。

气虚运血无力易于停留成瘀，常加三七、茜草、益母草。据临床研究报道益气化瘀止血法是崩漏出血期的重要治法。

固冲汤：白术　生黄芪　龙骨　牡蛎　山茱萸　生杭芍　海螵蛸　茜草　棕边炭　五倍子

此方在临床非常好用，也是合法（多种治法结合）的代表方。若能使用得当，常 3 剂即能止血。

方中生黄芪、炒白术健脾益气以统摄经血；煅龙骨、煅牡蛎潜肝阳，防止肝火妄动，同时也能收敛止血；山茱萸、白芍补肝，使肝能藏血，同时白芍也能养血。茜草有止血、祛瘀血的作用，加入海螵蛸、棕榈炭收敛止血，为特效药用法。

2. 肾虚证

（1）肾气虚证

主要证候：多见于青春期少女或经断前后妇女出现经乱无期，出血量多，势急如崩，或淋漓不尽，或由崩而漏，由漏而崩反复发作，色淡红或淡暗，质清稀；面色晦暗，眼眶暗黑，小腹空坠，腰膝酸软；舌淡暗，苔白润，尺脉沉弱。

证候分析：青年肾气未盛，更年期肾气渐虚，或中年房劳胎产损伤肾气，肾气虚衰，封藏失司，不能制约经血，故经乱无期，出血量多或淋漓不止，色淡红或淡暗，质清稀；腰膝酸软，舌淡暗、尺脉沉弱均为肾气虚之象。

治法：补肾益气，固冲止血。

方药：加减肉苁蓉菟丝子丸（《中医妇科治疗学》）加党参、黄芪、阿胶。

加减肉苁蓉菟丝子丸：熟地黄　肉苁蓉　覆盆子　当归　枸杞子　桑寄生　菟丝子　艾叶

原方治肾虚不孕。

方中肉苁蓉、菟丝子、覆盆子温补肾气，菟丝子补阳益阴，熟地黄滋肾补精，阴阳双补，使肾气充盛，封藏密固以止崩；黄芪、党参补气摄血；艾叶固冲、止血；枸杞子、桑寄生补肝肾；当归补血活血，引血归经。

（2）肾阳虚证

主要证候：经乱无期，出血量多或淋漓不尽，或停经数月后又暴下不止，血色淡红或淡暗，质稀；面色晦暗，肢冷畏寒，腰膝酸软，小便清长，夜尿多；眼眶暗，舌淡暗，苔白润，尺脉沉细无力。

证候分析：肾阳虚衰，阳不摄阴，封藏失司，冲任不固，故经乱无期，出血量多或淋漓不尽。肾阳虚，血失温煦，故色淡红质稀。肢冷畏寒，舌淡暗，尺脉沉细均为肾阳不足之征象。

治法：温肾益气，固冲止血。

方药：右归丸（《景岳全书》）加党参、黄芪、三七。

右归丸：熟地黄　山药　山茱萸　枸杞子　菟丝子　鹿角胶　杜仲　肉桂　当归　制附子

原方治元阳不足或先天禀赋不足或劳伤过度以致命门火衰，速宜益火之源以培右肾之元阳。肾为水火之脏，阴阳互根，元阳不足当以水中求之。

方中熟地黄滋肾养血、填精益髓，配山茱萸、山药，取六味地黄丸中"气补"以生水；附子、肉桂温肾壮阳，补益命门，温阳止崩，又使水火互济；鹿角胶是血肉有情之品，补命火，温督脉，固冲任；菟丝子、杜仲温补肝肾；当归、枸杞子养血柔肝益冲任；加党参、黄芪补气摄血；加三七化瘀止血。

（3）肾阴虚证

主要证候：经乱无期，出血量少淋漓累月不止，或停闭数月后又突然暴崩下血，经色鲜红，质稍稠；头晕耳鸣，口渴，腰膝酸软，五心烦热，夜寐不宁；舌体瘦，舌红，少苔或有裂纹，脉细数。

证候分析：肾水阴虚，冲任失守，故经乱无期，淋漓不止或暴崩；阴虚内热，故经色鲜红稍稠；头晕耳鸣、腰膝酸软、五心烦热、舌红少苔、脉细数均为肾阴虚之象。

治法：滋肾益阴，固冲止血。

方药：左归丸（《景岳全书》）合二至丸。

左归丸：熟地黄　山药　枸杞　山茱萸肉　川牛膝　菟丝子　鹿角胶　龟甲胶

左归丸原方治真阴肾水不足，速宜壮水之主以培左肾之元阴而精血自充矣。

方中熟地黄、山茱萸、山药滋补肝肾，为六味地黄丸中"三补"；配龟甲胶、鹿角胶调补肾中阴阳，且龟甲胶补任脉之虚，鹿角胶补督脉之弱；二至丸加枸杞子、菟丝子补肝肾，益冲任；川牛膝补肝肾，又能活血，也可替换成白芍养血平肝。若肾阴虚不能上济心火，或阴虚火旺，烦躁失眠，心悸怔忡，可加生脉散，加强益气养阴，宁心止血之功。

（4）血虚热证

主要证候：经来无期，量少淋漓不尽（比较常见）或量多势急，血色鲜红；面颊潮红，烦热少寐梦多，咽干口燥，便结，舌红，少苔，脉细数。

证候分析：阴虚内热，热扰冲任血海，量少淋漓不止或量多势急；热灼阴血，其色鲜红；面颊潮红，烦热少寐，口干便结，舌红少苔，脉细数均为阴虚内热之征象。

治法：养阴清热，固冲止血。

方药：上下相资汤（《石室秘录》）。

上下相资汤：熟地黄　山茱萸　人参（临床常用党参或太子参替代）玄参　沙参　当归　麦冬　北五味　牛膝　车前子

原方作者谓："吾今定一奇方，上下兼补，名上下相资汤。"治血崩亡血而无以生精，精涸口舌燥裂之证。

方中地黄、山茱萸滋肾养阴为君；人参、沙参益气润肺为臣；玄参、麦冬、玉竹增液滋水降火；车前子补肾又利湿，使补而不滞；牛膝补肝肾。方内含增液汤滋水，更有生脉散益气养阴止血，清心除烦安神。全方滋肾为主，而佐以润肺之药，上润肺阴，下滋肾水，子母相资，上下兼润，庶使精生液长，血生津还，共奏养阴清热、固冲止血之功。

出血淋漓不止，久漏必有瘀，加失笑散、三七、茜草等化瘀止血；若阴虚阳亢，烘热汗出，加白芍柔肝，龟甲、牡蛎育阴潜阳。

（四）实证

1. 血实热证

主要证候：经来无期，经血突然暴崩如注，或淋漓日久难止，血色深红，质稠；口渴烦热，便秘溺黄；舌红，苔黄，脉滑数。妇科 B 超常显示子宫内膜偏厚。

证候分析：实热内蕴，损伤冲任，血海沸溢，迫血妄行，故经来无期，突然暴崩如注或淋漓日久难止；血为热灼，故血色深红质稠；口渴烦热，舌红苔黄，脉滑数，均为实热内蕴之象。

治法：清热凉血，固冲止血。

方药：清热固经汤（《简明中医妇科学》）。

清热固经汤：龟甲　牡蛎　阿胶　生地黄　地骨皮　山栀　黄芩　地榆　陈棕炭　生藕节　生甘草

方中黄芩、山栀清热泻火；生地黄、地榆、藕节清热凉血，固冲止血；地骨皮、龟甲、牡蛎育阴潜阳，龟甲又能补任脉之虚；阿胶补血止血；陈棕炭收涩止血；生甘草调和诸药。诸药各司其职，集清热、泻火、凉血、育阴、胶固、炭涩、镇潜、补任、固冲多种止血法于一方之中，能收清热凉血，固冲止血之功。

若兼见心烦易怒，胸胁胀痛，口苦，脉弦数，为肝郁化热或肝经火炽之证，治宜清肝泻热止血，上方加逍遥散、夏枯草、龙胆草清泻肝热；若兼见少腹或小腹疼痛，或灼热不适，苔黄腻者，为湿热阻滞冲任，上方合二妙散（《丹溪心法》），加茵陈清热利湿，去阿胶之滋腻。

2. 血瘀证

主要证候：经血非时而下，量时多时少，时出时止，或淋漓不断，或停闭数月又突然崩中，继之漏下，经色暗有血块；行经时小腹疼痛明显或胀痛；舌质紫暗或尖边有瘀点，脉弦细或涩。妇科 B 超常显示子宫内膜薄。

证候分析：冲任、子宫瘀血阻滞，新血不安，故经血非时或淋漓不断；离经之血时聚时散，故出血量时多时少，时出时止或崩闭交替，反复难止；瘀阻冲任、子宫，不通则痛，故小腹疼痛；舌质紫暗或尖边有瘀点，脉弦细或涩均为血瘀之证。

治法：活血化瘀，固冲止血。

方药：逐瘀止血汤（《傅青主女科》）。

逐瘀止血汤：生地黄　大黄　赤芍　牡丹皮　当归尾　枳壳　龟甲　桃仁

原方治闪跌血崩。

方从桃红四物汤合桃仁承气汤加减化裁而成。重用生地黄以清热凉血，酒炒寓止于行；当归尾、桃仁、赤芍祛瘀止痛；牡丹皮行血泻火；大黄凉血逐瘀下滞，配枳壳下气，加强涤荡瘀滞之功；妙用龟甲养阴化瘀。朱丹溪《本草衍义补遗》言龟甲"主阴血不足，去瘀血"。李士材《本草图解》亦云龟甲"去瘀血，生新血"。可知龟甲一药，既能养阴以生新，又能化瘀。临证中常加三七、茜草加强化瘀止血之功。

综上，引起崩漏的原因较多，但临床单一病因并不多，因此辨主证，用主方的思路有时并不实用。该病常常肝、脾、肾三脏功能失常同时存在，也可同时有气血同病。另外崩漏日久，阴血亏虚，气随血耗，常变为气阴两虚，阴血亏虚又可生内热；久崩久漏，离经之瘀血又可阻滞经络；该病阴损日久及阳，又可变为日久化寒的崩漏。但无论怎么变化，也不逃肝脾肾和气血问题，只需辨别主次，攻补兼施，寒温并用。若久治仍不愈，应考虑以下两个问题。一是有无合并感染邪毒，崩漏日久，血室正开，正气亏虚，邪毒乘虚而入，与经血相搏，故使崩漏不止；二是查明有无恶变。可行诊断性刮宫术，即可止血，又能明确诊断。

（五）止血后治疗

止血后以复旧为主，结合澄源，是巩固疗效，不易复发的关键。

根据不同年龄给予患者个体化治疗。对青春期患者，有两种治疗目标：一是调整月经周期，并建立排卵功能以防复发；二是调整月经周期，不强调有排卵，因青春期并非生殖最佳年龄，可让机体在自然状态下逐渐去健全排卵功能，一般不提倡使用西药促排卵药物。对生育期患者，多因崩漏而导致不孕，故从肝、脾、肾同调以解决怀孕问题。至于更年期患者，主要是解决因崩漏导致的体虚贫血，防止复发及预防恶性病变。

寒热虚实均可导致崩漏，出血期多见标证或虚实夹杂证，但崩漏血止后常显本证或虚证。针对病因病机进行辨证论治以复旧。可参照出血期的辨证论治，但应去除各方中的止血药。思路主要以改善体质为主，用药以扶正为主。临床常用的治疗方法有如下几种。

1. 中药人工周期疗法　由于"经本于肾"，"经水出诸肾"，月经病的治疗原则重在补肾治本以调经。故对青春期、生育期患者的复旧目标，主要是调整肾–天癸–冲任–胞宫生殖轴，以达到调整月经周期或同时建立排卵功能。常可采用中药人工周期疗法：分别按卵泡期、排卵期、黄体期、行经期，以补肾为主设计促卵泡汤、促排卵汤、促黄体汤、调经活血汤的序贯治疗。其中卵泡期补肾健脾养血，排卵期补肾活血促排卵，黄体期补肾养血疏肝，行经期温经理气活血。一般连用3个月经周期以上，可望恢复或建立正常的月经周期，有的可建立或恢复排卵功能，恢复怀孕能力。

若是更年期崩漏患者，在排除器质性和恶性病变后，常以健脾养血善后，方用人参养荣汤。

2. 先补后攻法　根据月经产生是肾阴阳转化，气血盈虚变化的结果，同样以补肾为主，多从止血后开始以滋肾填精、养血调经为主进行治疗。常选左归丸或归肾丸等先补3周左右，第4周在子宫蓄经渐盈的基础上改用活血化瘀法通经，多选桃红四物汤加香附、小茴香、益母草、川牛膝、鸡血藤。这是传统的调经法。同样可达到调整月经周期或促进排卵的治疗目的。

3. 中西医结合治疗　单纯中医治疗始终无法治愈者，可根据病情需要，采用中医治疗结合激素治疗（可参见后文的无排卵型功血）。

4. 手术治疗　对久治不愈的顽固性崩漏，或已经进行刮子宫内膜送病理检查，提示有恶变倾向者，宜手术治疗。手术方法分别选择诊刮术、宫内膜切除术或全子宫切除术。

五、其他治疗

1. 艾灸治疗　主穴选百会、隐白（双）、足三里（双）。患者无明显热证（舌不红、苔不黄），可以在以上穴位上进行艾灸，不用辨证，若能灵活辨证加减则效果更佳。每日1次，每次每穴30分钟至1小时不等。

2. 耳穴贴压　用王不留行籽耳穴贴贴耳部三角窝和肾，每次贴一只耳朵，每天按压

3 次，一次按压 3 分钟，使耳朵发红发热，3 日后贴另外一只耳朵。双侧交替贴压。效果快者，3 日即可停经。

3. 中成药治疗

（1）独一味胶囊 活血止痛，化瘀止血。适合多种崩漏的辅助治疗。

（2）补中益气丸 具有健脾益气的作用。常用于脾虚证的崩漏。

（3）宫血停颗粒 具有补益脾肾、化瘀止血的作用。常用于脾肾亏虚，气虚血瘀证崩漏。

（4）驴胶补血颗粒 具有补血、益气、止血的作用。主要用于血虚证患者崩漏止血后的巩固治疗。

（5）右归丸 具有温补肾阳的作用。主要用于肾阳虚证的崩漏，也作为肾阳虚证患者崩漏止血后的巩固治疗。

六、转归与预后

崩漏转归，常多脏受累，气血同病，因果转化。崩漏的预后与发育和治疗相关。青春期崩漏随发育渐成熟，肾–天癸–冲任–胞宫生殖轴协调，最终可建立正常排卵的月经周期。少数发育不良或治疗不规范者，易因某些诱因而复发。生育期崩漏，正值排卵旺盛期，有部分病者有自愈趋势，大多可恢复或建立正常排卵周期，达到经调而后生育。亦有少数患者，子宫内膜长期增生过长伴发不孕症，有转变为子宫内膜腺癌的危险。更年期崩漏疗程相对较短，止血后健脾补肾养血消除虚弱症状。少数须手术治疗或促使其绝经以防复发，并注意排除恶性病变。

七、预防与调摄

崩漏是可以预防的，重视经期卫生，尽量少使用性激素，避免或减少宫腔手术；早期治疗月经过多、经期延长、月经先期等出血倾向的月经病，以防发展成崩漏。崩漏一旦发生必须及早治愈。崩漏调摄首重个人卫生防感染，次调饮食增营养，并注意早睡觉、避风寒、忌冷饮、适劳逸、畅情怀。

八、临证参考

崩漏是指月经周期、经期、经量发生严重失常的疑难急重病证，大量出血可危及生命。崩漏下血，气随血耗，阴随血伤，离经之血为瘀，不论病发何因，最易出现气阴（血）两虚夹瘀的结果。因此用药常攻补兼施，寒温并用。崩漏为难治之症，治愈所需时间较长。但无论病机如何复杂，都可分为虚实二证，虚证主要指因脾虚和肾虚导致气不固摄，实证主要是指肝火、血热、瘀血等迫血妄行（热迫血行较多），哪怕虚实夹杂，也有主次之分（以实为主或以虚为主）。

1. 首先辨别出血急症期、出血病情稳定期和血止后进行调理。若是急症则按急症处理，若是后两种情况即辨证论治。其中出血病情稳定期需要加入止血特效药，血止后调理不加止血特效药。另外只要是出血期间的患者，尽量查血常规，一来看有无血液系统疾病，二来看是否贫血，若有贫血，按照内科贫血进行治疗。

2. 出血病情稳定期，一般加入的止血药有化瘀止血药和收敛止血药。化瘀止血药用茜草、三七等。收敛止血药比较常用的有荆芥炭、棕榈炭、海螵蛸，若是偏于虚寒，则用仙鹤草、炮姜、艾叶炭等；若偏于热，则可用地榆炭。

3. 不论是在出血病情稳定期还是在血止后调理，都可以加入的药有补血药、补肝药、健脾益气药。因为崩漏失血须补血，肝藏血，补肝则肝能藏血，同时肝阳不易上亢，肝气也不易郁结。健脾益气增强气统摄经血的能力。补血药主要用当归、阿胶；补肝药主要用白芍、山茱萸；健脾益气药主要用生黄芪、炒白术、升麻。

4. 若不能明确辨证，则采用合法治疗，取各治法于一体，各证型代表方的核心药物于一方。如取脾气虚证中生黄芪、炒白术，取肾虚证中的熟地黄、山茱萸，取血虚热证中的沙参、地骨皮，取血实热证中的黄芩、生地黄，取血瘀证中的牡丹皮、茜草。再结合上面第 2 条和第 3 条的必用药，就可以组出以下新的方药，不过还需根据具体辨证调整用药比例。这种治法称为合法，方称为合方。通过以上方法组出的方药就和安冲汤（《医学衷中参西录》）很相似了，临床也常将此方作为治疗崩漏的基本方。

九、文献与病案选录

《女科经纶》一书中引李东垣之言："经漏不止……前虽属热，下焦久脱，已化为寒。久沉久降，寒湿大盛，当急救之。"

《丹溪心法·崩漏》："故忽然而下，谓之崩中暴下。治宜当大补气血之药举养脾胃，微加镇坠心火之药治其心，补阴泻阳，经自止矣。"

《罗元恺医案选》："崩漏的治法，自金元以后，医者着重'脾统血'的机理，多采取补脾摄血之法治疗。此法在出血期间，虽能取效于一时，但往往未能促进排卵，恢复正常月经周期，因而容易反复发作，不能根治，这是未有从肾为冲任之本这一机理来考虑。肾主先天，五脏之阴气，靠肾阴来滋养；五脏之阳气，赖肾阳来生发；月经的正常出现与停止，更取决于肾气的盛衰。从临床实践体验，对本病的治法，补脾必须补肾。在出血期间，可先以补气健脾为主，而收固气摄血之效；出血缓止后，则应着重补肾，兼理肝脾气血，以巩固疗效而调整周期，这才是固本之治。"

《医学衷中参西录》中关于安冲汤记有医案三则如下。

友人刘某其长子妇，经水行时，多而且久，淋漓八九日始断。数日又复如故。医治月余，初稍见轻，继又不愈。延愚诊视，观所服方，即此安冲汤，去茜草、螵蛸。遂仍将二药加入，一剂即愈。又服一剂，永不反复。

刘某疑而问曰：茜草、螵蛸，治此证如此效验，前医何为去之？答曰：彼但知茜草、螵蛸能通经血，而未见《内经》用此二药雀卵为丸，鲍鱼汤送下，治伤肝之病，时时前后血也。故于经血过多之证，即不敢用。不知二药大能固涩下焦，为治崩之主药也。

一妇人，年三十余。夫妻反目，恼怒之余，经行不止，且又甚多。医者用十灰散加减，连服四剂不效。后愚诊视，其右脉弱而且濡。询其饮食多寡，言分毫不敢多食，多即泄泻。遂投以此汤，去黄，将白术改用一两。一剂血止，而泻亦愈。又服一剂，以善其后。

一妇人，年二十余。小产后数日，恶露已尽，至七八日，忽又下血。延医服药，二十余日不止。诊其脉，洪滑有力，心中热而且渴。疑其夹杂外感，询之身不觉热，又疑其血热妄行，遂将方中生地黄改用一两，又加知母一两，服后血不止，而热渴亦如故。因思此证，实兼外感无疑。遂改用白虎加人参汤以山药代粳米。方中石膏重用生者三两。煎汤两盅，分两次温饮下。外感之火遂消，血亦见止。仍与安冲汤，一剂遂痊愈。又服数剂，以善其后。

附：功能失调性子宫出血

功能失调性子宫出血，简称功血，是由于下丘脑－垂体－卵巢轴功能失调，而并非器质性病变引起的异常子宫出血。功血可发生在月经初潮后至绝经间的任何年龄。功血可分为无排卵型和有排卵型，临床上的功血大部分属于无排卵型。无排卵型功血属中医崩漏范畴，可参考崩漏的辨证论治，有排卵型与中医月经先期、月经过多、经期延长和经间期出血等病证相似，可参考相应章节治疗。

一、无排卵型功血

1. 西医病因 无排卵型功血发生于青春期和围绝经期妇女，但二者的发病机制不完全相同。青春期下丘脑和垂体的调节功能未成熟，与卵巢间尚未建立稳定的周期性调节和正负反馈联系。此时虽有一批卵泡生长，但发育到一定程度即发生退行性变而无排卵，形成闭锁卵泡。围绝经期妇女卵巢功能衰退，卵泡几乎已耗尽，尤其剩余卵泡对垂体促性腺激素的反应性低下，雌激素分泌量锐减，对垂体负的反馈减弱，于是促性腺激素升高，发生无排卵功血。无排卵型功血指各种原因导致的无排卵均可导致子宫内膜受单一雌激素刺激，且无孕酮对抗，故发生雌激素突破性出血。若低水平雌激素维持在阈值水平，可发生间断性少量出血，内膜修复慢，出血时间延长；若高水平雌激素维持在有效浓度，内膜长期增生，则可引起长时间闭经，因缺乏孕激素的参与，子宫内膜厚而不牢固，易发生急性突破性出血，出血量多。无排卵性功血也可以由于雌激素撤退而致出血。

2. 临床表现 临床最常见的症状是子宫不规则出血，特点是月经周期紊乱，经期长短不一，出血量时多时少，甚至大量出血。有时先有数周或数月停经，然后发生不规则出血，血量往往较多，不能自止。有时一开始即为不规则阴道出血，出血期间无明显下腹痛，多伴不同程度的贫血，甚至发生失血性休克。妇科检查子宫软，大小正常。

3. 诊断

（1）病史 注意患者的年龄、月经史、婚育史、避孕措施、肝脏病、血液病、甲状腺疾病、垂体疾病，有无精神过度紧张或情绪打击等影响月经的因素。

（2）体格检查 包括全身检查、妇科检查。以排除全身性疾病及生殖系统器质性疾病。

（3）辅助诊断

①基础体温（BBT）：为单相改变，提示无排卵。

②B超：可见小卵泡发育，无卵泡成熟及排卵。了解子宫大小、形状、内膜增厚、有无器质性病变。

③诊断性刮宫：对已婚生育期和围绝经期妇女，药物治疗无效时，为排除子宫内膜病变和达到止血目的，必须进行全面刮宫，尤其是宫底及两侧宫角部。子宫内膜病理检查多见增生期变化或增生过长。

④宫腔镜检查：止血后3～7天内进行。镜下可见子宫内膜增厚或不增厚。在子宫镜直视下选择病变区进行活检，可提高内膜病变诊断率。

⑤宫颈黏液结晶检查：经前检查仍出现羊齿植物叶状结晶提示无排卵。

⑥阴道脱落细胞涂片检查：一般表现为中、低度雌激素影响。

⑦性激素测定：酌情检查促卵泡生成激素（FSH）、促黄体生成素（LH）、雌二醇（E_2）、催乳素（PRL）等，为确定有无排卵，可测定血清孕酮（P）。

4. 鉴别诊断

（1）全身性疾病　血液病、高血压、肝病及甲状腺功能低下等均可引起子宫出血，通过相关检查可鉴别。

（2）生殖器肿瘤　子宫内膜癌、子宫颈癌和卵巢功能性肿瘤均可引起子宫出血，通过妇科检查和辅助检查可以明确诊断。

（3）生殖器炎症　如宫内膜息肉、宫颈息肉、子宫内膜炎易发生不规则阴道出血。

（4）异常妊娠　如流产、异位妊娠、葡萄胎等可先有停经后见阴道出血，可通过检查进行鉴别。

此外不规范服用避孕药或某些疾病需使用卵巢激素，也可引起子宫出血，详问病史常可确诊。

5. 治疗

（1）一般治疗　患者多呈贫血貌，应加强营养，改善全身情况。可补充铁剂（如右旋糖酐铁片）、维生素C和蛋白质。贫血严重者须输血。预防感染，注意休息，适当使用凝血药物减少出血。

（2）中医药治疗　借鉴中医药对崩漏的辨证论治治疗功血。

（3）西药治疗　主要是内分泌激素治疗，对不同的患者应选择不同的方法。青春期及生育期以止血、调整周期、促卵巢排卵为主；围绝经期妇女以止血后调整周期、减少经量防止子宫内膜病变为原则。尽可能用最低有效剂量，并进行严密观察，此时辅助使用促进凝血和抗纤溶药物以止血。

①止血：对大量出血患者，要求在性激素治疗6小时内见效，24～48小时内出血基本停止。

a.孕激素：无排卵性功血由单一雌激素刺激所致，补充孕激素使处于增生期或增生过长的子宫内膜转化为分泌期，停药后内膜脱落，出现撤退性出血。由于此种内膜脱落较彻底，类似月经 3～7 天干净，故又称"药物性刮宫"，是长期受雌激素作用患者的首选药物。围绝经期妇女，可用对内膜作用效价较高的炔诺酮（妇康片）5～7.5mg 口服，每 6 小时 1 次。一般用药 4 次后出血量明显减少或停止，改为 8 小时 1 次，2～3 日止血后，每 3 日递减 1/3 量，直至维持量每日 2.5～5mg，持续到血止后 20 日停药，停药后 3～7 天发生撤退性出血。

b. 雌激素：应用大剂量雌激素可迅速提高血内雌激素浓度，促使子宫内膜生长，短期内修复创面而止血，适用于内源性雌激素不足者，主要用于青春期功血。可用己烯雌酚。此法对存在血液高凝状态或有血栓性疾病病史的患者禁用。

c. 雄激素：有对抗雌激素减轻盆腔充血的作用，但无止血作用，大出血时单独使用效果不佳。用于更年期患者。

其他止血药卡巴克洛（安络血）、酚磺乙胺（止血敏）可减少微血管通透性；6-氨基己酸、对羧基苄胺可抑制纤维蛋白溶酶，有减少出血的辅助作用。

②调整月经周期：上述使用性激素止血后应继续用药以控制周期，一般连续用药 3 个周期。在此过程中务必积极纠正贫血，增强体质。常用的调整月经周期的方法有：雌孕激素序贯疗法、雌孕激素合并应用、孕激素后半周期疗法等。

③促排卵法：一般用于月经周期已基本得到控制后，目的是恢复排卵功能，尤适用于不孕患者。同时应用 B 超监测排卵，尽早发现异常情况。

a. 氯米芬：适用于体内有一定水平雌激素的功血患者。于出血第 5 日起，每晚服 50mg，连续 5 日。若排卵失败，可重复用药，用量逐渐增至 100～150mg/d。若内源性雌激素不足，可配合少量雌激素，一般连用 3 个月，不宜长期应用，以免发生卵巢过度刺激综合征。

b. 绒促性素（HCG）：一般与其他促排卵药联用，B 超监测卵泡发育接近成熟时，可大剂量肌内注射 HCG5000～10000U 以诱发排卵。

c. 尿促性素（HMG）：出血干净后每日肌注 HMG1～2 支，直至卵泡发育成熟，停用 HMG，加用 HCG5000～10000U，肌内注射，提高排卵。注意使用 HMG 时易并发卵巢过度刺激综合征，故仅用于对氯米芬效果不佳、要求生育的功血患者。

（4）手术治疗　根据患者的年龄及病情选择手术方式。

①诊断性刮宫术：最常用，一般能迅速止血和明确诊断，尤其是更年期功血。宜常规诊刮，最好在宫腔镜下分段诊刮。

②子宫内膜部分切除术：在宫腔镜直视下用电凝或激光破坏内膜，尤适合于绝经前后的功血患者和经激素治疗无效且无生育要求的生育期功血患者，是替代子宫切除的现代治疗手段。

③子宫切除术：是各种治疗方法无效时采用的最后手段。特别是 40 岁以上，病理诊断子宫内膜复杂性增生，甚至伴有不典型增生者，可由患者和家属知情选择。现已很少用于治疗功血。

二、排卵型功血

1. 病因病理　排卵型功血，相比无排卵型功血较少见，多发生于生育期妇女，卵巢虽有排卵，但由于卵泡发育不良或下丘脑垂体功能不足，引起排卵后黄体功能异常。常见有两种类型：黄体功能不足和子宫内膜不规则脱落。

（1）黄体功能不足　导致黄体功能不足的因素很多，如月经周期中，患者有卵泡发育和排卵，但黄体期孕激素分泌不足或黄体过早衰退，导致子宫内膜分泌反应不良。另外还有生理性因素如初潮、分娩后及绝经前，也可能出现下丘脑-垂体-卵巢轴的功能紊乱，导致黄体功能不足的发生。

（2）子宫内膜不规则脱落　在月经周期中，患者有排卵，黄体发育良好，但萎缩过程延长，导致子宫内膜不规则脱落。这是由于下丘脑-垂体-卵巢轴调节功能紊乱引起黄体萎缩不全，内膜持续受孕激素影响，以致不能如期完整脱落。

2. 临床表现

（1）黄体功能不足　多表现为月经周期提前即月经先期，有的表现为月经量过多或排卵期出血，有的月经周期虽在正常范围内，但卵泡期延长，黄体期缩短，以致患者不孕或流产。

（2）子宫内膜不规则脱落　多表现为月经周期正常，但经期延长达 9～10 日，经量多。

3. 诊断

（1）病史　常诉月经频发，经期延长、排卵期出血、不孕或孕早期易自然流产。

（2）检查　妇科检查正常，基础体温（BBT）双相，但排卵后上升慢，幅度小，维持时间仅 9～10 日，子宫内膜显示分泌反应不良为黄体功能不全。若 BBT 双相，但下降缓慢，在月经第 5～6 日诊刮仍见分泌反应的内膜，且与出血期及增生期内膜并存，则为子宫内膜不规则脱落。

4. 治疗

（1）中药治疗　根据其具体临床表现，参考月经先期、月经过多、经期延长、经间期出血的中医治疗。

（2）西药治疗

①促进卵泡发育：首先应针对其发生原因，调整性腺轴功能，促进卵泡发育和排卵，以利于正常黄体形成。首选药物是 CC（氯米芬），适用于黄体功能不足，卵泡期过长者。CC 疗效不佳，尤其是不孕者，考虑用 HMG-HCG 疗法，以加强卵泡发育和诱发排卵，促进正常黄体形成。PRL 水平升高者，宜用溴隐亭治疗。

②黄体功能刺激疗法：于基础体温上升后开始，隔日肌注 HCG2000～3000U，共 5 次。可使血浆孕酮明显升高，恢复正常月经周期。

③黄体功能替代疗法：自排卵后开始每日肌注黄体酮 10mg，共 10～14 日，用于补充黄体分泌孕酮的不足。其作用是调节下丘脑-垂体-卵巢轴的反馈功能，使黄体及时萎缩，内膜及时完整脱落。

第九节　闭　经

女子年逾 16 周岁，月经尚未来潮，或月经周期已建立后又中断 6 个月以上或月经停闭超过 3 个月经周期者，称为闭经。前者称原发性闭经，后者称继发性闭经。对先天性生殖器官缺如，或后天器质性损伤而无月经者，因非药物所能奏效，不属本节讨论范畴。对于青春期前、妊娠期、哺乳期、绝经前后的月经停闭不行，或月经初潮后 1 年内月经不行，又无其他不适者，称为"生理性闭经"。中医学将闭经称之"经闭""不月""月事不来""经水不通"等。

西医认为闭经是妇科疾病中的常见症状，并非一种独立疾病。

历代医著对闭经论述颇多，《灵枢·邪气脏腑病形》指出"肾脉……微涩为不月"。《素问·评热病论》指出"有病肾风者……月事不来"，"月事不来者，胞脉闭也"。《素问·阴阳别论》有"二阳之病发心脾，有不得隐曲，女子不月"的记载，更是在《素问·腹中论》创妇科第一首方"四乌贼骨一藘茹丸"，治疗血枯经闭，至今常用。《金匮要略·妇人杂病脉证并治》认为妇人之病"因虚、积冷、结气"是"经水断绝"即闭经的病因。《诸病源候论》在此基础上提出"风冷邪气客于胞内，伤损冲任"而致本病。宋金时期认为闭经之病因有寒、热、虚、实四大类，如《仁斋直指方·妇人论》指出："经脉不行，其候有三：一则血气盛实、经络遏闭……一则形体憔悴、经脉涸竭……一则风冷内伤，七情内贼以致经络痹满。"这些观点至今指导妇科临床实践。《陈素庵妇科补解·调经门》特别提出痰滞、肾虚、津液耗伤引起经闭的论述，发展和完善了闭经的病因病机。《脉经》曰："少阳脉革，少阴脉细……妇人则经水不通。"为后世进一步研究闭经提供了脉象理论基础。《校注妇人良方·调经门》对脏腑病变血少、血滞而导致闭经提出了从以脏腑辨证来治疗的论述，尤其是《傅青主女科》提出"经本于肾""经水出诸肾"的观点，为从肾治疗虚证闭经等月经病提供了理论根据。

一、病因病机

《女科经纶》："妇人百病，皆自心生……经闭不通之证，先因心事不足，心气亏损。"认为闭经与心脾及精神情志有关。《景岳全书·妇人规》云："血枯之与血隔，本自不同。盖隔者，阻隔也；竭者，枯竭也。阻隔者，因邪气之隔滞，血有所逆也；枯竭者，因冲任之亏败，源断其流也。"认为闭经有虚实之分，虚者主要是经血生成障碍导致了胞宫胞脉空虚，无血可下；实者多为胞宫胞脉壅塞导致经血运行受阻或经隧不通或气血郁滞；二者常相兼为病而出现虚实错杂之证，为后世认识闭经的病因病机奠定理论基础。《丹溪心法》认为"经不行者，非无血化，为痰碍而不化也。"《傅青主女科》指出"经水出诸肾"，"经水早断"，"似乎肾水衰涸"。

1. 气血不足　素体气血不足或思虑、饮食损伤脾胃，生化不足，营血亏虚；或产后大出血、久病大病；或虫积噬血，耗伤气血，以致肝肾失养、冲任不充，血海空虚，无血可下而致闭经。《兰室秘藏》云："妇人脾胃久虚，或形羸气血俱衰，而致经水断绝不行。”

2. 肾气亏虚 月经的产生是以肾为主导，若先天禀赋不足、精气未充、天癸匮乏不能应时泌至则冲脉不盛、任脉不通而闭经；或房事不节，日久伤及肾气，使冲任亏损；或体质虚弱，产育过多，肾气亏损，精血匮乏，源断其流，冲任失养，血海不足而致闭经。

3. 阴虚血燥 素体阴血不足，或失血伤阴，或久病大病致营阴亏耗，虚火上炎，火逼水涸，津液不生。月经乃血脉津液所化，津液既绝，血海枯竭而闭经。《兰室秘藏》曰：“夫经者，血脉津液所化，津液既绝，为热所烁，肌肉渐瘦，时见渴燥，血海枯竭，病名曰血枯经绝。”

4. 气滞血瘀 七情所伤，肝失疏泄，或暴怒伤肝，情志不畅，肝气郁结，气滞则血瘀，经血不能下达，而致闭经。

5. 痰湿阻滞 素体脾虚或饮食不节伤脾，脾虚运化失司，肾虚不能化气行水，水湿内停，聚湿生痰；或脾失健运，痰湿内生，阻滞冲任胞脉，而致月经稀少或经闭不来。

二、诊断

1. 病史 了解停经前月经情况，如月经初潮、周期、经期、经量、色质等情况。停经前有无诱因如精神刺激、学习紧张、环境改变、药物（避孕药、镇静药、激素、减肥药）影响、近期分娩、宫腔手术及疾病史。经闭时间，经闭后出现的症状。原发性闭经需了解生长发育情况，幼年时健康状况，是否曾患过某些急慢性疾病，其母在妊娠过程中情况，同胞姐妹月经情况等。

2. 临床表现 女子年逾 16 周岁，月经尚未来潮，或月经周期已建立后又中断 6 个月以上，注意有无周期性下腹胀痛、头痛及视觉障碍，有无溢乳、厌食、恶心、畏寒、潮热等，有无体重变化（增加或减轻）或阴道干涩等症状。

3. 检查

（1）全身检查 观察患者体质、发育、营养状况，全身毛发分布，第二性征发育情况。

（2）妇科检查 了解外阴、子宫、卵巢发育情况，有无缺失、畸形和肿块。对原发性闭经者尤需注意外阴发育情况，处女膜有无闭锁，有无阴道、子宫、卵巢缺如。

（3）辅助检查 有性生活史的妇女出现闭经，必须首先排除妊娠，查尿 HCG 或血 HCG 排除妊娠后，再考虑其他原因导致的闭经。

①基础体温（BBT）：通过体温的波动大致判断有无排卵，黄体功能是否良好。

②B 型超声检查：可排除先天畸形（先天子宫或卵巢缺如，幼稚子宫等）所致闭经。

③内分泌测定：

a. 性激素六项，包括卵泡生成激素（FSH）、黄体生成激素（LH）、雌二醇（E_2）、孕酮（P）、睾酮（T）、催乳激素（PRL）。

b. 口服葡萄糖耐量试验（OGTT）和胰岛素、C 肽释放试验。

c.促甲状腺激素（TSH），协助判断闭经的内分泌原因。

④内窥镜检查：宫腔镜检查可直接观察宫颈、宫腔、子宫内膜情况，以排除宫腔粘连所致闭经的情况。腹腔镜检查加病理活检可提示多囊卵巢综合证、卵巢不敏感综合证。

⑤头部 CT 与 MRI 检查：若泌乳素过高，应检查过垂体瘤的可能性。

⑥诊断性刮宫：根据内膜的情况判断是否为内膜萎缩而致闭经。

三、鉴别诊断

应与卵泡膜细胞增殖症、肾上腺皮质增生或肿瘤、卵巢雄激素肿瘤、高泌乳素血症等疾病鉴别。

1. 与生理情况鉴别

（1）少女停经　少女月经初潮后，可有一段时间月经停闭，此时正常性周期尚未建立，因此属于正常现象。但绝大部分正常性周期可在 1 年内建立，一般无须治疗，而闭经是月经周期已建立而出现月经停闭在 6 个月以上。

（2）育龄期妊娠停经　生育妇女月经停闭达 6 月以上者，需与胎死腹中相鉴别。胎死腹中虽有月经停闭，但可曾有厌食、择食、恶心呕吐等早孕反应，乳头着色、乳房增大等妊娠体征。妇科检查宫颈着色、软，子宫增大，但小于停经月份、质软、B 超检查提示子宫增大，宫腔内见胎芽，甚至胚胎或胎儿。闭经者停经前大部分有月经紊乱，继而闭经，无妊娠反应和其他妊娠变化。

（3）围绝经期停经　年龄已进入围绝经期，月经正常或紊乱，继而闭经，可伴有面部烘热汗出、心烦、心悸、失眠、心神不宁等围绝经期症状。妇科检查子宫大小正常或稍小，血清性激素可出现围绝经期变化。

（4）避年　月经一年一行无不适，不影响生育。

（5）暗经　终身不行经、但能生育也无不适。

2. 与其他疾病相鉴别

（1）卵泡膜细胞增殖症　卵泡膜细胞增殖症的临床表现及内分泌检查结果与多囊卵巢综合征（PCOS）相似，但比 PCOS 更加严重，肥胖与男性化的程度也比 PCOS 更明显。血清睾酮值增高，硫酸脱氢表雄酮水平正常，LH/FSH 比值可正常。卵巢活组织检查，镜下可见卵巢皮质黄素化的卵泡膜细胞群，皮质下无类似 PCOS 的多个小卵泡。

（2）肾上腺皮质增生或肿瘤　血清硫酸脱氢表雄酮值超过正常范围上限 2 倍时，应与肾上腺皮质增生或肿瘤相鉴别。肾上腺皮质增生患者的血 17α-羟孕酮明显增高，ACTH 兴奋试验反应亢进，地塞米松抑制试验抑制率 ≤ 0.70，肾上腺皮质肿瘤患者则对这两项试验均无明显反应。

（3）卵巢雄激素肿瘤　卵巢睾丸母细胞瘤、门细胞瘤、肾上腺残迹肿瘤等均可产生大量雄激素，但多为单侧性、实性、进行性增大明显，可通过 B 超、CT 或 MRI 协助鉴别。

（4）甲状腺功能异常　临床上也可出现月经失调或闭经，可通过检测血清 TSH

鉴别。

四、辨证论治

中医将闭经分为虚、实两类。虚者多因先天不足或后天损伤，致经源匮乏，血海空虚，无余可下；实者多因邪气阻隔，胞脉壅塞，冲任阻滞，血海不满不溢。临证常分为肝肾不足、气血虚弱、阴虚血燥、气滞血瘀、痰湿阻滞五型。闭经的辨证，必须详细询问病史，与全面检查相结合，辨证的重点在于分清虚实。凡已逾初潮年龄尚未行经，或月经渐发后期、量渐少而终至闭经，并伴有头晕肢软，心悸失眠，时或腰酸，形体清瘦者为血枯虚证；凡以往月经之周期，经量尚属正常而突发经闭，并伴胸腹胀满，小腹胀痛，形体肥胖壮实者，为血滞实证。临床上以虚证或本虚标实者为多见。

1. 虚证

（1）气血虚弱

主要证候：月经周期延迟，经量少，色淡质薄，渐至经闭不行；头晕乏力，面色不华，健忘失眠，气短懒言，毛发、肌肤缺少光泽，舌淡苔薄，脉沉缓或细弱。

证候分析：气血虚弱，冲任失养，血海空虚，无血可下，以致月经停闭，余症均为血虚不荣，气虚不布所致。

治法：益气养血调经。

方药：人参养荣汤（《太平惠民和剂局方》）。

人参养荣汤：当归　白芍　熟地黄　人参　黄芪　陈皮　茯苓　白术　远志　肉桂　五味子　甘草

熟地黄、当归、白芍，养血之品。人参、黄芪、茯苓、白术、甘草、陈皮，补气之品，血不足而补其气，此阳生则阴长之义。且人参、黄芪、五味子补肺；甘草、陈皮、茯苓、白术健脾；当归、白芍养肝；熟地黄滋肾；远志能通肾气上达于心；桂心能导诸药入营生血，五脏交养互益，故能统治诸病，而其要则归于养荣也。

（2）肾气亏损

主要证候：年逾16岁尚未行经，或月经初潮偏迟，时有月经停闭，或月经周期建立后，由月经周期延后、经量减少渐至月经停闭；或体质虚弱，全身发育欠佳，第二性征发育不良，或腰膝酸软，头晕耳鸣，倦怠乏力，夜尿频多；舌淡暗，苔薄白，脉沉细。

证候分析：禀赋素弱，肾气不足，天癸迟至，冲任未通，故月经逾期不潮，或由肝肾不足，冲任虚损，则虽曾来潮又中断数月不至；或月经逐渐延后量少而至闭经。

治法：补肾益气，调理冲任。

方药：加减苁蓉菟丝子丸（《中医妇科治疗学》）加淫羊藿、紫河车。

加减苁蓉菟丝子丸：熟地黄　肉苁蓉　覆盆子　当归　枸杞子　桑寄生　菟丝子　焦艾叶

肉苁蓉、淫羊藿温补肾气；菟丝子补阳益阴；紫河车、覆盆子补精养血；枸杞子与熟地黄养血滋阴、补精益髓；当归养血活血调经；桑寄生、焦艾叶补肾通络。诸药合用既温肾助阳，又益肾填精，使冲任得养，血海渐盈，经行复常。

（3）阴虚血燥

主要证候：经血由量少而渐至停闭，伴五心烦热、两颧潮红，盗汗，或骨蒸潮热，或咳嗽唾血。舌红苔少，脉细数。

证候分析：阴虚内热，热燥血亏，血海渐涸，则经血由少而致停闭，并见五心烦热、颧红盗汗，舌红少苔，脉细数等虚热之象；若阴虚日久，精血亏损，虚火内炽，则致阴虚潮热，甚或咳嗽唾血等证。

治法：养阴清热调经。

方药：加减一阴煎（《景岳全书》）加丹参、黄精、女贞子、制香附。

加减一阴煎：生地黄　芍药　麦冬　熟地黄　炙甘草　知母　地骨皮

生地黄、熟地黄、麦冬、芍药滋阴养血；知母、地骨皮清热滋阴；甘草健脾和中，调和诸药；丹参活血调经；制香附理气活血调经。全方既能滋肾阴，又能降泄虚火，肾水足，虚火降，冲任调畅，月经可通。

2. 实证

（1）气滞血瘀

主要证候：月经停闭数月，小腹胀痛拒按，精神抑郁，烦躁易怒，胸胁胀满，嗳气叹息，舌质紫暗或有瘀点，脉沉弦或涩而有力。

证候分析：气滞，不能行血，冲任不通，则经闭不行；气滞不宣，则精神抑郁，烦躁易怒，胸胁胀满；瘀血积于血海，冲任受阻，则少腹胀痛拒按。舌质脉象均为瘀滞之象。

治法：理气活血，祛瘀通经。

方药：血府逐瘀汤（方见痛经）。

桃仁破血行滞而润燥，红花活血祛瘀以止痛，共为君药。赤芍、川芎助君药活血祛瘀；牛膝活血通经，祛瘀止痛，引血下行，共为臣药。生地黄、当归养血益阴，清热活血；桔梗、枳壳，一升一降，宽胸行气；柴胡疏肝解郁，升达清阳，与桔梗、枳壳同用，尤善理气行滞，使气行则血行，以上均为佐药。桔梗能载药上行，兼有使药之用；甘草调和诸药，亦为使药。诸药合而用之，使血活瘀化气行，则诸症可愈。

（2）痰湿阻滞

主要证候：月经延后，经量少，色淡质黏腻，渐至月经停闭；伴形体肥胖，胸闷泛恶，神疲倦怠，纳少痰多或带下量多，色白；苔腻，脉滑。

证候分析：痰湿内阻，闭阻冲任胞宫则经闭不行；痰湿之体，多为肥胖；痰湿困脾，故见胸闷呕恶；上蒙清阳则头晕心悸；湿浊下注，则带下量多色白。苔腻，脉滑均为痰湿之象。

治法：健脾燥湿化痰，活血调经。

方药：四君子汤（《太平惠民和剂局方》）合苍附导痰丸（方见月经过少）加当归、川芎。

四君子汤：人参　白术　茯苓　炙甘草

人参为君，甘温益气，健脾养胃。臣以苦温之白术，健脾燥湿，加强益气助运之力；佐以甘淡茯苓，健脾渗湿，苓术相配，则健脾祛湿之功益著。使以炙甘草，益气和中，调和诸药。四药配伍，共奏益气健脾之功。苍附导痰丸燥湿健脾，行气化痰，当归、川芎养血活血以通经脉。

五、临床常用的中成药

1. 归芍地黄丸　适用于肝肾不足证。

2. 四物颗粒　适用于气血不足证。

3. 血府逐瘀胶囊　适用于血瘀证。

六、其他治疗

针灸治疗

（1）针刺促排卵　卵泡期取关元、中极、子宫、三阴交，每天1次，共3次，每次留针30分钟，进针得气后，采用平补平泻的手法，或用电刺激30分钟。

（2）艾灸　取关元、子宫、三阴交、足三里、脾俞、丰隆等穴，每次取2~3穴，每穴灸20分钟，每天1次，7次为1疗程。

（3）耳针　取肾、肾上腺、内分泌、卵巢、神门等穴，可用耳穴埋针、埋豆，每次选用4~5穴，每周2~3次。

七、转归与预后

闭经是妇科常见疾病，与诸多因素相关。虽然中医、西医对本病的治疗均有明确的治疗方案，但疗效不如人意，大多疗程较长。尤其是虚性闭经，更不可能在短期治愈。若久治不愈，可导致不孕症、性功能障碍、心血管等疾病。对于实证闭经，治疗中发现有经来先兆者，疗效相对较好。

八、预防与调摄

闭经与诸多因素相关。虽无确切方法可预防，但注意调摄，还是可以降低本病发病率。如正确处理产程，防止产后大出血，注意精神调摄，保持精神乐观，情绪稳定，避免暴怒、过度紧张和压力太大。采取避孕措施，避免多次人流或刮宫。饮食适宜，少食辛辣、油炸、油腻之品，以保养脾胃，增强体质。经行之际，避免冒雨涉水，忌食生冷，适当参加体育活动，但需避免剧烈运动，注意营养。不宜长时间服用某些药物，如避孕药、减肥药等。及时治疗某些慢性疾病，消除闭经因素。

九、临证参考

闭经是妇科常见疾病。虽然中医、西医对本病的治疗均有明确的治疗方案，但疗效不如人意，大多疗程较长。尤其是虚性闭经，更不可能在短期治愈。本病病因可涉及肝、脾、肾三脏，最终导致肾－天癸－冲任－胞宫轴功能失调，但以肾虚为主因，因而临床治疗时，以补肾为主。在治疗过程中，还须根据月经周期阴阳转换，前期偏重于补肾阴，排卵期阴阳并补，后期侧重于补肾阳，时时不忘"善补阴者，必于阳中求阴"，"善补阳者，必于阴中求阳"。

人流术后闭经属于现代医学名词，但用中医学治疗可以分为虚实，虚者多因人流术后肾气内伤，肾精亏虚，肝失所养，冲任二脉不足，血海空虚而无血可下；实者多因术后瘀血阻滞胞宫，气机失和，血海被阻而闭经。

十、文献与病案选录

《陈素庵妇科补解》云："妇人善怒多郁，肝气郁而不舒故也。肝气不舒，外感则湿与火，内伤则食与痰，无不郁矣。血随气以升降上下，安得不经闭乎？"

《医学传心录》中记朱丹溪议经水之论："经水者阴血也。血为气之配，因气而行。"

《妇人大全良方》曰："女子二七而天癸至，肾气全盛，冲任流通，经血渐盈，应时而下，否则不通也。"

《医学正传》云："况月经全借肾水施化，肾水既乏，则经血日以干涸。"

清代傅青主在其所著的《傅青主女科》中指出："经水出诸肾"，"经水早断，似乎肾水衰涸"，"肾气本虚，何能盈满而化经水外泄"。

《女科切要》云："其肥白妇人，经闭而不通者，必是湿痰与脂膜壅塞之故也。"

《丹溪心法》："若是肥盛妇人……经水不调，不能成孕，以躯脂满溢，湿痰闭塞子宫故也。"

《陈素庵妇科解·经水不通有痰滞方论》中专门提到"经水补不通有属积痰者。大率脾气虚，土不能制水，水谷不能化精，生痰不生血。痰久则下流胞门，闭塞不行，或积久成块，占住血海，经水闭绝。"

《景岳全书》云："血枯之与血隔，本自不同。盖隔者，阻隔也；枯者，枯竭也。阻隔者，因邪气之隔滞，血有所逆也；枯竭者，因冲任之亏败，源断其流也。"

《丹溪心法》："经不行者，非无血化，为痰碍而不化也。"

韩冰老师运用冲任学说治疗闭经经验有医案一则如下。

鹿某，女，34岁，已婚。2003年6月3日初诊。患者性格内向，半年前因与同事发生争执，月经逐渐延后，经量减少，渐至闭经。现已4个月未来，伴小腹胀痛拒按，烦躁易怒，咽干口燥，两胁胀痛，纳差，大便干结，舌质暗红、苔薄黄，脉弦数。B超示子宫、附件未见异常。此属气血瘀滞，阻遏胞脉，冲任受阻，经闭不行。血瘀气滞日久化热，治以调冲活血，清热祛瘀。方以桃红四物汤加减，药用：当归10g，赤芍15g，川芎10g，熟地黄20g，夏枯草15g，桃仁、红花各10g，山楂30g，苏木10g，路路通10g，益母草30g，月季花10g，牛膝10g。服药6剂后，小腹胀痛等症状减轻，但月经仍未来潮。于上方去熟地黄、牛膝，加鸡内金15g，刘寄奴15g，鸡血藤30g。服药5剂后，月经来潮，量多色暗红，诸症均减轻。遂治以养血调经，药用：当归10g，赤芍 15g，川芎 10g，熟地黄 20g，柴胡 10g，紫石英 15g，苏木 10g，路路通 10g，益母草 30g，月季花 10g，鸡血藤 30g，黄连 10g。药后经血畅行，6 天而止，纳可，大便调。继服此方 2 周，于下次月经来潮前 1 周改服活血通经方。3 个月后再来复诊，经行如常。

附：多囊卵巢综合征

多囊卵巢综合征（Polycystic Ovary Syndrome，PCOS）是青春期及育龄期女性最常见的妇科内分泌疾病之一，以持续无排卵、雄激素过多和胰岛素抵抗为主要特征并伴有生殖功能障碍及糖脂代谢异常。临床表现有月经紊乱、肥胖、多毛、痤疮、黑棘皮、不孕及孕后流产等。中医学无此病名，根据其临床特征及表现，归属于"不孕""月经过少""月经后期""闭经""癥瘕"等范畴。

一、病因病机

主要是以脏腑功能失调为本，痰浊、瘀血阻滞为标，故临床表现多为虚实夹杂、本虚标实之证。其发病多与肾、脾、肝关系密切，但以肾虚、脾虚为主，加之痰湿、瘀血等病理产物作用于机体，导致"肾-天癸-冲任-胞宫"生殖轴功能紊乱而致病。

1. 肾虚 禀赋不足，素体孱弱，或早婚房劳，肾气受损，天癸乏源，血海空虚，而致月经稀少，甚至经闭不行而难以受孕。

2. 脾虚痰湿 素体肥胖，痰湿内盛，或饮食劳倦，或忧思过度，损伤脾气，脾失健运，痰湿内生，阻滞冲任胞脉，而致月经稀少或经闭不来，不能摄精受孕。

3. 气滞血瘀 精神抑郁，或暴怒伤肝，情志不畅，肝气郁结，气滞则血瘀；或经期、产后调摄不慎，余血未尽复感邪气而致血瘀，瘀阻冲任，闭阻胞脉，经血不能下达，而致闭经或不孕。

4. 肝郁化火 素性抑郁，或七情内伤，情志不遂，郁久化火，热扰冲任，冲任不调，气血失和，而致面部多毛、痤疮、月经紊乱、不孕。

二、诊断

1. 病史 多起病于青春期，初潮后渐现月经稀发或稀少，甚则闭经，或月经频发、淋漓不尽等，渐可转为继发闭经、不孕、肥胖、多毛等症状。

2. 症状

（1）月经失调 主要表现为月经稀发与闭经，也有表现为月经频发或淋漓不尽等崩漏征象。

（2）不孕 主要与月经失调和无排卵有关，而妊娠也易出现不良妊娠结局。

3. 体征

（1）多毛 可出现毛发增粗、增多，尤以耻毛为主，还可见口唇细须。亦有部分患者出现脂溢性脱发。

（2）痤疮　多见油性皮肤及痤疮，以颜面、背部较著。

（3）黑棘皮　常在阴唇、项背部、腋下、乳房下和腹股沟等皮肤褶皱部位出现对称性灰褐色色素沉着，呈对称性，皮肤增厚，质地柔软。

（4）肥胖　多始于青春期前后，其脂肪分布及体态并无特异性，常见腹部肥胖（腰围/臀围 ≥ 0.80），体重指数 BMI ≥ 25。

4. 检查

（1）全身检查　多囊卵巢综合征患者常有多毛、痤疮及黑棘皮等。

（2）妇科检查　外阴阴毛较长而浓密，可布及肛周、腹股沟及腹中线；阴道通畅；子宫体大小正常或略小；双侧或单侧卵巢增大，较正常卵巢大 1 ~ 3 倍，呈圆形或椭圆形，但质坚韧。也有少数患者卵巢并不增大。

（3）辅助检查　根据病史及临床表现疑似 PCOS 者，可行下列检查。

①基础体温（BBT）：体温波动表现为单相型。

②B 型超声检查：见双侧卵巢均匀性增大，包膜回声增强，轮廓较光滑，间质内部回声增强。一侧或双侧卵巢各可见 12 个以上直径为 2 ~ 9mm 无回声区围绕卵巢边缘，呈车轮状排列，称为"项链征"。连续监测未见优势卵泡发育和排卵迹象。

③内分泌测定：

a. 血清雄激素，睾酮水平通常不超过正常范围上限 2 倍（如果 T 水平高于正常范围上限 2 倍，要检查卵巢和肾上腺肿瘤的可能性）。雄烯二酮浓度升高，脱氢表雄酮（DHEA）、硫酸脱氢表雄酮（DHEAS）浓度正常或者轻度升高。性激素结合球蛋白（SHBG）低于正常值提示患者血清中睾酮水平增加。

b. 血清 FSH、LH，卵泡早期血清 FSH 值偏低或者正常而 LH 值升高，LH/FSH > 2 ~ 3。

c. 血清雌激素，雌酮（E_1）升高，雌二醇（E_2）正常或者轻度升高，恒定于早卵泡期水平，无周期性变化，$E_1/E_2 > 1$，高于正常周期。

d. 血清催乳素，部分患者可出现血清催乳素（PRL）水平轻度增高。

e. 尿 17-酮类固醇，正常或者轻度升高。正常时提示雄激素来源于卵巢，升高时提示肾上腺功能亢进。

f. 口服葡萄糖耐量试验（OGTT），测定空腹胰岛素水平（正常 < 20mU/L）及葡萄糖负荷后血清胰岛素最高浓度（正常 < 150mU/L）。注意结合糖尿病家族史。

g. 促甲状腺激素水平，排除甲状腺功能异常和高催乳素血症引起的高雄激素血症。

④诊断性刮宫：月经前或者月经来潮前 6 小时内行诊断性刮宫，子宫内膜呈增生期或增生过长，无分泌期变化。对 B 超提示子宫内膜增厚的患者或者年龄 > 35 岁的患者应进行诊断性刮宫，以排除子宫内膜不典型增生或子宫内膜癌。

⑤腹腔镜检查：通过腹腔镜可见卵巢增大，包膜增厚，表面光滑，呈灰白色，有新生血管，包膜下显露多个卵泡，但无排卵征象（排卵孔、黄体）。腹腔镜下取卵巢组织送病理检查，诊断即可确定。在诊断的同时可进行腹腔镜治疗。

三、鉴别诊断

同闭经。

四、辨证论治

本病为肾、脾、肝三脏功能失调，痰湿、血瘀为主，且二者互为因果作用于机体而致病，故临床以虚实夹杂证多见。辨证主要根据临床症状，体征与舌脉。辨治分青春期和育龄期两个阶段，青春期重在调经，以调畅月经为先，恢复周期为根本，育龄期以助孕为要。根据体胖、多毛、卵巢增大、包膜增厚的特点，临床常配以涤痰软坚、化瘀消癥之品治疗。治疗以补肾治其本；健脾理气化痰，疏解肝郁泻火，活血化瘀调经治其标，标本同治。同时还应根据月经周期的不同时间和患者的体质情况辨证论治，选方用药。

1. 肾虚证

（1）肾阴虚

主要证候：月经初潮迟至、后期、量少、色淡质稀，渐至闭经，或月经延长，崩漏不止；久婚不孕，形体瘦小，面额痤疮，唇周细须显现，头晕耳鸣，腰膝酸软，手足心热，便秘溲黄；舌质红，少苔或无苔，脉细数。

证候分析：肾阴亏虚，精血不足，冲任亏虚，则天癸延迟不至，月经后期或量少，甚则闭经，亦不能凝精成孕；肾虚精亏血少，不能上荣清窍，则面色无华，头晕耳鸣，内不荣脏腑，则腰膝酸软，手足心热，便秘溲黄，舌质红，少苔或无苔，脉细数均为阴虚内热之象。

治法：滋肾填精，调经助孕。

方药：左归丸（《景岳全书》）去牛膝，合二至丸。

左归丸：熟地黄　山药　枸杞子　山茱萸　川牛膝　菟丝子　鹿角胶　龟甲胶

如胁胀痛者加柴胡、香附、白芍疏肝解郁柔肝；咽干、眩晕者，加玄参、牡蛎、夏枯草养阴平肝清热；心烦，失眠者，加五味子、柏子仁、夜交藤养心安神。

（2）肾阳虚

主要证候：月经初潮迟至、后期、量少、色淡、质稀，渐至闭经，或月经周期紊乱，经量多或淋漓不尽；婚久不孕，形体较胖，腰痛时作，头晕耳鸣，面额痤疮，性毛浓密，小便清长，大便时溏；舌淡，苔白，脉沉弱。

证候分析：禀赋素弱，肾阳不足，天癸至而不盛，血海不满，则经行量少；腰为肾之外府，肾阳不足，外府失荣，则腰痛时作；膀胱失煦，气化不利，则小便清长，大便溏薄，舌淡，苔白，脉沉弱为肾阳虚之证。

治法：温肾助阳，调经助孕。

方药：右归丸（见崩漏）去肉桂，加补骨脂、淫羊藿。

若患者肾阴亏虚，致肾阴阳两虚，恐其辛热伤肾，去肉桂、附子，加阿胶。兼有月经不行或愆期，为痰湿阻滞脉络所致，可加半夏、陈皮、贝母、香附以理气化痰通络；兼见少腹刺痛不适，月经有血块而块出痛减者，为血滞，可酌加桃仁、红花以活血行滞。

2. 脾虚痰湿证

主要证候：月经后期、量少色淡，或月经稀发，甚则闭经，形体肥胖，多毛；头晕胸闷，喉间多痰，肢倦神疲，脘腹胀闷；带下量多，婚久不孕；舌体胖大，色淡，苔厚腻，脉沉滑。

证候分析：痰湿阻滞于冲任，气血运行受阻，血海不能按时满盈，则月经后期、量少，甚则闭经；痰湿内阻胞宫，则不能摄精成孕；脾虚痰湿不化，下注冲任则带下量多；痰湿内困，清阳不升，浊阴不降则头晕胸闷，喉间多痰；痰湿溢于肌肤，则肥胖；流滞于经遂，则四肢倦怠，疲乏无力；舌体胖大，色淡，苔厚腻，脉沉滑为痰湿内盛之象。

治法：化痰除湿，通络调经。

方药：苍附导痰丸（《叶天士女科诊治秘方》）。

苍附导痰丸：茯苓 半夏 陈皮 甘草 苍术 香附 南星 枳壳 生姜 神曲

若月经不行，为顽痰闭塞，可加浙贝母、海藻、石菖蒲软坚散结，化痰开窍；痰湿已化，血滞不行加川芎、当归活血通络；脾虚痰湿不化加白术、党参以健脾祛湿；胸膈满闷加郁金、薤白以行气解郁。

3. 气滞血瘀证

主要证候：月经后期量少或数月不行，经行有块，甚则经闭不孕；精神抑郁，烦躁易怒，胸胁胀满，乳房胀痛；舌体暗红有瘀点、瘀斑，脉沉弦涩。

证候分析：情志内伤，或外邪内侵，气机郁结，冲任气血郁滞，经行不畅，则月经后期，量少有血块，或经闭不孕；情志伤肝，肝失调达，气机郁滞，则精神抑郁，心烦易怒，胸胁小腹满闷，乳房胀痛；舌体暗红有瘀点、瘀斑，脉沉弦涩均为气滞血瘀之象。

治法：理气活血，祛瘀通经。

方药：膈下逐瘀汤（《医林改错》）。

膈下逐瘀汤：当归 川芎 赤芍 桃仁 枳壳 延胡索 五灵脂 牡丹皮 乌药 香附 甘草

若经血不行可选加牛膝、卷柏、泽兰等行血通经之品；若寒凝血瘀，见小腹凉，四肢不温，酌加肉桂、巴戟天、石楠叶以温阳通脉。

4. 肝郁化火证

主要证候：月经稀发、量少，甚则经闭不行，或月经紊乱，崩漏淋漓，毛发浓密，面部痤疮；经前胸胁乳房胀痛，肢体肿胀，大便秘结，小便黄，带下量多，外阴时痒；舌红苔黄厚，脉沉弦或弦数。

证候分析：肝气郁结，疏泄无度，则月经或先或后，或淋漓不止，或经闭不行；肝气郁结日盛不得发散，则经前胸胁乳房胀痛、肢体肿胀；肝热内盛，则面生痤疮，便秘、小便黄；舌红苔黄厚，脉沉弦或弦数为肝郁化火之象。

治法：疏肝理气，泻火调经。

方药：丹栀逍遥散（《内科摘要》）。

丹栀逍遥散：牡丹皮　栀子　当归　白芍　柴胡　白术　茯苓　煨姜　薄荷　炙甘草

若湿热之邪阻滞下焦，大便秘结，加大黄清理通便；若肝气不舒，溢乳，加夏枯草、炒麦芽以清肝回乳；胸胁满痛，加郁金、王不留行以活血理气；月经不行加生山楂、丹参以活血通经；若肝经湿热而见月经不行，带下多、阴痒者，可选用龙胆泻肝汤。

五、其他治疗

1. 一般疗法　加强锻炼，控制体重，体重下降10kg可减少胰岛素水平40%，减少睾酮水平3.5%，并有可能恢复排卵；调整饮食，避免服用高雄激素制剂或食品，饮食清淡，戒除烟酒；起居有节；调畅情志。

2. 调整月经周期　按月经四期论治，即以补肾法结合个体特征，辨病与辨证相结合。

（1）经期或撤退性出血　以活血调经为主，除旧生新，促使月经正常来潮，常用五味调经散，药用丹参、赤芍、五灵脂、艾叶、益母草。

（2）经后期　以滋阴养血补肾为主，促进卵泡发育，常用归芍地黄汤，药用当归、白芍、山药、山茱萸、熟地黄、牡丹皮、茯苓、泽泻、川续断、桑寄生、怀牛膝等。

（3）经间期即排卵期　以益气活血为主，促进排卵，常用补肾促排卵汤，药用炒当归、赤白芍、熟地黄、牡丹皮、茯苓、川续断、菟丝子、鹿角片、山茱萸、五灵脂、红花等。

（4）经前期　以温补肾阳为主，健全黄体功能，常用毓麟珠加减，药用炒当归、赤白芍、山药、熟地黄、茯苓、白术、川续断、菟丝子、紫石英、炒牡丹皮、枸杞子等。

3. 针灸治疗　同闭经。

4. 手术治疗　腹腔镜下卵巢打孔术，主要适用于 BMI ≤ 34kg/m^2，LH > 10mIU/mL，对 LH 和游离睾酮升高者效果较好。可能的作用机制：降低雄激素水平、恢复排卵。在腹腔镜下对多囊卵巢应用电针或激光打孔，每个卵巢打孔 4 个为宜，并且注意打孔深度和避开卵巢门，可获得 90% 排卵率和 70% 妊娠率。

六、转归与预后

多囊卵巢综合征因其多态性，涉及多系统的代谢紊乱，病情复杂，缠绵难愈，一般预后尚可。多数患者病程较长，青春期表现月经稀发、闭经或崩漏，月经不能按时来潮；育龄期因为无排卵而影响生育；孕后容易流产，需早期治疗，孕期保胎治疗，及时观察胚胎情况，完善围生期的检查；生育后亦需长期治疗，防止发生糖尿病、子宫内膜癌，乳腺癌等。

七、预防与调摄

注意适量运动，合理饮食，调畅情志，勿食生冷油腻。

八、临证参考

多囊卵巢综合征是妇科的常见病和疑难病，属于内分泌紊乱疾病。由于排卵障碍导致月经紊乱、闭经和不孕，临床表现多属于虚实夹杂，本虚标实之证。病因病机是以脏腑功能失常为本，痰浊、瘀血阻滞为标。治疗上以滋肾补肾为主，当根据肾虚证、脾虚痰湿证、气滞血瘀证、肝郁化火证的不同证型而分别采取补肾调经、健脾化痰除湿、行气活血，疏肝泻火等治法。针药结合治疗在改善症状、调整月经周期和控制体重方面具有较好的疗效。对于迫切要求生育而中医药促排卵未有明显的疗效者，应配合西医促排卵治疗，必要时行腹腔镜探查术。

九、文献与病案选录

《素问·上古天真论》："女子七岁，肾气盛，齿更发长；二七而天癸至，任脉通，太冲脉盛，月事以时下，故有子；三七肾气平均，故真牙生而长极；四七筋骨坚，发长极，身体盛壮；五七，阳明脉衰，面始焦，发始堕；六七，三阳脉衰于上，面皆焦，发始白；七七，任脉虚，太冲脉衰少，天癸竭，地道不通，故形坏而无子也。"

《女科秘要》："原经水不调……一由脂痰凝滞，肥盛之妇，肠胃多痰，壅滞经络，或闭经带下，以上三症，皆不能孕育。"

《景岳全书·妇人规》："产育由于气血，气血由于情怀，情怀不畅则冲任不充，冲任不充则胎孕不受。"

《丹溪心法·子嗣》："若是肥盛妇人，禀受甚厚，恣于酒食之人，经水不调，不能成胎，谓之躯脂满溢，闭塞子宫，宜行湿燥痰。"

《丁启后妇科经验》一书中有医案一则如下。

肖某，女，28岁，农民，已婚。因葡萄胎后不避孕2年多未孕，于2003年8月20日初诊。

患者5年前结婚，婚后半年受孕，停经3月后因阴道流血伴小腹隐痛，当地医院诊断为"葡萄胎"。清宫两次，第一次出血较多，第二次清宫术后阴道流血半月后干净。出院后常感口干舌燥，夜间盗汗，手足心热，腰膝酸软，睡眠不实。遵医嘱避孕2年后试孕2年多未孕，因盼子心切，每至月经逾期不来，常有早孕反应，月经来潮后又失望不已。患者就诊时停经42天，月经2~3个月一至，经量不多，色暗有块，形体消瘦，少言寡语，面有暗斑，乳胀胸闷，带下量少，舌体瘦暗红，苔薄黄少津，脉沉细数。

妇科检查：外阴阴道（−），宫颈光滑，子宫前位，正常大小，活动尚好，双侧附件（−）。B超提示：双卵巢多囊改变，子宫内膜4mm。子宫输卵管碘油造影术示：子宫大小形态正常，双侧输卵管通畅，无结核征象。月经第3天女性性激素检查：FSH：7.52IU/L，LH：18.21IU/L，PRL：22.01nmol/L，E_2：72.12ng/L，Pro：2.17μg/L，T：1.67μg/L；

LH/FSH 比值＞2.0。

诊断：多囊卵巢综合征。

中医辨证：肝肾阴虚，精血不足，故口干舌燥，夜间盗汗，手足心热，腰膝酸软，睡眠不实，带下量少。数年不孕，盼子心切，气机郁滞，久致肝郁血瘀，面有暗斑，乳胀胸闷。肝肾阴亏，阴虚不足，冲任阻滞，不能摄精成孕。治拟补肾填精、活血疏肝，方用左归丸加减。处方：熟地黄 30g，菟丝子 15g，龟甲胶（烊化）15g，鹿角胶（烊化）15g，山药 15g，山茱萸 12g，枸杞子 15g，怀牛膝 12g，柴胡 10g，丹参 15g，当归 15g，川芎 15g，香附 15g，玉竹 15g，地骨皮 12g。水煎内服，每日 1 剂，每日 3 次，每次 200mL。

服药 5 周后，二诊经量稍增，诸症均好转，方不更张，续服至经来；服药 50 天，三诊经量明显增多，余症改善明显，上方续服。四诊月经 40 天来潮，LH/FSH 比值正常。上方去丹参、怀牛膝、柴胡，加覆盆子 15g，续服至月经来潮后停药试孕。五诊时停经 50 天，尿 HCG 阳性，B 超提示宫内妊娠。

第十节　痛　经

痛经指妇女正值经期或经行前后出现周期性小腹疼痛或痛引腰骶，甚则剧痛难忍，并伴有恶心呕吐，头昏厥逆等症者，称为痛经，又称"经行腹痛"。

西医妇产科学将痛经划分为原发性痛经和继发性痛经。原发性痛经又称功能性痛经，是指生殖器官无器质性病变者。由于盆腔器质性疾病如子宫内膜异位症、子宫腺肌症、盆腔炎或宫颈狭窄等所引起的属继发性痛经。原发性痛经以青少年女性多见，继发性痛经则常见于育龄期妇女。

有关痛经的记载，最早见于《金匮要略·妇人杂病脉证并治》："带下，经水不利，少腹满痛，经一月再见。"《诸病源候论》首立"月水来腹痛候"，认为"妇人月水来腹痛者，由劳伤血气，以致体虚，受风冷之气客于胞络，损伤冲任之脉"，为研究痛经的病因病机奠立了理论基础。明代《景岳全书·妇人规》所云："经行腹痛，证有虚实。实者或因寒滞，或因血滞，或因气滞，或因热滞；虚者有因血虚，有因气虚。然实痛者多痛于未行之前，经通而痛自减；虚痛者多痛于既行之后，血去而痛未止，或血去而痛益甚。大都可按可揉者为虚，拒按拒揉者为实。"不仅较为详细地归纳了本病的常见病因，且提出了据疼痛时间、性质、程度"辨虚实之大法"的见解，对后世临证多有启迪。其后《傅青主女科》《医宗金鉴》又进一步补充了寒湿、肾虚为患的病因病机及温脐化湿汤、调肝汤、当归建中汤等治疗方药。

一、病因病机

痛经病位在子宫、冲任，以"不通则痛"或"不荣则痛"为主要病机。

1.气滞血瘀　素性抑郁，或恚怒伤肝，气郁不舒，血行失畅，瘀阻子宫、冲任。经前、经期气血下注冲任，或复为情志所伤，壅滞更甚，"不通则痛"，发为痛经。诚如

《张氏医通》所云"经行之际……若郁怒则气逆，气逆则血滞于腰腿心腹背肋之间，遇经行时则痛而重"。

2.寒凝血瘀　经期产后，感受寒邪，或过食寒凉生冷，寒客冲任，与血相搏，以致子宫、冲任气血失畅。经前、经期气血下注冲任，子宫气血更加壅滞，"不通则痛"。若经前或经期冒雨、涉水、游泳，久居阴湿之地，则发为寒湿凝滞证痛经。《傅青主女科》即有"夫寒湿乃邪气也，妇人有冲任之脉居于下焦……经水由二经而外出，而寒湿满二经而内乱，两相争而作疼痛"之论述。

3.湿热瘀阻　素体湿热内蕴，或经期、产后摄生不慎感受湿热之邪，与血相搏，流注冲任，蕴结宫中，气血失畅。经前、经期气血下注，子宫、冲任气血壅滞更甚，"不通则痛"，致使经行腹痛。

4.气血虚弱　脾胃素虚，化源匮乏，大病久病或大失血后气血不足，冲任气血虚少，行经后血海气血愈虚，不能濡养冲任、子宫；兼之气虚无力流通血气，因而发为痛经。《景岳全书·妇人规》云："凡人之气血犹源泉也，盛则流畅，少则壅滞，故气血不虚则不滞。"即说明了这种病理机转。

5.肾气亏损　禀赋素弱，或多产房劳伤损，精血不足，经后血海空虚，冲任、子宫失于濡养，"不荣则痛"发为痛经。《傅青主女科》已有"妇人有少腹疼于行经之后者，人以为气血之虚也，谁知是肾气之涸乎"的认识。

二、诊断

1.病史　见伴随月经周期规律性发作的以小腹疼痛为主证史，或有经量异常、不孕、放置宫内节育器、盆腔炎等病史。

2.临床表现　正值经期或经期前后 7 天内下腹疼痛明显，可呈阵发性痉挛性或胀痛伴下坠感，严重者可放射到腰骶部、肛门、阴道、股内侧。甚至可见面色苍白、出冷汗、手足发凉等晕厥之象。但无论疼痛程度如何，一般不伴腹肌紧张或反跳痛。大部分痛经多于经期疼痛明显，经期第一天疼痛达到高峰。

3.检查

（1）妇科检查　阳性体征者属功能性痛经，如盆腔内有粘连、包块、结节或增厚者，可能是盆腔炎症、子宫内膜异位症等病所致。部分患者可见子宫体极度屈曲或宫颈口狭窄。

（2）辅助检查　超声检查，腹腔镜、子宫输卵管碘油造影、宫腔镜检查有助于明确痛经的原因。

三、鉴别诊断

应与发生在经期或于经期加重的内、外、妇诸学科引起腹痛症状的疾病如急性阑尾炎、结肠炎、膀胱炎、卵巢囊肿蒂扭转等鉴别。若患者有短暂停经史，又见腹痛、阴道流血，应与异位妊娠、胎动不安或堕胎等妊娠病证鉴别（详见后有关章节诊断与鉴别诊断）。尤其是患者疼痛的性质、程度明显有别于既往经行腹痛征象时，或腹部扪诊见肌紧张或反跳痛体征者，更需审慎，注意详问病史，结合妇科检查及相关辅助检查，作出诊断与鉴别。

四、急症处理

痛经发作时，可择选下述治法、方药以缓急止痛。

1.田七痛经胶囊［张玉珍，罗颂平.田七痛经散（胶囊）治疗痛经 251 例临床小结.新中医，1985（1）］。

蒲黄 0.275g，醋炒五灵脂、田七末、延胡索、川芎、小茴香各 0.3g，木香 0.2g，冰片 0.025g。每小瓶 2g 药粉或每克药粉分装胶囊 3 粒。日服 3 次，每服 2g。

2.痛经丸（《中华人民共和国药典》2000 版），每次 6 ~ 9g，日 1 ~ 2 次，临经时服用。

3.麝香痛经膏：穴位外贴。取气海、子宫、三阴交或腹部痛点敷贴，1 ~ 3 天更换 1 次，疼痛消失后除去。

4.阿托品、654-2（山莨菪碱）等解痉剂肌注，亦可用前列腺素合成酶抑制剂如布洛芬 400mg，每日 3 ~ 4 次，或酮洛芬 25 ~ 50mg，每日 3 ~ 4 次。

五、辨证论治

首当辨识疼痛发生的时间、部位、性质以及疼痛的程度；一般而言，痛发于经前或经行之初，多属实；经将净或经后始作痛者，多属虚。辨痛之部位以察病位在肝在肾，在气在血，如痛在少腹一侧或双侧多属气滞，病在肝；小腹是子宫所居之地，其痛在小腹正中常与子宫瘀滞有关；若痛及腰脊多属病在肾。详查疼痛的性质、程度是本病辨证的重要内容，隐痛、坠痛、喜揉喜按属虚；掣痛、绞痛、灼痛、刺痛、拒按属实。灼痛得热反剧属热，绞痛、冷痛得热减轻属寒；痛甚于胀，持续作痛属血瘀；胀甚于痛，时痛时止属气滞等。此为辨证之大要，临证须结合月经期、量、色、质，伴随症状，舌、脉及素体和病史综合分析。

痛经以实证居多，而虚证较少，亦有证情复杂，实中有虚，虚中有实，虚实兼夹者，需知常达变。因本病病位在子宫、冲任，变化在气血，故治疗以调理子宫、冲任气血为主。治法分两步：经期重在调血止痛以治标，及时控制、缓减疼痛；平时辨证求因而治本；标本急缓，主次有序地阶段调治。对子宫发育不良、畸形或位置过度倾屈、宫颈狭窄等所致经行腹痛，又当根据不同情况，选择最佳治疗方案。

1.实证

（1）气滞血瘀证

主要证候：经前或经期小腹胀痛拒按，经血量少。行而不畅，血色紫暗有块，块下痛暂减；乳房胀痛，胸闷不舒；舌质紫暗或有瘀点，脉弦。

证候分析：肝失条达，冲任气血郁滞，经血不利，不通则痛，故经前或经期小腹胀痛拒按，经量少、经行不畅，色暗有块，块下气血暂通而疼痛暂减；肝郁气滞，经脉不利，故乳胀胸闷；舌紫暗、脉弦均属气滞血瘀之征象。

治法：理气行滞，化瘀止痛。

方药：膈下逐瘀汤（见多囊卵巢综合征）。

原方治积聚成块，疼痛不移，属血瘀之证。

方中香附、乌药、枳壳理气行滞，当归、川芎、桃仁、红花、赤芍活血化瘀，延胡索、五灵脂化瘀定痛，牡丹皮凉血活血，甘草缓急止痛、调和诸药，血调则疼痛自止。

肝气夹冲犯胃，痛而恶心呕吐者，加吴茱萸、法半夏、陈皮和胃降逆。小腹胀坠或前后阴坠胀不适，加柴胡、升麻行气升阳。郁而化热，心烦口苦、舌红苔黄、脉数者，加栀子、黄柏、夏枯草。

（2）寒凝血瘀证

主要证候：经前或经期小腹冷痛拒按，得热痛减；月经或见推后，量少，经色暗而有血块；面色青白、肢冷畏寒；舌暗苔白、脉沉紧。

证候分析：寒凝子宫、冲任，血行不畅，故经前或经期小腹冷痛，寒得热化，瘀滞暂通，故得热痛减；寒凝血瘀，冲任失畅可见月经推后，经色暗而有块；寒邪内盛，阻遏阳气故而色青白、肢冷畏寒；舌、脉均为寒凝血瘀之候。

治法：温经散寒，化瘀止痛。

方药：少腹逐瘀汤（《医林改错》）。

少腹逐瘀汤：小茴香　干姜　延胡索　没药　当归　川芎　官桂　赤芍　蒲黄　五灵脂

原方治"小腹积块疼痛"或"经血见时，先腰酸少腹胀，或经血一月见三五次，接连不断，断而又来，其色或紫，或黑，或块，或崩漏，兼少腹疼痛，或粉红兼白带，皆能治之"。方中官桂、干姜、小茴香温经散寒，当归、川芎、赤芍养血活血，蒲黄、五灵脂、没药、延胡索化瘀止痛，寒散血行，冲任、子宫血气调和流畅，自无疼痛之虞。

寒凝气闭，痛甚而厥，四肢冰凉，冷汗淋漓，加附子、细辛、巴戟天回阳散寒。冷痛较甚，加艾叶、吴茱萸。痛而胀者，酌加乌药、香附、九香虫。若伴肢体酸重不适，苔白腻，或有冒雨、涉水、久居阴湿之地史，乃寒湿为患，宜加苍术、茯苓、薏苡仁、羌活以散寒除湿。

（3）湿热瘀阻证

主要证候：经前或经期小腹疼痛或胀痛不适，有灼热感，或痛连腰骶，或平时小腹疼痛，经前加剧；经血量多或经期长，色暗红，质稠或夹较多黏液；常带下量多，色黄质稠有臭味；或伴有低热起伏，小便黄赤；舌质红、苔黄腻，脉滑数或弦数。

证候分析：湿热之邪，盘踞冲任子宫，气血失畅，经前血海气血充盈，湿热与血互结壅滞不通，故腹痛拒按，痛连腰骶，有灼热感；湿热扰血，故经量多或经期长，经色暗红质稠或夹较多黏液；累及任带，则带下异常；湿热缠绵，故伴低热起伏；小便黄赤、舌红、苔黄腻、脉滑数或弦数均为湿热蕴结之候。

治法：清热除湿，化瘀止痛。

方药：清热调血汤（《古今医鉴》）加丝瓜络、生苡仁、败酱草。

清热调血汤：当归　川芎　白芍　生地黄　黄连　香附　桃仁　红花　延胡索　牡

丹皮　蓬莪术

原方治"经水将来，腹中阵阵作痛，乍作乍止，气血俱实"。

方中黄连清热燥湿，牡丹皮、生地黄、白芍清热凉血，当归、川芎、桃仁、红花活血化瘀，延胡索、莪术、香附行气活血止痛。加丝瓜络、薏苡仁、败酱草意在增强原方清热除湿之功。

若痛连腰骶，加续断、狗脊补肝肾，秦艽清热除湿止痛。伴见月经量多或经期长，酌加地榆、槐花、马齿苋、黄芩凉血止血。带下异常者，加黄柏、土茯苓除湿止带。

2. 虚证

（1）气血虚弱证

主要证候：经期或经后小腹隐隐作痛，喜按或小腹及阴部空坠不适；月经量少，色淡，质清稀；面色无华，头晕心悸，神疲乏力；舌质淡，脉细无力。

证候分析：气血不足，冲任亦虚，经行之后，血海更虚，子宫、冲任失于濡养，故经期或经后小腹隐隐作痛，喜按，气虚下陷则空坠不适；气血两虚血海未满而溢，故经量少，色淡，质清稀；面色无华、神疲乏力、头晕心悸、舌淡、脉细无力皆为气血不足之象。

治法：益气养血，调经止痛。

方药：圣愈汤（《医宗金鉴》）。

圣愈汤：人参　黄芪　熟地黄　当归　川芎　白芍

原方治"诸恶疮血出过多，心烦不安，不得睡眠"。

人参、黄芪补脾益气，熟地黄、白芍、当归、川芎养血和血。气充血沛，子宫、冲任复其濡养，自无疼痛之患。可酌加鸡血藤、桂枝、艾叶、炙甘草养血缓痛。伴腰酸不适，加菟丝子、杜仲补肾壮腰。

（2）肾气亏损证

主要证候：经期或经期1～2天内小腹绵绵作痛，伴腰骶酸痛；经色暗淡，量少质稀薄；头晕耳鸣，面色晦暗，健忘失眠；舌质淡红，苔薄，脉沉细。

证候分析：肾气虚损，冲任俱虚，精血本已不足，经行之后，血海更虚，子宫、冲任失养，故小腹绵绵作痛，外府不荣则腰骶酸痛不适；精亏血少，阳气不足，故面色晦暗，经色暗淡，量少质稀薄；肾虚脑失所养，则见头晕耳鸣、健忘失眠；舌、脉亦为肾气不足之征象。

治法：补肾益精，养血止痛。

方药：调肝汤（《傅青主女科》）。

调肝汤：巴戟天　杜仲　续断　乌药　艾叶　当归　熟地黄　白芍　益母草　山茱萸　阿胶　山药　甘草

原方治"经来色淡量少，经后少腹疼痛，两胁作胀、腰部酸软，倦怠无力"诸证。

方中巴戟天、杜仲、续断补肾壮腰、强筋止痛，乌药温肾散寒，艾叶温经暖宫，当归、熟地黄、白芍滋阴养血，益母草活血调经。肾气实、筋骨坚，阴血充沛，子宫、冲任得以濡煦则疼痛自止。

腰骶酸痛，加菟丝子、桑寄生。经血量少、色暗，加鹿角胶、山茱萸、淫羊藿。头晕耳鸣、健忘失眠酌加枸杞子、制何首乌、酸枣仁、柏子仁。夜尿多，小便清长者，加益智仁、桑螵蛸、补骨脂。

六、其他治疗

1. 中成药

（1）延胡索止痛片、血府逐瘀胶囊、田七痛经胶囊　适用于气滞血瘀证。

（2）桂枝茯苓胶囊　适用于血瘀证。

（3）八珍益母颗粒　适用于气虚血瘀证。

（4）痛经宝颗粒　适用于寒凝血瘀证。

（5）艾附暖宫丸　适用于虚寒证。

（6）女金胶囊、复方阿胶浆　适用于气血虚弱证。

2. 针灸疗法

（1）体针　实证者选用中极、次髎、三阴交；寒凝加归来、地机；气滞加肝俞、太冲。虚证者选用气海、足三里、三阴交；气血亏虚加脾俞、胃俞；肝肾不足加肝俞、肾俞。

（2）耳针　常规取穴子宫、卵巢、内分泌、皮质下等，根据不同证型配合肝、脾、肾、神门等。经前使用至经行痛止，用于各型痛经。

（3）艾灸　常规取穴关元、中极、气海、三阴交等穴，用艾灸温和灸，经前使用至经行痛止，用于各型痛经。

七、转归与预后

中医药治疗痛经，有良好的临床疗效。功能性痛经，经及时、有效治疗，常能痊愈；属器质性病变所引起者，虽病程缠绵，难获速效，辨证施治，也可取得较好消减疼痛的作用，坚持治疗亦有治愈之机。

八、预防与调摄

1.注重经期、产后卫生，以减少痛经发生。

2.患者经期保暖，避免受寒。

3.调节情志，保持精神愉快，气机畅达，经血流畅，气血调和有利于经血调畅，则疼痛减轻。

4.注意调摄，慎勿为外邪所伤；不过用寒凉或滋腻的药物，服食生冷之品；均有利于减缓疼痛，促进疾病早期痊愈。

九、临证参考

经行腹痛，以实证居多，若是虚证，疼痛并不明显，患者常能自行调养，因此门诊所诊治的患者多为实证。实证主要为寒和瘀，使气血运行不畅。但"邪之所凑，其气必虚",临床治疗该病的实证常采用攻补兼施的方法,在补肾补血的基础上加活血化瘀,温经散寒的药,再加上引经药和特效药。治疗痛经常一起搭配使用的药物有当归、白芍、菟丝子、川牛膝、鸡血藤、吴茱萸、桂枝、延胡索、小茴香。且经行腹痛用药多于月经来潮前一周左右给药,其余期间多予养血补肾药物如四物颗粒、乌鸡白凤丸等,经前一周根据不同证型给予血府逐瘀胶囊、少府逐瘀胶囊等活血祛瘀之药。

西医妇科学认为原发性痛经的发生与子宫合成与释放前列腺素(prostaglandin,PG)增加有关。前列腺素诱发刺激子宫平滑肌收缩,产生分娩样下腹痉挛性绞痛,当子宫平滑肌过度收缩,历时稍长时,可造成子宫供血不足,甚至引起子宫缺血,导致厌氧代谢物积贮,刺激疼痛神经元而发生痛经。同时 PG 的刺激还可以使子宫收缩强度及频率增加,收缩不协调或呈非节律性,而致子宫缺血缺氧,引起痛经。

近二三十年来,不少学者根据中医妇科学有关痛经的病因病机理论,结合西医妇科学对痛经病因病理认识,从临床及实验研究入手,求证中医药治疗痛经的疗效与机理。有学者应用活血化瘀药物对气滞血瘀或寒凝血瘀型原发性痛经患者治疗前后对照研究证实,本类中药具有改善患者盆腔血流波形、波幅、血灌流量、两侧波幅差、流入时间指数等血流动力学作用;甲皱毛细血管的形态、流态、祥周状态呈现的微循环障碍也随着临床症状的缓解而随之得到改善。孙宁铨应用温经散寒、化瘀止痛的痛经散(肉桂、三棱、莪术、红花、当归、丹参、五灵脂、木香、延胡索等)治疗寒凝气滞血瘀所致的原发性痛经患者 198 例。通过对其中 20 例患者治疗前后血浆、月经血和子宫内膜标本中 $PGF_2\alpha$ 含量测定的结果显示:治疗前 $PGF_2\alpha$ 众的含量明显高于正常组,治疗后在症状缓解的同时 $PGF_2\alpha$ 的含量与正常组无显著性差异,表明活血化瘀中药有降低经血和子宫内膜 $PGF_2\alpha$ 含量的作用,推测其可能是治疗原发性痛经的药理作用之一。朱南孙等用活血化疗、破气行滞之加味没竭汤(生蒲黄、炒五灵脂、青皮、三棱、莪术、生山楂、炙乳香、炙没药、血竭粉)治疗原发性痛经的临床研究发现该方可明显降低经血中 $PGF_2\alpha$、PG $E_2\alpha$ 的含量及比值,显著降低外周血黄体中期雌二醇的含量及比值,显著升高黄体末期孕酮含量。

十、文献与病案选录

《格致余论》:"将行而痛者,气之滞也;来后作痛者,气血俱虚也。"

《医宗金鉴·妇科心法要诀》:"经后腹痛当归建,经前胀痛气为殃,加味乌药汤乌缩,延草木香香附榔。血凝碍气疼过胀,本事琥珀散最良,棱莪丹桂延乌药,寄奴当归芍地黄。"

《夏桂成实用中医妇科学》中记有医案一则如下。

苏某,女,20 岁,大学生,未婚。

2007 年 6 月 24 日初诊。患者经行腹痛 6 年余。月经 13 岁初潮,5 ~ 7/30 ~ 35 天,量中等,色暗红,病起于初潮后一年的经期淋雨后,至今已有 6 年余。经行第 1 ~ 2 天腹痛较剧,挟有血块,但无烂肉状血块,温按痛减,伴畏寒肢冷,经期便溏。平时锦丝状带下一般,持续 2 ~ 3 天。B 超检查子宫附件未见异常。BBT 呈双温相,但高温相不稳定，呈不规则波浪状，且总体偏低。既往常用西药止痛，现慕名前来就诊。初诊时适值经前后半期，亦即月经来潮前两天，BBT高温示第十天，少腹隐痛，胸闷烦躁，乳房作胀，腰骶酸楚，稍有恶寒，舌质淡红，苔薄腻，脉细弦。

诊断：痛经（原发性痛经）。

中医辨证：肾虚瘀阻，不通则痛。初诊时用补肾助阳，化瘀之痛的方法，用毓麟珠合痛经汤加减。处方：当归、牡丹皮、丹参、赤芍、川续断、紫石英（先煎）各10g，广木香、延胡索各12g，五灵脂、山楂、茯苓各9g，益母草15g。

服药3剂后月经来潮，前方去紫石英。继进5剂后就诊，告知经行第1~2天疼痛有所减轻，第3天疼痛消失，5天经净。此时症见头昏腰酸，夜寐不沉，纳谷不馨，二便尚调，舌质暗红，苔薄白，脉弦细。拟滋肾养阴，佐以健脾和胃，用归芍地黄汤加味。处方：炒当归、赤白芍、山药、山茱萸、熟地黄、女贞子、牡丹皮、茯苓、川续断、桑寄生、怀牛膝各10g，生山楂9g，陈皮6g。

服药7剂后出现锦丝状带下，且右少腹胀痛隐隐，略有乳胀。夏师认为，此时是治疗痛经的关键时期，阴阳转化的顺利与否直接影响到痛经的治疗效果，用补肾促排卵汤加减。处方：炒当归、赤白芍、山药、山茱萸、熟地黄、牡丹皮、茯苓、川续断、菟丝子、鹿角片（先煎）各10g，五灵脂12g，广木香9g。

药服七剂后BBT升入高温相5天，曲线较上月平稳，但乳胀腹坠，腰酸心烦，改用补肾助阳、疏肝调经的方法，以毓麟珠合越鞠丸加减。处方：炒当归、赤白芍、山药、牡丹皮、茯苓、川续断、杜仲、五灵脂、鹿角片（先煎）、制香附、钩藤（后下）、生山楂各10g，广木香9g。

服药9剂后月经来潮，痛经未作，以痛经汤加减，处方：钩藤（后下）15g，牡丹皮、炒当归、赤芍、五灵脂、延胡索、川续断、莪术、益母草各10g，广木香9g，肉桂6g。服药5剂经净，告知此次月经经量中等，无血块，痛经未作。治疗5个月后痛经告愈。

附：子宫内膜异位症（内异症）

子宫内膜异位症（简称内异症）是指具有活性的子宫内膜组织（腺体和间质）出现在子宫内膜以外的身体其他部位所引起的一种疾病。异位内膜可侵犯全身任何部位，但绝大多数位于盆腔内，最常见于卵巢、宫骶韧带，其次为子宫、直肠子宫陷凹、腹膜脏层、阴道直肠膈等部位。

本病多发生在30~40岁的妇女，青春期发病者较为罕见。绝经后异位内膜可随之萎缩吸收，妊娠可使症状得到暂时或永久性的缓解。内异症的发病率目前虽无确切统计数据，但现有资料表明较过去相比呈明显上升趋势。

中医学古文献中无"子宫内膜异位症"病名记载，但据内异症的主要临床表现，可归属在"痛经""癥瘕""月经不调""不孕"等病之中。据多年来中医妇科学对内异症较为系统的研究，可以认为"瘀血阻滞胞宫、冲任"是其基本病机，而瘀之形成，又与脏腑功能失常、血气失调以及感受外邪等因素攸关。

一、中医病因病机

子宫内膜异位症以"瘀血阻滞胞宫、冲任"为基本病机。常见的病因病机如下。

1. 气滞血瘀 素性抑郁,或恚怒伤肝,木失条达,气机不畅,血行迟滞,瘀血内阻胞宫、冲任,发为子宫内膜异位症。

2. 寒凝血瘀 经期、产后胞脉空虚,摄生不慎或感受寒邪或冒雨涉水或久居阴冷之地或为生冷所伤,寒凝血瘀,阻滞胞宫、冲任为病。

3. 肾虚血瘀 禀赋不足或因房劳多产或为人流手术所伤,肾气亏损,阳气不足,温煦失职,血行迟滞,瘀血阻滞胞宫、冲任而致本病。

4. 气虚血瘀 素体脾虚或因饮食劳倦、忧愁思虑所伤,或大病久病耗气失血,气虚运血无力,血行迟滞致瘀,瘀阻胞宫、冲任;或脾虚失运,水湿内生,湿聚成痰,痰湿与瘀血相结,蕴积胞宫、冲任,发生子宫内膜异位症。

5. 热灼血瘀 阳盛之躯,或肝郁化热,或外感热邪,或因过食辛辣椒姜或过服温热药物而生热,热灼营血,质稠致瘀,瘀阻胞宫、冲任,发生子宫内膜异位症。

瘀血阻滞胞宫、冲任,瘀积日久,又能影响脏腑、气血功能而致气滞、痰湿内生,呈现瘀血、气滞、痰湿胶结,渐成癥痕的病理改变。

二、西医病因病理

子宫内膜异位症发病机制从 1860 年 Von Ronkitansky 首次报道以后,直至 20 世纪 70 年代,始引起西医妇科学术界的关注而对本病进行了大量不懈的研究,但对于内异症的发病原因,目前尚无一种令人满意的阐明全部内异症发病机制的理论,对其病因病理的认识,有以下几种学说。

1. 种植学说 月经期脱落的子宫内膜因各种原因所致的经血倒流进入盆腔,种植于各个部位,形成子宫内膜异位症。

2. 淋巴及静脉播散学说 子宫内膜可以经静脉或淋巴管转移到邻近组织器官甚至远离子宫的部位,从而发生盆腔或远处的子宫内膜异位症。

3. 体腔上皮化生学说 卵巢生发上皮及胸膜、腹膜、浆膜等均与子宫内膜一样同为体腔上皮分化而来,当反复受到慢性炎症、激素、经血等刺激影响时,这些组织便有可能衍化为子宫内膜组织,形成子宫内膜异位症。

4. 免疫学说 当机体存在遗传因素免疫功能障碍时,将难以抑制和阻止子宫内膜的侵犯、种植和发展,形成子宫内膜异位症。从而认为内异症发生既有体液免疫的改变,也有细胞免疫的异常。其发病机制可能为免疫抑制与免疫促进失衡导致免疫失控。

5. 卵泡黄素化不破裂学说 近年一些学者相继发现,有 29%～79% 的子宫内膜异位症患者存在黄素化卵泡不破裂现象,致使腹腔液中雌激素尤其是孕酮含量明显偏低,难以抑制子宫内膜的种植而发病。

6. 影响因素 流行病学的有关调查资料提示,凡身高、体胖、过度安逸及有月经周期短、经期长、经量多并有痛经等特征者，均为本病的高危因素。另外，本病可能有一定的遗传倾向。

异位子宫内膜可出现在身体不同部位，以卵巢子宫内膜异位症为高发的最多见病位，其中约 80% 的患者病变累及一侧卵巢，50% 左右为双侧性；盆腔是仅次于卵巢的好发部位，可侵犯盆腔腹膜、子宫浆膜、子宫直肠陷凹、直肠前壁、子宫骶骨韧带等部位，尤以子宫直肠陷凹最易受损；此外，也可发生于阴道、外阴、膀胱、脐部及瘢痕处，甚至手、臂、大腿处均可发病，但极罕见。

三、诊断

1. 临床表现 本病最典型的症状是继发性、进行性加剧的下腹部及腰骶部痛经，可放射至阴道、会阴、肛门或大腿内侧。常于经潮前 1~2 天发作，经期第一天最甚，尔后渐减，多在经净时消失。亦可见月经提前、经量增多、经期延长或经前点滴出血或性交痛、不孕等。肠道子宫内膜异位症患者还可出现腹痛、腹泻或便秘，甚至周期性少量便血。

2. 妇科检查 宫颈后上方、子宫后壁、宫骶韧带或子宫直肠窝处扪及一个或数个豆粒或米粒大小的触痛性结节，经前尤为明显，子宫不大或略增大，多后倾固定，活动受限；病变累及卵巢者，可于子宫一侧或双侧触及包块，表面呈结节囊性感，常与子宫及阔韧带粘连而固定，可有压痛；病变位于宫颈及阴道者，可见宫颈表面有稍突出的紫蓝色小点或出血点，或阴道后穹窿有紫蓝色结节，质硬光滑而有触痛，有时呈息肉样突出。发生在阴道、腹壁切口及脐部等其他部位的子宫内膜异位症，在相应部位触到硬韧、不活动、边界不甚清楚的触痛性结节，其大小可随月经周期改变。

3. 辅助检查

（1）腹腔镜 目前最具诊断价值的检查方法，尤其是在早期诊断和鉴别诊断中有着重要意义，并可决定内异症的临床分期。

（2）B 超 可以确定子宫的大小、形态、质地，有无卵巢和子宫内膜异位囊性包块及包块的大小、形态、质地、回声及和周围组织之间的关系。

（3）血清 CA125 值测定 用于监测异位内膜病变活动情况，其监测疗效和复发的意义更具有临床价值。腹腔液早期诊断异位症较血清更为准确，CA125 与 CA19-9 同时增高有助于诊断内异症。近年研究发现，子宫内膜芳香化酶及 CA125 联合检测对内异症的诊断价值较高，尤其对早期内异症的诊断明显优于 CA125 值的测定。

四、鉴别诊断

1. 卵巢囊肿 良性卵巢囊肿多为一侧性，囊肿光滑、活动，常无症状；恶性卵巢肿瘤多呈实性，表面不规则，生长迅速，体积较大，无内异症的痛经等周期性症状。

2. 卵巢囊肿蒂扭转 常在体位改变后突然发生腹痛，有别于卵巢子宫内膜异位囊肿破裂发生于月经周期的特定时间阶段，妇科检查可鉴别。

3. 慢性盆腔炎 慢性盆腔炎亦可引起腹痛及宫旁组织增厚或形成肿块，但本病多有急慢性盆控炎病史，形成的包块大多表面光滑而无结节感。盆腔结核性包块患者则常有原发不孕、经量减少、闭经等症状，并伴有结核性包块特有的症状和体征。

4. 子宫腺肌病 痛经症状甚似内异症，但以下腹正中疼痛更为剧烈，子宫多呈均匀性增大，质硬。经期检查时可触及子宫疼痛，常与内异症并存。妇科检查、B超可鉴别。

五、辨证论治

辨病与辨证相结合，是现阶段中医药治疗本病的主要思路与方法。在辨证上，常谨守"瘀阻胞宫、冲任"基本病机，治以"活血化瘀"之法，同时根据疼痛主证的部位、性质、程度及伴随证、舌脉象结合病史寻求血瘀的成因，分别予以理气行滞、温经散寒、补肾温阳、健脾益气、清热凉血、化痰除湿诸法。瘀久积而成癥者，又当散结消癥。同时注意月经周期的不同阶段治有侧重，经期以调经止痛为先，平时重在化瘀攻破。病程长者，常因瘀久成癥，多需配用散结消癥。由于本病疗程较长，用药又多为攻伐之剂，宜择时佐配补肾、益气、养血之品，以预培其损。

1. 实证

（1）气滞血瘀证

主要证候：经行下腹坠胀剧痛，拒按，甚或前后阴坠胀欲便；经血或多或少，经色暗挟有血块；盆腔有结节、包块；胸闷乳胀，口干便结；舌紫暗或有瘀斑，脉弦或涩。

治法：理气行滞，化瘀止痛。

方药：膈下逐瘀汤（见痛经）或血竭散（朱南孙经验方）。

前阴坠胀，加柴胡、橘叶、炒川楝理气行滞。肛门坠胀欲便或便结者，加大黄化瘀通腑。盆腔有结节、包块，酌加血竭、三棱、穿山甲化瘀消癥。经血量多加茜草根、炒蒲黄、三七粉、益母草化瘀止血。

（2）寒凝血瘀证

主要证候：经前或经期小腹绞痛、冷痛、坠胀痛，拒按，得热痛减；经量少，色暗红，经血淋漓难净，或见月经愆期、不孕；畏寒肢冷，或大便不实；舌质淡胖而紫暗，苔白，脉沉弦或紧。

治法：温经散寒，活血化瘀。

方药：少腹逐瘀汤（见痛经）。

经血淋漓难净，加艾叶、炮姜、益母草温经止血。素体阳虚，畏寒肢冷，脉沉细者，加补骨脂、制附子、巴戟天温肾助阳。见盆腔包块者，酌加桃仁、三棱、莪术、土鳖虫活血消癥。

（3）热灼血瘀证

主要证候：经前或经行发热，小腹灼热疼痛拒按；月经提前、量多、色红质稠有块或淋漓不尽；烦躁易怒，溲黄便结；盆腔结节包块触痛明显；舌红有瘀点，苔黄，脉弦数。

治法：清热凉血，活血化瘀。

方药：小柴胡汤（《伤寒论》）合桃核承气汤（《伤寒论》）加牡丹皮、红藤、败酱草。

小柴胡汤：柴胡　黄芩　人参　半夏　生姜　大枣　甘草

桃核承气汤：桃仁　桂枝　大黄　芒硝　甘草

柴胡行气解郁，性微寒，气芳香，疏散退热；黄芩苦寒泄热；人参、甘草、大枣扶正祛邪；半夏、生姜和胃降逆；桃仁活血祛瘀；桂枝温经通脉；大黄、芒硝清热泻火、泻下软坚以荡涤热积、破坚积热块。两方合用共奏清热凉血、化瘀散结之功。加牡丹皮、红藤、败酱草以增清热解毒、凉血活血之力。

经量多或淋漓不尽，加茜草、益母草、大小蓟凉血化瘀止血。疼痛甚加炒蒲黄、五灵脂、延胡索化瘀止痛。盆腔结节包块，酌加三棱、莪术、鳖甲、半枝莲消癥散结。

2. 虚证（夹实）

（1）肾虚血瘀证

主要证候：经行腹痛，腰脊酸软；月经先后无定，经量或多或少，不孕；神疲体倦、头晕耳鸣，面色晦暗，性欲减退；盆腔有结节包块；舌质暗淡，苔白，脉沉细。

治法：补肾益气，活血化瘀。

方药：仙蓉合剂（经验方）。

仙蓉合剂：仙灵脾　肉苁蓉　制首乌　菟丝子　牛膝　丹参　芍药　莪术　川楝子　延胡索　党参　黄芪

方中仙灵脾、肉苁蓉补肾助阳，制首乌、菟丝子滋肾补肾，党参、黄芪健脾益气，莪术、丹参、赤芍活血化瘀，延胡索、川楝子行滞止痛，川牛膝引诸药下行以达病所。

腰脊酸软加桑寄生、续断、杜仲补肾壮腰。若经血量多，加炒蒲黄、茜草、益母草化瘀止血。腹痛甚，加五灵脂、血竭、三七化瘀止痛。盆腔结节包块，酌加桃仁、乳香、没药化瘀消癥。

（2）气虚血瘀证

主要证候：经行腹痛，量或多或少，色暗淡、质稀或挟血块，肛门坠胀不适；面色无华，神疲乏力，纳差便溏；或见盆腔结节包块；舌淡胖边尖有瘀点，苔白或白腻，脉细或细涩。

治法：益气温阳，活血化瘀。

方药：举元煎（见月经过少）合桃红四物汤（见经期延长）。

若经血量多，行经期宜去桃仁、红花加茜草、乌贼骨、三七化瘀止血。腹痛甚，加蒲黄、五灵脂、延胡索、乌药化瘀止痛。胸闷泛恶、痰多，盆腔有结节、包块，苔腻者，为痰湿瘀阻之候，酌加皂角刺、昆布、海藻、炒苡仁、穿山甲、三棱、浙贝母化痰除湿、软坚散结。

六、其他治疗

1. 中成药

（1）散结镇痛胶囊、血府逐瘀胶囊　适用于气滞血瘀证。

（2）大黄䗪虫丸　用于热灼瘀血证。

2. 中药保留灌肠　通常应用于子宫内膜异位症痛经较剧，或盆腔包块者，可选方如下。

（1）三棱 9g，莪术 9g，蜂房 12g，赤芍 12g，皂角刺 12g。

（2）红藤 15g，败酱草 15g，三棱 9g，莪术 9g，延胡索 9g，牡丹皮 9g，白花蛇舌草 15g，紫草根 15g，黄柏 9g。

方法：浓煎至 100～150mL，于临睡前排便后，保留灌肠，每晚一次，经期停用。

3. 局部上药　结节、包块位于子宫直肠陷窝，可选用钟乳石、乳香、没药各等份，研末，均匀过筛消毒，于经净后上于后穹窿处，有缩小结节、包块的作用。

七、预防与调摄

1. 月经期减少剧烈运动。

2. 经期严禁性生活。

3. 防止经血倒流。对宫颈管狭窄或闭锁、子宫颈粘连、阴道横膈、子宫极度前后曲等可引起经行不畅者，及时纠正。月经期避免不必要的盆腔检查，如有必要，操作应轻柔，不可重力挤压子宫。

4. 避免手术操作所引起的子宫内膜种植。经前禁止各种输卵管通畅试验，宫颈冷冻、电灼等均不宜在经前进行，否则有导致经血中内膜碎片种植于手术创面的危险。人工流产吸宫术时，不要突然降低宫内负压以防蜕膜碎片随宫腔血水倒流进入腹腔。进行剖宫手术时，要注意保护手术术野和子宫切口，缝合子宫时缝针要避免穿过子宫内膜层，以防内膜异位于腹壁切口。

5. 适龄婚育和药物避孕。妊娠可以延缓此病的发生，对已属婚龄或婚后患痛经的妇女宜及时婚育。已有子女者，长期服用避孕药物抑制排卵，可促使子宫内膜萎缩和经量减少，因而可减少经血及内膜碎屑逆流入腹腔的机会，从而避免子宫内膜异位症的发生。

八、临证参考

子宫内膜异位症以"瘀血阻滞胞宫、冲任"为基本病机，故治疗本病须坚持以"活血化瘀"为主要方法，同时根据"血瘀"之因，辅以相应的理气、温经、补肾、益气、凉血诸法。加减用药须照顾主症，如经期疼痛甚者，经前、经期宜配用相应的止痛药，经血量多，当调经止血。见结节、包块，又当于活血化瘀之中，伍以软坚散结消癥之品。因本病疗程较长，且用药多属攻伐之类，故又应根据患者素体情况、病程、疗程诸因素综合考虑，酌情选加补肾、益气、养血药以培其损。也可根据经期、平时的不同阶段，灵活掌握化瘀、止痛、散结、消癥、补益药物的配伍比例，主次分明地施治。

因子宫内膜异位症逐年增高的发病率，也因为西药激素类药物治疗本病长期使用有一定副反应，所以即便手术治疗也存在复发率，因此发掘与研制治疗内异症安全、有效的中药复方制剂，探寻其疗效机理，已成为近年来中医妇科学术界甚为关注的研究方向。

如天津中医学院第二附属医院"活血化瘀、软坚散结法治疗子宫内膜异位症临床与实验研究",成都中医药大学"化瘀止痛片治疗子宫内膜异位症的临床与实验研究"等科研课题,不仅通过临床试验,证实了"妇痛宁颗粒冲剂""化瘀止痛片"治疗本病的较好疗效,而且通过血液流变学、甲皱微循环、血浆前列腺素、血清性激素等实验检测,说明方药具有改善全身及局部微循环,促使局部病灶吸收,降低前列腺素的浓度,使临床症状缓解的作用。模型动物(大鼠、家兔)的相关组织形态学研究也各自表明这些药物对异位内膜细胞尤其是上皮细胞有明显的萎缩作用。这些课题均在一定程度上论证了活血化瘀、软坚散结中药治疗子宫内膜异位症的疗效及机理。

还有应用中西药结合方法施治本病的研究报道,如先用达那唑(炔睾醇)从月经周期的第2天开始,每次口服200mg,每日3次,连服1个月。第2月开始,改每日口服2次,连服2个月,第4月开始每日减至1次,连服3个月。6个月后停服达那唑,改用中药少腹逐瘀汤加减治疗,其临床疗效明显优于单用达那唑组。作者认为这种方法,既可巩固治疗效果,缓解临床症状,控制体征,又能调整卵巢功能,服药期间又不影响受孕。

九、病案选录

《夏桂成实用中医妇科学》一书中记有医案一则如下。

孙某,女。

2008年9月3日初诊。主诉:未避孕1年余不孕,发现腹部包块1周。2008年8月22日B超检查发现右附件包块,大小49mm×47mm,泥沙样回声。CA19-9:57.51。诊断:巧克力囊肿。

2008年9月27日行腹腔镜下右卵巢巧克力囊肿剥除术,术后病理诊断:符合子宫内膜囊肿。平素月经规律,5~6/37天,量、色无异常,无痛经,有性交痛。生育史:0-0-1-0。

2008年10月23日复诊:末次月经2008年10月19日,腹腔镜术后第一次月经来潮,刻下:周期第五日,月经将净,大便质软,舌边齿痕,苔黄微腻,脉细弦。经后期治拟益肾,处方:生地黄6g,砂仁(后下)5g,赤芍、白芍、丹参、陈皮、炒白术、木馒头、鬼箭羽、路路通各10g,炒山药12g,红花6g,甘草5g。6剂内服,同时予以保留灌肠。外用方:皂角刺、败酱草各30g,乳香、没药各15g,桂枝10g。

2008年10月30日复诊:月经周期第12天,小腹胀,大便不成形,舌体胖大,苔黄腻,脉细。经间期,治拟益肾健脾活血促排卵。处方:丹参、山药、赤芍、川芎、红花、法半夏、陈皮、石菖蒲各10g,川续断、苍术、白术各12g,路路通15g。3剂内服。

2008年11月3日复诊:月经周期第15天,基础体温高温相不稳定,小腹及双乳头发胀,舌体胖大,苔腻,脉细。经前期,治拟益肾疏肝。处方:炮姜5g,木馒头、苏木各10g,炒党参、麦芽、谷芽、炒白芍各12g,川续断、鹿角霜、炒山药、路路通各15g。

调周治疗5个月后受孕,予以保胎治疗。

第十一节　月经前后诸证

一、经行乳房胀痛

连续两个月经周期以上出现行经前后，或经期期间，出现乳房胀痛，或乳头胀、痒、疼痛，触按尤甚，甚至不能接触衣物者，称"经行乳房胀痛"。

（一）病因病机

经行乳房胀痛的发生，根据其发病部位、发病时间等与肝、胃、肾有密切关系。因肝经循胁肋，过乳头，乳头乃足厥阴肝经支络所属。乳房为足阳明胃经经络循行之所，足少阴肾经入乳内。故有乳头属肝、乳房属胃亦属肾所主之说。肝藏血，主疏泄，本病发生多在经前或经期，因此时气血下注冲任血海，易使肝血不足，气偏有余。本病主要由肝失条达或肝肾失养所致。七情内伤，肝气郁结，气血运行不畅，脉络欠通，不通则痛；或肝肾亏虚，乳络失于濡养而痛。

1. 肝气郁结　患者平素易怒忧思，郁结伤肝，肝失条达，冲脉隶于阳明而附于肝，经前、经行时阴血下注冲任，冲气偏盛，循肝脉下逆，肝经气血壅滞，阻滞乳络致乳络不通，不通而痛，遂致经行乳房胀痛。

2. 肝肾亏虚　患者或平素肝肾不足，或久病失血伤阴，经行则阴血愈虚，肝肾愈见不足，精血不足以滋养乳络致使乳络失养，不荣则痛，因而经行乳房胀痛。

（二）诊断

1. 病史　长期紧张、抑郁不舒或久病、七情内伤史。

2. 临床表现　经期或行经前后出现乳房胀痛，或乳头胀痒疼痛，触按尤甚，甚至不能接触衣物，连续 2 个月经周期以上。

3. 检查

（1）体格检查　经前乳房胀满、触痛，无明显结节，皮色不改变，经后减轻或消失。

（2）妇科检查　盆腔器官无异常。

（3）辅助检查　乳腺 B 超或红外线扫描可排除乳房实质性肿块所致的乳房胀痛。

（三）鉴别诊断

本病需排除"乳腺增生症"或"乳房恶性病变"。

1. 乳癖（乳腺腺病、乳腺增生症）　乳癖虽然也可见经前乳房胀痛，但两者并不等同。乳癖检查多见乳房有片状包块，且多为单侧；而经行乳房胀痛每随月经周期而发，经后消失，检查多无器质性改变。乳房 B 超或红外线扫描有助于鉴别诊断。

2. 乳岩（乳癌）　初起虽也可有乳房胀痛，但无经行乳房胀痛之随月经周期而发的特点，乳房可扪及结块，并有压痛，病变晚期可伴有乳头凹陷、溢血，表皮呈橘皮样改变。

（四）辨证论治

经行乳房胀痛，有虚实之分，辨证时应注意辨其发病时间、性质、程度，并结合伴随症状及舌脉进行分析。一般实证多痛于经前，乳房按之胀满，触之即痛，经后胀痛明显消退；虚证多痛于行经之后，按之乳房柔软无块。

治疗上以疏肝养肝，通络止痛为大法。实者宜疏肝理气通络，常于经前开始用药；虚者宜滋养肾肝，并注意平时调治。

1. 实证

肝气郁结证

主要证候：经前或经行乳房胀满疼痛，或乳头痒痛，甚则痛不可触衣。经行不畅，血色暗红，小腹胀痛；胸闷胁胀，精神抑郁，时叹息；苔薄白，脉弦。

证候分析：平素肝郁气滞，气血运行不畅，经前冲气偏盛，循肝脉上逆，肝经气血郁滞，乳络不畅，故经行乳房胀痛，或乳头痒痛；肝郁气滞，冲任阻滞，故经行不畅，血色暗红，气血运行不畅，故经行小腹胀痛；肝气不舒，气机不畅，则胸闷胁胀；肝失条达，则精神抑郁，时叹息；苔薄白，脉弦为肝郁之象。

治法：疏肝理气，和胃通络。

方药：逍遥散（见月经先后无定期）加麦芽、青皮、鸡内金。

若乳房胀硬，结节成块者，加夏枯草、青橘叶、橘核、王不留行以通络散结。情绪忧郁、闷闷不乐者，加醋香附、合欢皮、娑罗子、郁金。少腹胀痛者加川楝子、延胡索、乌药。

若舌苔薄黄，脉弦数者，乃肝郁化热之象。治以疏肝清热，方用丹栀逍遥散（见多囊卵巢综合征）。

2. 虚证

肝肾亏虚证

主要证候：经行或经后两乳作胀作痛，乳房按之柔软无块，月经量少，色淡；两目干涩，咽干口燥，五心烦热；舌淡或舌红少苔，脉细数。

证候分析：素体肝肾不足，阴血亏虚，乳头属肝，肾经入乳内，经行时阴血下注冲任、血海，肝肾愈虚，乳络失于滋养，不荣则痛，故经行或经后两乳作胀作痛，乳房按之柔软无块，阴血虚，冲任血少，故月经量少，色淡；肝开窍于目，肝血不足，不能上荣于目及咽喉，则两目干涩，口燥咽干；舌淡或舌红少苔，脉细数，为肝肾亏虚之候。

治法：滋肾养肝，和胃通络。

方药：一贯煎（《续名医类案》）加麦芽、鸡内金。

一贯煎：北沙参　麦冬　当归　生地黄　枸杞子　川楝子

原方主治胁痛吞酸，吐酸，疝瘕，一切肝病。

方中当归、枸杞子滋肾养肝，沙参、麦冬、生地黄滋阴养血，川楝子疏肝理气，加麦芽、鸡内金和胃通乳，诸药配伍，共奏滋肾养肝、和胃通络之功。

（五）其他治疗

1. 中成药

（1）逍遥丸　适用于肝郁气滞证。

（2）加味逍遥丸　适用于经前乳房胀痛伴有潮热、盗汗等肝郁化热证。

（3）乳核散结片　适用于肾虚肝郁血虚性乳房胀痛。

（4）消乳散结胶囊　适用于肝郁气滞痰凝证，因为该方攻补兼施，寒温并用，在临床常作为通用药。

2. 体针

（1）肝郁气滞证　取穴太冲、三阴交、膻中、天宗、肩井。

（2）肝肾阴虚证　取穴乳根、肓门、三阴交、太溪、太冲。另取穴肝俞、支沟、足三里、三阴交、膻中、乳根、膈俞，每次取 3～4 穴针刺。实证用泻法，虚证用补法。

3. 耳针　肝郁气滞证取穴乳腺、神门、内分泌。另取穴胸、肝、内分泌、交感、卵巢、子宫，每次取 2～3 穴针刺。

（六）转归与预后

肝郁者以在经间期前治疗效佳，肾虚者宜注意平时调养。若久治不愈，并可触及肿块，或乳头有溢液或溢血者，需排除器质性病变，定期检查，及早防治。

（七）预防与调摄

1. 调情志，避免忧思恚怒。

2. 饮食以清淡、富于营养为主，禁嗜辛辣助阳之品及烟酒。

3. 肝气郁结者宜于经前、乳房胀痛前予以治疗，肝肾亏虚者宜于平时调养。

4. 若久治不愈，并可触及肿块者，或乳头有溢血或溢液者，须排除器质性病变，应定期检查，并及早防治。

（八）临证参考

本病类归于西医学经前期紧张综合征范畴，是妇女常见病证。本病主要在于肾阴偏虚，肝郁气滞，得经间期阳气内动之势而肝郁化火。病发时虽以肝郁为主，但病根在于肾阴偏虚，故疏肝泻肝必须佐以滋肾，或先予疏肝泻肝，症状缓解后再予滋肾固本。疏肝泻肝之方药很多，上海朱小南家传疏肝汤尤为合适。药用广郁金、路路通、炒枳壳、炒乌药各 6g，制香附、合欢皮各 9g，娑罗子、焦白术、赤芍各 10g。夏桂成临床常加入山药、川续断、菟丝子、炙鳖甲（先煎）、熟地黄各 10g，以更适合经间期乳房胀痛的治疗要求。经间期乳房胀痛有的可以延续到行经期，严重者屡用一般疏肝之品不效，可以考虑从肾与肝的关系着手。肝肾之间不仅乙癸同源，而且在阳的方面也互相支持，特别是肾阳对肝之疏泄功能有支持作用，故临床上屡用疏肝气之药而肝气不得舒畅者，宜用温肾疏肝通络的方法，药用鹿角片、乌药等药物。因此，经前期论治时疏肝要与养血补肾助阳的方药相结合。

（九）病案选录

《中国现代百名中医临床家丛书·韩冰》一书中记有病案一则如下。

梁某，女，24岁，已婚，职员。

初诊时间：2004年10月14日。

主诉：经前乳房胀痛，伴月经后期、量少4个月。

现病史：患者近4个月自经前10日开始乳房作胀，触之有结块，经后得舒，伴月经后期，40余日一行，色暗，量少，夹少量血块，经行腹痛。现月经37日未潮，乳房胀痛，痛不可触，胸胁胀闷，易怒。舌质暗，舌苔薄白，脉弦细。

经孕史：月经13岁初潮，5～6/27～30天，色常量中，痛经（－）。末次月经2004年9月7日，量少，色暗，有块，4日净，痛经（＋）。G_0P_0。

妇科检查未见明显异常。妇科盆腔、乳腺超声未见明显异常。

辨证与治法：诊断为经行乳房胀痛（气滞血瘀型）；施以疏肝理气，活血化瘀之法。

处方：柴胡、枳壳、路路通、当归、川芎、赤芍、桃仁、红花、炮山甲、川楝子、延胡索、牛膝各10g，益母草30g，橘核20g，王不留行20g，甘草6g。7剂。水煎服。每日一剂，分早晚2次温服。

二诊：2004年10月21日。患者服药后乳房胀痛、胸胁胀闷减轻，月经于10月15日来潮，多于前次，色红，4日净，痛经（－），治以理气养血，化瘀散结。处方：柴胡、路路通、青皮、炮山甲、鳖甲、当归、白芍各10g，鹿角霜15g，橘核20g，麦芽30g，蒲公英50g，甘草6g。7剂，水煎服。

三诊：2004年10月28日。患者食纳不佳，前方加神曲10g，砂仁6g。14剂。水煎服。

四诊：2004年11月11日。患者无乳房胀痛，纳可，月经将潮，前方减神曲、砂仁、麦芽，加益母草30g，牛膝10g，以活血通经。7剂，水煎服。

五诊：2004年11月18日。患者服药后无乳房胀痛，昨日月经来潮，量中，继服前方5剂。并用柴胡10g，炮山甲、鳖甲、青皮、鹿角霜、当归、白芍、川楝子、延胡索、牛膝各10g，橘核20g，益母草30g，蒲公英50g，共研末，制蜜丸，每丸9g，于经净后服用，每次1丸，每日2次，以善其后。

二、经行头痛

每遇经期或行经前后，出现以头痛为主要症状，经后辄止者，称为"经行头痛"。《张氏医通》有"经行辄头痛"的记载。

经行头痛的病因，历代医家对此论述较少，仅张璐言其由于"痰湿为患"，并以二陈加当归、炮姜、肉桂治之。现代名家根据本病的特点，认为与肝有密切关系。

（一）病因病机

本病属于内伤性头痛范畴，其发作与月经密切相关。因头为诸阳之会，五脏六腑之气皆上荣于头，足厥阴肝经会于巅，肝为藏血之脏，经行时气血下注冲任而为月经，阴血相对不足，故凡外感、内伤均可在此时引起脏腑气血失调而为患。常见的病因有情志内伤，肝郁化火，上扰清窍；或瘀血内阻，络脉不通；或素体血虚，经行时阴血不足，脑失所养。

1.肝火 情志内伤，肝气郁结，气郁化火。冲脉附于肝，经行时阴血下聚，冲气偏旺，冲气挟肝气上逆，气火上扰清窍而经行头痛。

2.血瘀 情志不畅，肝失条达，气机不宜，血行不畅，瘀血内留，或正值经期，遇寒饮冷，血为寒凝，或因跌仆外伤，以致瘀血内阻。足厥阴肝经循巅络脑，经行时气血下注于胞宫，冲气挟肝经之瘀血上逆，阻滞脑络，脉络不通，不通则痛，因而经行头痛。

3.血虚 素体虚弱，或大病久病，长期慢性失血，或脾虚气血化源不足，或失血伤精致精血亏虚，经行时精血下注冲任，阴血不足，血不上荣于脑，脑失所养，遂致头痛。

（二）诊断

1.病史 有久病体弱、长期情志不畅、精神过度刺激史。

2.临床表现 每逢月经期或经行前后，即出现明显之头痛，周期性反复发作，经后辄自止。疼痛的部位或在巅顶，或在头部一侧，或两侧太阳穴；疼痛的性质有掣痛、刺痛、胀痛、绵绵作痛，因人而异，严重者剧痛难忍。

3.检查

（1）妇科检查 无异常。

（2）辅助检查 可行CT检查排除颅脑占位性病变。

（三）鉴别诊断

1.经行外感头痛 经行外感头痛为经行期间偶感风寒或风热以致头痛者，虽可见头痛不适，但临床上必有表证可辨，如恶寒发热、鼻塞、流涕、咽痒、脉浮等，其发病与月经周期无关。

2.高血压病 经期或经行前后血压升高引起的头痛，查体测量血压高于140/90mmHg。

3.颅内占位性病变 因颅内占位性病变引起的头痛，其发病与月经周期无关，伴恶心，呕吐，视物模糊等，行头颅CT检查有助诊断。

（四）辨证论治

本病以伴随月经周期出现头痛为辨病依据。临床上有虚实之分，按疼痛时间、疼痛性质，辨其虚实。大抵实者多痛于经前或经期，且多呈胀痛或刺痛；虚者多在经后或行经将净时作疼，多为头晕隐痛。治法以调理气血，通经活络为主，使气顺血和，清窍得养，则头痛自止。

1. 实证

肝火证

主要证候：经行头痛，甚或巅顶掣痛，头晕目眩，月经量稍多，色鲜红；烦躁易怒，口苦咽干；舌质红，苔薄黄，脉弦细数。

证候分析：素体肝阳偏亢，足厥阴肝经与督脉上会于巅，而冲脉附于肝，经行冲气偏旺，故肝火易随冲气上逆，风阳上扰清窍，而致经行巅顶掣痛，肝火内扰冲任，故月经量稍多，色鲜红；肝火内炽，则头晕目眩，烦躁易怒，口苦咽干；舌红苔薄黄，脉弦细数，均为肝热炽盛之象。

治法：清热平肝息风。

方药：羚角钩藤汤（《重订通俗伤寒论》）。

羚角钩藤汤：羚羊角　钩藤　桑叶　菊花　生地黄　白芍　川贝母　竹茹　茯神　甘草

原方治肝风上扰，头晕胀痛，耳鸣心悸，手足躁扰，甚则瘛疭，狂乱痉厥；孕妇子痫，产后惊风。

方中以羚羊角、钩藤平肝清热，息风镇痉；桑叶、菊花清肝明目；竹茹、贝母清热化痰；生地黄、白芍养阴清热；茯神宁心安神；甘草和中缓急。全方共奏平肝育阴息风之功效。

若肝火旺，头痛剧烈者，加龙胆草、石决明以清泄肝火。平时可服杞菊地黄丸滋养肝肾以治本。

（2）血瘀证

主要证候：每逢经前、经期头痛剧烈，痛如锥刺，经色紫暗有块；伴小腹疼痛拒按，胸闷不舒；舌暗或尖边有瘀点，脉细涩或弦涩。

证候分析：经行以气血通畅为顺，气顺血和，自无疼痛之疾。头为诸阳之会，因瘀血内停，络脉不通，阻塞清窍，则每逢经行瘀随血动，欲行不得，故头痛剧烈，痛有定处。血行不畅，瘀阻于胞宫，则经色紫暗有块，小腹疼痛、拒按；瘀血阻滞；气机不利，故胸闷不舒；舌暗或尖边有瘀点，脉细涩或弦涩，均为气血运行不畅之象。

治法：化瘀通络。

方药：通窍活血汤（《医林改错》）。

通窍活血汤：赤芍　川芎　桃仁　红花　老葱　麝香　生姜　红枣

原方主治妇女干血劳，交节病作，头发脱落，眼疼白珠红，糟鼻子，耳聋年久等，此方又被称为"表里通经第一方"。

方中赤芍、川芎、桃仁、红花直入血分，以行血中之滞，化瘀通络；取老葱、麝香香窜以通上下之气，气通则血活；姜、枣调和营卫。共奏调气活血，化瘀通络之功。

2. 虚证

血虚证

主要证候：经期或经后，头晕，头部绵绵作痛，月经量少，色淡质稀；心悸少寐，神疲乏力；舌淡苔薄，脉虚细。

证候分析：素体血虚，遇经行则血愈虚，血不上荣，故头晕头部绵绵作痛，血虚冲任不足，则月经量少，色淡质稀；血虚心神失养，则心悸少寐，神疲乏力；舌淡苔薄，脉虚细，乃为血虚之候。

治法：养血益气。

方药：八珍汤（《正体类要》）加制首乌、蔓荆子。

八珍汤：当归　白芍　川芎　熟地黄　人参　白术　白茯苓　炙甘草

原方主治伤损等证，失血过多，或因克伐，血气耗损，恶寒发热，烦躁作渴等症。

方中当归、川芎、白芍养血和血；熟地黄养肝血，滋肾精；人参、白术、炙甘草益气健脾；茯苓健脾宁心安神。全方有养血益气之功，使气旺血足，自无经行头痛之疾。八珍汤气血双补，亦统治气血两虚的各种病证。

头痛日久，加鹿角片、炙龟甲以填精益髓。

（五）其他治疗

1. 中成药

（1）八珍益母颗粒、四物合剂　适用于血虚证。

（2）血府逐瘀胶囊　适用于血瘀证。

（3）天麻钩藤丸、加味逍遥丸　适用于肝火证。

2. 针灸疗法　主穴为百会、阿是穴，前额痛配印堂、上星穴；侧头痛配太阳、头维穴；后头痛配风池、大椎穴，采用平补平泻法。血虚证配关元、足三里、血海穴，采用补法。血瘀证配太冲、合谷、血海穴，采用平补平泻法。肝阳上亢配太冲、行间、肝俞穴，采用泻法。肝火证配期门、行间、足临泣穴，采用泻法。

（六）转归与预后

本病通过适当的调治，一般预后较好。有甚为顽固者，治愈后可由精神因素等触发，故稳定情绪、避免刺激颇为重要。

（七）预防与调摄

1. 保持心情舒畅，避免恼怒及紧张。

2. 注意体息，避风寒。

（八）临证参考

本病属西医经前期紧张综合征的范畴。现代研究认为，本病或由经期内分泌的变化引起。

经行头痛是月经病中常见病证之一，临床则以肝火旺、气滞血瘀多见，必须抓住其虚实证候的辨证要领进行辨证，常以头痛发生的时间辨虚实，头痛的部位及性质定属性，用药时宜适当加入引经药。如前额痛多属阳明，加葛根、白芷；两侧偏头痛，属少阳，加柴胡、蔓荆子；头顶痛属厥阴加藁本、吴茱萸、川芎；脑后痛属太阳，加羌活、独活、藁本。痛时昏重，呕恶痰涎，加半夏、天麻、苍术、制胆南星；痛时畏风，头冷欲裹，加当归、吴茱萸、细辛、鹿角片、肉桂。头痛缓解后及平时，应养血柔肝以治本。另外选方用药时须注意宜忌，头为诸阳之会，用药宜以轻清上行之品，不可过用重镇潜阳之剂，以免重伤阳气。亦可采用阶段性的治疗方法，即平时以疏肝、健脾、固肾为法，随症加减用药，实证经行头痛于经前期及经初期以疏肝平肝或通窍活血为正治之法。经期因经事既行，头痛往往逐渐缓解，可和血调经，加用三七粉、丹参以利经血畅行。虚证经行头痛，重在平时调补气血。

（九）文献选录

《张氏医通·头痛门》："每遇经行辄头痛，气满，心下怔忡，饮食减少，肌肤不泽。此痰湿为患也，二陈汤加当归、炮姜、肉桂。"

三、经行感冒

每值经行前后或正值经期，出现感冒症状，经后逐渐缓解者。称"经行感冒"，又称"触经感冒"。

触经感冒之名，见于明代岳甫嘉的《妙一斋医学正印种子编》。书中记载"妇人遇经行时，身骨疼痛，手足麻痹，或生寒热，头疼目眩，此乃触经感冒"，并提出用加减五积散治疗。

（一）病因病机

本病以感受风邪为主，夹寒则为风寒，夹热则为风热。多由素体气虚，卫阳不密，经行阴血下注于胞宫，体虚益甚，此时血室正开。腠理疏松，卫气不固，风邪乘虚侵袭；或素有伏邪，随月经周期反复乘虚而发。经后因气血渐复，则邪去表解而缓解。

1. 风寒 素体虚弱，卫阳不足，经行气血益虚，卫气不固，风寒之邪乘虚侵袭肌表腠理，不得宣散，皮毛闭塞，风寒束表，而出现一系列风寒表证。

2. 风热 素体不健，或阳盛之体，或内有伏热或痰热，经行血下，腠理疏而不密，风热外袭，或风邪与内热相结，郁于肌表，发为风热感冒之证。

3. 邪入少阳 素体虚弱，经行之后，抗病能力更加降低，外邪犯表后很快内犯少阳，出现寒热往来之少阳证。

（二）诊断

1. 病史 多有慢性鼻炎、鼻窦炎及慢性咽喉炎等病史。

2. 临床表现 经行之际有外感表证，以鼻塞、流涕、喷嚏、头痛、恶风寒或发热等症状为主，诸证持续 3 ~ 7 天，随经净而渐愈，反复发作 2 个月经周期以上。

3. 检查

（1）全身检查　咽部充血。

（2）妇科检查　盆腔器官正常。

（3）辅助检查　血常规分析正常或白细胞升高。

（三）鉴别诊断

1. 感冒　感冒为内科病，病位在肌表，以表证为主。月经期虽可偶患感冒，但病机不同，无经行感冒的伴随月经周期发病之规律性。

2. 经行头痛、身痛　虽有经行期间头痛或身痛的证候，但无恶寒发热等表证，可与经行感冒相鉴别。

（四）辨证论治

本病以本虚为主，发病有风寒、风热、邪入少阳之不同，故经行发病期间，治疗应施以辛温、辛凉解表之剂，但须顾及经行血虚、卫气不固的特点，平时宜和血益气，固卫祛邪。血和卫固，则使邪不得侵袭腠理。

1. 风寒证

主要证候：每至经行期间，发热，恶寒，无汗，鼻塞流涕，咽喉痒痛，咳嗽痰稀，头痛身痛；舌淡红，苔薄白，脉浮紧。经血净后，诸证渐愈。

辨证分析：素体气血不足，卫表不固，经行阴血下注冲任，正气益虚，易感外邪，经行感冒反复出现，经后渐愈；风寒之邪外束肌表，卫阳被郁，故见恶寒，发热，无汗，清阳不展，络脉失和，则头痛、身痛，风寒束表，肺气不宣而致鼻塞流涕，咽喉痒痛，咳嗽痰稀；苔薄白，脉浮紧俱为表寒征象。

治法：解表散寒，和血调经。

方药：荆穗四物汤（《医宗金鉴》）。

荆穗四物汤：荆芥穗　白芍　熟地黄　当归　川芎

原方主治血虚头晕头痛。

方中荆芥穗辛温解表，白芍、熟地黄、当归、川芎养血和血、调经。

风寒感冒轻症者，可用葱豉汤（《肘后备急方》）：葱白、淡豆豉。

2. 风热证

主要证候：每于经行期间，发热身痛，微恶风，头痛汗出，鼻塞咳嗽，痰稠，渴欲饮；舌红，苔黄，脉浮数。

辨证分析：素体虚弱，或有伏热或痰热史，每至经期阴血下注冲任，正气相对不足，伏热或痰热易动或外邪易乘虚而入，郁于肌表则患感冒，经尽渐愈；风热犯表，热郁肌腠，卫表失和，故发热、身痛，微恶风，风热上扰则头痛汗出，风热犯肺，肺失清肃，则咳嗽；舌红，脉浮数为风热犯肺卫之象。

治法：疏风清热，和血调经。

方药：桑菊饮（《温病条辨》）。

桑菊饮：杏仁　连翘　薄荷　桑叶　菊花　桔梗　甘草　芦根

原方主治太阴风温，但咳，身不甚热，微渴者。

方中桑叶、菊花、连翘、薄荷辛凉解表，桔梗、杏仁宣肺止咳，芦根清热解毒，生甘草调和诸药。

咳嗽重者加杏仁、川贝母、百部；口渴思冷饮者，加天花粉、沙参。

3. 邪入少阳证

主要证候：每于经期即出现寒热往来，胸胁苦满，口苦咽干，心烦欲呕，头痛头晕目眩，不欲饮食；舌红，苔薄白或薄黄，脉弦或弦数。

辨证分析：素体虚弱，每至经期则患感冒，经尽渐愈；风邪客于半表半里之间，营卫不和故寒热往来，邪犯少阳，故胸胁苦满，口苦咽干；舌红，脉弦，均为邪入少阳之征象。

治法：和解表里。

方药：小柴胡汤（见子宫内膜异位症）。

原方主治少阳病，寒热往来，胸胁苦满，默默不欲食，心烦喜呕，口苦咽干，目眩头痛等，或妇人伤寒，热入血室。

方中柴胡、黄芩清热解表，人参、半夏、炙甘草益气和胃，生姜、大枣调和营卫。

心烦欲呕者加竹茹以降逆除烦。

气虚感冒，由于经行期间气血虚，卫气不固，外感风寒，营卫不和，气虚托送无力，邪不易解，故恶寒较甚，发热，无汗，身楚倦怠，咳嗽，咯痰无力，舌苔淡白，脉浮无力。

治法：扶正固表，调和营卫。

方药：玉屏风散（《医方类聚》）加女贞子、白薇。

玉屏风散：黄芪　防风　白术

方中以黄芪、白术益气固表，防风祛风解表，女贞子、白薇调和营卫。

（五）其他治疗

中成药

（1）玉屏风散　适用于气虚证。

（2）银翘散　适用于风热证。

（3）感冒清热颗粒　适用于风寒证。

（4）小柴胡颗粒　邪入少阳证，经期感冒以此药应用范围最广，风寒和风热并不明显时，直接用此药治疗。

（六）转归与预后

本病通过适当的调治，一般预后较好。

（七）预防与调摄

1.加强体育锻炼，增强体质，提高抗病能力。

2.生活要有规律，经期充分休息，注意气候变化，及时增减衣服，防止着凉受风，不与感冒患者接触，饮食宜清淡，有慢性上呼吸道炎病史要及时治疗。

3.素体虚弱，卫表不固，易感风邪者，平时应用补气养血和营之药，以增强体质，提高抗病能力。

（八）临证参考

本病为妇科临床常见病。因经期阴血相对不足，治疗时注意不可发汗太过，平素更应注意调补气血，使气血充足，卫阳固，体健经调，自能抵御外邪，不致发病。长期经行感冒患者，中医临床多以荆防四物汤（荆芥、防风、当归、川芎、生地黄、白芍）加减予以治疗；若非血虚，且寒热不明显者多以小柴胡汤加减（《伤寒论》）；有妇人行经时，直接选用小柴胡汤治疗。

沈家骥等对372例经行感冒患者按经前、经期和经后辨证论治：经前感冒以解表为主，调经为辅；经期感冒，调经解表同时进行；经后感冒，以调和营卫，扶正解表为治则。结果治愈339例，好转29例，无效4例。按三期辨证论治对临床有一定指导意义。

（九）病案选录

《孟宪兰儿科经验集》一书中记有医案一则如下。

患儿，女，14岁。2012年4月20日初诊。患儿5天前无明显诱因出现鼻塞、流黏涕，发热，体温37.9℃，无咳嗽咯痰，纳眠可，二便调，自服三九感冒颗粒后汗出热退，次日下午复发热，夜间体温升至38.9℃，服布洛芬混悬液后汗出淋漓，热骤退。因上学缘故自服感冒药及布洛芬混悬液对症治疗，热势反复，2天前适逢月经来潮，经量较平素少，色紫红，质稠，故今日来济南市中医医院儿科就诊。症见发热，鼻塞少涕，偶咳少痰，食欲不振，时有恶心，二便调，月经量少，色紫红，质稠，舌质红，苔薄黄，脉浮滑数。治疗以疏风解表、养阴调经为治则，方选银翘散合小柴胡汤加减：金银花18g，连翘9g，荆芥9g，桑叶9g，杏仁9g，薄荷9g（后下），桔梗9g，大青叶15g，青蒿12g，芦根18g，柴胡12g，黄芩9g，半夏6g，太子参12g，白芍15g，炙甘草6g，生姜3片，大枣5枚。2剂，水煎服。每天1剂。

二诊：患儿热退，鼻塞流涕减轻，偶咳，有痰，食欲改善，月经色红，量可，继上方去荆芥、薄荷、青蒿，加陈皮9g，六神曲9g，白芷12g，3剂病愈。

四、经行发热

每值经期或行经前后，出现以发热为主症者，称"经行发热"，亦称"经病发热"（《济阴纲目》）。若经行偶有一次发热者，不属此病。本病与西医学的盆腔炎性疾病、生殖器官结核、子宫内膜异位症及临床不明显的感染有关。

经行发热的记载，首见于宋代《陈素庵妇科补解·调经门》，并提出有"客热乘虚所伤"和"内伤"之异，"经正行，忽然口燥咽干，手足壮热，此客邪乘虚所伤……若潮热有时，或漐然汗出，四肢倦怠，属内伤为虚证。"提出治疗客热宜退热凉血，内伤宜补血清热。元代《丹溪心法》中有"经行身热"以四物汤加柴胡、黄芩治之的记载。明代《证治准绳·女科》在"发热"候中，列举了与经病有关的各种发热证治之验案。武之望则在其《济阴纲目》中引证了各家之说，将"经病发热"设专条讨论。《医宗金鉴》亦有"经行发热"证治的讨论，"在经前则为血热之热，经后则为血虚之热"，以发热时间辨虚实，并分列不同方药予以治疗。其后陈修园在《女科要旨》中阐述了因瘀滞所致之发热。近代医家朱小南认为本病以"内伤居多"。

（一）病因病机

本病属内伤发热范畴，由于气血营卫失调所致。妇人大多"多气少血"，肝气不调，郁而化热，火热内扰；妇人以血为本，经行或行经前后，阴血下注于冲任，机体阴阳失衡，若素体气血阴阳不足，经期稍有感触，即诱发本病。临床常见有肝肾阴虚、肝经郁热、血气虚弱、瘀热壅阻发热。

1.肝肾阴虚　素体阴血不足、久病失血伤阴或房劳多产，致肝肾阴虚，阴虚生内热，经行时阴血下注胞宫，经期经后营阴愈虚，虚阳浮越，引起发热。

2.肝经郁热　精神抑郁，郁而化热，伏于冲任，经行时冲气旺盛，火热内扰，营卫失调致经行发热。

3.气血虚弱　禀赋素弱，或久病失养，气血不足，经行气随血泄则气益虚，营卫阴阳失调，而致发热。

4.瘀热壅阻　经期产后，余血未净，或因外感风寒，或饮冷内伤。瘀血留滞胞中，积瘀化热，经行之际，血海充盈，瘀热内郁，气血营卫失调，遂致发热。

（二）诊断

1.病史　有房劳多产、久病或产褥期感染史。

2.临床表现　经期或经行前后出现以发热为主症。发热伴随月经周期出现，或于经前或经行时1～2天内发生，或在经行后期或经净时出现。但体温一般不超过38℃，甚至经净后其热自退。

3.检查

（1）妇科检查　患者一般无异常改变。若有急慢性盆腔炎、盆腔结核病史，或素有瘀血留滞胞宫胞脉者，检查时局部可扪及包块压痛不适，或触痛明显。

（2）辅助检查　血象分析正常或白细胞升高，红细胞沉降率加快。盆腔B超扫描，腹腔镜检查有助诊断。

（三）鉴别诊断

1.经行感冒　经行前后或经期偶感冒者，亦可有发热症状，但以外感表证为主，可伴见恶寒、头痛、鼻塞、流涕等症状，但与行经周期无关，而经行发热伴随月经而发生，经后热退，无外感表证。

2. 热入血室 热入血室经期或行经前后也可见经行发热，为感受外邪，邪热与血相搏所致，其发病虽与月经有关，但无固定周期性，多为寒热往来，或寒热如疟，往往伴有神志症状，如昼则明了，暮则谵语，或胸胁满如结胸状而谵语。可与经行发热鉴别。

（四）辨证论治

经行发热每随月经周期而发作，主要为气血营卫失调所致。临证可根据发热的时间、性质以辨阴、阳、虚、实。大抵发热在经前者多为实；发热在经后者多为气虚、阴虚；乍寒乍热为血瘀；低热怕冷为气虚。发热无时为实热，潮热有时为虚热。还应注意结合月经量、色、质，全身兼证及舌脉综合分析。治疗以调和营卫、气血为主。

1. 虚证

（1）肝肾阴虚证

主要证候：经期或经后，午后潮热，月经量少色红，两颧红赤，五心烦热，烦躁少寐；舌红而干，脉细数。

证候分析：经行或经后，阴血既泄，阴虚不能敛阳，阳气外越，则见午后潮热，阴血不足，则月经量少色红；虚火上浮，故两颧红赤；热扰心神，则五心烦热，烦躁少寐；舌红而干，脉细数，乃肝肾精血不足，阴虚内热之象。

治法：滋养肝肾，育阴清热。

方药：蒿芩地丹四物汤（《中医临床家徐志华》）。

蒿芩地丹四物汤：青蒿　黄芩　地骨皮　牡丹皮　生地黄　川芎　当归　白芍

方中黄芩、青蒿、地骨皮、牡丹皮清热养阴凉血；生地黄、白芍滋阴凉血；当归养血调经。全方共奏滋阴清热，凉血调经之效。

（2）气血虚弱证

主要证候：经行或经后发热，低热不扬，形寒怕冷，自汗，经行量少，色淡质薄；神疲肢软、少气懒言；舌淡，苔白润，脉虚缓。

证候分析：气血虚弱，经行时气随血泄而气益虚，血更少，营卫失调，故发热形寒自汗；气虚中阳不振，则神疲肢软，少气懒言；舌淡苔白润，脉虚缓，均为气虚血弱之候。

治法：补益血气，甘温除热。

方药：补中益气汤（《脾胃论》）。

补中益气汤：黄芪　白术　党参　当归　陈皮　柴胡　升麻　炙甘草

方中黄芪补中益气，升阳固表；人参、白术、炙甘草益气健脾；当归补血；陈皮益气；升麻、柴胡升阳举陷。全方益气固表，养血和营，甘温除热。

2. 实证

（1）肝经郁热证

主要证候：经前或经期身热。烦躁易怒，胸胁、乳房、少腹胀痛，月经先期，量或多或少，经色紫红。舌质红，苔黄或黄腻，脉弦滑或弦数。

证候分析：素性抑郁，或有情志创伤史。肝失疏泄，郁而化热，营卫失和，则身热、烦躁易怒；肝失疏泄，则胸胁、乳房、少腹胀痛；热扰冲任，则月经先期，经量或多或少、色紫红。舌红，苔黄或黄腻，脉弦滑或弦数均为为肝郁化火之象。

治疗原则：疏肝解郁，清热泻火。

方药：丹栀逍遥散（见月经先期）加黄芩、钩藤。

方中柴胡疏肝解郁；白芍、当归养血柔肝；白术、茯苓实脾疏肝；栀子、牡丹皮清肝泄热；薄荷助柴胡疏达肝气；甘草调和诸药，使肝气疏达，热清血宁。加黄芩、钩藤平肝退热。全方疏肝解郁，清热泻火。

若胸胁乳房胀痛甚，加川楝子、香附疏肝理气；口苦、便结，去白术、煨姜，加生首乌、玄参、生地黄滋阴润燥。

（2）瘀热壅阻证

主要证候：经前或经期发热，乍热乍寒，小腹疼痛，经色暗红，挟有血块；舌暗或尖边有瘀点，脉沉弦数。

证候分析：气血瘀阻，日久化热，营卫失和，以致乍热乍寒，经前、经期发热，腹痛；瘀热煎熬，则经色紫暗而有血块；舌暗或尖边有瘀点，脉沉弦数，乃瘀热之象。

治法：化瘀清热。

方药：血府逐瘀汤（《医林改错》）加牡丹皮。

血府逐瘀汤：桃仁　红花　当归　生地黄　川芎　赤芍　牛膝　桔梗　柴胡　枳壳　甘草

方中当归、桃仁、红花、赤芍活血化瘀；生地黄滋阴清热；柴胡、枳壳、桔梗调理气机；牛膝通利血脉，引血下行；甘草调和诸药；川芎偏辛温，则去之；牡丹皮配生地黄增强凉血清热。全方使气血调和，瘀去热除。

若瘀热内盛，腑气不通，兼有小腹胀痛，大便干结，口干舌燥，舌红，苔黄，加大黄、败酱草通腑泄热。

（五）其他治疗

1. 针灸治疗

（1）针刺治疗　留针15分钟，每日两次。取穴大椎、内关、合谷、曲池、血海、足三里、阳陵泉。针刺泻法。

（2）艾灸治疗　温和灸15分钟，每日1次。取穴大椎、公孙、膏肓、脾俞。用于虚证。

2. 中成药治疗

（1）小柴胡颗粒　适用于肝经郁热证。

（2）二至丸　适用于肝肾阴虚证。

（3）补中益气丸　适用于气血虚热证。

（六）转归与预后

本病预后与起病原因及患者的身体状况有密切关系。大部分经行发热，若辨证治疗得当，均可治愈。少数患者病情缠绵，病程较长，需经一定时间的治疗方能获得明显疗效。

（七）预防与调摄

1.加强体育锻炼，增强体质。
2.经期避免感受外邪，禁止游泳、冒雨、涉水等。
3.经行前后宜清淡饮食，禁食生冷、辛辣之品。
4.注意经期卫生，禁盆浴及性生活。

（八）临证参考

经行发热，是以发热为主症，每伴随月经周期而作的一种病证，必须结合月经的特点。顾及妇人以血为本，经前、经期阴血相对不足的特点，注意清热不宜过用寒凉，祛瘀不可攻破，不可过用发散，以免克伐正气，重伤气血。使气血充盛，阴平阳秘，自无寒热之疾。现代临床报道，王庆侠用两地汤（《傅青主女科》）治疗阴虚内热经行发热临床每获良效。

哈孝贤教授认为，经行发热固以内伤为主导，但由外邪引发者亦不少见。若每届经期辄有发热微寒，头疼身楚，咽痛口干等类似外感症状者，虽由外邪引发，亦应属于经行发热证。此因患者素体阴血不足，每值经期，经血下注胞宫，营阴重损，卫外失司，外邪易乘袭而发热。治疗宜清热凉营，稍佐宣解之品。无论由客邪引发抑内伤所致者，于经前经期均需考虑行经，经后则需考虑养血。

《伤寒论》中记载，小柴胡汤对治疗伤寒少阳具有较好的疗效，能缓解患者的发热症状。陈非等将小柴胡颗粒与酚麻美敏片进行随机对照，将 128 例经行发热患者随机分为两组，各 64 例，治疗的前 2 个周期，对照组患者经期体温在较观察组患者体温下降明显（$P < 0.05$），随访第 1 个月时，两组患者经期平均体温无明显差异（$P > 0.05$），从第 2 个月起，观察组患者经期平均体温明显低于对照组（$P < 0.05$）。现代医学研究认为经前期紧张综合征患者少数可出现经行发热，与精神因素、维生素缺乏、激素、水钠潴留、催乳素浓度增高、内源性阿片肽系统、前列腺素及甲状腺功能等有关。

（九）文献与病案选录

《叶氏女科证治》："经来潮热气痛，经来一半，遍身潮热，头痛口渴，小腹作痛，此因伤食生冷，故血滞不行，内有余血，忌服补剂，宜服莪术汤。莪术汤，莪术、三棱、红花、苏木、牛膝，水煎，空心服。"

《济阴纲目》："经水适来适断，或有往来寒热者，先服小柴胡，以去其寒热，后以四物汤和之。"

《女科经纶》:"若经后发热,则是血脉空虚,阴虚不足,为有虚而无实也。"

《哈荔田妇科医案医论选》一书中记有医案一则如下。

患者,女,38岁,已婚。年来每于经前 3~5 天即发身热,体温多在 38℃以下,伴见头痛,咽痛,身困嗜卧,经潮后,诸症即渐次缓解。月经先期,量多,色紫有块。既往有肺结核病史。刻诊经期将至,微觉形寒,头痛泛恶,咽喉干痛。辨为阴血下聚冲热上干,客邪乘袭,肺卫失宣,治拟清热凉营,兼予疏解。处方:白薇 15g,沙参、黄芩、生地黄、牡丹皮、赤芍各 9g,玄参 12g,马勃 6g,竹茹、薄荷、荆芥各 6g,甘草 3g。服药 3 剂,月经来潮,色量均可,身热未作。嘱其经后昼服加味逍遥丸 1 剂,夜服二至丸 15 粒,连服 10 日。此后经前 1 周即按一诊方加减连服 5 剂,经后服丸药如上,如此调治 3 个月经周期,停药观察半年,迄未反复。

按: 患者有结核病史,素体阴虚。月经先期量多,经前身热微寒,头疼咽痛,肢体困重。断为阴虚血热,外邪乘袭,所谓"有一分恶寒便有一分虚证"。方中以白薇、沙参、玄参、生地黄等滋阴清热;牡丹皮、赤芍凉营活血;黄芩清肺,竹茹和胃;佐以荆芥、薄荷轻清疏解,可谓药证合拍。

五、经行身痛

每遇经行前后或正值经期,出现以身体疼痛为主症者,称"经行身痛"。

宋代齐仲甫在《女科百问》中首先论述了"经水欲行,先身体痛",主要责之于阴阳气血之盛衰,谓"外亏卫气之充养,内乏荣血之灌溉,血气不足,经候欲行,身体先痛也",并以"趁痛饮子"治疗。《陈素庵妇科补解》提出病因为外邪及内虚:"此由外邪乘虚而入,或寒邪,或风冷,内伤冲任,外伤皮毛,以致周身疼痛。"龚信在《古今医鉴·妇人科》中认为本病因为"劳力太过"或"情志所伤"。《医宗金鉴·妇科心法要诀》根据身痛在经后、经前辨虚实,指出:"经来时身体痛疼,若有表证者,酌用前麻黄四物、桂枝四物等汤以发之;若无表证者,乃血脉壅阻也……若经行后或血去过多者,乃血虚不荣也。"在临床上具有指导意义。

此证属于西医经前期综合征范畴。

(一) 病因病机

本病主因是素体正气不足,营卫失调,筋脉失养,或因素有寒湿留滞,经行时则乘虚而发。

1.血虚 素体血虚,或大病久病后,以致气血两虚,经行时阴血下注胞中,气随血泄,肢体百骸缺乏营血灌溉充养,筋脉失养,不荣而身痛。

2.血瘀 素有寒湿稽留经络、关节,血为寒湿凝滞,经行时气血下注冲任,因寒凝血瘀,经脉阻滞,以致气血不通而身痛。

(二) 诊断

1.病史 失血或久病史,经期、产后感受寒湿史。

2. 临床表现 经行时或经行前后，出现身体疼痛或手足麻痹；或遇经行则身痛加重，经净疼痛渐减，随月经而周期性发作。

3. 检查

（1）妇科检查 盆腔器官未发现异常。

（2）辅助检查 血液检查红细胞沉降率及抗"O"正常，类风湿因子阴性。

（三）鉴别诊断

1. 内科痹证 内科痹证之肢体、关节酸痛，游走不定，关节屈伸不利，甚至关节变形，疼痛持续发作，时轻时重，与月经无明显关系，但受天气变化影响；血液检查可有红细胞沉降率及抗"O"增高，或类风湿因子阳性。经行身痛的发作与天气无关，但必伴随月经来潮发作，与之不同。

2. 经期外感 经期外感，为经期偶感风寒之邪，无周期性，且有恶寒、发热、流涕、脉浮等表证。而经行身痛，伴随月经周期发作，无外感症状。

（四）辨证论治

本病主因是素体正气不足，营卫失调，筋脉失养，或素有寒湿滞留，经行时则乘虚而发。一般痛在经前，多为实证、血瘀证；痛在经后，多为血虚。治疗以调气血，和营卫，通经络为主。实者重在理气和血，虚者以养血调营为主，因于寒湿者，则以温阳散寒除湿为主。

1. 血虚证

主要证候：经行时肢体疼痛麻木，肢软乏力，月经量少，色淡质薄；面色无华；舌质淡红，苔白，脉细弱。

证候分析：血虚不能濡养筋脉，经行时气血益感不足，四肢百骸失于荣养，则肢体疼痛麻木，血虚冲任血海不足，故经行量少，色淡；血虚气弱，则肢软乏力，面色无华；舌淡苔白，脉细弱，为气血虚弱之象。

治法：养血益气，柔筋止痛。

方药：当归补血汤（《内外伤辨惑论》）加白芍、鸡血藤、丹参、玉竹、黄芪、当归。

当归补血汤：黄芪 当归

原方主治肌热、躁热、口渴引饮，目赤面红，昼夜不息，其脉洪大而虚，重按全无。

方中以黄芪、当归益气养血，黄芪五倍于当归，是补气生血之剂，大补脾肺元气，以资生血之源。白芍、鸡血藤、丹参、玉竹养血柔筋。共奏养血益气，缓急止痛之功。

2. 血瘀证

主要证候：经行时腰膝、肢体、关节疼痛，得热痛减，遇寒疼甚，月经推迟，经量少，色暗，或有血块；舌紫暗，或有瘀斑，苔薄白，脉沉紧。

证候分析：经行以气血通畅为顺，寒邪凝滞经络，则气血运行不畅，故腰膝、肢体、关节疼痛。血得热则行，故得热痛减，遇寒则凝滞而痛甚。寒邪阻滞胞络，气血运行不畅，则月经推迟，经行量少，色暗有块；舌紫暗，或有瘀斑，苔薄白，脉沉紧，乃寒凝血瘀之象。

治法：活血通络，益气散寒止痛。

方药：趁痛散（《经效产宝》）。

趁痛散：牛膝　当归　官桂　白术　黄芪　薤白　独活　生姜　甘草

原方主治产后遍身疼痛。

方中当归养血活血为君；黄芪、白术、炙甘草健脾益气，寓气生血长之义；生姜温中散寒；桂心、薤白、独活温阳散寒止痛；牛膝补肝肾，壮腰膝。全方重在益气养血，散寒止痛，使气顺血和，则痛自除。

若寒甚者，加川乌；经行不畅，小腹疼痛者加益母草、延胡索。

（五）临床常用的中成药

1. 补肾强身片

用法用量：一次 5 片，一日 3 次。

适应证：用于腰酸足软、头晕耳鸣、眼花心悸。

2. 人参鹿茸丸

用法用量：一次 1 丸，一日 1～2 次。

适应证：用于肾精不足、气血两亏、目暗耳聋、腰腿酸软。

3. 安络痛胶囊

用法用量：口服，一次 1～2 粒，一日 3～4 次。

适应证：风湿性关节炎，关节炎。

（六）其他治疗

1. 针灸治疗　基本取穴足三里、三阴交、关元、血海。若血虚加阳陵泉、气海，诸穴行补法；若血瘀加中极、行间、命门，诸穴行平补平泻法。

2. 药物治疗

（1）熏蒸法　荆芥 30g，防风 30g，艾叶 30g，透骨草 30g，威灵仙 30g。用法：将上药置锅中加水煮沸约 5 分钟后倒入搪瓷盆内，将患部置盆上趁热熏蒸，药液冷后可再次加热。每次熏蒸 0.5～1 小时，每日 1～2 次，5 天为 1 疗程。

（2）热熨法　坎离砂 250g，米醋适量。用法：将坎离砂用米醋搅拌均匀，装布袋内，趁热熨敷患处，直至药凉。每日 1～2 次，连用 7 天为 1 疗程。

（3）敷贴法

①川芎 30g，草乌 30g，生南星 30g，生附子 30g，炮姜 90g，赤芍 90g，肉桂 1.5g，白芷 1.5g，细辛 1.5g。用法：上药共研细末，混匀后用热酒调成糊状，贴敷痛处。每晚敷 1 次，外用纱布绷带包扎固定，次晨取下，连用 5 天为 1 疗程。此方法适用于血

瘀证。

②伤湿止痛膏、关节止痛膏、消炎镇痛膏。以上膏药任选1种，外贴患部疼痛处，每日换药1次。

3.推拿疗法

①揉拿手三阳经、足三阳经各3~5分钟，点按曲池、合谷、肩髎、环跳、委中、足三里、绝骨、昆仑穴。

②嘱患者俯卧，自下而上揉推督脉5~10遍，并点按揉肺俞、心俞、膈俞、脾俞、命门、肾俞穴。

③根据疼痛部位选择局部穴位。如髋部痛选环跳、居髎；膝部痛选膝眼、阳陵泉、足三里；踝部痛选解溪、太溪、昆仑；肩部痛选肩髎、肩髃、合谷；肘部痛选曲池、尺泽、合谷；腕部痛选大陵、外关、合谷。以上穴位均施以按揉法，再叩击关节部5~10下。

4.药膳疗法

（1）当归12g，黄芪30g，羊肉250g，生姜15g。将羊肉洗净切块，当归、黄芪用布包好，同入砂锅内加水适量炖至烂熟，去药渣调味服食。每天1剂，连服4~5天。

（2）黑豆500g，黄酒500mL，红枣20g。将黑豆炒至半焦，与红枣浸入黄酒中，半月后去渣饮酒，每次20~30mL，每天2~3次，连服7~8天。

（七）转归与预后

本病经过适当的治疗多能痊愈。对反复不愈者，要查明原因，及时排除内科痹症，以免贻误病情。

（八）预防与调摄

1.加强体育锻炼，增加抗病能力。

2.注意身心健康，经前劳逸结合，经期充分休息，避免过度劳累与紧张。避免着凉、淋雨、游泳、涉水等。

3.注意饮食调节，血虚宜吃营养丰富的食物；肝火头痛宜多食青菜、水果，忌食生冷、滋腻食物。忌烟酒，忌刺激性食物。适当控制水、盐的摄入量。

4.经期调摄情志有利于病情的缓解和治愈。

（九）临证参考

经行身痛，虽有虚实两型，但以体虚为本。经行身痛属于血虚者，多归于气血不足，属于血瘀者，多夹风寒湿邪为患。治疗上以调气血，和营卫，祛风湿，通经络为主。本病在西医妇科学中隶属于经前期综合征（PMS）范畴，仅仅是一个症状。

目前西医学认为，关于PMS的确切病因尚无定论，但存在以下几种学说：①神经递质学说：目前现代医学研究较为公认的是PMS的基本病机与多个激素、神经递质受体功能改变以及信号的调控通路有关；②卵巢激素水平学说：相当一部分学者认为，黄体中晚期孕激素水平的下降，或雌激素水平的增高，或雌激素与孕激素比值的改变可能诱发 PMS；③精神社会因素；④前列腺素作用；⑤维生素 B_6 缺乏；⑥其他，包括肥胖等因素。其中，与经行身痛有关的研究表明，雌激素通过肾素–血管紧张素 II–醛固酮系统使水钠排出迟缓，孕激素能促进远程肾小管钠和水的排泄，二者起拮抗作用，因此经前期雌激素升高，孕激素水平下降，可造成经前期水钠赌留，引起骨骼肌及关节周围组织充血水肿，从而出现全身关节疼痛。

有学者以趁痛散（《经效产宝》）为基础方治疗本病，疗效显著。其中，黄芪、当归益气养血，白术、炙甘草健脾益气，寓气生血长之义；桂心、薤白、生姜、独活温阳散寒止痛；牛膝、桑寄生补肝肾；鸡血藤活血通络。全方有益气养血、温经散寒除湿、化瘀通络止痛之功效。另有学者自拟二仙羌独汤（仙灵脾、仙茅、羌活、独活、桑寄生、秦艽、川芎、当归、熟地黄、赤芍、桂枝、巴戟天、红花、益母草）治疗此病，方以二仙加四物汤，阴阳同补以补任督二脉之虚。加入桑寄生、巴戟天以增强温补下焦肾气之功力，更以秦艽、桂枝、羌独活加强祛经络之寒湿。冲为血海，任脉以通为要，红花、益母草活血通络。总观全方立法之旨，温补任督脉，通络祛风，止痛活血，切中经行期间任督两脉虚损之病机，故能达到药到病除之效。

（十）文献与病案选录

《女科证治准绳》："妇人血风身体骨节疼痛者，由体虚气血不调，为风冷所侵故也。其状风邪在于皮肤、肌肉，历于骨节，邪气与正气交击，故令疼痛也。"

《古今医鉴》："行经之际，与产后一般，将理失宜，为病不浅……若其时劳力太过，则生虚热，亦为疼痛之根。若喜怒则气逆，气逆则血逆，逆于腰、腿、心、腹、背、胁之间，遇经行时，则痛而重着。过期又安。"

《夏桂成实用中医妇科学》一书中记有医案一则如下。

高某，女，45 岁，教师。

患者近 2 年来每于经前或经期左侧肢体疼痛，左腿抽搐，少腹作痛。初经 14 岁，5 ~ 7/23 ~ 27 日，量或多或少，色紫红，有血块，小腹或隐痛。28 岁结婚，G_2P_1，上节育环 15 年。妇科检查：左侧轻度附件炎，余未见异常。

平时带下多。就诊时适值月经来潮，量少，色紫暗，质黏腻，此次月经周期 35 天，经前经期左侧肢体疼痛，左腿抽搐，左侧少腹作痛，并伴有胸闷烦躁，乳房胀痛，夜寐较差，舌质边紫，苔薄白，脉细弦。

四诊合参，辨证为肝郁气滞，脉络失和，采用疏肝解郁，和络止痛法。方取越鞠丸、泽兰叶汤、二藤舒筋丸等加减，处方：制苍术、制香附、炒牡丹皮、山楂、泽兰叶、赤芍、五灵脂各 10g，天仙藤 15g，络石藤 10g，干地龙 10g，广郁金 6g。药服 5 剂后经行较畅，量较多，色红，有小血块，疼痛有减轻，经净后稍感头昏腰酸，胸闷心慌，夜寐仍差，舌脉如前，按经后期论治，滋阴养血，疏肝和络，方取滋肾生肝饮合二藤舒筋散加减。

处方：当归、赤白芍、山药、干地黄、牡丹皮、茯苓、桑寄生各 10g，山茱萸 6g，炒柴胡 5g，络石藤、青风藤各 12g，鸡血藤 15g，白蒺藜 10g。药服 7 剂后头昏腰酸稍好转，但少腹隐隐作痛，并有锦丝状带下，可见已进入经间排卵期。

因此用补肾调气血，兼以疏肝和络，方取补肾促排卵汤加入疏肝和络的药物。处方：鸡血藤 15g，赤白芍、山药、熟地黄、牡丹皮、茯苓、川续断、菟丝子、紫石英（先煎）各 10g，怀牛膝、天仙藤各 12g，炙蜈蚣 5g，红花 6g，炒柴胡 5g。服药 10 剂，至行经期再服前行经方。如此治疗 2 个月经周期，经行身痛基本上得到控制。再服 2 个月经周期，加入延胡索 10g，钩藤（后下）15g，独活 6g，醋炒青皮 6g 等，同时加服抗宫炎片，病遂告痊。

《女科撮要》："一妇人因怒，月经去多，发热作渴，左目紧小，头项动掉，四肢抽搐，遍身疼痛。此怒动肝火，肝血虚而内生风，用加味逍遥散加钩藤，数剂诸症渐愈，又用八珍汤，调理而痊。"

《女科证治准绳》："芎苓散治妇人血风身体骨节疼痛，心膈壅滞，少思饮食。"

《妇科秘方》："凡妇人年十九、二十岁嫁后，遇经脉动，身痛，手足麻痹，或寒或热，头疼目眩，失以调理，感风为患，服乌金散。"

六、经行口糜

经期或经行前后，口舌糜烂，如期反复发作，经后渐愈者，称经行口糜。具有经后自愈，周期性反复发作的特点，可与西医"复发性口腔溃疡"互参。

本病历代文献中少有记载，但临床常见此病，今年常有报道。《素问·气厥论》有"膈肠不便，上为口糜"之论，即言大便秘结，热气上蒸而发为口糜之病机特点。以"谨守病机，各司其属"的原则进行辨证论治，收效颇佳。

（一）病因病机

中医学认为，此病虽生于口，实与脏腑经络密切相关。因脾开窍于口，心开窍于舌，肾脉连咽系舌本，两颊及齿龈属胃与大肠经。由于饮食、劳倦等因素所伤，造成脏腑功能失调，心脾蕴热，胃火炽盛；气阴亏虚，阴虚火旺；或脾肾阳虚，无根之火上浮，熏蒸口舌，均可导致本病的发生。

1. 阴虚火旺　素体阴虚，或欲念致火内动，或热病后耗津伤阴，值经行则营阴愈虚，虚火内炽，热乘于心，心火上炎，遂致口糜。

2. 胃热熏蒸　素食辛辣香燥或膏粱厚味，肠胃蕴热，阳明胃经与冲脉相通，经行冲气偏盛，挟胃热上冲，熏蒸而致口糜。

3. 脾肾阳虚　素体脾肾阳虚，或房事过频，或多次流产，或过食生冷，以致肾阳耗损，虚阳上浮，或情志抑郁，夹心肝郁火而致口糜。

（二）诊断

1. 病史 有过劳或近期肥甘厚味史或情志不畅史。

2. 临床表现 经期或行经前后口舌红肿、糜烂生疮，每月如期而发，经后渐愈。

3. 检查

（1）妇科检查 盆腔器官检查无异常。

（2）辅助检查 实验室检查多无明显异常改变，但对口糜较重者，应常规查血，必要时行病变局部渗出物培养，及皮肤过敏试验等，同时注意皮肤、眼、生殖器官及神经系统体征等改变以排除其他疾病。

（三）鉴别诊断

1. 与白塞氏综合征鉴别 即白塞氏病，是一种以复发性口腔溃疡、生殖器溃疡及常引起失明的眼色素膜炎为主要特点的综合征，关节、心血管、胃肠道、神经系统、肺、肾及附睾等亦可以累及。经行口糜则限于随月经周期反复出现的口腔黏膜破溃糜烂，经后可以自愈。

2. 与口腔白色念珠菌病鉴别 白色念珠菌病正常寄存于人体口腔、消化道、尿道、阴道等，当受到某些全身或局部刺激时才会引起感染。是一种条件致病菌白色念珠菌所引起的口腔感染。可行口腔黏膜病区拭子涂片检查发现念珠菌丝。

（四）辨证论治

经行口糜，多属热证。辨治当先分虚实，凡脉数实大，口干喜饮，尿黄便结者，多属实；脉数无力，口干不欲饮者，多属虚。治疗原则以清热为主，佐以活血化瘀。虚者养阴清热，引火归元，实者清热泻火。

1. 虚证

（1）阴虚火旺证

主要证候：经期口舌糜烂，口燥咽干，月经量少，色红；五心烦热，尿少色黄；舌红苔少，脉细数。

证候分析：阴虚火旺，火热乘心，经期阴血下注，则虚火益盛，故经期口舌糜烂，阴血不足，则月经量少，色红；阴津虚少，不能上乘，则口燥咽干，阴虚不能敛阳，则五心烦热，内热灼津伤液，则尿少色黄；舌红苔少，脉细数，均为阴虚内热之征象。

治法：滋阴降火，佐以活血化瘀。

方药：知柏地黄汤（《医宗金鉴》）加蒲黄、田七。

知柏地黄汤：山药　牡丹皮　白茯苓　山茱萸　泽泻　黄柏　熟地黄　知母

本方由六味地黄加知母、黄柏而成。方中以熟地黄、山茱萸、山药补肝肾之阴，知母、黄柏、牡丹皮清肾中之伏火，佐茯苓、泽泻，导热由小便而解。全方功奏滋养肝肾，清泻虚火之功。

口干咽燥明显者，加玄参、麦冬、天花粉等；心烦甚者，加栀子、柴胡等；便软者，去知母，加白扁豆、炒白术等。

（2）脾肾阳虚证

主要证候：经行口舌糜烂，患处色晦暗，气少乏力，胸闷烦躁，形寒便溏，舌质淡红，苔黄白腻，脉沉细。

证候分析：素体脾肾阳虚，或房劳不节，或多次流产，以致肾元耗损，虚阳上浮，或过食生冷损伤脾阳，或素体情志不畅，郁火内蕴于心肝，表现为患处色晦暗，肾虚不足，故气少乏力；脾肾阳虚，温煦失司，运化失职，故形寒便溏。肾虚肝郁，心火上扰，故胸闷烦躁；舌质淡红，脉沉细为脾肾阳虚之象。

治法：扶阳益气，引火归元。

方药：十全大补汤（《太平惠民和剂局方》）加减。

十全大补汤：人参 肉桂 川芎 地黄 茯苓 白术 甘草 黄芪 川芎 当归 白芍

本方系八珍汤加黄芪、肉桂而成。方中参、术、苓、草补脾益气，当归、白芍滋养心肝；黄芪、肉桂温补气血；仙灵脾温肾助阳，引火归元；木香理气健脾；山楂健脾消食，活血行气；牡丹皮清热泻火，以防上药温补太过。

腹冷便溏者，加干姜、肉豆蔻、小茴香等；下肢肿者，加车前子、泽泻、猪苓、泽兰、白术等；明显畏寒者，加附子、肉桂、干姜等。

2. 实证

胃热熏蒸证

主要证候：经行口舌生疮，口臭，月经量多，色深红；口干喜饮，尿黄便结；舌苔黄厚，脉滑数。

证候分析：口为胃之门户，胃热炽盛，经行冲气夹胃热逆上，熏蒸于上，则口舌生疮、口臭；热盛迫血妄行，故月经量多，色深红；热盛灼伤津液，则口干喜饮，尿黄便结；苔黄厚，脉滑数，均为胃热炽盛之象。

治法：清胃泄热。

方药：凉膈散（《太平惠民和剂局方》）。

凉膈散：芒硝 大黄 栀子 连翘 黄芩 甘草 薄荷 竹叶

原方主治大人小儿脏腑积热，唇焦咽燥。舌肿喉闭，颌颊结硬，口舌生疮等症。

方中芒硝、大黄清热泻下，连翘、栀子、黄芩清热解毒，甘草缓急和中，薄荷、竹叶外疏内清；全方咸寒苦甘共伍，清热泻下，口糜自愈。

若胃热而脾虚夹湿者，可见口糜或口唇疱疹，脘腹胀满，大便馊臭。治宜芳香化浊，清热利湿，方用甘露消毒丹（《温热经纬》）。

兼有牙疼者，可加知母、黄连、石膏、竹叶、牛膝等；兼有小便热涩痛等，酌加生地黄、甘草梢、竹叶、莲子心等；兼有脘腹胀满者，酌加枳壳、莱菔子、厚朴等；热盛出血者，可加仙鹤草、牡丹皮、生地黄、白茅根等。

（五）临床常用的中成药

（1）冰硼散　吹敷患处，每次少量，一日数次（孕妇慎用）。
（2）知柏地黄丸　适用于阴虚火旺型经行口糜。
（3）黄连解毒片　适用于胃热炽盛型经行口糜。
（4）十全大补丸　适用于脾肾阳虚型经行口糜。

（六）其他治疗

针灸：廉泉、少府、内庭、太冲、公孙、内关、合谷、三阴交，胃热炽盛者重泻内庭；阴虚火旺者加太溪，用补法；脾肾阳虚者加关元、肾俞，用补法。

（七）转归与预后

本病随月经周期规律发作，经后多可自然而愈。口糜发作时可针对病因治疗，平素可结合症状体征针对病因治疗。

（八）预防与调摄

1.注意饮食宜清淡，忌食辛辣、肥甘，多吃蔬菜水果，保持大便通畅。
2.注意规律作息，少熬夜，劳逸结合，充分休息。
3.调情志，避免情志刺激。
4.注意口腔卫生，每日早晚刷牙，餐后及时漱口。

（九）临证参考

经行口糜是经行诸症中较为常见的一个疾病，相当于西医"复发性口腔溃疡"，西医认为复发性口腔溃疡的发生主要与遗传、免疫功能水平低、消化道疾病、感染因素、心理因素、铁与叶酸等元素缺乏有关，此外月经前妇女体内内分泌水平的变化可能是导致经行口糜的主要原因。而中医历代医籍中专论此者较少，关于口糜的论述则可散见在医家古籍中，大多认为此病与阴虚火旺或胃热熏蒸有关。笔者临床以玉女煎治疗阴虚火旺型口糜，以清胃散治疗胃热熏蒸型口糜，二证兼有时以上两方合而治之，并依据虚实多少调整两方寒温之药的比例，再有伴齿龈红肿者加五味消毒饮，牙痛者加细辛、薄荷等，临床疗效显著。

亦有学者采用补中泻火法，以补中益气汤合知柏地黄汤加味（党参 15g，黄芪 15g，当归 15g，生地黄 15g，白术 9g，柴胡 9g，知母 9g，黄柏 9g，牡丹皮 9g，泽泻 9g，升麻 6g，羌活 6g，炙甘草 6g）治疗经行口糜，随访半年未复发率为 60%。

（十）文献与病案选录

《圣济总录》："膀胱移热于小肠，膈肠不便，上为口糜……大抵心胃壅热，则必熏蒸于上；不可概以敷药，当求其本以治之。"

《医宗金鉴》："此证由阳旺阴虚，膀胱湿水泛溢脾经，湿与热瘀，郁久则化为热，热气熏蒸胃口，以致满口糜烂，甚于口疮，色红作痛，甚则连及咽喉，不能饮食。初起宜服导赤汤。口臭、泻泄脾虚湿者，宜服连理汤；糜烂延及咽喉，日轻夜重者，服少阴甘桔汤，便秘者服凉膈散。外俱以姜柏散搽之有效。"

《班秀文妇科奇难病论治》一书中记有医案一则如下。

莫某，女，25岁，工人。1976年4月初诊。月经周期正常，色量一般。最近两月来，经将行前一两天鼻孔出血，量少色红。

平时头微晕，入寐欠佳，寐则多梦，腰酸胀而膝软，胃纳不振，二便正常，体瘦。脉弦细而略数，舌苔薄白，舌边尖红。证属肾水不足，虚火内动，以致经逆于上。拟滋阴降火之法为治，以六味地黄丸加减：生地黄12g，泽泻9g，牡丹皮9g，白茅根15g，茯苓12g，怀山药15g，五味子6g，麦冬12g，玄参15g，甘草5g。每日1剂，连服6剂。

次月经水来潮前已无上逆之变。守本方出入，再服6剂。观察1年，病不再发。

按：综上所述，月经病的治疗固然要根据病情的寒热虚实，而采取不同治法，但由于经源于肾，月经与肾有极为密切的关系，因此，治肾在月经病的治疗中占有非常重要的位置，只要在辨证施治的基础上很好的着眼于肾功能的调整，培其根基，则经病可愈。

七、经行泄泻

每值经行前后或经期，大便溏薄，甚或清稀如水，日解数次，经净自止者，称为"经行泄泻"。明代《汪石山医案》称之为"经行泄泻"，认为其主要是脾虚所致。清代《叶氏女科证治》称为"经来泄泻"。

经行泄泻，最早见于《陈素庵妇科补解·调经门》，陈氏认为本病由脾虚所致："经正行，病泄泻，乃脾虚。"《汪石山医案·调经》云："经行而泻……此脾虚也。脾统血属湿，经水将行，脾气血先流注血海，此脾气既亏，则不能运行其湿。"提出经行泄泻，主要责之于脾，且对脾虚致泄与月经的关系阐述较为贴切，并认为宜以参苓白术散治之。

清代《医宗金鉴·妇科心法要诀》在前人论述的基础上，又分列有虚寒、虚热及寒湿之论。《叶氏女科证治·调经门》认为经来之时五更泄泻者属于肾虚："经行五更泄泻者……此乃肾虚。"《沈氏女科辑要笺正》引王孟英所说："亦有肝木侮土者。"均补充了先贤论述之不足。

历代医家论述本病主要发病机理与脾、肾二脏密切相关。平素脾气虚弱或肾阳不足，当经行之际，脾肾更虚，是以经行泄泻。

本病属西医学之"经前期紧张综合征"范畴。

（一）病因病机

本病的发生主要责之于脾肾虚弱。脾主运化，肾主温煦，为胃之关，主司二便。经行时气血下注冲任，脾肾更虚，遂致泄泻。

1. 脾虚 素体脾虚，经行时气血下注血海，脾气益虚，脾虚失运，化湿无权，浊随脾气下陷而为泄泻。或肝木乘脾，而致腹痛即泻。

2. 肾虚 素体肾虚，命门火衰，经行时经水下泄，肾气益虚，不能上温脾阳，脾失温煦，致成经行泄泻。

（二）诊断

1. 病史 有过度劳累、房劳多产或慢性胃肠疾病史。

2. 临床表现 经前 2～3 天或正值经行发生泄泻，经净渐止，并伴随月经周期反复发作。

3. 检查

（1）妇科检查 盆腔器官无异常。

（2）辅助检查 大便检查未见异常。

（三）鉴别诊断

经行泄泻当与内科泄泻、经期伤食、经期感冒泄泻等疾病相鉴别。

经行泄泻的鉴别诊断

病证	病史及主症	与月经周期关系
经行泄泻	多有过度劳累、房劳多产或慢性胃肠疾病史	有关，随月经周期反复发作
内科泄泻	脏腑功能失调、饮食内伤或外感史，伴有发热、恶心呕吐等	无关，偶可正值经期发病
经期伤食	有暴饮暴食或不洁饮食史，常伴有腹痛肠鸣，脘腹痞满，嗳腐酸臭	无关或经期偶然伤食
经期感寒泄泻	感受寒湿及风寒史，泄泻清稀，甚如水样，腹痛肠鸣，伴表证	无关或经期偶然感寒

（四）辨证论治

1. 脾虚证

主要证候：月经前后，或正值经期，大便溏泄，脘腹胀满，神疲肢软，或面浮肢肿，经行量多，色淡质薄，舌淡红，苔白，脉濡缓。

证候分析：脾虚失运，不能运化水湿，湿渗大肠，则大便泄泻，溏薄，脘腹胀满；水湿泛溢肌肤，则面浮肢肿；气虚不能摄血，则经行量多，脾阳虚气血化源不足，则月经色淡质薄；舌淡红，苔白，脉濡缓均系脾虚之候。

治法：健脾渗湿，理气调经。

方药：参苓白术散（《太平惠民和剂局方》）。

参苓白术散：人参　白术　扁豆　茯苓　甘草　山药　莲肉　桔梗　薏苡仁　砂仁

方中人参、白术、茯苓益气健脾渗湿为君。配伍山药、莲子肉助君药以健脾益气，兼能止泻；并用白扁豆、薏苡仁助白术、茯苓以健脾渗湿，均为臣药。更用砂仁醒脾和胃，行气化滞，是为佐药。桔梗宣肺利气，通调水道，又能载药上行，培土生金；炒甘草健脾和中，调和诸药，共为佐使。综观全方，补中气，渗湿浊，行气滞，使脾气健运，湿邪得去，则诸症自除。

若肝郁脾虚，症见经行腹痛即泻，泻后痛止，嗳气不舒。治宜柔肝扶脾，理气止泻，方用痛泻要方（《丹溪心法》）。

2. 肾虚证

主要证候：经行或经后，大便泄泻，或五更泄泻，腰膝酸软，头晕耳鸣，畏寒肢冷。经色淡，质清稀。舌淡苔白，脉沉迟。

证候分析：肾阳虚衰，命火不足，不能上温脾阳，水湿下注，是以泄泻，五更之时，阴寒较盛，故天亮前作泻；肾阳虚衰，不能温养脏腑，则畏寒肢冷；腰为肾之府，肾主骨，生髓，脑为髓海，肾虚则头晕耳鸣，腰膝酸软；肾阳虚衰，不能温养脏腑，影响血的生化，故经色淡，质清稀；舌淡苔白，脉沉迟均为肾虚之候。

治法：温肾扶阳，暖土固肠。

方药：健固汤（《傅青主女科》）合四神丸（《证治准绳》）。

健固汤：人参　白茯苓　白术　巴戟天　薏苡仁

四神丸：补骨脂　吴茱萸　肉豆蔻　五味子

方药中重用人参、白术以健脾益气，巴戟天以温补肾气而上暖脾阳，佐茯苓、薏苡仁二味，除湿利水，全方共奏补肾阳健脾之功。

（五）临床常用的中成药

1. 参苓白术丸　适用于脾虚湿盛证。

2. 附子理中丸　适用于脾肾阳虚证。

（六）其他治疗

针灸疗法：针刺天枢、足三里、脾俞，行补法，留针 30 分钟，隔日针刺一次。艾灸神阙，艾灸 30 分钟，每日一次。

（七）转归与预后

经行泄泻属于经行前后诸病，一般随月经周期而出现或自行消失。排除其他疾病后，辨证施治，一般预后良好。

（八）预防与调摄

避风寒，节饮食，调情志。

（九）临证参考

经行泄泻虽以脾虚、肾虚为主，但临床并非都如此单一，往往两脏合病者多。如脾虚肝旺或脾肾两虚等，其中以脾肾两虚者多见。临证时需熟悉脏与脏之间的传变、生克关系，通过四诊对本病进行客观的、全面的分析，确定证型，遣方用药。

另外本病虽为虚证，但因其仅经期乃发，治疗上不宜峻补收涩，只可健脾化湿或温肾扶阳，缓而治之。平时当补脾固肾以固本。正如参苓白术散原方中指出："此药中和不热，久服养气育神，醒脾悦色，顺正辟邪"，可以本方加补骨脂、巴戟天之类以调理脾肾以治本。

（十）文献与病案选录

《汪石山医案·调经》："经行而泻……此脾虚也。脾统血属湿，经水将行，脾气血先流注血海，此脾气既亏，则不能运行其湿。"

《中医妇科经验集要·陈伯祥》一书中记有医案一则如下。

贾某，女，36岁，已婚。1979年9月9日门诊。

患者经行泄泻2年。经前数日必作，稀薄清冷，黎明尤甚，便意频频，腹痛不舒，急于登厕，解后方舒。伴神疲乏力，腰痛畏寒，少腹凉痛，带下如水，月经量少，舌淡苔薄白，津润，脉沉迟无力。询问病史，3年前夏第4个孩子临产时，因担心临产努则用力，婆母劝食过量而伤及脾胃，次日出现腹胀、大便次数增多且多稀溏。其后数月便亦如斯，1日2~3至，除乏力、乳汁稀少外，尚无大碍。次春因郁怒而加重，自觉腹痛急于如厕，且便次增多，延医以参苓白术散和逍遥丸治疗显效。曾一段时间大便已成形。当产后第1次行经时，忽觉随着经行而大便稍稀至经尽数日可自然成形，因平时未发作，只有经期作泄，遂未就医。近年来有加重之势，不仅经期泻甚，平时亦作泻于五更。故求诊于予。脉证合参，本例证属脾肾阳虚、火不煖（音同"欲"，热）土、肝脾不调、湿注大肠。治宜益肾健脾、扶土抑木、涩肠止泻。

药用四神丸加味：橘红6g，粟壳6g，诃子6g，肉豆蔻4.5g，吴茱萸6g，破故纸6g，五味子4.5g，木香4.5g。2剂，水煎服。

二诊（9月11日）：上药后腰背觉温，腹部亦感舒服，但泄如故。肾司二便，亦主开阖。泄不减，说明命火尚嫌不足，拟改破故纸为30g。

药用：橘红6g，诃子6g，粟壳6g，炮姜4.5g，破故纸30g，五味子4.5g，肉豆蔻4.5g，吴茱萸4.5g，木香2.1g，白芍9g，赤石脂15g（先煎）。3剂，水煎服。

三诊（9月14日）：有改善，已能安睡到天明。拟上方继服5剂，两天1剂服如前法。

四诊（9月26日）：药后泄止，白带正常，腰痛未作，周身温和，精力充沛。嘱以二诊方每月经行3剂,平时以金匮肾气丸、参苓白术散、逍遥丸按早午晚分服而愈。

《素问·至真要大论》:"诸病水液,澄澈清冷,皆属于寒。"《叶氏女科证治》云:"经来之时,五更泄泻……此乃肾虚。"本例房劳多产,劳极伤肾;饮食自倍,肠胃乃伤;郁怒伤肝,木来乘土;此三者为病之始因。久之命门火衰微,火不煖土;附加经行之际,血注冲任,脾虚不运、湿注大肠、遂成斯证。以四神丸补火煖土、温肾暖脾;诃子酸平,涩肠止泻、下气消胀;粟壳涩平,敛肺涩肠固肾;橘红苦温,开启肺气;木香苦温而行气止痛,《本草衍义》云:"木香专泄决胸腹间滞塞冷气,他药则次之。得橘皮、肉豆蔻生姜相佐使绝佳效尤速。"二诊用白芍者,"白者苦而微酸,能益太阴之脾阴,而收涣散之大气,亦补益肝阴,而安靖甲乙之横逆。"赤石脂补心血、厚肠胃、除水湿、加强涩肠止泻之功。泻止后以二诊方每月经行3剂。陈氏治妇科每以经期而药,暗寓时间治疗学之理。实践证明,妇科病经期服用汤药,其疗效优于平常。

八、经行浮肿

每逢经行前后,或正值经期,头面四肢浮肿者,称为经行浮肿。《叶氏女科证治》称"经来遍身浮肿",《竹林女科》谓"经来浮肿"。

古籍中有血分肿满和水分肿满之论述,如《校注妇人良方·妇人血分水分肿满方论》云:"妇人经水不通,则化为血,血不通,则复化为水。故先因经水断绝,后至四肢浮肿,致小便不通,名曰血分……若先因小便不通,后身面浮肿,致经水不通,名曰水分……经脉不通而化为水,流走四肢,皆肿满,亦名血分。"但对伴随月经周期出现的浮肿,经后逐渐消失者,古人论及较少。《叶氏女科证治》云:"经来遍身浮肿,此乃脾土不能化水,变为肿,宜服木香调胃汤。"《哈荔田妇科医案医话选》提出血病气也病,血瘀气也郁,气郁则水不行,水流四肢,泛溢肌肤,遂发为经行浮肿之病,治则首重调经,使"经调则病自除"。

(一)病因病机

本病多因素体脾肾阳虚,正值经期,气血下注胞宫,脾肾益虚,水湿不运;或肝郁气滞,血行不畅,滞而作胀。

1.脾肾阳虚 平素思虑劳倦过度,伤及脾肾,经前气血下注胞宫,脾肾益虚,阳气不运,水湿不化,溢于肌肤,遂发浮肿。

2.气滞血瘀 情志内伤,肝失条达,疏泄无权,气滞而血瘀,经前、经时冲任气血壅滞,气滞益甚而血行不畅,气机升降失常,水湿运化不利,泛溢肌肤,滞而为肿。

(二)诊断

1.病史 过度劳累或七情内伤史。

2.症状 头面四肢浮肿,伴随月经周期而发作,经净则逐渐消失。

3.检查

(1)全身检查 浮肿程度一般较轻,多出现在头面四肢,经行前后或经期体重可增加。

（2）妇科检查 一般无器质性病变。

（3）辅助检查 ①血清 E2、PRL 水平可见增高，或 E2 与 P 比值失调。②肝肾功能、血浆蛋白均正常。③尿常规：正常。

（三）鉴别诊断

经行浮肿应与心、肝、肾功能不良，甲状腺功能减退，营养不良等因素引起的浮肿相鉴别。

经行浮肿鉴别诊断表

病证	发病特点	病史及主症	检查
经行浮肿	伴随月经周期而反复出现	每逢月经前后，或正值经期，头面四肢浮肿	生殖器官无器质性病变，肝肾功能、血浆蛋白均正常，尿常规正常
肝源性浮肿	无周期性	多有肝病史，常为腹水伴浮肿	肝功能异常
肾源性浮肿	无周期性	有肾功能不全病史，水肿程度较重	肾功能异常
甲状腺功能减退	无周期性	有甲状腺功能不全病史	甲状腺功能异常
营养不良性浮肿	无周期性	有营养不良病史，多属全身性浮肿	血浆蛋白低

（四）辨证论治

本病重在辨其虚实。若经行面浮肢肿，按之没指，为脾肾阳虚之征象，治以温肾健脾，利水消肿；若经行肢体浮肿，按之随手而起，则为气滞血瘀，治以活血化瘀，利水消肿。

1. 脾肾阳虚证

主要证候：经行面浮肢肿，按之没指，经行量多，色淡质薄；腹胀纳减，腰膝酸软，大便溏薄；舌淡，苔白腻，脉沉缓或濡细。

证候分析：脾肾阳虚，水湿泛溢，则见面浮肢肿，按之没指；脾虚失运，则纳减腹胀，大便溏薄；脾肾虚损，经血失固，则经行量多，色淡质薄；舌淡，苔白腻，脉沉缓或濡细为阳虚不足之候。

治法：温肾化气，健脾利水。

方药：肾气丸（《金匮要略》）合苓桂术甘汤（《伤寒论》）。

肾气丸：桂枝 附子 干地黄 山茱萸 山药 茯苓 牡丹皮 泽泻

原方主治虚劳腰痛，少腹拘急，小便不利者。

苓桂术甘汤：茯苓 白术 桂枝 炙甘草

原方主治伤寒，若吐若下后，心下逆满，气上冲胸，起则头眩，脉沉紧，发汗则动经，身为振振摇者。

肾气丸温肾化气行水，苓桂术甘汤健脾利水，两方合用，共奏温肾健脾，化气利水之功。临证时适当加活血调经之品如当归、丹参、益母草，以达气、血、水同治，使经调肿消。

2. 气滞血瘀证

主要证候：经行肢体浮肿，按之随手而起，经血色暗有块；脘闷胁胀，善叹息，舌紫暗，苔薄白，脉弦涩。

证候分析：平素气滞不行，经前、经期气血下注，冲任气血壅滞，气滞益甚，水湿运化不利，泛溢肌肤则头面肢体浮肿；气滞血瘀则经血运行不畅，色暗有块；肝郁气滞，故脘闷胁胀，善太息；舌暗，苔薄白，脉弦细均为气滞血瘀之征象。

治法：理气行滞，养血调经。

方药：八物汤（《医垒元戎》）加泽泻、益母草。

八物汤：当归　川芎　白芍　熟地黄　延胡索　川楝子　槟榔　木香

原方主治妇人经事欲行，脐腹绞痛。临经痛者，血涩也，宜八物汤。

方中四物汤以养血活血，延胡索行血中之滞，川楝子、木香、槟榔疏肝理气。使气行血畅，共收理气活血行水消肿之效。

（五）其他治疗

针灸基本取穴：水分、阴陵泉、列缺。

加减运用：脾虚者，加足三里、丰隆；肾虚证者，加腰阳关；气滞血瘀者，加行间、太冲。

（六）转归与预后

经行浮肿属于经行前后诸病，一般随月经周期而出现或自行消失。甚者可在整个月经周期出现，但此时应排除是否兼有其他疾病。若单纯经行浮肿，辨证施治，一般预后良好。

（七）预防与调摄

避风寒，节饮食，调情志。

（八）临证参考

西医认为经行浮肿发病有可能是一种一过性高醛固酮的表现，系由于经前期雌激素水平偏高直接作用于肾脏或间接作用于血管紧张素–醛固酮系统，然后使水钠潴留，出现浮肿。

经行浮肿莫不与脾、肾两脏相干，气、血、水同病，临证重在辨其虚实，注意其与月经的关系，经调则水行。

（九）文献与病案选录

《黄帝内经》："诸湿肿满，皆属于脾。"

《叶氏女科证治》："经来遍身浮肿，此乃脾土不能克化水，变为肿，宜服木香调胃汤。"

《著名中医临床家惯用方精选（2）》一书中记载医案一则如下。

杨某，女，32 岁，已婚。1977 年 11 月 1 日初诊。

缘月事不调，期将年余。经期错后，经量过少，色红有块，带经日短，行经腹痛，腰胀无力，体困神乏，肢面浮肿，手指木胀，难以握固，经后肿势始轻缓。大便不实，小溲短少，曾做尿常规及尿培养，均无异常发现，现值经期，舌质淡红，边有瘀紫，苔白而滑，脉来弦细。此属血滞经脉，气不行水脾肾两虚，运化失健。病在血分，不可单作水治，拟予养血调经，崇土制水。

处方：秦当归、紫丹参各 12g，刘寄奴 9g，怀牛膝、女贞子各 9g，生黄芪、旱莲草各 12g，云茯苓 15g，冬瓜皮 12g，泽泻、冬葵子、炒白术各 9g，广陈皮 4.5g，水煎服，3 剂。

二诊（11 月 8 日）：前方续服 3 剂，经量增多，行经四天而止，腰酸腹痛已除，肿势渐消，惟小溲略短，舌边瘀紫已不明显，脉弦略数，再步原法出入。

处方：秦当归、紫丹参、赤芍药各 9g，鸡血藤、云茯苓各 15g，泽泻、炒白术、冬瓜皮、生黄芪各 12g，宜木瓜、冬葵子、车前草、旱莲草各 9g，水煎服，4 剂。

三诊（11 月 13 日）：肿势尽退，大便得实，小便畅利，纳谷亦增，舌淡、苔薄白，脉弦滑。嘱每日上午服参苓白术丸一剂，下午服温经丸一剂，连服七天。次月经潮，色量均可，浮肿未发。

九、经行风疹块

《女科百问》云："风瘙痒者，是体虚受风，风入腠理与血气相搏而俱往来在于皮肤之间，邪气微，不能冲击为痛，故但瘙痒也。"《杂病广要》云："妇人血气，或通身痒，或头面痒，如虫行皮中，缘月水来时，为风所吹。"《医宗金鉴》云："遍身痞瘰如丹毒，痒痛无时搔作疮，血风风湿兼血燥，加味逍遥连地方。愈后白屑肌肤强，血虚不润养荣汤。"均较完整地论述了本病的临床表现、病因、病机及主治方药。《哈荔田妇科医案医话选》认为经行瘾疹周期发作的原因是"经血下脱，肤腠空虚，风邪外袭，郁于肌肤之故。初予清热利湿、凉血解毒、消风止痒之剂治其标，以缓解症状为主；末予调理脾胃、益气血、和营卫，以增强抗病邪之力，防其反复"。

（一）病因病机

每值临经时或行经期间，周身皮肤突起红疹，或起风团，瘙痒异常，经净渐退者，称"经行风疹块"或称"经行瘾疹"。

《妇人大全良方》有"妇人赤白游风方论"，但未说明该病发生与月经的关系。本病多因风邪为患，又有内风、外风之别。内风者，缘于素体本虚，适值经行，气血益虚，血虚生风所致；外风者，由风邪乘经期、产后、体虚之时，袭于肌腠所致。

1. 血虚　因素体血虚，或因多产、久病失养，营阴暗损，经行时阴血益虚，血虚生风，风盛则痒。

2. 风热　素体阳盛，或过食辛辣之品，血分蕴热，经行时气血变化急骤，风热之邪趁虚而入，搏于肌肤腠理，热盛生风，遂发风疹。

（二）诊断

1. 病史　有过敏体质病史。

2. 临床表现　本病与月经周期密切相关，每随经行而出现周身皮肤突起红疹，或起风团，瘙痒异常，经净渐消。

3. 妇科检查　无异常。

（三）鉴别诊断

与风疹或荨麻疹鉴别，两病亦可见皮肤红疹、风团、瘙痒，但所起风团多由药物、饮食等致敏因素所诱发，其发病不随月经周期反复发作，以此可以鉴别。

（四）辨证论治

经行风疹块有虚证与实证之分，主要病机是风邪为患，可根据其证候特点，结合月经情况进行辨证，如血虚生风化燥者，皮肤干燥，瘙痒难忍，入夜更甚，月经多推迟、量少色淡；风热者，皮肤红热，瘙痒难忍，月经多提前、量多色红。

本病的治疗，应根据"治风先治血，血行风自灭"的原则，以养血祛风为主，虚证宜养血祛风，实证宜疏风清热。

1. 血虚证

主要证候：经行肌肤风疹频发，瘙痒难忍，入夜尤甚；月经多延后，量少而色淡；面色不华，肌肤干燥；舌淡红，苔薄，脉虚数。

证候分析：营阴不足，血虚生风，经行时阴血愈虚，风胜则痒，故风疹频发；因血属阴，故入夜痒甚；阴血不足，冲任血少，血海不能按时满溢，故月经延后，量少色淡；血虚不能上荣于面，则面色不华；血虚肌肤失荣，则肌肤枯燥；舌淡红，苔薄，脉虚数均为血虚生风之象。

治法：养血祛风。

方药：当归饮子（《外科正宗》）。

当归饮子：当归　白芍　荆芥　生地黄　制首乌　黄芪　防风　白蒺藜　川芎　甘草

原方主治血燥皮肤作痒，及风热疮疥瘙痒，或作疼痛。

方用四物汤加首乌、荆芥、防风养血祛风，白蒺藜疏肝泄风，黄芪、甘草益气固表，扶正达邪。全方共奏养血祛风止痒之功效。

若风疹团块痒甚难眠者，酌加蝉蜕、生龙齿。

2. 风热证

主要证候：经行身发红色风团、疹块，瘙痒不堪，遇风感热尤甚；月经多提前，量多色红；口干喜冷饮，尿黄便结；舌红苔黄，脉浮数。

证候分析：风热相搏，邪郁肌腠，则身起红色风团，瘙痒异常；热甚伤津，则口干喜冷饮，尿黄便结；舌红苔黄，脉浮数均为风热内盛之象。

治法：疏风清热。

方药：消风散（《外科正宗》）。

消风散：荆芥 防风 当归 生地黄 苦参 炒苍术 蝉蜕 木通 胡麻仁 生知母 煅石膏 生甘草 莲子

原方主治风湿浸淫血脉，致生疥疮，瘙痒不绝，及大人小儿风热瘾疹，遍身云片斑点，乍有乍无。

方中当归、生地黄、牛蒡子养血清热疏风；荆芥、防风、蝉蜕疏风止痒；苦参、苍术燥湿清热解毒；胡麻仁养血润燥；知母、石膏清热泻火；木通、甘草清火利尿，导热由小便下行。全方共奏疏散风热，消疹止痒之功。

（五）其他治疗

1. 外治法

（1）外洗法

方选：五倍子、红茶各10g，水煎熏洗（《中医妇科治疗大成》）。

功用：清热止痒。

适用证：适用于各型。

（2）外擦法

方选：鲜青蒿60g，擦患处，随擦随消至愈（《中医妇科治疗大成》）。

功用：清热止痒。

适用证：适用于各型。

2. 中成药治疗

（1）四物丸

功用：补血活血。

适应证：血虚证。

（2）防风通圣丸

功用：解表通里，疏风清热。

适应证：风热型。

（3）乌蛇止痒丸

功用：祛风止痒。

适应证：适用丁各证。

（六）转归与预后

本病若早期诊断，正气较强，病情较轻者，预后良好。若本病病情重者，正气虚弱，气血不足，营卫不和，治愈后容易随月经反复发作。

（七）预防与调摄

1. 增强体质，经期尤当慎避风冷，防止复感外邪。
2. 饮食宜清淡、易消化之素食，慎食辛辣之品，经前宜忌鱼虾等海腥之类，以免诱发本病。
3. 疹发后注意不要过度搔抓，以免损破皮肤，诱发感染。
4. 注意保持月经调畅和大便通调。
5. 慎避日光直接暴晒。

（八）临证参考

经行风疹块病因是风邪为患，临证有虚实之分，遵循"治风先治血，血行风自灭"的原则，治以养血祛风为主。用药不宜过用辛香温燥之品，以免劫伤阴血，使虚者愈虚，病缠难愈。

李志玲采用当归饮子内服，加自拟止痒洗剂外熏洗法治疗经行风疹块 53 例。根据证型灵活加减应用，辨病与辨证相结合，经 2 个疗程（7 天为 1 疗程）以上治疗，总有效率 86.8%，说明中药内外结合治疗经行风疹块有良效。张秋风门诊治疗经行风疹块患者 16 例，处方：当归 10g，川芎 10g，白芍 30g，生地黄 10g，黄芪 30g，白术 20g，防风 10g，白蒺藜 10g，蝉蜕 10g。加减：有瘀血者加鸡血藤 20g，兼寒者加淫羊藿 15g，兼肝郁者加柴胡 30g，有郁热者加牡丹皮 10g。每个月经周期风疹块出现的第一天开始服药，一般每个周期服药 4～6 剂，3 个月经周期为 1 个疗程。治疗 1 个疗程后，痊愈 12 例，好转 3 例，无效 1 例，总有效率为 93.75%。

（九）文献与病案选录

《诸病源候论》："夫人阳气外虚则多汗，汗出当风，风气搏于肌肉，与热气并，则生痞瘰，状如麻豆，甚者渐大，搔之成疮。"

《丛春雨中医妇科经验》一书中记有医案一则如下。

郭某，女，24 岁，已婚。1968 年 7 月 3 日初诊。

患者主诉每至月经来潮之时，上下肢外侧暴露部位出现白色皮疹，畏寒怕冷，外出遇风尤甚，入夜更痒，搔甚则变红，至出血方可停手，红疹成片高出皮肤，终夜难以入寐，全身乏力气短，经行量少，色淡红不鲜。舌质淡红，薄白苔，脉见沉缓无力。证属阳气虚惫，藩篱不密，营血不和，经行风疹。治以扶阳补虚，调经和血，止痒祛风。以自拟止痒无忧汤加味。生黄芪 15g，桂枝 9g，杭白芍 10g，川芎 9g，当归 15g，熟地黄 9g，苍耳子 10g，白蒺藜 10g，防风 9g，白芷 9g，乌梢蛇 6g，生姜 3 片，炙甘草 6g，大枣 3 枚。服 6 剂，每日 1 剂。

二诊：药后痒疹大减，但入夜仍痒，时轻时重，畏寒恶风减，经量较前增加，脉见匀缓较前应指有力，薄白苔减，知其阳虚得扶，藩篱得固，惟营血欠和。原方加丹参 15g，紫草 10g，去防风、白芷，再服 6 剂。

三诊：痒疹基本消失，但皮肤干燥少津。嘱患者下次月经前 3 天服用止痒无忧汤加何首乌 30g 三剂，另服乌梢蛇粉，每次 1.5g，饭后甘草水送服，连续治疗 3 个月经周期。并嘱在月经期忌食鱼虾腥辣之物。随访：1969 年 1 月 10 日。治疗后已 3 个多月未再复发。

十、经行吐衄

每值经前或经期，发生周期性的吐血、衄血者，称"经行吐衄"。可伴有月经量的减少，又称"倒经""逆经"。衄血包括鼻衄、齿衄和肌衄等，而以鼻衄多见。中医治疗预后较好，西医的"代偿性月经"可参照本病辨治。

历代医籍对此均有记载，其临床症状亦记载较详。早在宋代《女科百问》中就有对"吐血、衄血、舌上出血、汗血"等以问答方式阐明了其发生的机理："诸吐血，衄血，系阳气胜，阴之气被伤，血失常道，或从口出，或从鼻出，皆谓之妄行。"《本草纲目·百病主治药上》云："有行期只吐血、衄血者，或眼鼻出血者，是谓逆行。""经行吐衄"一词，最初载自清代《医宗金鉴·妇科心法要诀》，《傅青主女科》谓"经逆"，《叶氏女科证治》称之"逆经""倒经"，如"经不往下行，而从口鼻中出，名曰逆经"。龚廷贤在《万病回春·调经》中说："错经妄行于口鼻者，是火载血上，气之乱也。"揭示了"经行吐衄"的病因乃因火、因热为病，引动肝气上逆，气血逆乱所致。清代医家叶天士提出了"过食椒姜辛热之物，热伤其血，则血乱上行"。《沈氏女科辑要笺正·月事异常》认为倒经"多由阴虚于下，阳反上冲"所致，故治疗宜"重剂抑降"，"甚者且须攻破，方能顺降"。清代医家傅青主在此理论基础上提出本病治法"宜平肝以顺气"，并创立"顺经汤"以治之。

（一）病因病机

本病之因，由血热而冲气上逆，迫血妄行所致。气为血之帅，血随气而行，"郁、虚、瘀"皆可化热，扰动冲脉。由口出者为吐，由鼻出者为衄。临床鼻衄多见，有肝经郁火、肺肾阴虚、瘀阻气逆三证。

1.肝经郁火　肝主疏泄，喜条达而恶抑郁，又为藏血之脏，若素性忧郁，或大怒伤肝，可因郁生火，变生血热。冲脉为血海，隶属于阳明而附于肝，经时冲气旺盛，挟肝火上逆，血热气逆，灼伤血络，迫血妄行，故上逆而为吐衄。朱丹溪有言："气血冲和，万病不生，一有怫郁，诸病生焉。"

2. 肺肾阴虚 患者素体阴虚，阳气偏亢，经时经血下注，阴血愈亏，虚火上炎，灼伤肺络，络损血溢，发为吐衄。

3. 瘀阻气逆 素体肝郁肾虚，冲任失于通畅，肝郁则气滞，气滞则血瘀，蓄积子宫，阻滞气机，经前经期冲脉气盛，经血随冲脉之气上升，遂成经行吐衄。

（二）诊断

1. 病史 精神刺激或素体阴虚史。

2. 临床表现 每逢经前 1~2 日，或正值经期，亦有少数在经将净时出现吐血或衄血，血量多少不一，经净后停止，多伴月经量减少，甚则无月经，连续 2 个月经周期以上。

3. 检查

（1）体格检查 检查鼻、咽部及气管、支气管、肺、胃等黏膜有无病变，必要时行活检以辅助诊断，首先排除恶性肿瘤及炎症所致出血。

（2）妇科检查 无异常。

（3）辅助检查 行胸部 X 线片、纤维内窥镜检查以排除鼻、咽部以及气管、支气管疾病。

（三）鉴别诊断

与内科吐血、衄血等疾病相区别。内科吐血、衄血者多有消化性溃疡、肝硬化、支气管扩张、肺结核等病史，可在经期加重，但非经期亦可发作，无周期性。本病随月经周期规律发作可以区分，应注意详细询问病史，了解出血是否与月经周期有关等，另外胸片、纤维内窥镜等检查均有助于鉴别。

（四）辨证论治

本病因血热气逆而发，与经前、经期冲气偏盛有关。治疗遵循"热者清之，逆者平之"的原则，以清热降逆平冲，引血下行为主，或滋阴降火，或清泄肝胃之火，不可过用苦寒克伐之剂，以免伤及正气。

1. 实证

（1）肝经郁火证

主要证候：经前或经期吐血、衄血，量较多，色鲜红，月经可提前、量少甚或不行，经血色红或有血块；心烦易怒，伴有头晕耳鸣或两胁胀痛，口苦咽干，尿少色黄，大便秘结；舌红苔黄，脉弦数。

证候分析：患者素性肝郁，木火炽盛，加之抑郁愤怒，或学习工作紧张，肝气怫郁，相火内盛，值经前或经时，冲气旺盛，夹肝火上逆，热伤阳络，血随气升，发为吐血、衄血。火盛则血量较多而色红，热扰冲任，则经期提前，因经血随吐、衄而失，故月经量少，甚或不行；两胁为肝经所布，肝气郁结，则两胁胀痛，肝郁化火，则心烦易怒，口苦咽干，肝火上扰清窍则头晕耳鸣，热灼阴津，则见尿少色黄，大便秘结；舌红苔黄，脉弦数，均为肝经内热之象。

治法：清肝调经。

方药：清经四物汤（《古今医鉴》）加减或清肝引经汤（《中医妇科学》四版教材）。

清经四物汤：当归 白芍 生地黄 牡丹皮 栀子 黄芩 川楝子 茜草 牛膝 白茅根 甘草

清肝引经汤：当归 白芍 生地黄 牡丹皮 栀子 黄芩 川楝子 茜草 白茅根 牛膝 甘草等

方中以白芍、生地黄养血柔肝，生地黄、牡丹皮凉血清热，栀子、黄芩清透郁热，川楝子疏肝泄气，茜草、白茅根既可佐生地黄增加清热凉血之力，又有止血之功，牛膝引血下行，甘草调和诸药。

经行腹痛有血块者，可加五灵脂、茺蔚子等；鼻衄色红量多者加仙鹤草、黑山栀、荆芥炭、蒲黄炭等；伴有腰酸者加杜仲、熟地黄、山茱萸、杜仲等。

（2）瘀阻气逆证

主要证候：经期衄血，或多或少，月经后期或停闭不行，量少，色黑有块，小腹疼痛拒按，或经血不行，胸闷烦躁，舌暗有瘀斑，脉沉细。

分析：素体肝郁肾虚，冲任失于通畅，肝郁则气滞，气滞则血瘀，蓄积子宫，阻滞气机，经前经期冲脉气盛，经血随冲脉之气上升，遂成经行吐衄。瘀阻气滞使瘀血阻滞胞宫，故月经量少，色黑有块，小腹疼痛拒按，或月经停闭不行，舌暗有瘀斑；肝郁气滞阻于胸中故胸闷烦躁，脉细弦。

治法：活血化瘀，顺气降逆。

方药：血府逐瘀汤（见经行发热）加减。

本方主治胸中血瘀之证。桃仁、红花、牡丹皮、赤芍、益母草活血化瘀，使瘀去新生，再加牛膝引血下行，构成本方主要部分，当归、熟地黄滋阴养血，兼以润燥，使祛瘀而不伤阴血，枳壳宽胸畅膈，香附疏肝理气，使气行血行。

小腹冷痛者加可肉桂、艾叶；衄血多者加仙鹤草、蒲黄炭、大黄炭等。

2. 虚证

肺肾阴虚证

主要证候：经前或经期吐血、衄血，量少、色暗，并伴有月经先期、量少；平素可有头晕耳鸣，手足心热，两颧潮红，干咳少痰或无痰，咽干口渴；舌红或绛，舌体瘦薄，少苔或花剥，脉细弦。

证候分析：素体肺肾阴虚，虚火上炎，经后阴虚更甚，虚火内炽，损伤肺络，发为吐衄，阴虚则血少，内热则血色鲜红，阴火内盛，损伤包络，故出现月经先期，量少。肾阴不足，故出现头晕耳鸣，手足心热，潮热，两颧潮红，灼伤肺津，则出现咽干、口渴、咳嗽；舌红绛，苔黄剥或无苔，脉细数，皆为阴虚内热之象。

（五）临床常用的中成药

1. 丹栀逍遥丸　适用于肝经郁火证。

2. 血府逐瘀胶囊　适用于瘀阻气逆证。

3. 六味地黄丸　适用于肺肾阴虚证。

4. 龙胆泻肝丸　适用于肝经湿热证。

5. 大补阴丸　适用于阴虚火旺证。

6. 黄连上清丸　适用于胃热炽盛证。

7. 云南白药胶囊　出血多时应及时止血，每隔 2 小时服一次，每次 2g。血减后再过 4～6 小时服一次，重复 3 次，以防再次出血。衄血者可用纱布条压迫鼻腔部止血，加用 1% 麻黄素滴鼻。

（六）其他治疗

针灸主穴：上星、迎香、三阴交。

配穴：肝经郁火证加太冲、风池；肺肾阴虚证加太溪、列缺；瘀阻气逆证加膻中、血海、内关。

（七）转归与预后

经行吐衄相当于西医学代偿性月经。西医学认为，部分子宫内膜异位到鼻黏膜和胃黏膜，对雌激素较为敏感，经期卵巢雌激素分泌增多，使毛细血管扩张，脆性增加，易破裂出血，故出现随月经周期出现的吐血或衄血。对此可用性激素治疗，使异位的内膜样组织萎缩而止血。对于药物治疗无效者，则考虑手术切除局部组织。本病经过适当的治疗，大多预后较好。

（八）预防与调摄

1. 经前或经期忌辛辣刺激及温燥动阳之品，注意饮食宜清淡。

2. 注意调节情志，切勿动怒。

3. 加强体育锻炼，塑造强健体魄。

（九）临证参考

经行吐衄是一种病势向上的病变，其病机主要是血热气逆，迫血妄行，与肝经郁火，肾阴亏虚及瘀阻气逆有关。临证当根据出血的量、色、质，及伴随症状和舌诊、脉诊而辨，分清虚实。虚者经行吐血、衄血，量少色暗红，其症状多出现于行经期的后几天或经行之后，可伴有月经先期而行、经量偏少、头晕耳鸣、口渴咽干、手足心热，舌红绛、苔少，脉细数；实证者经行吐血、衄血，量较多，色鲜红，其症状多发生于经前或行经期的第一、二天，可伴月经先期或经行量少、心烦易怒、胁肋胀痛、溲黄便结，舌红苔黄，脉弦数。虚者多因素体阴虚，行经时精血下泄，阴血更虚，虚火上炎，灼肺伤络，血随火逆，而致吐血、衄血；实者乃因郁怒伤肝，肝郁化火，火性炎上，致经血不能顺注冲任，且经行时冲气旺盛，冲气夹肝火上逆，灼伤血络，而为吐衄。伴有口干咽燥，喜冷饮，口臭，脉洪大则兼有胃热炽盛；吐血、衄血、色紫暗或挟有血块，舌紫，脉涩则多兼有瘀血内阻。肝经郁火者可经前服用逍遥丸以疏泄肝气，阴虚火旺者可于经前一周服用知柏地黄丸以滋阴降火预防吐衄。

治疗上裘笑梅老师认为主要掌握"一清二降三止"的法则。"一清"指清热泻火，本病主因血热火逆，治当清热泻火为先。实热者拟清热凉血、泻火降逆，药用牡丹皮、山栀、黄芩之类；虚热者当滋阴清热、壮水制火，药用生地黄、沙参、麦冬、知母、地骨皮等。"二降"系指降气以引血下行，气为血之帅，血随气行，气降则血下，本病为气逆上行所致，治当顺气降逆，引血下行，临证可选用瓦楞子、川牛膝。"三止"即凉血止血，病起于经前或行经之初者当清热凉血、祛瘀止血，药用紫珠草、白茅根、茜草、藕节等；病发于行经之末或经后者当益气养阴、清热止血，药用生地炭、女贞子、旱莲草、侧柏叶等。三者之中以"清"为关键，否则，里热不清，则血无宁日，焉能自止，此乃正本澄源之治疗法则。

（十）文献与病案选录

《沈氏女科辑要笺正·月事异常》："倒经一证，亦曰逆经，乃有升无降，倒行逆施，多由阴虚于下，阳反上冲，非重剂抑降，无以复其下行为顺之常。甚者且须攻破，方能顺降。盖气火之上扬，为病最急。"

《万病回春·调经》："错经妄行于口鼻者，是火载血上，气之乱也。"

《裘笑梅妇科临床经验选》一书中记有医案一则如下。

徐某，女，44岁。1979年7月24日初诊。

患者3月前适值行经前与人争吵，此后每月经行第1天则鼻流血，色鲜红，月经量少，第2天经量增多而鼻血亦多，伴胸闷、头晕、心烦易怒、寐劣多梦，舌质红、苔薄黄，脉弦数。末次月经1979年7月4日。辨证属肝郁化火，气火上逆。治宜清泄肝经实火，引血下行。方用龙胆泻肝汤合归经汤加减。处方：煅瓦楞子15g，川牛膝15g，白茅根15g，茺蔚子12g，龙胆草10g，炙卷柏9g，焦栀子9g，炒当归9g，牡丹皮9g，炒赤芍9g，柴胡4.5g，炒川芎2.4g。7剂。常法煎服。

1979年7月31日二诊：经汛将届，心烦易怒，夜难入眠，舌质紫、苔薄黄，脉弦。治守前方加减：珍珠母30g，煅瓦楞子15g，川牛膝15g，白茅根15g，茺蔚子12g，龙胆草10g，炙卷柏9g，焦栀子9g，炒赤芍9g，炒当归9g，藕节9g。5剂，常法煎服。

1979年8月4日三诊：昨日经转量多，鼻血未现，脉舌如前，原方增删：白茅根30g，川牛膝15g，大生地15g，龙胆草10g，焦栀子9g，炙卷柏9g，茺蔚子9g，炒白芍9g，藕节9g，牡丹皮4.5g，炒当归4.5g。3剂。常法煎服。服药后经水量多，5日净，鼻血未现，自觉全身舒适，夜能入眠。

按：本案经行吐衄得之大怒伤肝，气火上逆，迫血上溢所致。肝司血海，冲脉隶于阳明而附于肝，患者恚怒伤肝，肝郁化火，木火炽盛，又值经前，冲气偏盛，肝火夹冲气上逆，血随气升，而为吐血、衄血。正如朱丹溪所云："气血冲和，万病不生，一有怫郁，诸病生焉。"火盛则血量较多而色鲜红，郁火上扰则心烦易怒，口苦咽干，肝火上扰清窍则头晕、失眠；舌红苔薄黄脉弦数皆为肝热内盛之象。故前后数诊，均以龙胆泻肝汤化裁以清泄肝经实火，合验方归经汤使经血下行而不致上逆。三诊之时经血已泻，血海空虚，裘老于方中加入生地黄、白芍补肾养阴，壮水制火，合归经汤以资巩固。

十一、经行情志异常

每值行经前后，或值经期，出现烦躁易怒，悲伤啼哭，或情志抑郁，喃喃自语，或彻夜不眠，甚或狂躁不安，经后复如常人者，称为"经行情志异常"。

本病相当于西医学的周期性精神病。

早在《陈素庵妇科补解》一书中就有"经行发狂谵语方论"，对本病的临床表现、病因病机、证治方药有所论述，如"经正行发狂谵语，忽不知人，与产后发狂相似。缘此妇素系气血两虚，多怒而动肝火，今经行去血过多，风热乘之挟客热与内火并而相搏，心神昏闷，是以登高而歌，去衣而走，妄言谵语，如见鬼神，治宜清心神，凉血清热为主，有痰，兼豁痰，有食，兼消食。宜用金石清心饮。"而《妇科一百七症发明》则责之于心、肝二经为患，认为与肝火、心火有关。

（一）病因病机

本病多由于情志内伤，肝气郁结，痰火内扰，遇经行气血骤变，扰动心神而致。

1.肝气郁结　情志不畅，肝气不舒，郁而化火，肝胆火炽，冲脉隶于阳明附于肝，经前冲气旺盛，肝火夹冲气逆上，扰乱心神，遂致情志异常。

2.痰火上扰　素体痰盛，或肝郁犯脾，脾失健运而痰湿内生，肝郁化火，火性炎上，炼液成痰，痰火蕴积于胸，经期冲气旺盛，冲气挟痰火上扰清窍，神明逆乱，以致情志异常。

（二）诊断

1.病史　平素有情志不舒史。

2.临床表现　经行期间或经行前后，出现情志变化，表现为烦躁易怒，悲伤啼哭，或情志抑郁，喃喃自语，甚或狂躁不安者，经净后情志恢复正常，伴随月经周期而反复发作。

3.检查

（1）妇科检查　无异常改变。

（2）辅助检查　可见血清泌乳素升高，雌激素/孕激素比值升高。

（三）鉴别诊断

1. 热入血室　热入血室往往见经水适来适断，昼日明了，入夜谵语，如见鬼状等情志症状，病因是适逢经期，外邪乘血虚侵袭而致，故有往来寒热，或寒热如疟之证，本病则无寒热之证，这是两者的区别点。

2. 脏躁　妇人无故自悲伤，不能控制，甚或哭笑无常，呵欠频作者，称"脏躁"。虽与经行情志异常都有情志改变，但脏躁无周期性，与月经无关，而经行情志异常则伴随月经周期而发作。

（四）辨证论治

本病多由情志所伤而起，以经前或经期有规律地出现情志异常为主要表现。治疗须结合证型，如对肝郁者，治当养血，宜清热涤痰。

1. 肝气郁结证

主要证候：经前抑郁不乐，情绪不宁，烦躁易怒，甚至怒而发狂，经后逐渐减轻或复如常人，月经量多，色红，经期提前；胸闷胁胀，不思饮食，彻夜不眠；苔薄腻，脉弦细。

证候分析：病由情志所伤，肝失条达，经前冲气旺盛，肝气挟冲气逆上，扰乱心神，致情志异常，而见精神抑郁，情绪不宁，烦躁易怒，甚至怒而发狂，经后冲气渐平，逆火随血去而减，故经净复如常人。肝郁化热，热迫血行，则月经量多，色红；足厥阴肝经布胁肋，肝郁气滞，则胸闷胁胀，肝气犯脾，故不思饮食；苔薄腻，脉弦，为肝郁之象。

治法：舒肝解郁，养血调经。

方药：逍遥散（见月经先后无定期）。

若肝郁化火，见心烦易怒，狂躁不安等，上方加牡丹皮、山栀子，或用龙胆泻肝汤（《医宗金鉴》）。

2. 痰火上扰证

主要证候：经行狂躁不安，头痛失眠，平时带下量多，色黄质稠；面红目赤，心胸烦闷；舌红，苔黄厚或腻，脉弦滑而数。

证候分析：痰火内盛，经前冲气旺盛，痰火挟冲气逆上，扰乱神明，蒙蔽心窍，则狂躁不安，头痛失眠，经后气火渐平和，则症状逐渐消失，复如常人，痰湿下注，则带下量多，色黄质稠；肝热痰火上扰头面，故面红目赤，痰火结于胸中，则心胸烦闷；舌红，苔黄厚或腻，脉弦滑数，均属痰火内盛，阳气独亢之象。

治法：清热化痰，宁心安神。

方药：生铁落饮（《医学心悟》）加郁金、川连。

生铁落饮：天冬　麦冬　贝母　胆南星　橘红　远志　石菖蒲　连翘　茯苓　茯神

玄参　钩藤　丹参　辰砂

原方治狂症由痰火结聚所致，或伤风，阳明邪热所发痰火者。方用生铁落煎熬三炷线香，取水煎药，方中生铁落重镇降逆，胆南星、贝母、橘红清热涤痰，菖蒲、远志、辰砂宣窍安神，二冬、玄参、连翘、钩藤、川连养阴清热，郁金疏肝理气。使热去痰除，则神清志定而病自除。大便秘结者，加生大黄、赭石；痰多者加天竺黄。

（五）其他治疗

1. 针刺治疗

每日 1 次，每次留针 30 分钟。

取穴：神门、三阴交、内关、太冲、丰隆、太溪。

2. 中成药治疗

（1）逍遥丸　适用于肝郁气滞证的经行情志异常。

（2）牛黄清心丸　适用于痰热阻窍的经行情志异常。

（六）转归及预后

本病若能及时疏导患者心理，并加以药物干预，多能痊愈。

（七）预防与调摄

本病多因情志所伤，除药物治疗外，必须进行心理疏导，针对患者的思想情绪，进行解释安慰，同时将本病的生理、病理特点解释清楚，让其主动配合治疗。在发病期间应适当休息，避免情绪紧张，注意饮食均衡，才能获得较好疗效。

（八）临证参考

现代研究发现，临床上此证多见于平日精神紧张、烦躁、忧郁和感觉过敏的妇女，并发现催乳素在致病因素上起重要作用。如临床上用溴隐亭治疗经前紧张综合征时，发现血中催乳素显著下降，同时伴随全身症状减轻，说明血中催乳素过多是引发本病的一个重要因素。同时，也有学者发现本病的部分患者常有月经期缩短，无排卵周期，或黄体功能障碍等月经失调的现象，因而认为本病可能与体内雌激素/孕激素的比值升高有关。

（九）文献选录

《陈素庵妇科补解》："妇人血分向有伏火，相火时发多怒，本体虚弱，气血素亏，今经血正行，未免去多血虚，必生内热，加以外受客邪，引动肝火，血分伏火，一时昏闷不省人事，或痰涎上涌，或卒仆口噤，或妄言见鬼，此系血虚火旺，不可汗下，宜凉血清热，则狂妄自止。"

《哈荔田妇科医案医话选》论述："癫证多以情志抑郁，肝之疏泄无权，以致痰气郁结为主，病久伤及心脾；狂证则多以忿郁恼怒，肝之疏泄太过，气郁化火，痰火炽盛为主，病久伤阴，损及肝肾，至于经期发作癫狂，多与妇女以血为体，以气为用，在生理病理上，只有血不足、气有余的特点有密切关系，加以情志过极，易于产生肝郁、痰结的病理因素。经前由于血聚胞宫，肝血不足，体弱用强，可引起肝阳上亢；而冲任脉盛，也可引冲气上逆。此时一旦有外界因素的刺激，导致肝阳或冲气挟痰火上犯，扰动心神，即可引起发病。"

第十二节　绝经前后诸证

妇女在围绝经期前后，围绕月经紊乱或绝经出现如烘热汗出、烦躁易怒、潮热面红、眩晕耳鸣、心悸失眠、腰背酸楚、面浮肢肿、皮肤蚁行样感、情志不宁等症状，称为绝经前后诸证，亦称"经断前后诸证"。这些证候往往轻重不一，参差出现，持续时间或长或短，短者仅数月，长者迁延数年。甚者可影响生活和工作，降低生活质量，危害妇女身心健康。西医学"围绝经期综合征"原称为"更年期综合征"。双侧卵巢切除或放射治疗后，或提早绝经卵巢功能衰竭所致诸证，可参照本病调治。

古代医籍对本病无专篇记载，多散见于"年老血崩""脏躁""百合病"等病证中。如汉代《金匮要略·妇人杂病脉证并治》："妇人脏躁，喜悲伤欲哭，象如神灵所作，数欠伸。"又指出："妇人年五十所，病下利数十日不止，暮即发热，少腹里急，腹满，手掌烦热，唇口干燥……当以温经汤主之。"本条论述绝经期崩漏证治，《医宗金鉴》谓"下利"当作"下血"，"利"是传抄之误，此说合理。明代《景岳全书·妇人规》指出："妇人于四旬外，经期将断之年，多有渐见阻隔，经期不至者。当此之际，最宜防察。若果气血和平，素无他疾，此固渐止而然，无足虑也。若素多忧郁不调之患，而见此过期阻隔，便有崩决之兆。若隔之浅者，其崩尚轻；隔之久者，其崩必甚，此因隔而崩者也。"本病发生的主要病机以肾虚为主，常见肾阴虚、肾阳虚和肾阴阳俱虚，并可累及心、肝、脾。治疗方法当去其故而养其新，然后各因其宜，可养则养，可固则固。

一、病因病机

《素问·上古天真论》曰："女子七岁，肾气盛，齿更发长；二七而天癸至，任脉通，太冲脉盛，月事以时下，故有子……七七任脉虚，太冲脉衰少，天癸竭，地道不通，故形坏而无子也。"这是女性生长衰老的自然规律，多数妇女可以顺利渡过，但部分妇女由于体质、产育、疾病、营养、劳逸、社会环境、精神因素等方面的原因，不能很好地调节这一生理变化，使得阴阳平衡失调而导致本病。

另外，肾阴阳失调，常涉及到其他脏腑，其中尤以心、肝、脾为主。若肾阴不足，不能上济心火，则心火偏亢；乙癸同源，肾阴不足，精亏不能化血，导致肝肾阴虚，肝失柔养，肝阳上亢；肾与脾先后天互相充养，脾阳赖肾阳以温煦，肾虚阳衰、火不暖土，又导致脾肾阳虚。而易出现水湿、痰浊、瘀血、气郁等兼夹证。综上所述，妇女在绝经前后，肾气渐衰，天癸渐竭，冲任二脉虚衰，月经将断而至绝经，生殖能力降低而至消失，此本是妇女正常的生理衰退变化，但由于体质因素，肾虚天癸竭的过程加剧或加深，或因工作和生活的不同境遇，以及来自外界的种种环境刺激等的影响，难以较迅速地适应这一阶段的过渡，使阴阳失去平衡，脏腑气血不相协调，因而围绕绝经前后出现诸多的证候。

二、诊断

1. 病史　45～55 岁的妇女，出现月经紊乱或停闭，或 45 岁前卵巢功能早衰，或有手术切除双侧卵巢及其他因素损伤双侧卵巢功能病史。临床表现为月经紊乱或停闭，随之出现烘热汗出、潮热面红、烦躁易怒、头晕耳鸣、心悸失眠、腰背酸楚、面浮肢肿、皮肤蚁行样感、情志不畅等症状。

2. 妇科检查　子宫大小尚正常或偏小。

三、鉴别诊断

1. 原发性高血压　家族有高血压史，多年来以高血压为主症，病程缓慢，发作期收缩压和舒张压同时升高，晚期常合并心、脑、肾损害。

2. 心绞痛　每劳累过度，情绪激动或饱餐等诱发胸骨后疼痛，甚至放射至左上肢，持续 1～5 分钟，经休息或舌下含服硝酸甘油后得以缓解。

四、辨证论治

绝经前后诸证以肾虚为本，治疗上应注重平调肾中阴阳，清热不宜过于苦寒，祛寒不宜过于温燥，更不可妄用克伐，以免犯虚虚之戒。并注意有无水湿、痰浊、瘀血之兼夹证而综合施治。

1. 肾阴虚证

主要证候：绝经前后，月经紊乱，月经提前，量少或量多，或崩或漏，经色鲜红；头目晕眩，耳鸣，头部面颊阵发性烘热，汗出，五心烦热，腰膝酸疼，足跟疼痛，或皮肤干燥、疹痒，口干便结，尿少色黄；舌红少苔；脉细数。

证候分析：绝经前后，肾阴虚冲任失调，则月经提前或先后、多少不定。肾阴日衰，阴虚不能上荣于头目脑髓，故头目眩晕而耳鸣；阴不维阳，虚阳上越，故头烘热汗出，五心烦热；肾虚则腰膝和足跟疼痛；阴虚血燥生风，故皮肤干燥或疹痒；阴虚内热，故口干便秘溺短赤；舌红少苔，脉细数均为阴虚之象。

治法：滋养肾阴，佐以潜阳。

方药：左归丸合二至丸（见多囊卵巢综合征）加制首乌、龟甲。

若出现双目干涩等肝肾阴虚证时，宜滋肾养肝，平肝潜阳，以杞菊地黄丸加减；若头痛、眩晕较甚者，加天麻、钩藤、珍珠母以增平肝息风镇潜之效；若心肾不交，并见心烦不寐，失眠多梦，甚至情志异常，舌红少苔或薄苔，脉细数，治宜滋肾宁心安神，方用百合地黄汤合甘麦大枣汤合黄连阿胶汤（《伤寒论》）加减；若头晕目眩、耳鸣严重，加首乌、黄精、肉苁蓉滋肾填精益髓。

2. 肾阳虚证

主要证候：经断前后，经行量多，经色淡暗，或崩中漏下；精神萎靡，而色晦暗，腰背冷痛，小便清长，夜尿频数，或面浮肢肿；舌淡，或胖嫩边有齿印，苔薄白，脉沉细弱。

证候分析：肾虚封藏失职，冲任不固，不能制约经血则月经量多，经色淡暗，或崩中漏下；肾阳虚惫，命门火衰，阳气不能外达，经脉失于温煦，故面色晦暗，精神萎靡，肾阳虚，失于温煦，不能蒸腾，膀胱气化无力，则小便清长，夜尿频数；水湿内停，泛溢肌肤则面浮肢肿，舌淡，或胖嫩边有齿印；苔薄白，脉沉细弱，皆肾阳虚衰之象。

治法：温肾扶阳。

方药：右归丸（见多囊卵巢综合征）加减。

若月经量多或崩中漏下者，加赤石脂、补骨脂，以增温肾固冲止崩之功效；若腰背冷痛明显者，加川椒、鹿角片，以增补肾扶阳、温补督脉之效；若胸闷痰多，加瓜蒌、丹参、法半夏以化痰祛瘀；肌肤面目浮肿，酌加茯苓、泽泻、冬瓜皮。

3. 肾阴阳俱虚证

主要证候：经断前后，月经紊乱，或少或多；乍寒乍热，烘热汗出，头晕耳鸣，健忘，腰背冷痛；舌淡，苔薄，脉沉弱。

证候分析：肾阴阳俱虚，冲任失调，月经紊乱，量少或多；阴阳失衡，营卫不和，则乍寒乍热，烘热汗出，肾虚精亏，脑髓失养，则头晕耳鸣，健忘，肾阳不足，失于温煦，则腰背冷痛；舌淡，苔薄，脉沉弱均为肾阴阳俱虚之证。

治法：阴阳双补。

方药：二仙汤（《中医方剂临床手册》）合二至丸（见多囊卵巢综合征）加菟丝子、何首乌、龙骨、牡蛎。

二仙汤：仙茅　淫羊藿　巴戟天　当归　盐知母　盐黄柏

原方主治肾阴阳不足之月经疾病，方中仙茅、仙灵脾、巴戟天、菟丝子温补肾阳，旱莲草、女贞子、制首乌补肾育阴，生龙牡滋阴潜阳敛汗，知母、黄柏滋肾坚阴，当归养血和血。若便溏者，去润肠之当归，加茯苓、炒白术以健脾止泻。

五、其他治疗

1. 针灸疗法　每日 1 次，每次留针 30 分钟。主穴取太溪、太冲、关元、神门、气海、三阴交、心俞、肾俞、肝俞等，以上诸穴均平补平泻。

2. 中成药治疗

（1）六味地黄丸　适用于肾阴亏虚者。

（2）左归丸　适用于肾阴亏虚者。

（3）金匮肾气丸　适用于肾气亏虚者。

（4）右归丸　适用于肾阳虚者。

（5）更年安片　适用于阴虚内热证。

（6）女珍颗粒　适用于肝肾阴虚、心肝火旺证。

六、转归与预后

本病持续时间长短不一，短则几个月或 2～3 年，严重者长达 5～10 年，该阶段若对肾气衰退、天癸渐竭未能引起足够的重视，施以必要的改善措施，或因长期失治或误治等，易发生情志异常、心悸、心痛、贫血、骨质疏松症等疾患。

七、预防与调摄

定期进行体格检查、妇科检查、防癌检查、内分泌学检查；若因崩漏行开腹手术，应尽量保留或不损伤无病变的卵巢组织。维持适度的性生活、调畅情志，防止心理早衰；适当散步、参加各项体育锻炼，增强体质，调节阴阳气血。注意劳逸结合，生活规律、睡眠充足，避免过度疲劳和紧张。饮食应适当限制高脂、高糖类物质的摄入，注意补充新鲜水果蔬菜及钙钾等矿物质。进入绝经前后期，注重参加社会保健，每年接受一次妇女病普查，并全面体检一次，完善各项目的检验，建立一个系统的肿瘤筛查诊疗保健措施。

八、临证参考

对于该病，临床上常采用经方加减治疗，将百合地黄汤合甘麦大枣汤作为该病的基本方，以经方的原剂量，然后再灵活随证加减治疗，也有不错疗效。但临床有时病机十分复杂，其中寒热错杂尤为明显，可分为如下三种。

1. 热多寒少，重在阴虚心肝火偏旺　一般来说，经断前后诸证多属阴虚火旺，临证可见阴虚心肾之火偏旺，兼有胃寒证，可见月经偏多、烘热出汗频作、心烦寐差、口渴喜饮、心情不畅、时或烦躁、神不守舍，但又伴胸脘作胀冷感、喜热按，或有胃病史。这种热多寒少的病理变化，在治疗上滋阴清热法中亦应照顾胃的寒性病变。其次阴虚心肝火旺兼有轻度肾阳虚，可见月经忽来、闭止、烘热出汗频作、头晕头痛、烦躁失眠、胸闷心悸、口渴咽干、情怀不畅，但又伴有小腹胀有冷感、腰酸尿频等，在治疗上，滋阴清热法中应照顾肾阳虚寒的一面。

2. 热少寒多，重在脾肾阳虚　这类病证虽为少数，但因体质等因素亦有出现。热少者指心肝气火偏旺在发病时表现的症状稍少一些，寒多以脾肾阳虚、气化不利、水湿潴留或泛滥的症状较为明显，可见浮肿尿少、经闭形寒、轻度烘热出汗、头昏烦躁、寐差、神疲等，治疗当以温阳利水中照顾到清心安神等。阳虚气滞，血行不利，凝结为血瘀者，可见经行腹痛、血暗黑多块或有膜样物质、腰酸小腹冷感、轻度烘热出汗、胸闷烦躁失眠等，治疗亦当补肾温阳，佐以清心化瘀。

3.寒热参半,阴阳失调 寒热参半,绝大部分是阴阳俱虚,肝热脾寒的复杂病变。在选用方药上要尽可能避免相互之间的矛盾冲突,注意到寒热用药的脏腑归经,使滋阴清热不碍及祛寒,祛寒温阳不影响到清热,方能获得较好的效果。

中医药对本病的防治,鉴于能从调理脏腑,尤以调整肾阴阳失调从根治疗本病,尚未发现有毒副作用,日益为世界所瞩目。除了药物治疗以外,心理疏导,家庭配合,社会调节,生活调摄等方面的辅助疗法,在各个环节防治措施密切协同作用下,在进入围绝经期前防治"未病",使得进入经断前后期时,身体各器官的退行性改变相对缓慢出现,从而减少诸证的发生。

九、文献选录

《黄帝内经》:"火主暴速。亦因暴喜暴怒、忧结惊恐之致然也。慎不可作冷病治之,如下燥热之药则死。妇人于四旬外经期将断之年,多有渐见阻隔,经期不至者。当此之际,最宜防察。若果气血和平,素无他疾,此固渐止而然,无足虑也。若素多忧郁不调之患,而见此过期阻隔,便有崩决之兆。若隔之浅者,其崩尚轻;隔之久者,其崩必甚,此因隔而崩者也。"

《蔡小香医案·临证随录》:"杜某年逾六七,经事已乱,时多时少,乍行乍断,头痛难寐,烘热阵汗。脉沉而细,舌红且干。病由胎育乳众,三次崩血,精血为之亏损,肾元渐次匮乏,阴气衰少,肝肾已失封藏,虚阳最易浮越。治当壮水益精,以制阳光。大生地黄、女贞子、天冬、麦冬、滁菊花、炒牡丹皮、煅龙骨、煅牡蛎、炙龟甲、焦知母、焦黄柏、怀牛膝(炒炭)、羚羊粉(吞服)。"

《蔡小香医案·临证随录》:"阴精下亏,则两火相炽,水不济火,阴不配阳,心烦意乱,健忘多虑,神不安舍,夜不安寐,悲伤欲哭,莫能自主,月事已无定期,阻则症情尤甚,缘昔年数次损胎而堕,精血已伤,又多忧易怒,相火偏亢,心乃致病之标,肾为受病之本,当心肾交通,坎离相济,更宜舒心达意,以助药力。细生地、小川连、苍龙齿、茯苓、淡远志、天冬、麦冬、五味子、淮小麦、柏子仁、九节菖蒲。"

附: 经断复来

绝经期妇女月经停止1年或1年以上,又再次出现子宫出血,称为经断复来。亦称为"年老经水复行",或称为"妇人经断复来"。

历代古医籍对本病的记载不多,宋代齐仲甫《女科百问》中的"第十一问"为"妇人卦数已尽经水当止而复行",书中答曰:"七七则卦数已终……或劳伤过度,喜怒不时,经脉虚衰之余,又为邪气攻冲,所以当止而不止也。"认为是过劳和情志所致。《傅青主女科》及《医宗金鉴·妇科心法要诀》等医籍中亦有记录。诸多医家根据其复潮的月经以及全身的情况,区别为由"血气有余"所致者,即不需治疗;若属不良病证则宜随证医治。若因生殖器官恶性病变所致者,预后不良,应及时发现,采取相应的措施。

（一）病因病机

经断复来见于老年妇女，其一生经历了经、孕、产、乳等数伤阴血的阶段，年届七七，肾气虚，天癸竭，太冲脉衰少，地道不通，经水断绝。当进入老年期后，肾水阴虚逐渐影响他脏，或脾虚肝郁冲任失固或湿热下注、湿毒瘀结损伤冲任以致经断复行。

1. 脾虚肝郁　脾统血，肝藏血。本因脾气不足，加之思虑劳倦，或忧郁过度，使脾气愈伤。中气不足，脾失所统，肝失所藏，冲任失固，而致经断复来。《傅青主女科·调经》："妇人有年五十外，或六、七十岁忽然行经者，或下紫血块，或如红血淋，人或谓老妇行经，是还少之象，谁知是血崩之渐乎……乃肝不藏脾不统之故也。"

2. 肾阴虚　老年妇人肾阴本虚，加之房劳损伤，复伤肾精。肾精不足，肝失润养，相火妄动，扰及血海，而致经断复行。《傅青主女科·调经》："夫妇人至七七之外，天癸已竭……如何能精满化经……非精过泄而动命门之火，即气郁甚而发龙雷之炎，二火交发，而血乃奔矣。"

3. 湿热下注　脾主运化，脾虚运化失职，郁久化热则湿热内生，或恣食膏粱厚味，或感受湿热之邪，湿浊下注，损伤带脉，迫血妄行，故致经断复行。《傅青主女科》云："脾土不能运化，致湿热之气蕴于带脉之间，而肝不藏血，亦渗于带脉之内，皆由脾气受伤，运化无力，湿热之气随气下陷，同血俱下。"

4. 湿毒瘀结　素体虚弱，或多产房劳，或经期、产后不洁，湿毒秽浊之邪乘虚侵及冲任、子宫，日久瘀结，血不得归经，溢于下故致经断复来。

（二）诊断

1. 病史　有早婚、多产或情志所伤史，注意询问既往月经情况，绝经年龄，绝经后有无白带增多及有无异臭味，有无性交出血史或癥瘕病史。

2. 临床表现　自然绝经1年后发生阴道出血，出血量多少不一，持续时间长短不定，部分患者白带增多，呈血性或脓血样，有臭味，或伴有下腹痛、下腹部包块、低热等。如出血反复发作，或经久不止，或伴腹胀、消瘦等要注意恶性病变。

3. 检查

（1）妇科检查　注意阴道出血及分泌物情况，子宫颈、宫体、附件、包块及疼痛情况；注意腹股沟以及其他浅表淋巴结是否肿大等。

（2）辅助检查　出血来自宫颈组织，可行宫颈刮片细胞学检查，若结果提示巴氏Ⅰ～Ⅱ级多属炎症，巴氏Ⅲ～Ⅳ级常怀疑为宫颈癌。可在阴道镜的指引下行宫颈组织定位活检；宫腔出血者常规行分段诊刮，刮出物送病理组织学检查；亦可行宫腔镜检查，于可疑处活检，送病理检查；若血清E_2水平升高多提示卵巢存在分泌性激素肿瘤。子宫体增大或有盆腔包块者，经腹或经阴道B超检查，或CT、MRI均有助于诊断。同时血中红细胞沉降率明显增高，碱性磷酸酶、乳酸脱氢酶或转氨酶、CA125，检测发现升高多见于恶性肿瘤。

（三）鉴别诊断

经断复来，查明原因，首辨良恶。

1.宫颈癌 阴道不规则出血，常为接触性出血，或见血性带下，量时多时少，也可大量出血；严重者可见下腹胀痛，腰痛，一侧或两侧下腹痉挛性疼痛；妇科检查见宫颈糜烂严重或呈菜花样改变；需行 TCT 宫颈防癌细胞学检查、阴道镜检查或活检以确诊。

2.宫颈炎 表现为宫颈糜烂或息肉时均可见接触性出血，宫颈刮片细胞学检查示：巴氏Ⅰ～Ⅱ级。

3.宫颈结核 表现为阴道不规则出血，伴白带增多，局部见多个溃疡，甚至呈菜花样赘生物。

4.子宫肉瘤或子宫内膜癌 子宫出血反复量多，子宫增大无压痛等，须作诊刮以确诊。

（四）辨证论治

本病主要表现为经断后出血，但因其出血是发生在"任脉虚，太冲脉衰少，天癸竭"后，故出血量一般不多。因此，辨出血的色质及伴随证候是辨本病属虚、属实的关键。

一般来讲，血色淡，质稀者多属脾虚；色鲜红，质稠者多属肾阴虚；色红，夹有白带，质黏稠，有味者多属湿热；色暗，夹有杂色带下，恶臭者多属湿毒。兼见神疲乏力，情志抑郁，脉弦无力者，多病在肝、脾；腰膝酸软，五心烦热，脉细数者，病在肾；外阴瘙痒，口苦咽干，质红，苔黄腻者，多因湿热。

注意参考各种检查结果，辨明属良性或恶性。一般年龄愈大，出血时间愈长，或出血离绝经时间愈远，反复发作，下腹部肿块增大速度快，伴腹水、恶病质体质或红细胞沉降率异常增快者，恶性病变的可能性较大。治疗首分良性恶性，良性者当以固摄冲任为大法，或补虚或攻邪，或扶正祛邪；恶性病变者应采用多种方法（包括手术、放疗、化疗）的综合治疗，不在本节讨论。

1.脾虚肝郁证

主要证候：经断后阴道出血，量少，色淡，质稀，气短懒言，神疲肢倦，食少腹胀，胁肋胀满；舌苔薄白，脉弦无力。

证候分析：素体虚弱，或思虑劳倦过度，或饮食失调复伤。脾气不足，统摄无权，冲任不固故经断复来，脾气虚，故量少，色淡，质稀。气虚阳气不布故气短懒言，神疲肢倦，脾失健运，故食少腹胀。肝失条达，气机不畅故胁肋胀满；苔薄白，脉弦无力为脾虚肝郁之证。

治法：健脾调肝，安冲止血。

方药：安老汤（《傅青主女科》）。

安老汤：人参　生黄芪　熟地黄　炒白术　当归　山茱萸　阿胶　黑芥穗　生甘草

香附　木耳炭

原方治年老经水复行。

方中党参、白术健脾益气，黄芪补益中气，升清阳，熟地黄、山茱萸、当归滋补阴血，阿胶固冲止血，制香附疏肝理气，木耳炭固涩止血，黑荆芥穗疏风止血，甘草调和诸药。若兼有心悸失眠者，加桂圆肉、炒枣仁以养心安神。若心烦易怒，胁胀明显者，加牡丹皮、生白芍以养血柔肝。

2. 肾阴虚证

主要证候：经断后阴道出血，量少，色鲜红，质稠，腰膝酸软，潮热盗汗，头晕耳鸣。口咽干燥，舌质偏红，苔少，脉细数。

证候分析：素体阴亏，或早婚多产，或久病伤阴，或房事不节，肾阴不足，相火妄动，下扰血室，迫血妄行，故经断复来。阴虚有热，故量少，色鲜红，质稠；腰为肾之府，肾虚腰失所养，故腰膝酸软，阴不制阳，阳亢于上，故潮热盗汗，肾阴不足，髓海空虚，清窍失养，故头晕耳鸣，阴虚津液不足故口咽干燥；舌红少苔，脉细数，均为阴虚有热之征象。

治法：滋阴清热，安冲止血。

方药：知柏地黄丸（方见经行口糜）加阿胶、龟甲。

方中知母、黄柏滋阴清热，泻相火，熟地黄、山药、山茱萸补益肝肾之阴，牡丹皮清热凉血，泽泻清泻相火，茯苓健脾利湿，阿胶养血止血，龟甲滋阴固冲止血。若兼有心烦急躁者，加郁金、栀子以舒肝清热。若夜尿频者，加菟丝子、覆盆子、益智仁以补肾固涩缩泉。

3. 湿热下注证

主要证候：绝经后阴道出血，色红或紫红，量较多，平时带下色黄有味，外阴及阴道瘙痒，口苦咽干，大便不爽，疲惫无力，纳谷不香，小便短赤。舌质偏红，苔黄腻，脉弦细数。

证候分析：湿浊下注，热邪伤络，血溢下而经断复行。湿热互结于任带，故外阴、阴道瘙痒夹有黄带。热盛于内，故口苦咽干，小便短赤，湿邪黏滞，故大便不爽。苔黄腻，脉滑数均为湿热下注之证。

治法：清热利湿，止血凉血。

方药：易黄汤（《傅青主女科》）加黄芩、茯苓、泽泻、侧柏叶、大小蓟。

易黄汤：山药　芡实　黄柏　车前子　白果

原方治湿热下注，任带不足发为黄带。

方中芡实、山药平补肺脾肾，通利水道而水气自利。白果、山药补任脉之虚，三药重在扶正。祛邪以黄柏泻肾中之火，清湿热。车前子清热利湿，使湿邪有出路。若兼有心烦急躁者，加栀子以舒肝清热。如属恶性肿瘤，则须按该病综合论治。

4. 湿毒瘀结证

主要证候：绝经后复见阴道出血，量少，淋漓不断，夹有杂色带下，恶臭，小腹疼痛，低热起伏，神疲，形体消瘦。舌质暗，或有瘀斑，苔白腻，脉细弱。

证候分析：家族或体质因素，加之经期、产后摄生不慎，感受湿毒之邪，日久瘀结，损伤胞宫胞络，故经断复行，瘀滞内阻，故量少，淋漓不断，湿毒下注，故带下恶臭，湿毒瘀结，阻滞气机，不通则痛，故小腹疼痛，瘀久化热，形体消瘦。

治法：利湿解毒，化瘀散结。

方药：萆薢渗湿汤（《疡科心得集》）合桂枝茯苓丸（《金匮要略》）去滑石加黄芪、三七。

萆薢渗湿汤：萆薢　薏苡仁　黄柏　赤苓　牡丹皮　泽泻　滑石　通草

桂枝茯苓丸：桂枝　茯苓　牡丹　桃仁　芍药

萆薢渗湿汤原方治湿热下注证之阴痒。

方中萆薢、赤茯苓、泽泻、通草淡渗利湿；黄柏清下焦湿热，且能解毒，生薏苡仁健脾利湿，清热解毒；桂枝温经通阳以行滞；牡丹皮、赤芍、桃仁活血化瘀散结；生黄芪健脾益气，且可利水祛湿；三七粉化瘀止血。若带下恶臭明显者，加败酱草、白花蛇舌草以清热解毒。下腹包块，疼痛拒按者，加三棱、莪术以化瘀消癥，活血止痛。

（五）转归与预后

绝经后再度出血，一定要认真进行有关检查，如 TCT、诊断性刮宫、宫腔镜、阴道镜检查，及宫颈活组织和子宫内膜病理检查，或进行卵巢及垂体有关的内分泌检查，辨明是真的经断复来还是隐藏其他病变，尤应排除恶性变。如经检查未发现异常时，仍要定期动态进行追踪观察，防止变生凶险之症。

（六）预防与调摄

注意绝经期卫生的保健，保持心情舒畅，克服紧张情绪；应定期妇科检查，并在专科医师指导下拟定治疗方案，如确实需要者，可进行激素替代疗法，中医药治疗本病有一定优势；绝经后应取出宫内节育器；慎起居，节饮食，忌房事过度，不妄作劳。若发现带下量多，下腹部包块，或阴道出血，应及时就诊。

（七）临证参考

老年经断复来，实际上是一种老年性子宫出血病证。目前常发现是由体虚、慢性炎症所致，以及少数女性内分泌激素尚未全竭，导致子宫出血较为多见，虽与湿热、血瘀有关，但在辨治上要着眼于阴虚火旺与肝热脾虚两因。阴虚火旺者，除知柏地黄丸（汤）外，常可用二至地黄丸（汤）加入五味子、地榆炭、鹿衔草、太子参等。必要时尚须加入清肝宁心之品，如钩藤、莲子心、炒枣仁、紫贝齿等。

老年期肝热脾虚者，几乎占据与阴虚火旺相等同的地位，治疗上既要清肝解郁，又要健脾宁心。清肝解郁者，需用丹栀逍遥散，健脾宁心者，需用归脾丸，因此，多用丹栀逍遥散合归脾丸（汤）加减，药用炒山栀、钩藤、鹿衔草、炒柴胡、白芍、白术、茯苓、黄芪、党参、煨木香、炒枣仁、炙远志、陈棕炭、血余炭等，连服之。如湿热比较明显者，亦只能加入碧玉散、侧柏叶等品；血瘀明显者，加入炒五灵脂、炒蒲黄等品。黄素英主任医师以化瘀调血法治疗因子宫内膜简单型增生而出现的阴道出血，多选化瘀消坚方加减。化瘀消坚方药物组成：云茯苓 12g，桂枝 3g，赤芍 10g，牡丹皮 10g，桃仁 10g，皂角刺 30g，鳖甲 10g，石见穿 15g，鬼箭羽 20g。此方以桂枝茯苓丸为基础方，加石见穿、鬼箭羽化消癥，临床主要针对癥瘕（如肌瘤、子宫内膜异位症）等。皂角刺具有较强的穿透力，鳖甲则可软坚散结、滋补肝肾。

全方以活血化瘀消坚为主，可促使增生的子宫内膜随经血一同而下。本病非出血期可单用上方治疗。兼有气虚者，加党参、黄芪；兼有月经淋漓日久不尽者，去皂角刺、鳖甲、石见穿、鬼箭羽，酌加红藤、败酱草、椿根皮、女贞子、旱莲草；兼有潮热盗汗严重者，酌加淮小麦、白薇、瘪桃干等；若有经水当断未断者，酌加寒水石、紫草、苦参等促使其绝经。另外，诊疗过程中应嘱咐患者谨慎使用激素类药物、维生素 E、哈士蟆油、蜂王浆等含性激素成分的药品、食品或成分不明确的保健品，以防人为造成绝经后性激素异常而致病。总之，老年复经，中医多与肝肾阴虚，气血亏虚，脏腑功能失调有关，许多学者的研究也多责之于肝、脾、肾、冲任功能失调。

在治疗本病时，尚需要考虑这一时期容易发生恶性病证，尤其注意恶性肿瘤所导致的老年经断复来者，须作必要的检查。如确诊为恶性肿瘤必须按该肿瘤综合治疗。近年来国内外较多报道经宫颈子宫内膜电切术，去除子宫内膜。电切宫腔镜可用电切环或滚球电凝，电切深度为子宫内膜基底层下 2~3mm，此法有快速、安全、出血量少、术后恢复快等优点，随访发现完全无月经率约 60%，是老年患者最好的一种选择。此外尚有微波、热球破坏子宫内膜等方式，亦有较好效果。对于病因不明的患者要密切观察，积极处理，对反复出血者应剖腹探查，甚至建议完成生育后预防性进行子宫及双附件切除。

（八）文献选录

《傅青主女科·调经》："妇人有年五十外或六、七十岁忽然行经者，或下紫血块，或如红血淋，人或谓老妇行经，是还少之象，谁知是血崩之渐乎！夫妇人至七七之外，天癸已竭，又不服济阴补阳之药，如何能精满化经，一如少妇。然经不宜行而行者，乃肝不藏脾不统之故也，非精过泄而动命门之火，即气郁甚而发龙雷之炎，二火交发，而血乃奔矣，有似行经而实非经也。此等之症，非大补肝脾之气与血，而血安能骤止。方用安老汤。"

附：绝经妇女骨质疏松症

绝经妇女骨质疏松症是指妇女绝经后短时间内由于体内雌激素水平急剧下降，导致骨吸收亢进，全身骨量减少，骨骼脆性增加，极易发生骨折的一种与绝经有关的代谢性骨病，属于原发性骨质疏松。受累患者多在绝经后 3~4 年起病，但也可见 70 岁妇女患此病。本节讨论的是围绝经期，即 55 岁之前的绝经妇女骨质疏松症。

流行病学调查显示，约有 1/3 绝经后的妇女患骨质疏松症，特别是绝经后 3~4 年，每年骨量丢失约为 2.7%，以后每 1 年 1.7%，8~10 年为稳定期。所以更年期骨质疏松要注意早期诊断和治疗。

（一）病因病机

中医古籍中无骨质疏松的名词记载，但历代中医文献对骨病方面的记载中，"骨痿""骨枯""骨极"的描述与现代医学之骨质疏松症的临床症状及病因病机相似，其中最接近的当属"骨痿"。

《素问·阴阳应象大论》曰"肾主骨生髓"，"其在天为寒，在地为水，在体为骨，在脏为肾"。《素问·六节脏象论》亦谓"肾主骨，生髓"，认为"肾者，主蛰，封藏之本，精之处也；其华在发，其充在骨"。《灵枢·经脉》中说："足少阴气绝则骨枯。少阴者，冬脉也，伏行而濡于骨髓。故骨髓不濡，即肉不着骨；骨肉不相亲，即肉濡而却；肉濡而却，故齿长而枯，发无润泽，无润泽者，骨先死。"说明肾藏精，精生髓，髓养骨；肾气盛，肾精足则筋骨强健有力；肾气虚，肾精亏则骨髓失养而痿软脆弱无力。《素问·上古天真论》曰："七七任脉虚，太冲脉衰少，天癸竭，地道不通，故形坏而无子也。"又云："肾者主水，受五脏六腑之精而藏之……今五脏皆衰，筋骨懈惰，天癸尽矣，故发鬓白，身体重，行步不正，则无子耳。"阐释了妇女绝经后肾中精气亏虚致五脏皆衰，筋骨懈惰，形体萎缩的病理变化。古代文献中有不少关于"骨痿"的记载，《素问·痿论》云："肾主身之骨髓。"又云："肾气热，则腰脊不举，骨枯而髓减，发为骨痿。"认为骨痿的发病根源在于肾。《灵枢·本神》则曰："精伤则骨酸痿厥。"认为肾精亏虚是导致骨痿的主要病因。

到了隋代，巢元方的《诸病源候论》中则认为骨痿的发生与体虚有关，肝肾不足是其主要病因，因肝主筋而藏血，肾主骨而生髓，虚劳损血耗髓，故伤筋骨也。绝经后肾精亏虚，肝血亦不足，精血不能相生，精亏血虚更甚，筋骨失于精血的填充和濡养，则痿软、脆弱无力。清代《临证指南医案》中邹滋九按指出："肾藏精，精血相生，精虚则不能灌溉诸末，血虚则不能营养筋骨。"进一步论述了精血亏虚与骨痿发生的关系。

本病的发生与肾虚密切相关，其主要病因是肾精亏虚。绝经后肾气衰退，肾精亏虚，或因先天禀赋不足，或因房劳多产，或因久病伤肾，耗伤肾精，肾精气亏虚，骨髓化生乏源，导致本病发生。

1. 肾精亏虚　肾藏精，主骨，藏真阴而寓元阳，为先天之本。由于先天禀赋不足，或后天失养，或房劳多产，耗伤真阴，使精血不足，失于生髓充骨；肝肾同居下焦，乙癸同源，肾精亏虚，不能化血，水不涵木，以致肝血不足，筋骨失养，发为本病。

2. 阴虚内热　绝经后肾阴虚弱，加之素体不足，致虚热内扰，虚火盛而热复耗阴分，损骨之髓，骨虚髓少发为本证。

3. 阴阳两虚　肾气衰，肾阴不足，天癸竭，累及肾阳，进而造成阴阳俱虚。精血不足，肾阳衰微，不能充骨生髓，从而形成骨质疏松。

4. 脾肾两虚　脾胃虚弱，水谷精微不化，气血生化乏源；或平素恣食膏粱厚味，嗜酒、暴食、偏食，饮食失宜，使脾胃受损，后天之精不能充养先天，以致筋骨失于气血充养，骨髓空虚，发为本证。

（二）诊断

1. 病史　有轻微外伤或用力即引起脊椎压缩性骨折，或股骨颈骨折，或桡骨远端骨折，或髋骨骨折的病史。

2. 临床表现　绝经后妇女可出现腰背或腰腿疼痛，可因咳嗽、弯腰而加重，不耐久立和劳作，较重时常出现全身骨骼疼痛，腰背部疼痛，疼痛呈慢性持续性钝痛，伴酸困，全身乏力。严重时可出现驼背、身高缩短等现象或活动受限，甚至卧床不起。

3. 检查

（1）单光子（SPA）或双能 X 线吸收法（DXA）骨密度测定　若低于本地区正常女性骨峰值 2.5 个标准差以下，即可诊断骨质疏松。

（2）骨钙素、尿钙与尿肌酐检查　尿羟脯氨酸与尿肌酐的比值可增高。血、尿生化检查一般正常。

（3）放射线检查　提示骨密度降低，脊柱、股骨颈或长骨端更为明显，或见腰椎有一至数个椎体压缩性骨折。

（4）组织学检查　从髂骨翼用穿刺针进行组织学检查对于骨质疏松症的诊断及其程度的确定较准确。

（5）MBC 的检测　常用有 X 线测量法，光密度分析法、单能量光子吸收法、双能量光子吸收法、CT 扫描、中子活性分析等。

根据临床表现和必要的生化检查，特别是骨量的检测，可作出骨质疏松症的明确诊断。

1996 年荷兰国际骨质疏松会议建议使用以下标准。

a. 正常范围：骨矿物质含量密度（BMD）在骨量峰值 ±1 标准差之内。

b. 骨量减少：BMD 在骨量峰值 ±1 ~ 2.5 标准差之内。

c. 骨质疏松：BMD 小于骨量峰值 –2.5 标准差。

d. 严重骨质疏松：BMD 小于骨量峰值 –2.5 标准差，并伴有一处或多处骨折。

以上骨量峰值应根据同地区、同部位骨量峰值的平均值来确定。应该指出的是，单纯的骨质疏松不是病，只有在骨质疏松的基础上出现疼痛、继发骨折等一系列临床表现时，才称为骨质疏松症。

（三）鉴别诊断

1. 继发性骨质疏松　指因内分泌障碍（库欣病、甲状旁腺功能亢进或低下），或长期使用肾上腺皮质激素，或营养障碍，或肝肾疾患，或糖尿病，或肢体制动因素引起的骨质疏松，与本节所述有本质不同，可借助病史，体检及实验室检查予以鉴别。

2. 骨软化症 其特点是骨质钙化不良，骨样组织增加，由于骨质软化，故脊椎、骨盆及下肢长骨可产生各种压力畸形和不完全骨折，较早出现骨的广泛性自发性疼痛及压痛，以下肢痛和腰痛明显。全身肌肉多无力，少数患者可发生手足抽搐。X线片可见骨质广泛疏松，可产生压力畸形如驼背、脊椎侧弯、髋内翻、膝内翻、膝外翻、长骨弯曲，假骨折线。横骨小梁消失，纵骨小梁纤细，骨皮质变薄。不发生骨膜下骨皮质吸收。实验室检查：血钙、磷降低而碱性磷酸酶则升高。

3. 骨髓瘤 典型患者的X线片表现常有边缘脱钙区。最先累及含红骨髓的骨骼，如颅骨、脊柱、肋骨等，常有血红蛋白增高和尿中凝溶蛋白、蛋白尿、及血沉增快等。骨穿刺活检可明确诊断。

4. 恶性肿瘤广泛骨转移 骨痛酷似骨质疏松，但肿瘤性骨痛夜间尤甚，疼痛难忍，不能入眠，且呈进行性加重；而骨质疏松性骨痛一般白天重于晚上，入睡不难，且有时轻时重的特点。一般肿瘤性骨痛骨密度不减低，即使减低也与骨痛不成比例，即骨痛重而骨密度减低轻。X线表现上往往可以看到骨破坏，骨棉团状结节硬化、骨膨胀性增大、骨膜反应、软组织肿块等出现，都提示恶性肿瘤骨转移。

5. 退变性骨质增生症 又称骨性关节炎，是以骨质增生导致关节疼痛或功能障碍、关节活动不利为特征的一种疾病，多发生在腰椎，其次为四肢关节。临床表现以腰背四肢关节疼痛为主，可进行X线检查确诊，并借以鉴别。

6. 类风湿关节炎 有的类风湿关节炎在一定时期内骨关节畸形肿胀不明显者，可表现出一定的骨质疏松症状，此时应对疼痛部位行X线检查，查看关节囊附着处有无早期骨皮质受蚀，结合临床症状、体征，可初步诊断为风湿性关节炎，亦可结合有关生化指标进行鉴别。

（四）辨证论治

肾精亏虚是本病主要原因。病位在肾、在骨，与肝、脾、胃有关，本病属本虚标实。肾精亏虚，骨髓化生乏源，致髓枯骨脆，筋骨不坚，是导致绝经后骨质疏松的主要病机。以肾（气、阴、阳）虚为主，涉及肝阴、脾气及气血不足；标实多为肾火、瘀血、气郁。

治疗本病多以补肾为主，分阴阳为纲。临床以肾精虚兼肾阳虚或虚热为多见。但具体应用中则以标本兼治为大法。根据其临床表现注意酌情配伍健脾、益气、补血、活血、行气等。

1. 肾精亏虚证

主要证候：腰背疼痛，胫酸膝软，头晕耳鸣，或发枯而脱，齿摇稀疏，小便余沥或失禁，舌质淡红，苔薄白，脉沉细无力。

证候分析：先天禀赋不足，或久病伤肾，或孕产频多，或房劳过度，耗伤肾精，经断后天癸竭，肾气愈亏，不能生髓充骨滋养腰膝，故见腰背疼痛，胫酸膝软；肾精不足，髓海空虚则头晕；肾开窍于耳，其华在发，齿为肾之余，耳鸣、发枯而脱、齿摇稀疏为肾精虚衰之征象；溺有余沥或失禁，脉沉细无力均为肾精不足以化生肾气之候。

治法：补肾填精益髓。

方药：左归丸（见多囊卵巢综合征）。

左归丸原方治真阴肾水不足，速宜壮水之主以培左肾之元阴而精血自充矣。

熟地黄、山茱萸、山药滋补肝肾之阴，为六味地黄中"三补"；配龟甲胶补任脉之虚，鹿角胶补督脉之弱，调补肾中阴阳；枸杞子、菟丝子、川牛膝补肝肾、益冲任。全方为壮水填精之剂，肾精足则肾气化生有源。

若腰背疼痛明显者，加骨碎补、狗脊、杜仲；盗汗自汗者，加浮小麦、生牡蛎；下肢沉重者加防己、木瓜、鸡血藤。

2. 阴虚内热证

主要证候：腰背部疼痛，或足跟痛，或驼背，或骨折，急躁易怒，五心烦热，心烦少寐，腰膝酸软无力，面部烘热汗出，或眩晕，或潮热盗汗，舌质红或绛，脉细数。

证候分析：阴虚则肝血不足，肾精不充，见腰背痛或眩晕，腰膝无力。阴虚阳浮，虚火上炎，故五心烦热，烘热汗出而心烦少寐，火旺则急躁易怒，舌红绛，少苔，脉细数，均是阴虚有火，伤津耗液的主要表现。潮热为阴虚火旺，盗汗为阴虚内热，迫汗外泄所致。舌红绛少苔，脉细数乃虚热之象。

治法：滋阴清热，补肾强筋。

方药：知柏地黄丸（《医宗金鉴》）。

知柏地黄丸：熟地黄　山茱萸　山药　牡丹皮　茯苓　泽泻　知母　黄柏

熟地黄、山茱萸、山药补肝肾之阴，知母黄柏、牡丹皮清肾中之伏火，佐茯苓、泽泻，导热由小便外解。全方共奏滋养肝肾，清泄虚火之功。

若烦躁甚者，可加栀子、豆豉；兼见口舌生疮，舌尖红点刺者，加莲子心、竹叶等清泻心火。

3. 阴阳两虚证

主要证候：时有骨痛肢冷或腰背部疼痛，或足跟痛，腰膝酸软，畏寒喜暖，四肢倦怠无力，面色少华，体倦无力，舌质淡，脉沉细。

证候分析：阳气虚弱，不能温煦，筋骨失养，故骨痛肢冷腰膝酸软，足跟痛，畏寒喜暖。阴阳俱虚，气血不达，四肢倦怠无力，面色少华，舌质淡，脉沉。

治法：补肾壮阳，益髓健骨。

方药：二仙汤（《中医方剂临床手册》）加菟丝子、五味子、肉苁蓉、杜仲、茯苓。

二仙汤：仙茅　淫羊藿　巴戟天　黄柏　知母　当归

原方主治肾阴阳不足，仙茅、淫羊藿、巴戟天性温不燥，合菟丝子、肉苁蓉、杜仲都有补肾壮阳之功。黄柏、知母性寒而入肾经，合五味子酸能收敛，苦能清热，咸能滋肾泻相火而坚肾益阴之效益彰。再有茯苓健脾益气，当归温润，补血和血。全方寒温并用，阴阳共举，使温而不燥，寒而不凝，强肾无燥热之偏，益精无凝滞之嫌，使阴得阳助而泉源不竭，阳得阴助而生化无穷，终达阴阳调和之效。

若肢体畏寒冷痛甚者加制附子、肉桂、细辛；腰背痛加川续断、桑寄生；上肢痛明显者加姜黄、桑枝；下肢痛甚关节僵硬屈伸不利者，加防己、白僵蚕、乌梢蛇、狗脊。

4. 脾肾两虚证

主要证候：腰背疼痛，胫酸膝软，面色不华，肢倦乏力，纳少便溏，舌质淡边有齿痕，苔薄白，脉细。

证候分析：素体肾虚，后天难以充养，脾肾虚弱，不能化生水谷之精微以充养骨髓，故腰背疼痛，胫酸膝软；气血不足，面色不华，肢倦乏力；元阳虚弱，火不暖土，脾失健运，纳差便溏，舌苔脉象均为脾肾两虚之象。

治法：益肾健脾。

方药：大补元煎（方见月经后期）。

若胫酸痛甚者，加川牛膝、鸡血藤、独活；脾虚不运，食少便溏者，加炒白术、砂仁；气血虚弱者，加生黄芪，黄精。

（五）临床常用的中成药

1. 骨松宝颗粒 由淫羊藿、川芎、牡蛎等组成。功能补肾活血，强筋壮骨。可用于骨质疏松引起的骨折、骨痛、骨关节炎，及预防更年期骨质疏松症。口服，一次1袋，治疗骨折及骨关节炎，一日3次；预防骨质疏松，一日2次。

2. 芪骨胶囊 由淫羊藿、制何首乌、黄芪、石斛、骨碎补、菊花组成，用于治疗女性绝经后骨质疏松症。口服，一次3粒，一日3次。

（六）其他治疗

针灸：取穴大杼、肝俞、肾俞、足三里、阳陵泉、悬钟、三阴交、关元。

操作：大杼、肾俞、足三里、悬钟针灸施以温针灸；肝俞、三阴交、阳陵泉单用针刺治疗；关元只灸不针。

（七）预后与转归

骨质疏松症最严重的并发症为骨质疏松性骨折，临床最常见的骨质疏松性骨折的部位为椎体、腕部和髋部，其中髋部骨折是骨质疏松性骨折中后果最严重的一种，一年内病死率可达15%～20%。轻度或中度骨质疏松症，如果注意调护，重视预防，不发生椎体塌陷及压缩性骨折或其他部位骨折，一般预后良好。由于许多骨质疏松症患者往往在骨折发生后才被发现，故因个体差异而产生较大的治疗波动。

（八）预防与调摄

1. 合理配餐 指导患者饮食生活，合理调整营养，主食应以米、面、杂粮为主，做到品种多样，粗细搭配。副食应多吃含钙高的食物，如牛奶、奶制品、虾米、豆类、海藻、鸡蛋等。植物性食物中，应以绿叶菜、花菜等为主。同时避免不合理配餐，如菠菜不宜与豆腐、牛奶及高脂饮食同餐，否则易影响钙的吸收。

2. 加强运动 目前已有研究证明，运动通过肌肉活动对骨产生应力，刺激骨形成，增强机体的骨矿物质含量，能使成年人生理性骨量丢失减少。

3. 物理疗法 骨质疏松症常用物理治疗方法为日光浴疗法、紫外线疗法、高频电疗，其中高频电疗法能减轻骨质疏松的疼痛症状。

（九）临证参考

绝经后妇女骨质疏松症在绝经妇女人群中特别多见，临床症状可不明显，早、中期患者甚至可以无任何临床症状，疼痛、脊柱变形和发生脆性骨折是骨质疏松症最典型的临床表现。由于受内分泌因素的影响，妇女绝经后，体内雌激素水平急剧下降，可以引起钙调激素（甲状旁腺激素、降钙素和维生素 D）的分泌量异常，正常骨调节机制发生紊乱。一方面破骨细胞的活性强于成骨细胞，另一方面由于成骨细胞的骨形成速度慢于破骨细胞的骨吸收速度，致使一定时期内的骨吸收量多于骨形成量，因此，每产生一个骨重建基本单位，都伴有不同程度的骨丢失。由于骨转换速度快，骨丢失速度也比较快，所以把这种类型的原发性骨质疏松称为高转换型骨质疏松症。到了老年期后则进入骨转化速度慢，丢失速度也慢的低转换型骨质疏松症。另外绝经后妇女降钙素水平降低也会加速骨量的丢失。还有一方面是营养因素，蛋白质和钙是骨量维持上不可或缺的物质基础，绝经后妇女雌激素缺乏将向钙负平衡偏移，故绝经前后钙摄入过低或不足都将发生钙负平衡，而那些摄入或吸收过多者则将发生钙正平衡。

中医药治疗骨质疏松症则以补肾益精、健脾益气、活血祛瘀为基本治法。《理虚元鉴》云："脾为百骸之母，肾为性命之根。治肺、治肾、治脾，治虚之道毕矣。"方取肾气丸、左归丸与右归丸、四君子汤等加减化裁。常用中药有熟地黄、怀山药、茯苓、牛膝、山茱萸、淫羊藿、菟丝子、续断、补骨脂、鹿角胶、骨碎补、黄芪、知母、当归、紫河车等。

二仙汤是一个治疗绝经后妇女骨质疏松症的代表方。国内外很多学者报道认为二仙汤治疗绝经妇女骨质疏松症效果颇佳，并发现其主要通过调节下丘脑-垂体-卵巢轴，使绝经妇女体内类雌激素样物质增加，从而起到抗骨质疏松的作用。袁丽超等用二仙汤干预治疗，通过采用环磷酰胺腹腔注射造成小鼠生殖内分泌系统紊乱模型发现二仙汤对于卵巢功能有一定的保护作用，尤其是对卵巢储备功能的保护。年华等采用骨密度检测和骨形态计量学参数检测的方法观察二仙汤对去卵巢大鼠的骨质疏松模型研究发现，二仙汤能够促进骨形成，抑制骨吸收，提高骨密度。

绝经后妇女骨质疏松症的治疗应以降低骨折发生率为终点目标，除了着眼于升高或维持骨量、缓解症状外，还应考虑肌力和身体平衡能力的提高以及全身功能状态的改善等。同时要有以预防为主和早期诊治的思路，不少医家提出，妇女在中年期即应积极预防骨质疏松，这比发病后治疗更重要。

（十）文献选录

《素问·痿论》：“肾气热，则腰脊不举，骨枯而髓减，发为骨痿。”

《素问·脉要精微论》：“腰者，肾之府，转摇不能，肾将惫矣……骨者，髓之府，不能久立，行则振掉，骨将惫矣。”

《医经精义》：“精足则髓足，髓在骨内，髓足则骨强。”

《素问·六节脏象论》：“肾者，主蛰，封藏之本，精之处也，其华在发，其充在骨。”

《灵枢·邪气脏腑病形》：“肾脉微滑为骨痿，坐不能起，起则目无所见。”

《备急千金要方》：“骨极者，主肾也，肾应骨，骨与肾合……若肾病则骨极，牙齿苦痛，手足疼，不能久立，屈伸不利，身痹脑髓酸。以冬壬癸日中邪伤风，为肾风。风历骨，故曰骨极。”

第九章 带下病 ▷▷▷▷

第一节 带下过多

带下过多是指带下量明显增多，色、质、气味异常，或伴有局部及全身症状者。古代有"白沃""赤沃""赤白沃""白沥""赤沥""赤白沥""下白物""流秽物"等名称。

汉代《金匮要略·妇人杂病脉证并治》最早记载经、带合病："妇人经水闭不利……下白物，矾石丸主之。"隋代《诸病源候论》明确提出了"带下病"之名，并分"带五色俱下候"。金元时期，刘完素在《素问玄机原病式》中云："故下部任脉湿热甚者，津液涌溢而为带下也。"《丹溪心法》认为带下过多与湿痰有关，主张燥湿为先，佐以升提。明代《万氏妇人科》指出了关于白浊、白淫、白带等带下病的鉴别诊断。《女科撮要》提出带下过多乃由脾胃亏损、阳气下陷所致，主张健脾升阳止带。《景岳全书·妇人规》则强调"心旌之摇""多欲之滑""房事之逆""虚寒不固"等伤肾而致带下过多，治疗除予药物外，尚宜节欲。清代《傅青主女科·带下》将带下病列为该书首卷，分别以白、黄、赤、青、黑五色带下论述其病机、证象、治法。认为"带下俱是湿症"，所创完带汤、易黄汤、清肝止淋汤至今仍为临床所推崇。《沈氏女科辑要笺正·带下》归纳带下病因为"总不外湿火、相火、阴虚不守气三途而已"。历代医家所论虽各有侧重，但多认识到带下过多当责之脾肾之虚或湿热内侵阴器、胞宫，累及任带，使任脉失固、带脉失约所致。

西医学的各类阴道炎、宫颈炎、盆腔炎、内分泌功能失调（尤其是雌激素水平偏高）等疾病引起的阴道分泌物异常与中医学带下过多的临床表现相类似时，可参考本节论治。

一、病因病机

本病的主要病机是湿邪伤及任带二脉，使任脉不固，带脉失约。湿邪是导致本病的主要原因，但有内外之别。脾、肾、肝三脏功能失调是产生内湿之因，脾虚失运，水湿内生；肾阳虚衰，气化失常，水湿内停；肝郁侮脾，肝火挟脾湿下注。外湿多因久居湿地，或涉水淋雨，或摄生不洁，或不洁性交等，以致感受湿邪。

1. 脾虚 素体脾虚，或饮食所伤，或劳倦过度，或忧思气结，损伤脾气，脾虚运化失司，水谷之精微不能上输以化血，反聚成湿，流注下焦，伤及任带而为带下过多。如《女科经纶·带下门》引缪仲淳云："白带多是脾虚……脾伤则湿土之气下陷，是脾精不守，不能输为荣血，而下白滑之物。"

2. 肾阳虚　禀赋不足，或房劳多产，或年老体虚，或久病伤肾，肾阳虚，命门火衰，气化失常，水湿下注，任带失约；或因肾气不固，封藏失职，精液滑脱而致带下过多。《万氏妇人科》曰："白带者，时常流出清冷稠黏，此下元虚损证也。"

3. 阴虚夹湿　素体阴虚，或年老真阴渐亏，或久病失养，暗耗阴津，相火偏旺，阴虚失守，复感湿邪，伤及任带而致带下过多。

4. 湿热下注　经行产后，胞脉空虚，摄生不洁，湿热内犯；或淋雨涉水，或久居湿地，感受湿邪，蕴而化热，伤及任带而致。或脾虚生湿，湿蕴化热酿成。或因肝郁化热，肝气乘脾，脾虚失运，肝火挟脾湿流注下焦，损伤任带二脉而致带下过多。《傅青主女科》："妇人有带下而色黄者，宛如黄茶浓汁。其气腥秽，所谓黄带是也。夫黄带乃任脉之湿热也。"

5. 热毒蕴结　摄生不慎，或阴部手术消毒不严，或经期、产后胞脉空虚，忽视卫生，热毒乘虚直犯阴器、胞宫。或因热甚化火成毒，或湿热遏久成毒，热毒损伤任带二脉而为带下过多。

带下日久，阴液耗损，可致虚实错杂，或虚者更虚，或影响经孕，故应及早防治。

二、诊断

1. 病史　经期、产后余血未净，摄生不洁，或不禁房事，或妇科手术后感染邪毒，或素体虚弱等病史。

2. 临床表现　带下增多，伴有带下的色、质、气味异常，或伴有阴部瘙痒、灼热、疼痛，或兼有尿频尿痛等局部及全身症状。

3. 检查

（1）妇科检查　可见各类阴道炎、宫颈炎、盆腔炎的体征。

（2）辅助检查　阴道炎患者阴道分泌物涂片检查阴道清洁度Ⅲ度以上，或可查到滴虫、白色念珠菌及其他病原体。急性或亚急性盆腔炎者，血白细胞计数增高。必要时行宫颈拭子病原体培养、病变局部活组织检查、卵巢功能检测。B超检查对盆腔炎症及盆腔肿瘤有诊断意义。

阴道炎的鉴别诊断与外治表

病名	细菌性阴道病	念珠菌性阴道炎	滴虫性阴道炎	老年性阴道炎
带下特点	淡黄色或血样脓性赤带，质稀	凝乳状，或豆腐渣样，质稀薄而有臭气	灰黄或黄绿色，稀薄，或呈脓性状，腥臭味，有泡沫	稀薄淡黄，或赤白，甚者为脓性
其他症状	外阴坠胀，灼热或疼痛	外阴奇痒难忍	外阴瘙痒	阴道烧灼感
妇科检查	阴道黏膜充血、触痛	阴道壁附有一层白膜	阴道壁可见散在出血斑点	阴道黏膜薄且光滑，有点状出血或小溃疡
白带镜检	可找到线索细胞	可见念珠菌	可见滴虫	——
外治法	甲硝唑	制霉菌素片、克霉唑、达克宁栓等	甲硝唑、替硝唑泡腾片	甲硝唑

宫颈炎的分类与外治法

病名	宫颈糜烂	宫颈息肉	宫颈肥大	宫颈腺体囊肿	慢性宫颈管炎
白带性状	白色或淡黄色黏液状，或黄脓样，或夹有血丝	白色或淡黄色黏液状，或夹有血丝	白色或淡黄色黏液状	白色或淡黄色黏液状	乳白色黏液状，或淡黄色脓性，或带血性
妇科检查	宫颈阴道部呈细颗粒状的红色区	宫颈外口突出单个或多个舌样、鲜红色赘生物	比正常宫颈增大2~4倍，质硬	略突出于宫颈表面的青白色小囊肿，内含黄白色黏液	宫颈口充血发红，宫颈外口有脓性分泌物
外治法	涂3%硝酸银，或选用火熨、冷冻、激光、微波等	摘除息肉并送病理检查	必要时行宫颈锥形切除术	针尖刺破囊肿，辅以电灼或火烫	棉签蘸磺胺粉或氯霉素粉直接涂在颈管内

三、鉴别诊断

1. 带下呈赤色时应与经间期出血、经漏鉴别

（1）经间期出血　经间期出血是指月经周期正常，在两次月经之间出现周期性出血，一般持续3~7天，能自行停止。赤带者，其出现无周期性，且月经周期正常。

（2）经漏　经漏是经血非时而下，淋漓不尽，无正常月经周期可言。而赤带者，月经周期正常。

2. 带下呈赤白带或黄带淋漓时，需与阴疮、子宫黏膜下肌瘤鉴别

（1）阴疮　阴疮溃破时虽可出现赤白样分泌物，但伴有阴户红肿热痛，或阴户结块，带下病无此症。分泌物的部位亦大不相同。

（2）子宫黏膜下肌瘤　子宫黏膜下肌瘤突入阴道伴感染时，可见脓性白带或赤白带，或伴臭味，与黄带、赤带相似，通过妇科检查可见悬吊于阴道内的黏膜下肌瘤，即可鉴别。

3. 带下呈白色时需与白浊鉴别　白浊是指尿窍流出混浊如米泔样物的一种疾患，多随小便排出，可伴有小便淋沥涩痛。而带下过多出自阴道。

由于带下过多是一种症状，许多疾病均可出现。若出现大量浆液性黄水或脓性或米汤样恶臭白带时，要警惕宫颈癌、宫体癌或输卵管癌。可通过妇科检查和借助阴道细胞学、宫颈或子宫内膜病理检查、B超、宫腔镜及腹腔镜等检查进行鉴别。

四、辨证论治

本病辨证要点主要是根据带下的量、色、质、气味的异常以辨寒热虚实。一般而论，带下色淡、质稀者为虚寒；色黄、质稠、有秽臭者为实热。临证时，结合全身症状、舌脉、病史等进行综合分析。本病治疗以除湿为主。一般治脾宜运、宜升、宜燥；治肾宜补、宜固、宜涩；湿热和热毒宜清、宜利。阴虚夹湿则补清兼施，虚实夹杂证及实证治疗还需配合外治法。

1. 脾虚证

主要证候：带下量多，色白或淡黄，质稀薄，或如涕如唾，绵绵不断，无臭；面色㿠白或萎黄，四肢倦怠，脘胁不舒，纳少便溏，或四肢浮肿；舌淡胖，苔白或腻，脉细缓。

证候分析：脾气虚弱，运化失司，湿邪下注，损伤任带，使任脉不固，带脉失约而为带下过多；脾虚中阳不振，则面色㿠白或萎黄，四肢倦怠；脾虚失运，则纳少便溏，四肢浮肿；舌淡胖，苔白或腻，脉细缓，均为脾虚湿困之征象。

治法：健脾益气，升阳除湿。

方药：完带汤（《傅青主女科》）。

完带汤：白术　山药　人参　白芍　车前子　苍术　甘草　陈皮　黑芥穗　柴胡

原方治"妇人有终年累月下流白物，如涕如唾，不能禁止，甚则臭秽者，所谓白带也"。

方中人参、白术、怀山药、甘草益气健脾，白术重在健脾阳，山药重在健脾阴，各药协同为君；苍术、陈皮燥湿健脾，行气和胃；白芍柔肝，轻用柴胡稍佐疏肝解郁，并升阳除湿；黑荆芥入血分，祛风胜湿；车前子利水渗湿。本方为脾、胃、肝三经同治之方，寓补于散之内，寄消于升之中，重在一个"湿"字，其补、散、升、消，都是为湿邪开路，补虚而不滞邪，以达健脾益气，升阳除湿止带之效。

若气虚重者加黄芪；兼肾虚腰酸者加杜仲、续断、菟丝子；寒凝腹痛者加香附、艾叶；纳呆加砂仁、厚朴；带多日久，滑脱不止者加固涩止带药，如金樱子、芡实、乌贼骨、白果之类。

若脾虚湿蕴化热，证见带下量多，色黄，黏稠，有臭味者，治宜健脾祛湿，清热止带，方用易黄汤（《傅青主女科》）。

易黄汤：黄柏　山药　芡实　车前子　白果

方中山药、芡实健脾化湿；白果补任固涩止带；车前子利水渗湿；黄柏清热燥湿，使热去湿化，带自止。

2. 肾阳虚证

主要证候：带下量多，绵绵不断，质清稀如水；腰酸如折，畏寒肢冷，小腹冷感，面色晦暗，小便清长，或夜尿多，大便溏薄；舌质淡，苔白润，脉沉迟。

证候分析：肾阳不足，命门火衰，封藏失职，精液滑脱而下，故带下量多，绵绵不断，质清稀如水；腰为肾之府，故肾虚则腰酸如折；肾阳不足，不能温煦胞宫，故小腹冷痛；阳气不能外达，则畏寒肢冷，面色晦暗；肾阳虚不能上温脾阳，则大便溏薄；不能下暖膀胱，故小便清长；舌质淡，苔薄白，脉沉迟，亦为肾阳虚之征象。

治法：温肾培元，固涩止带。

方药：内补丸（《女科切要》）。

内补丸：鹿茸　肉苁蓉　菟丝子　潼蒺藜　肉桂　制附子　黄芪　桑螵蛸　白蒺藜　紫苑茸

原方治命门火衰，肾气虚弱，失于温煦，不能封藏，任带失调，精液滑脱之重证。

方中鹿茸、肉苁蓉补肾阳益精血；菟丝子补肝肾，固任脉；潼蒺藜温肾止腰痛；肉桂、制附子补火壮阳，温养命门；黄芪补气助阳；桑螵蛸收涩固精；白蒺藜祛风胜湿；紫苑茸温肺益肾。全方共奏温肾培元，固涩止带之功。

若便溏者去肉苁蓉，加补骨脂、肉豆蔻；小便清长或夜尿频多者加益智仁、覆盆子；若带下如崩，加鹿角霜、莲子、白芷、金樱子加强补肾固涩止带之功。

3. 阴虚夹湿证

主要证候：带下量多，色黄或赤白相兼，质稠，有气味，阴部灼热感，或阴部瘙痒；腰酸腿软，头晕耳鸣，五心烦热，咽干口燥，或烘热汗出，失眠多梦；舌质红，苔少或黄腻，脉细数。

证候分析：肾阴不足，相火偏旺，损伤血络，或复感湿邪，损伤任带致任脉不固，带脉失约，故带下量多，色黄或赤白相兼，质稠，有气味；腰为肾之府，肾阴虚则腰酸腿软；阴虚生内热，则五心烦热，咽干口燥，阴部灼热感或瘙痒；虚阳上扰，则头晕，烘热汗出，失眠多梦；舌红，苔少或黄腻，脉细数均为阴虚夹湿之征象。

治法：滋肾益阴，清热利湿。

方药：知柏地黄汤（方见经行口糜）。

方中熟地黄滋阴补肾，益精生血；山茱萸温补肝肾，收涩精气；山药健脾滋肾，涩精止泻；泽泻清泻肾火；牡丹皮清肝泻火；茯苓健脾利湿；知母、黄柏清热泻火滋阴。

4. 湿热下注证

主要证候：带下量多，色黄或呈脓性，质黏稠，有臭气，或带下色白质黏，呈豆渣样，外阴瘙痒；小腹作痛，口苦口腻，胸闷纳呆，小便短赤；舌红，苔黄腻，脉滑数。

证候分析：湿热蕴结于下，损伤任带二脉，故带下量多，色黄或如脓，质黏稠，或浊如豆渣样，有秽臭，阴痒；湿热蕴结，阻遏气机，则小腹作痛；湿热内盛，阻于中焦，则口苦口腻，胸闷纳呆；小便短赤，舌红，苔黄腻，脉滑数均为湿热之征象。

治法：清利湿热，佐以解毒杀虫。

方药：止带方（《世补斋》）。

止带方：猪苓　茯苓　车前子　泽泻　茵陈　赤芍　牡丹皮　黄柏　栀子　牛膝

原方专用于止带。

方中猪苓、茯苓、车前子、泽泻利水渗湿止带；赤芍、牡丹皮清热，凉血活血；黄柏、栀子、茵陈泻热解毒，燥湿止带；牛膝利水通淋，引诸药下行，使热清湿除带自止。

腹痛加川楝子、延胡；若带下有臭味者加土茯苓、苦参。

若肝经湿热下注，症见带下量多色黄或黄绿，质黏稠，或呈泡沫状，有臭气，阴痒；烦躁易怒，口苦咽干，头晕头痛；舌边红，苔黄腻，脉弦滑，治宜清肝利湿止带，方用龙胆泻肝汤（方见经行情志异常）。

方中龙胆草泻肝胆实火，清下焦湿热；黄芩、栀子清热泻火；当归、柴胡、生地黄疏肝活血，凉血养阴；木通、车前子、泽泻利水渗湿；甘草调和诸药，清热解毒。诸药合用，共奏泻肝胆实火，清下焦湿热之功。

若湿浊偏甚，症见带下量多，色白，如豆渣状或凝乳状，阴部瘙痒；脘闷纳差，舌红，苔黄腻，脉滑数。治宜清热利湿，疏风化浊，方用萆薢渗湿汤（方见经断复来）加苍术、藿香。

本证多配合外治法，以提高疗效。

5. 热毒蕴结证

主要证候：带下量多，黄绿如脓，或赤白相兼，或五色杂下，质黏腻，臭秽难闻；小腹疼痛，腰骶酸痛，烦热头晕，口苦咽干，小便短赤，大便干结；舌红，苔黄或黄腻，脉滑数。

证候分析：热毒损伤任带，故带下赤白，或五色带下；热毒蕴蒸，则带下质黏如脓样，臭秽难闻；热毒伤津，则烦热头晕，口苦咽干，尿黄便秘；舌红，苔黄或黄腻，脉滑数均为热毒之征象。

治法：清热解毒。

方药：五味消毒饮（《医宗金鉴》）加土茯苓、败酱草、鱼腥草、薏苡仁。

五味消毒饮：金银花　野菊花　蒲公英　紫花地丁　紫背天葵子

原方"疗诸疔"。

方中蒲公英、金银花、野菊花、紫花地丁、紫背天葵均为清热解毒之品。加败酱草、土茯苓、鱼腥草、薏苡仁以清热解毒，利水除湿。若腰骶酸痛，带下恶臭难闻者，加半枝莲、穿心莲、白花蛇舌草等以清热解毒除秽。

五、临床常用的中成药

1. 二妙丸　每次 6g，每日 2 次，适用于湿热下注证。

2. 千金止带丸　每次 9g，每日 2 次，适用于脾肾虚夹湿证。

六、其他治疗

（一）外治法

实证带下病多结合白带检查结果配合外治法。

1. 外洗法　蛇床子散（原方载于 1979 年版《中医妇科学》），蛇床子、川椒、明矾、苦参、百部各 15g，煎汤趁热先熏后坐浴，一日 1 次，10 次为 1 疗程，若阴痒溃破则去川椒。亦可酌情选用洁尔阴、肤阴洁等洗剂。

2. 阴道纳药法　洁尔阴泡腾片、保妇康栓等，适用于各类阴道炎；双料喉风散、珍珠层粉等，适用于宫颈糜烂及老年性阴道炎。

3. 热熨法　火熨、电灼、激光等，使病变组织凝固、坏死、脱落、修复、愈合而达到治疗的目的，适用于治疗宫颈糜烂者。术后禁房事 2 个月。

外治时配合内服中药以清热祛湿、止血生肌，往往可促进创面修复。

（二）针灸治疗

1.体针 主穴取阴陵泉、丰隆、带脉；脾虚证加取脾俞、关元、太白等穴；肾虚证加取肾俞、关元、命门、太溪等穴；湿热加取行间、丘墟等穴。每次取 5 ~ 6 穴，或补，或泻或平补平泻，每日 1 次。

2.耳针 主穴取子宫、卵巢、内分泌、隐白（双）；配穴辨证属湿热证可加取肝、三焦；辨证属脾虚证、肾虚证可加取脾、肾。用王不留行籽耳贴按压在相应穴位上，按压每穴位，以耳郭发热为度，每日按压 4 ~ 5 次。

七、转归与预后

带下过多经过及时治疗多可痊愈，预后良好。若治不及时或治不彻底，或病程迁延日久，致使邪毒上客胞宫、胞脉，可导致月经异常、癥瘕和不孕症等病证。若带下病日久不愈，且五色带下秽臭伴癥瘕或形瘦者，要注意排除恶性变，预后差。

八、预防与调摄

1.保持外阴清洁干爽，勤换内裤。注意经期、产后卫生，禁止盆浴。

2.经期勿冒雨涉水和久居阴湿之地，以免感受湿邪。不宜过食肥甘或辛辣之品，以免滋生湿热。

3.对具有交叉感染的带下病，在治疗期间需禁止性生活，性伴侣应同时接受治疗，并禁止游泳和使用公共洁具。

4.做好计划生育工作，避免早婚多产，避免多次人工流产。

5.定期进行妇科普查，发现病变及时治疗。

6.进行妇科检查或手术操作时，应严格执行无菌操作，防止交叉感染。

九、临证参考

带下过多是以湿邪为主因的常见疾病，其病机为任脉不固，带脉失约，涉及肝、脾、肾三脏功能的失常。带下过多是许多疾病的一种症状，因此应通过妇科检查和辅助检查，尤其对于五色带下，秽臭难闻者，及时做新柏式 TCT 细胞学检测、阴道镜下活检等，应尽快明确诊断，排除恶性肿瘤。辨证要点则依据带下量、色、质、气味的特点来辨清脏腑虚、实、内湿、外湿。临床全虚者少，以实证或虚实夹杂者多见。除湿为治疗本病的主要原则。由于带下病涉及范围广，应针对病因治疗以提高疗效。实证带下过多者需内服与外治相结合。

近代医家采用现代检查手段对带下过多的病因、病机、治法进行了探讨，不断丰富了带下过多的内容。本病的发生与气候、环境、地域等因素有关。有学者观察 144 例带下病的发病原因，其中感受寒湿者占 67%，涉水淋雨者占 18%，外湿为病共占 85%。有医家认为带下过多多因内生殖器有炎症，如阴道炎、宫颈炎、盆腔炎，以及肿瘤等。致病因素有外来感染与内在病变之分。外来因素如细菌、滴虫、霉菌、淋菌感染等；内在因素如身体虚弱、肿瘤等。女性生殖系统炎症是导致带下异常的重要原因，白带较轻，以白细胞为主；黄带较重，以脓球为主。治带应包括清热解毒（抗菌作用），健脾（提高免疫力）祛湿，止带（抑制腺体分泌）三个方面。

内外并治是治疗湿热或热毒带下的有效方法，临床多选用清热利湿杀虫之品，或熏洗坐浴，或研末阴中坐药外用。中药对慢性宫颈炎及早期子宫颈癌引起的带下增多有治疗作用。近年来，中成药洁尔阴、洁身纯、肤阴洁、保妇康栓、泡腾片等，使用方便，疗效确切，应用甚广。

十、文献与病案选录

《医学心悟·妇人门》："大抵此证不外脾虚有湿。脾气壮旺，则饮食之精华生气血而不生带；脾气虚弱则五味之实秀，生带而不生气血。"

《妇科玉尺》："赤者属血属热，热入小肠而成；若实热郁结，则为赤白兼下。白者属气属寒，寒入大肠而成，因血少复亡其阳，故白滑之物下流；亦有湿痰流注下焦，或肝肾阴淫之湿，或缘惊恐而木乘土位，浊液下流；或色欲太甚，肾经亏损之故；或产多之妇，伤血伤液，皆能成带下之疾。"

《傅青主女科》："夫带下俱是湿症。而以'带'名者，因带脉不能约束而有此病，故以名之。盖带脉通于任督，任督病而带脉始病。"

《校注妇人良方》："一妇人吞酸饱满，食少便泄，月经不调，服清气化痰丸，两膝渐肿。寒热往来，带下黄白，面萎体倦，此脾胃俱虚，湿痰下注，用补中益气汤，倍用参术，加茯苓、半夏、炮姜而愈。"

病案选录：

郭某，女，38岁。

主诉：带下量多半年。患者从2000年6月开始白带量多，色白，质黏，时有小腹疼痛，有霉菌性阴道炎反复发作病史。B超提示子宫附件无异常。月经正常，生育史1-0-1-1，未上节育环。妇科检查：阴道通畅，分泌物量少，乳白色，白带呈颗粒状。左侧附件压痛。清早大便偏稀溏，每天后半夜腹部肠鸣，时有腹痛，且易于颜面发红，夜寐不佳，舌质红，舌苔腻，脉细弦。来诊时正值经间排卵期，故采用健脾补肾促排卵汤加减。处方：党参15g，炒白术10g，茯苓10g，川续断10g，杜仲10g，紫石英（先煎）10g，广木香9g，广陈皮6g，荆芥6g，薏苡仁20g，蛇床子10g，骨碎补10g，五灵脂10g，钩藤（后下）10g，赤白芍10g。12剂。药后白带量减少，用补肾调周法，在健脾补肾的基础上加土茯苓、薏苡仁、黄柏等利湿化浊之品，白带量未再增多。

患者有阴道炎反复发作史，妇科检查左侧附件有压痛，临床辨证属脾肾阳虚，下焦湿浊为患，且兼心肝火旺，用党参、白术、茯苓、薏苡仁、川续断、杜仲等健脾补肾，紫石英、蛇床子温阳祛湿，燥湿止痒，骨碎补温阳固涩，钩藤清降心肝之火。健脾、温肾、燥湿三者兼顾，共奏良效。

第二节　带下过少

带下过少是指带下量明显减少，导致阴中干涩痒痛，甚至阴部萎缩者，亦有说经后期至经间排卵期内阴道液体减少者。

本病与西医学的卵巢功能早衰、绝经后卵巢功能下降、手术切除卵巢后、盆腔放疗后、严重卵巢炎及席汉氏综合征、长期服用某些药物抑制卵巢功能等导致雌激素水平低落而引起的阴道分泌物减少相类似。

带下过少在前人文献中缺乏专论，仅散见于绝经前后诸证、闭经、不孕、阴痒、阴冷、阴萎、阴痛等病证中。本病可影响妇女的生育和生活质量，甚至影响夫妻性生活的和谐及家庭稳定，故此列为专病论述。

一、病因病机

本病的主要病机是阴液不足，不能润泽阴户。肝肾亏损、血枯瘀阻及情志因素是导致带下过少的主要原因。

1. 肝肾亏损　先天禀赋不足，肝肾阴虚，或房劳多产，大病久病，耗伤精血，或年老体弱，肾精亏损，或七情内伤，肝肾阴血暗耗。肝肾亏损，血少精亏，阴液不充，任带失养，不能滋润阴窍，发为带下过少。

2. 血枯瘀阻　素体脾胃虚弱，化源不足；或堕胎多产，大病久病，暗耗营血；或产后大出血，血不归经；或经产感寒，余血内留，新血不生，均可致精亏血枯，瘀血内停，闭阻血脉，精血不足且不循常道，阴津不得输布胞宫、阴窍，发为带下过少。

3. 情志因素　女性血少气多，若工作压力过大，学习紧张，或长期忧郁烦躁以致心肝气郁化火，致使心肾失济，癸水不充，故致带下量少。

本病的主要机理在于肝肾阴虚，天癸匮乏或衰少，肝者藏血，乙癸同源，故需得肾水滋养。肾者藏精，为元精所藏之处，内寓真阴真阳，天癸者，癸水也，亦属于此。血虚肾阴不足，癸水缺乏，是以带下过少，甚则枯竭，常致阴道子宫等生殖器官缺乏滋养而呈干涩之状，碍及血海，可直接影响月经来潮，致经闭不行，或无排卵而不能生育，或导致性功能减退，过早绝经，现称之为卵巢早衰。

二、诊断

1. 病史　有卵巢早衰、手术切除卵巢、盆腔放疗、盆腔炎症、反复流产史、产后大出血或长期服用某些药物抑制卵巢功能等病史。

2. 临床表现　带下过少，甚至全无，阴道干涩、痒痛，甚至阴部萎缩。或伴性欲低下，性交疼痛，烘热汗出，月经错后、稀发、经量偏少，闭经，不孕等。

3. 检查

（1）妇科检查　阴道黏膜皱折明显减少或消失，或阴道壁薄而充血，分泌物极少，宫颈、宫体或有萎缩。

（2）辅助检查　①阴道脱落细胞涂片提示雌激素水平较低。②内分泌激素测定：卵巢功能低下者，促卵泡生成素（FSH）、促黄体生成素（LH）升高，而雌二醇（E_2）下降；席汉氏综合征者，激素水平均下降。

三、鉴别诊断

许多妇产科疾病都会出现带下过少的症状，故主要是鉴别引起带下过少的各种疾病及原因。

1. 卵巢早衰　是指妇女在 40 岁之前绝经，常伴有绝经期症状，E_2 下降，FSH、LH 升高。

2. 绝经后　正常妇女一般在 45～54 岁绝经。妇女自然绝经后，因卵巢功能下降而出现带下过少，少数可出现阴道干涩不适等症状。

3. 手术切除卵巢或盆腔放疗后　有手术切除大部分卵巢或全部卵巢，或有盆腔放疗史。

4. 席汉综合征　席汉氏综合征是由于产后大出血、休克造成垂体前叶急性坏死，丧失正常分泌功能而引起。临床表现为产后体质虚弱，面色苍白，无乳汁分泌，闭经，阴部萎缩，性欲减退，并有畏寒、头昏、贫血、毛发脱落等症状。FSH、LH 值明显降低，甲状腺功能（TSH、T_3、T_4）降低，尿 17- 羟皮质类固醇、尿 17- 酮皮质类固醇低于正常。

5. 严重卵巢炎　严重的卵巢炎可破坏卵巢组织，使卵巢功能减退。

四、辨证论治

带下过少一病，虽有肝肾阴虚、血枯瘀阻之不同，其根本是阴血不足，治疗重在滋补肝肾之阴精，佐以养血、化瘀等。用药不可肆意攻伐，过用辛燥苦寒之品，以免耗津伤阴，犯虚虚之戒。

1. 主要证型

肝肾亏损证

主要证候：带下过少，甚至全无，阴部干涩灼痛，或伴阴痒，阴部萎缩，性交疼痛；头晕耳鸣，腰膝酸软，烘热汗出，烦热胸闷，夜寐不安，小便黄，大便干结；舌红少苔，脉细数或沉弦细。

证候分析：肝肾亏损，血少津乏，阴液不充，任带失养，不能润泽阴窍，发为带下过少；阴虚内热，灼津耗液，则带下更少，阴部萎缩，干涩灼痛，阴痒；精血两亏，清窍失养，则头晕耳鸣；肾虚腰府失养，则腰膝酸软；肝肾阴虚，虚热内生，则烘热汗出，烦热胸闷，夜寐不安，小便黄，大便干结；舌红少苔，脉细数或沉弦细等均为肝肾亏损之征象。

治法：滋补肝肾，养精益血。

方药：左归丸（方见崩漏）加知母、肉苁蓉、紫河车、麦冬。

方中熟地黄、山茱萸、山药、枸杞子益肝肾，补精血；菟丝子补肾气；鹿角胶、龟甲胶滋补精血，补益冲任；川牛膝活血化瘀，补益肝肾，引血下行。加紫河车大补精血；麦冬养阴润燥；知母养阴清热。全方共奏滋补肝肾，养精益津之功。

如阴虚阳亢，头痛甚者，加天麻、钩藤、石决明；心火偏盛者，加黄连、炒枣仁、青龙齿；皮肤瘙痒者，加蝉蜕、防风、白蒺藜；大便干结者，加生地黄、玄参、何首乌。

2. 兼证型

（1）血枯瘀阻证

主要证候：带下过少，甚至全无，阴中干涩，阴痒；或面色无华，头晕眼花，心悸失眠，神疲乏力，或经行腹痛，经色紫暗，有血块，肌肤甲错，或下腹有包块；舌质暗，边有瘀点瘀斑，脉细涩。

证候分析：精血不足且不循常道，瘀阻血脉，阴津不得输布，则带下过少，甚至全无，阴中干涩，阴痒；血虚不能上荣于头面，则头晕眼花，面色无华；血虚心失所养，则心悸失眠；血虚气弱，则神疲乏力；瘀血内阻，气机不畅，则经行腹痛，经色紫暗，伴有血块；瘀血内阻，肌肤失养，则肌肤甲错；舌质淡暗，边有瘀点瘀斑，脉细涩均为血枯瘀阻之象。

治法：补血益精，活血化瘀。

方药：小营煎（方见月经过少）加丹参、桃仁、牛膝。

原方治血少阴虚。

方中当归、白芍养血润燥；熟地黄、枸杞子滋阴养血填精；山药健脾滋肾；炙甘草益气健脾。加丹参、桃仁活血祛瘀；牛膝补益肝肾，引血下行。全方补血益精，活血行瘀。

大便干结者，加胡麻仁、首乌；小腹疼痛明显者，加五灵脂、延胡索；下腹有包块者，加鸡血藤、三棱、莪术。

（2）脾胃虚弱证

主要证候：带下过少，甚至全无，阴中干涩，阴痒；纳差神疲，脘腹作胀，矢气频频，大便或溏；舌质淡红，苔薄白腻，脉细弱。

证候分析：脾胃虚弱，生化乏源，阴精不足，故月经后期，带下过少，甚则全无；脾虚不能运化水湿，气机不调，故脘腹作胀，矢气频频，大便或溏，舌质淡红，苔薄白腻，脉细弱。

治法：健脾和胃，益气生津。

方药：参苓白术散（《太平惠民和剂局方》）加减。

参苓白术散：莲子　薏苡仁　缩砂仁　桔梗　白扁豆　白茯苓　人参　甘草　白术　山药

本方为宋代《太平惠民和剂局方》中所载名方，临床应用甚广，原书指出该方"能治脾胃虚弱，饮食不进，多困少力……此药中和不热，久服养气育神，醒脾悦色"。人参、山药、莲子肉益气健脾为主，辅以白术、茯苓、薏苡仁、白扁豆健脾渗湿以旺后天生化之源，佐以甘草益气和中，砂仁和胃醒脾，理气宽胸，更以桔梗为使，载药上行，借肺之布精而养全身。临床常以党参易人参，另加陈皮、焦山楂、谷芽以健脾和胃。

五、转归与预后

带下过少非器质性病变者，经过及时正确治疗，一般可好转，预后良好。未及时或彻底治疗，可出现月经过少、月经稀发，甚至闭经和不孕症等病证。若卵巢早衰或因手术切除或放射治疗引起的带下过少，则预后较差。

六、预防与调摄

1. 及早诊断和治疗可能根治卵巢功能降低的原发病。
2. 预防与及时治疗产后大出血，防止脑垂体前叶急性坏死。
3. 妇科盆腔良性肿瘤手术时，尽可能保留全部或大部分卵巢组织。
4. 盆腔放疗时，尽量避免过多照射卵巢部位。
5. 调节情志，保持良好的心理状态。
6. 饮食有节，可适当增加豆制品饮食。

七、临证参考

带下过少是指带下量明显减少，失其津津常润，致阴中干涩痒痛，甚至阴部萎缩者。其主要病机是阴液不足，不能润泽阴户。肝肾亏损、血枯瘀阻是导致带下过少的主要原因。治疗重在滋补肝肾之精，佐以养血、化瘀。

有医者认为带下过少是由肾阴不足所致，故治当滋养肾阴为主，可用左归饮。若相火偏旺，下灼真阴者，用二至丸合六味地黄丸，或知柏地黄汤。君火偏炽，暗耗肾水者，用黄连阿胶汤。脾胃阴虚，肾精乏源者，用清带汤或益胃汤加减，使生化有源，肾阴充沛而滋养任带、阴器。临证中又发现长期不适当地使用药液冲洗阴道，破坏自洁作用，亦可导致阴中干涩发为带下过少，须引起重视。

八、文献与病案选录

《中医临床妇科学》："女子阴道内有少量无色无臭，润泽阴道的分泌……带下的量明显增多，色、质、气味发生异常，或伴全身、局部症状者，称为'带下病'。"

孙宁铨等同志在《生理性带下的机理探讨》中提出生理性"带下来源于肾，受助于脾，制约于奇经"，"肾阴不足者，则无带下分泌，或极少分泌，分泌之多少代表阴精不足之程度"，同时有阴道内干燥，交媾疼痛、不适等。脾气虚衰，输化无源，则影响肾精之充沛，从而形成肾阴虚衰之带下稀少。

胡洪瑞在《带下过少从肾论治》中提出带下过少其根本原因是肾虚，由于肝肾同源，脾为后天之本，故往往又波及肝、脾两脏，临床常见有肝肾阴虚、肾虚肝郁、脾肾两亏、肾阴阳两虚。

曾莉梅在《养阴法在妇科的应用》中提出若肾阴不足，脾虚气血生化乏源，阴津不能充养任带、胞宫及阴窍，则带下量过少，阴道干涩，甚至胞宫、阴道、外阴萎缩，此亦为带下病的一种表现。

　　案例：张某，30 岁。因多次行人工流产术，肝肾亏损，精血津液不足，胞脉失养，两年来不仅月经稀发，经量逐渐减少，且带下量亦极少，阴道干涩，灼热不适，影响正常性生活，时有头晕、耳鸣，下肢酸软，烦躁不寐，舌尖稍红，苔正常，脉沉细。予滋养肝肾、养血润燥为治，方选左归饮合二至丸加减；药用生地黄、枸杞子、何首乌、山茱萸、山药、女贞子、麦冬、菟丝子、旱莲草、陈皮。水煎服，隔天服 1 剂。服药 2 月余，带下转常，月经复原，余症随之消失。

第十章 妊娠病 ▷▷▷▷

第一节 恶 阻

恶阻是指妊娠早期出现恶心呕吐，头晕倦怠，不能进食，甚则食入即吐。又称"子病""病儿""阻病"等。若妊娠早期仅见头晕恶心，厌食，或晨起偶有呕吐者，为早孕反应，不属病态，一般妊娠 3 个月后逐渐消失。

有关恶阻的记载，最早见于汉代《金匮要略·妇人妊娠病脉证并治》中："妇人得平脉，阴脉小弱，其人呕不能食，无寒热，名妊娠，桂枝汤主之。"并提出用干姜人参半夏丸治疗妊娠呕吐不止。隋代巢元方《诸病源候论·恶阻候》首次提出恶阻病名，并指出："此由妇人元本虚羸，血气不足，肾气又弱，兼当风饮冷太过，心下有痰水，挟之而有娠也。"明确提出素体不足，又感受风冷兼之有孕系本病的主要原因。宋代《妇人大全良方》谓："妊娠呕吐恶食，体倦嗜卧，此胃气虚而恶阻也。"《景岳全书·妇人规》指出："凡恶阻多由胃虚气滞，然亦有素本不虚，而忽受胎妊，则冲任上壅，气不下行，故为呕逆等证。"清代《傅青主女科》则认为"肝血太燥"，"肝急则火动而逆也"，"故于平肝补血之中，加以健脾开胃之品……宜用顺肝益气汤"，对恶阻的病因及治疗增添了新内容。

一、病因病机

恶阻的发生，主要是冲气上逆，胃失和降所致。临床常见的病因病机为脾胃虚弱、肝胃不和，并可继发气阴两虚的恶阻重症。

1. 脾胃虚弱 素体脾胃虚弱，受孕后血聚子宫以养胎，子宫内实，冲脉之气较盛。冲脉起于胞宫隶于阳明，冲气循经上逆犯胃，胃失和降，反随冲气上逆而发为恶阻。若脾虚痰饮内停者，痰饮亦随之上泛而呕恶。

2. 肝胃不和 素性抑郁，或恚怒伤肝，肝气郁结，郁而化热。孕后血聚养胎，肝血益虚，肝火愈旺，火性炎上，上逆犯胃，胃失和降，遂致恶阻。

3. 气阴两虚 呕则伤气，吐则伤阴，呕吐日久，浆水不入，气阴两虚。胃阴伤不能下润大肠，便秘益甚，腑气不通，加重呕吐；肾阴伤则肝气急，肝气急，则呕吐愈甚，如此因果相干，出现阴亏气耗之恶阻重症。

二、诊断

1. 病史 有停经史及早孕反应。

2. 临床表现 频繁恶心呕吐，头晕、厌食，甚则恶闻食气，食入即吐，不食亦吐。严重者可出现全身乏力，精神萎靡，消瘦，严重者血压下降，体温升高，黄疸，嗜睡，昏迷等。

3. 检查

（1）妇科检查 子宫增大与停经月份相符，子宫变软。

（2）辅助检查

一般情况：体温、脉搏、血压的测量以判断病情的轻重。

血液检查：血常规检查了解有无血液浓缩，电解质检查及二氧化碳结合力检查可判断有无电解质紊乱及酸碱失衡，肝肾功能检查以判断有无肝肾受损。

尿液检查：尿妊娠实验呈阳性，尿常规检查了解尿酮体、尿蛋白、尿比重及管型尿情况。

心电图检查：可有低血钾表现。

三、鉴别诊断

1. 葡萄胎 恶心呕吐剧烈，伴有阴道不规则出血，偶有水泡状胎块排出，子宫大小多较停经月份大，血 HCG 水平明显升高，B 超显示宫腔内呈落雪状图像，而无妊娠囊、胎儿结构及胎心搏动。

2. 妊娠合并急性胃肠炎 患者多有饮食不洁史，除恶心呕吐外常伴有下腹部或全腹阵发性疼痛，肠道受累时伴有腹泻，大便检查可见白细胞及脓细胞。

3. 妊娠合并急性病毒性肝炎 患者恶心呕吐，乏力，腹胀，肝区疼痛；肝功能、HbsAg、血清胆红素等检测可有助于鉴别。

4. 孕痈 患者表现转移性右下腹痛，伴恶心呕吐，麦氏点压痛、反跳痛及肌紧张，体温升高和白细胞增多。

5. 急性胆囊炎 右胁下疼痛，恶心呕吐，体温升高，既往有类似发作史，相关化验及 B 超检查可确诊。

四、辨证论治

恶阻的辨证主要根据呕吐物的性状和患者的口感，结合全身情况、舌脉综合分析，辨其虚实。口淡、呕吐清涎者，多为脾胃虚弱；口中淡腻、呕吐痰涎者，多为脾虚痰湿；口苦，呕吐酸水或苦水者，多为肝胃不和；干呕或呕吐血性物者，多为气阴两虚。

恶阻的治疗以调气和中，降逆止呕为主，服药方法以少量多次呷服为宜。并应注意饮食和情志的调节。

1. 脾胃虚弱证

主要证候：妊娠早期，恶心呕吐，不能进食，甚则食入即吐，口淡，呕吐清涎，头晕体倦，脘痞腹胀，舌淡，苔薄白，脉缓滑无力。

证候分析：脾胃素虚，升降失常，孕后阴血下聚养胎，冲气上逆犯胃，胃失和降，故恶心呕吐不食，甚则食入即吐；脾胃虚弱，运化失司，水湿内停随胃气上行，或湿聚成痰，故口淡，呕吐清涎或痰涎，脘痞腹胀；中阳不振，清阳不升，则头晕体倦；舌淡、苔白、脉缓滑无力均为脾胃虚弱之征象。

治法：健脾和胃，降逆止呕。

方药：香砂六君子汤（《古今名医方论》）加减。

香砂六君子汤：人参　白术　茯苓　甘草　陈皮　半夏　砂仁　木香　生姜

方中以四君子健脾胃，和中气为君；砂仁、半夏醒脾和胃，降逆止呕，木香、陈皮理气和中为臣；生姜温胃止呕为佐使。全方补脾胃，降逆气，使呕吐得止。

若脾虚夹痰浊，症见胸闷泛恶，呕吐痰涎，舌淡苔厚腻，脉缓滑，原方加全瓜蒌、苏叶，橘红易陈皮以宽胸理气，化痰止呕；若素有堕胎、小产、滑胎病史，或症见腰酸腹痛，或阴中下血者，宜去半夏，加杜仲、菟丝子、桑寄生等固肾安胎；若呕吐甚伤阴，症见口干便秘，去砂仁、茯苓、木香等温燥、淡渗之品，加玉竹、麦冬、石斛、胡麻仁等养阴和胃。

2. 肝胃不和证

主要证候：妊娠早期，恶心，呕吐酸水或苦水，恶闻油腻，烦渴，口干口苦，头胀而晕，胸满胁痛，嗳气叹息，舌淡红，苔微黄，脉弦滑。

证候分析：素体肝旺，孕后肝失血养，肝体不足而肝阳偏亢，且肝脉挟胃贯膈，肝火上逆犯胃，胃失和降，则恶心呕吐，恶闻油腻；肝胆互为表里，肝气上逆则胆火随之上升，胆热液泄，故呕吐酸水或苦水，烦渴口苦；肝热气逆，上扰空窍则头胀而晕；胸满胁痛，嗳气叹息，舌淡红、苔微黄、脉弦滑均为肝胃不和、肝热犯胃之征象。

治法：清肝和胃，降逆止呕。

方药：橘皮竹茹汤（《金匮要略》），或苏叶黄连汤（《温热经纬》）加姜半夏、枇杷叶、竹茹、乌梅。

橘皮竹茹汤：橘皮　竹茹　大枣　生姜　甘草　人参

方中橘皮理气和胃、降逆止呕，合竹茹清热安中共为君；人参补益中气，与橘皮合用使行中有补，生姜和胃止呕，与竹茹配合则清中有温均为臣；甘草、大枣益气和胃为佐使。全方使肝胃得和，肝热自除，则呕吐自平。常加枇杷叶、白芍、柿蒂增强清肝、柔肝、和胃降逆止呕之功。

苏叶黄连汤：川黄连　苏叶

方中苏叶具有止呕、理气安胎的作用；黄连为清肝和胃之要药。

3. 气阴两亏证

主要证候：恶心呕吐不止，持续日久，干呕或呕吐黄水、血水，精神萎靡，形体消瘦，四肢乏力，发热口渴，尿少便秘，唇舌干燥，舌质红，苔薄黄而干或光剥，脉细滑数无力。

证候分析：恶心呕吐不止，经治未愈，呕吐剧烈，持续日久，伤及阴液，变为干呕或呕吐黄水甚则血水；气虚则精神萎靡，形体消瘦，眼眶下陷，双目无神，四肢乏力；发热口渴，尿少便秘，唇舌干燥，舌质红，苔薄黄而干或光剥，脉细滑数无力，均为气阴两虚之象。

治法：益气养阴，和胃止呕。

方药：生脉散（《内外伤辨惑论》）合增液汤（《温病条辨》）加乌梅、竹茹等。

生脉散：人参　麦冬　五味子

增液汤：玄参　麦冬　生地黄

方中人参补气，生津液为君；玄参、生地黄、麦冬养阴清热共为臣；五味子敛阴生津为佐使。加乌梅、竹茹等，诸药共奏益气养阴和胃止呕之功。

五、其他治疗

（1）中成药治疗　香砂六君子丸、乐孕宁口服液主要用于脾胃虚弱型，左金丸主要用于肝胃不和型，生脉口服液用于气阴两虚型。

（2）针灸治疗　取穴中脘、内关、足三里等，选用平补平泻法。

（3）火罐疗法　服药前或进餐前于中脘穴拔火罐，每次20分钟。

（4）刮痧疗法　取脾俞、胃俞、肝俞、胆俞刮痧，每日1次。

（5）穴位贴敷　取内关、中脘贴敷木香、陈皮、生姜中药。

（6）穴位注射　维生素 B_1、维生素 B_6 混合液在内关穴进行穴位注射，每日1次。

（7）耳针埋豆　取神门、交感、皮质下、内分泌、肾、膈进行耳穴埋豆。

六、转归与预后

恶阻经及时治疗，大多可治愈。若出现体温升高达38℃以上，心率每分钟超过120次，出现持续黄疸或持续蛋白尿，精神萎靡不振等，应及时考虑终止妊娠。

七、预防与调摄

1.精神上患者应保持乐观愉快的情绪，解除顾虑，避免精神刺激。

2.生活上患者须调配饮食，宜清淡、易消化，忌肥甘厚味及辛辣之品，鼓励进食，少量多餐。

3.中药宜浓煎，服药应采取少量多服，缓缓呷服之法，以获药力。

八、临证参考

恶阻属于妊娠期多发病，常见于年轻初产妇。恶阻一证，有轻重之别，大多可以中医辨证施治为主，经合理治疗及饮食、心理调护后，患者可迅速康复。但有少数患者病情较重，须中西医结合治疗；甚至个别患者病情加剧而致气阴衰竭，则须遵循下胎益母的原则，采用相应的治疗措施。因此在治疗过程中，应定期测定尿量、尿比重、尿酮体、血红细胞计数及血细胞比容、血红蛋白、二氧化碳结合力、钾、钠、氯、尿素氮、肌酐及胆红素等，及时掌握疾病变化情况，以免贻误病情。

本病在使用药物治疗时，药物很难下咽，因此许多医家提出引用外治法治疗，如夏桂成运用拔火罐、刮痧疗法等，此外还有针灸疗法、穴位贴敷、穴位注射、耳针埋豆等疗法。

半夏为治疗恶阻的常用药物之一，其疗效值得肯定。但自陈自明《妇人良方大全》中提出"半夏有动胎之性"之后，孕期能否用半夏一直争论颇多。近年来许多医家对此进行了多方面的研究，如龚梅芳等采用灌胃法用三种炮制方式不同的制半夏对妊娠小白鼠致畸作用的研究，认为妊娠期以炮制过的半夏经口服给药较为安全，生半夏应慎用或禁用。孙萌等观察姜半夏对妊娠小鼠免疫功能影响的实验结果表明，姜半夏对母体的免疫功能及抗感染能力无妨碍作用。杨守业等用半夏对大白鼠妊娠和胚胎毒性试验的结果表明，生半夏经炮制后毒性作用显著降低，灌胃给药对妊娠母鼠及胚胎无显著毒性，但制半夏汤剂 30g/kg（相当于临床常用量的 150 倍）能引起孕鼠阴道出血，胚胎早期死亡数增加，鼠仔体重显著降低，提示前人所谓"半夏动胎"是有道理的。若病情需要时，注意"中病即止"，严格控制用药剂量，"衰其大半而止"，以免伤胎。若患者出现流产先兆，或既往有堕胎、小产史，则半夏仍以慎用为妥。

九、文献与病案选录

《备急千金要方》："阻病者，患心中愦愦，头重眼眩，四肢沉重懈惰，不欲执作，恶闻食气，欲啖咸酸果实，多卧少起，世谓恶食……此由经血既闭，水渍于脏，脏气不宣通，故心烦愦闷，气逆而呕吐也。血脉不通，经络痞涩，则四肢沉重，挟风则头目眩也。觉如此候者，便宜服半夏茯苓汤，数剂后将茯苓丸，痰水消除，便欲食也。"

《景岳全书·妇人规》："凡恶阻多由胃虚气滞，然亦有素本不虚，而忽受胎妊，则冲任上壅，气不下行，故为呕逆等证。及三月余而呕吐渐止者，何也？盖胎元渐大，则脏气仅供胎气，故无暇上逆矣。凡治此者，宜以半夏茯苓汤、人参橘皮汤之类，随宜调理，使之渐安，必俟及期，方得帖然也。"

《哈荔田妇科医案医论选》一书中记有医案一则如下。

郑某，女，26 岁，已婚。1975 年 8 月 30 日初诊。素禀不足，饮食较少，现已妊娠 3 个月，胸痞恶食，食入辄吐，泛恶吞酸，头晕口苦，体困乏力，大便溏泄，白带量多，腰酸乏力，腹坠溲频。脉滑略弦，尺脉无力，舌质淡红，苔薄白。证系肝胃不和，脾肾两虚，胎元失养。治宜降逆和中，扶脾益肾。

处方：法半夏 15g，大刀豆 9g（打），姜竹茹 6g，吴茱萸 0.9g，川连 3g，广陈皮 4.5g，炒白术 9g，云茯苓、怀山药、炒杜仲、桑寄生、粉葛根各 12g，粉甘草 3g。3 剂。

二诊：9 月 4 日。前予调和胃气，固摄下元之剂，纳谷渐畅，腹泻已止，呕吐泛酸减少，腰酸腹坠已除，舌脉同前。再进调中健脾之法，慎勿过劳及躁急。

处方：法半夏 12g，大刀豆 9g（打），炒白术 9g，姜竹茹 6g，吴茱萸 0.9g，川连 3g，白扁豆（打）、云茯苓、怀山药、杭白芍各 12g，粉葛根 15g，粉甘草 4.5g。3 剂。

三诊：9 月 7 日。呕吐泛酸已除，纳食有加，苔白脉缓。再以香砂六君加减。

处方：潞党参 12g，炒白术 9g，云茯苓、姜半夏各 9g，广陈皮 6g，绿萼梅 4.5g，阳春砂 2g（捣后下），粉甘草 3g，桑寄生 12g，炒杜仲 9g。3 剂。

药讫获愈。嘱停药观察。

第二节　妊娠腹痛

女性在妊娠期，因胞脉阻滞或失养，发生小腹疼痛者，称为"妊娠腹痛"，亦名"胞阻"，也有称"痛胎""胎痛""妊娠小腹痛"。

胞阻之名，最早见于《金匮要略·妇人妊娠病脉证并治》："妇人有漏下者，有半产后因续下血都不绝者，有妊娠下血者，假令妊娠腹中痛，为胞阻，胶艾汤主之。"此处谈及胞阻伴有下血，同时还讨论了妊娠期间肝脾不和所致"妇人怀妊，腹中疞痛，当归芍药散主之"，以及阳虚、寒盛所致"妇人怀娠六七月，脉弦发热，其胎愈胀，腹痛恶寒者，少腹如扇，所以然者，子脏开故也，当以附子汤温其脏"，为研究本病奠定了基础。"妊娠腹痛"之名始见于隋代《诸病源候论》，根据疼痛发生的部位不同分别有"妊娠心腹痛候""妊娠腰腹痛候""妊娠小腹痛候"等，并云"其腹痛不已，邪正相干，血气相乱，致伤损胞络，则令动胎也"，对妊娠腹痛与胎动不安病证间的转归关系有了明确的认识。后世医家所指妊娠腹痛为不伴下血者。清代《胎产心法》云："如不时腹痛，名曰胎痛，有血虚、气滞二因，然血虚居多"，突出妊娠腹痛以"不时腹痛"为主症，正是本节讨论的妊娠腹痛的特点。

妊娠腹痛属于西医学先兆流产的症状之一。

一、病因病机

本病的发病机理，主要是气郁、血瘀、血虚、虚寒，以致胞脉、胞络阻滞或失养，气血运行不畅，"不通则痛"或"不荣则痛"。其病位在胞脉、胞络，尚未损伤胎元。病情严重者，可影响到胎元，发展为胎漏、胎动不安。

1. 血虚　素体血虚或脾虚化源不足，妊娠后血聚子宫以养胎，阴血益虚，胞脉失养致小腹疼痛。若血虚气弱，血少乏于畅行，气虚无力帅血，胞脉滞迟作痛。

2. 气滞　素体忧郁，孕后血下聚养胎，肝血偏虚，肝失所养，肝气郁结，或孕后情志内伤，肝失条达，气不畅行，血行受阻，胞脉不通，遂致小腹疼痛。

3. 虚寒　素体阳虚，孕后复感寒邪，胞脉失于温煦，有碍气血畅行，遂致腹痛。

4. 血瘀　素有癥瘕，孕后或因气滞，或因寒凝，使瘀阻冲任、子宫、胞脉、胞络，不通则痛，遂致腹痛。

二、诊断

1. 病史　有停经史及早孕反应。

2. 临床表现　妊娠期出现小腹部疼痛，以病势较缓的小腹绵绵作痛，或冷痛不适，或隐隐作痛，或小腹连及胁肋胀痛为多见。

3. 检查

（1）妇科检查　为妊娠子宫。腹部柔软不拒按，或得温痛减。

（2）辅助检查　尿妊娠试验阳性，彩超提示宫内妊娠、活胎。

三、鉴别诊断

本病应与能引起腹痛的其他妊娠疾病和发生于妊娠期间的内、外科性腹痛疾病相鉴别。

1. 异位妊娠　输卵管妊娠未破裂前也有小腹疼痛，与本病相似，输卵管妊娠破裂或流产后，则突然出现一侧下腹部撕裂样剧痛，常伴昏厥或休克；腹部检查下腹压痛、反跳痛明显，尤以患侧为甚；内出血较多时，叩诊有移动性浊音；可通过妇科彩超、后穹窿穿刺、血尿 HCG 等检查以鉴别。

2. 胎动不安　除小腹疼痛外，常有腰酸、小腹下坠、阴道少量流血等症状，临证不难鉴别。

3. 妊娠合并卵巢囊肿蒂扭转　多发生于妊娠中期，以突然出现一侧下腹部绞痛，甚则昏厥，或伴恶心、呕吐为特征。与妊娠腹痛有明显差异。询问病史，结合妇科检查、彩超检查可作出鉴别。

4. 孕痛　详见妊娠恶阻节。

四、辨证论治

本病辨证主要根据腹痛的性质，结合兼证及舌脉辨其虚实。

治疗应本着虚则补之，实则行之的原则，以调理气血为主，佐以补肾安胎。若病情发展，出现胎动不安或堕胎、小产时，则须按胎动不安或堕胎、小产处理。

1. 血虚证

主要证候：妊娠后小腹绵绵作痛，按之痛减，面色萎黄，头晕目眩，或心悸少寐，舌淡，苔薄白，脉细滑弱。

证候分析：素体血虚，孕后血聚养胎，气血愈虚，胞脉失养，故小腹绵绵作痛，按之痛减；面色萎黄，头晕目眩，心悸少寐，舌淡，苔薄白，脉细滑弱均为血虚之征象。

治法：养血安胎止痛。

方药：当归芍药散（《金匮要略》）加何首乌、桑寄生。

当归芍药散：当归　芍药　茯苓　白术　泽泻　川芎

原方治血虚气滞挟有水湿为患，而致妇人怀妊腹中痛者。

方中重用芍药敛肝、和营、止痛为君；当归、川芎养血和血为臣；茯苓、白术健脾以益生化之源，泽泻利水渗湿，共为佐使；加何首乌、桑寄生养血、补肾、安胎。全方使气血充沛，运行调畅，以收安胎止痛之效。至于泽泻一味或有主张去之，认为有伤阴之弊，然何子淮先生则认为："用泽泻者，因泽泻能助苓术利湿，能起间接健脾之效，且泽泻有下气除饮之功，妊娠多挟水气，水血互结则发为肿胀，用之甚宜，有人主张去泽泻，实不知泽泻用于此证，具活血利水之效，有未病先防之妙"。

2. 气滞证

主要证候：妊娠后小腹胸胁胀痛，或少腹胀痛，情志抑郁，嗳气吐酸，或烦躁易怒，苔薄黄，脉弦滑。

证候分析：肝之经脉绕阴器，至少腹，上贯膈布胁肋。素性抑郁，孕后肝血偏虚，肝失调达，气机不畅，胞脉气血阻滞，故小腹胸胁胀痛，或少腹胀痛；情志抑郁，烦躁易怒，苔薄黄，脉弦滑均为气郁之征象。

治法：疏肝解郁，养血安胎。

方药：逍遥散（方见月经先后无定期）。

临证时加苏梗宽中行气安胎。郁而化热，加栀子、黄芩清热除烦。如肝血偏虚而气滞者，宜加枸杞子、何首乌、桑寄生以养血柔肝，香附疏肝解郁，行气止痛。

3. 虚寒证

主要证候：妊娠后小腹冷痛，绵绵不休，喜温喜按，面色白，形寒肢冷，纳少便溏，舌淡，苔白滑，脉沉细滑。

证候分析：素体阳虚，寒从内生，孕后胞脉失于温煦，气血运行不畅，故小腹冷痛，绵绵不休；血得热则行，寒遇热而散，气血暂通，腹痛缓解，故喜温喜按；面色白，形寒肤冷，纳少便溏，舌淡，苔白滑，脉沉细滑均为虚寒之征象。

治法：暖宫止痛，养血安胎。

方药：胶艾汤（《金匮要略》）加巴戟天、杜仲、补骨脂。

胶艾汤：阿胶　川芎　甘草　艾叶　当归　芍药　干地黄

原方治冲任脉虚，阴气不能内守所致妇人漏下、半产后因续下血不绝、妊娠下血腹中痛等证。

方中艾叶温经散寒，暖宫止痛；当归、川芎养血行滞；阿胶、地黄滋阴养血安胎；白芍、甘草缓急止痛。加巴戟、杜仲、补骨脂以温肾助阳，使阴寒消散，气血畅达，腹痛缓解而胎安。

4. 血瘀证

主要证候：妊娠后小腹常感隐痛不适，或刺痛，痛处不移，或素有癥瘕，舌暗有瘀点，脉弦滑。

证候分析：素有癥瘕痼疾，或寒凝气滞，孕后胞脉气血运行不畅，故小腹隐痛不适，或刺痛，痛处不移；舌暗有瘀点，脉弦滑均为血瘀之征象。

治法：养血活血，补肾安胎。

方药：桂枝茯苓丸（方见经期延长）合寿胎丸（《医学衷中参西录》）。

寿胎丸：菟丝子　桑寄生　川续断　阿胶

桂枝茯苓丸原方治素有癥病，孕后癥瘕害胎，漏下不止等。

桂枝茯苓丸以桂枝温经通阳，行血中之滞为君；芍药助桂枝通调血脉为臣；牡丹皮、桃仁化瘀消癥为佐；茯苓益脾气，宁心安神为使。

寿胎丸以菟丝子补益肾精，固摄冲任以系胎，重用为君；桑寄生、续断固肾强腰，养血安胎为臣；阿胶养血止血为佐使。两方合用攻补兼施，邪去胎安。

五、其他治疗

1. 中成药治疗　如保胎灵、固肾安胎丸用于脾肾不足证型。

2. 穴位贴敷疗法　取关元、血海、肾俞等穴位，每日 1 次。

3. 中药小封包　主要于肚脐周围应用。

六、现代医学处理

卧床休息，禁止性生活，必要时给予胎儿危害小的镇静剂。黄体功能不足者，可肌肉注射或口服黄体酮治疗，甲状腺功能减退者可口服甲状腺片。此外，应重视心理治疗，使其情绪安定，增强信心。

七、转归与预后

妊娠腹痛，病位在胞脉，尚未损及胎元，病势亦多较轻，经及时有效治疗，多能渐愈而预后良好。若痛久不止，病势日进损动胎元，变生为胎漏、胎动不安，甚至继续发展可导致胎元离宫，发展为堕胎、小产。

八、预防与调摄

孕期应注意避免过劳、持重、登高、剧烈运动，禁房事，保持心情舒畅。既病之后注意适当休息，积极治疗。

九、临证参考

妊娠腹痛为临床常见病，凡妊娠期间出现与妊娠有关的腹痛而无阴道出血者，都属本病范畴。其疼痛不仅局限于小腹，少腹疼痛亦多见，病势较缓且疼痛无规律性，子宫硬度无变化，病位在胞脉，未损及胎元。临证必须注意与相似病尤其是异位妊娠相鉴别。妊娠腹痛若失治或误治，则可发展为胎漏、胎动不安，甚则堕胎、小产。

十、文献与病案选录

《圣济总录》："妊娠脏腑虚弱，冒寒湿之气，邪气与正气相击，故令腹痛。病不已，则伤胞络，令胎不安。治法宜祛散寒湿，安和胎气，则痛自愈。"

《傅青主女科》："妊娠少腹作疼，胎动不安，如有下堕之状，人只知带脉无力也，谁知是脾肾之亏乎！夫胞胎虽系于带脉，而带脉实关于脾肾。脾肾亏损，则带脉无力，胞胎即无以胜任矣。"

《女科秘旨》："孕妇腹中不时作痛，或小腹重坠，名曰胎痛，宜地黄当归汤主之。如不应，加人参、白术、陈皮。如因血气，加砂仁。因中气虚下坠而作痛，则服补中益气汤。"

《罗元恺女科述要》一书中记有医案一则如下。

康某，36 岁，干部。原发不孕，经中药调治后妊娠，形体较胖，属脾虚痰湿之体质。孕至 6 个多月时，腹部胀痛明显，入住某医院，经西医药调治一段时期未效，邀余会诊。证见腹部膨胀，扣之有音。自觉疲倦、纳呆苔白，脉沉细滑，乃血虚脾虚气滞郁湿证，以当归芍药散为主加味治疗。处方：当归 9g，白芍 15g，川芎 9g，白术 12g，茯苓 15g，泽泻 12g，砂仁 3g（后下），广木香 5g（后下），桑寄生 15g。煎服，分两次饮下。服用 3 剂后，腹部胀痛大减，间有嗳气，嗳气后则舒，继仍以当归芍药散为主，加入藿香 9g，佛手 9g，枳壳 5g，桑寄生 15g，再服 3 剂，大便较畅，有矢气，腹部胀痛全消。其后足月剖腹产一男婴（因高龄产妇关系，行剖腹产），婴儿发育良好，随访两岁多甚健。

第三节　异位妊娠

受精卵在子宫体腔以外着床发育称为"异位妊娠"，以往习称"宫外孕"，但两者含义稍有不同。异位妊娠包括输卵管妊娠、卵巢妊娠、腹腔妊娠、阔韧带妊娠、宫颈妊娠及子宫残角妊娠。宫外孕则仅指子宫以外的妊娠，不包括宫颈妊娠和子宫残角妊娠。因此异位妊娠含义更广。

中医学古籍中未见有异位妊娠的病名记载，但根据其症状、体征，在"妊娠腹痛""胎动不安""胎漏""癥瘕""胞阻"等疾病中有类似症状的描述，如汉代张仲景《金匮要略·妇人妊娠病脉证并治》中谈到"妇人有漏下者，有半产后因续下血都不绝者，有妊娠下血者，假令妊娠腹中痛，为胞阻"。明代《普济方》记述在"月水不行，腹为癥块"时用桂枝桃仁汤治"气郁乘血，经候顿然不行，脐腹绞痛，上攻心肋欲死"。

异位妊娠是妇科常见的急腹症之一，近年来其发病率呈上升趋势。异位妊娠的发生部位较多，但以输卵管妊娠最为多见，约占 95%。输卵管妊娠破裂后，可造成急性腹腔内出血，发病急，病情重，如治疗不及时或处理不当，可危及生命。

一、病因病机

异位妊娠的发病机理与少腹素有瘀滞，冲任、胞脉、胞络不畅，或先天肾气不足，后天脾气受损等有关。由于脾肾气虚，不能把孕卵及时运送至子宫，或由于瘀阻，运送孕卵受阻，不能移行至子宫，而在输卵管内发育，以致破损脉络，阴血内溢于少腹，发生血瘀、血虚、厥脱等一系列证候。其病机本质是少腹血瘀实证，常见病因病机如下。

1.气虚血瘀　素禀肾气不足，或房事不节，人流堕胎，损伤肾气；或素体虚弱，饮食劳倦伤脾，中气不足。气虚运血无力，血行瘀滞，以致孕卵不能及时运达子宫，而成异位妊娠。

2.气滞血瘀　素性抑郁，或忿怒过度，气滞而致血瘀；或经期产后，余血未尽，不禁房事，或感染邪毒，以致血瘀气滞。气滞血瘀，胞脉不畅，孕卵阻滞而不能运达子宫，而成异位妊娠。

病情发展，孕卵胀破脉络，血溢于少腹，可迅速发为阴血暴亡、气随血脱的厥脱证，危及生命。

西医学认为慢性输卵管炎是异位妊娠的主要原因。慢性炎症所致的输卵管黏膜粘连、管腔狭窄、纤毛缺损、管形扭曲及管壁肌肉蠕动减弱等。均可阻碍受精卵通过或正常运行。输卵管术后疤痕形成，输卵管发育不良或畸形、功能异常，输卵管子宫内膜异位症，输卵管周围的肿瘤压迫或牵引，孕卵外游及放置宫内节育器等，均可使受精卵的正常运行受阻或输送延迟，不能按时到达宫腔，而在输卵管内着床，形成输卵管妊娠。

输卵管妊娠时由于管腔窄，管壁薄，缺乏完整的蜕膜，胚胎绒毛直接侵蚀输卵管肌层，当孕卵发育到一定程度，就可以发生输卵管妊娠破裂或流产。输卵管妊娠破裂常见于峡部和间质部妊娠，输卵管妊娠流产多发生于输卵管伞部和壶腹部。无论是输卵管妊娠破裂或流产，由于输卵管壁肌层薄弱、收缩力差、血管开放，均可导致出血较多，形成输卵管内或盆腔、腹腔血肿，严重时可引起休克甚至危及生命。

偶有输卵管妊娠流产或破裂后胚胎仍存活者，其胚胎的绒毛组织附着于原处或排至腹腔后重新种植而获得营养，可继续生长发育而形成继发性腹腔妊娠。若输卵管妊娠破裂或流产后，病程较长，胚胎死亡，血块机化并与周围组织粘连，可形成陈旧性宫外孕。

当输卵管妊娠时，子宫增大变软，但小于停经月份，子宫内膜呈蜕膜样变，孕卵死亡后，蜕膜发生退行性变与坏死，可整块脱落如三角形，称蜕膜管型。

二、诊断

（一）未破损型

1. 病史 多有停经史及早孕反应，可有盆腔炎病史或不孕史。

2. 临床表现 阴道不规则出血，量少，淋漓不尽，多有明显腹痛，或仅有下腹一侧隐痛。

3. 检查

（1）妇科检查 子宫颈举摆痛，子宫稍大而软，与停经时间不符，一侧附件可触及薄壁之囊性肿块，压痛明显。

（2）辅助检查 妊娠试验阳性或弱阳性。B超提示宫内未见妊娠囊，于一侧附件区见混合性包块，或包块中可见胎心搏动。

（二）已破损型

1. 病史 同未破损型。

2. 临床表现 突感下腹一侧撕裂样剧痛，持续或反复发作；阴道不规则出血，量少，色暗，淋漓不尽，有时伴有蜕膜管型或碎片；腹腔内急性出血及剧烈腹痛可导致晕厥与休克，其程度与腹腔内出血量及出血速度有关，但与阴道出血情况不成正比。

3. 检查

（1）腹部检查 下腹部有压痛及反跳痛，以患侧为甚，腹肌紧张不明显，可有移动性浊音。

（2）妇科检查 阴道后穹窿饱满，触痛，宫颈摇举痛明显，子宫稍大而软，但比停经天数小；出血多时子宫有飘浮感，子宫一侧或后方可触及肿块，边界不清，触痛明显，后穹窿饱胀。

陈旧性宫外孕的肿块边界稍清楚，但不易与子宫分开。

（3）辅助检查 妊娠试验阳性或弱阳性。B超提示宫内未见妊娠囊，于一侧附件区可见混合性包块，甚至于包块中可见胎心搏动，破损时子宫直肠陷窝有液性暗区。后穹窿穿刺可抽出不凝血。

三、鉴别诊断

输卵管妊娠应与宫内妊娠流产、黄体破裂、卵巢囊肿蒂扭转、急性盆腔炎及急性阑尾炎等相鉴别。

1. 宫内妊娠流产 妇科检查子宫增大与孕月相符，盆腔B超提示宫内见妊娠囊。

2. 黄体破裂 多发生于排卵后期，下腹一侧突发性疼痛，出血多时有休克征，HCG呈阴性，盆腔B超以助鉴别。

3. 卵巢囊肿蒂扭转 多有卵巢囊肿病史，常于体位改变时突发一侧下腹剧烈疼痛，HCG呈阴性，妇科检查及盆腔B超可助鉴别。

4. 急性盆腔炎 无停经史，下腹疼痛多为双侧，伴发热、阴道分泌物增多、有异味，移动性浊音阴性，妇科检查妇科检查宫颈举摆痛，子宫大小正常，压痛，附件增厚，压痛明显，血HCG阴性，血白细胞增高。

5. 急性阑尾炎 无停经史，转移性右下腹疼痛，伴发热，恶心呕吐，麦氏点压痛、反跳痛、肌紧张，血HCG阴性，血白细胞增高。

四、辨证论治

中医学认为异位妊娠主要是血瘀少腹实证，治疗始终以活血化瘀为主。辨证治疗的重点是动态观察治疗，尤以判断胚胎死活最为重要，可以参考血HCG水平的升降、B超动态观察附件包块的大小和是否有胎心搏动，结合早孕反应和阴道流血情况等来判断。并在有输血、输液及手术准备的条件下进行服药治疗。

遣方用药时应注意，攻下药不可过剧，中病即止，以免导致再次出血；补气药宜适当选用，以免气滞而加剧腹胀、腹痛；尽量不用炭类药，以免使积血结成癥块，难以吸收。

1. 未破损期

主要证候：患者可有停经史及早孕反应，或有一侧下腹隐痛，或阴道出血淋漓；妇科检查可触及一侧附件有软性包块、压痛，妊娠试验阳性或弱阳性；舌正常，苔薄白，脉弦滑。

证候分析：停经妊娠，故有早孕反应；孕卵在输卵管着床发育，胞络瘀阻，气血运行不畅，故患者附件有包块、压痛；孕卵滞于宫外，生长受阻，则阴道出血淋漓；脉弦滑为妊娠之征象。

治法：活血化瘀，消癥杀胚。

方药：宫外孕Ⅱ号方（山西医学院附属第一医院）加蜈蚣、全蝎、紫草。

宫外孕Ⅱ号方：丹参　赤芍　桃仁　三棱　莪术

方中丹参、赤芍、桃仁活血化瘀，三棱、莪术消癥散结。加蜈蚣、全蝎、紫草以破血通络，杀胚消癥。

可同时使用天花粉针剂，以提高杀胚效果，但必须严格遵循使用程序，防止过敏反应。西药甲氨蝶呤（MTX）、5-FU、米非司酮也应用于异位妊娠的杀胚治疗。

2. 已破损期　指输卵管妊娠流产或破裂者。

（1）休克型　输卵管妊娠破损后引起急性大量出血，有休克征象。

主要证候：突发性下腹剧痛，肛门憋坠感。面色苍白，四肢厥冷，或冷汗淋漓，恶心呕吐，血压下降或不稳定，有时烦躁不安，脉微欲绝或细数无力，并有腹部及妇科检查体征。

证候分析：孕卵停滞于子宫之外，胀破脉络，故突发下腹剧痛；络伤内崩，阴血暴亡，气随血脱，则面色苍白，四肢厥冷，冷汗淋漓；亡血心神失养，故烦躁不安；脉微欲绝或细数无力，为阴血暴亡，阳气暴脱之象。

治法：益气固脱，活血祛瘀。

方药：生脉散（方见恶阻）合宫外孕Ⅰ号方（山西医学院第一附属医院）。

宫外孕Ⅰ号方：赤芍　丹参　桃仁

生脉散中人参、麦冬、五味子益气摄血敛汗，养阴生津；宫外孕Ⅰ号方中赤芍、丹参、桃仁活血化瘀以消积血。

若四肢厥冷者，酌加附子以回阳救逆；大汗淋漓不止者，酌加山茱萸敛汗涩津。

本型宜中西医结合抢救，急症处理方法如下。

患者平卧，立即测血压、脉搏、呼吸、体温，观察患者神志。急查血常规、血型及交叉配血。立即给予吸氧、输液。可用50%的葡萄糖液20mL加丽参注射液10mL静脉推注，或用5%的葡萄糖液500mL加丽参注射液20mL静脉滴注。必要时输血。有条件者可同时服用参附汤回阳救逆，或服生脉散合宫外孕Ⅰ号方（赤芍、丹参、桃仁）以益气固脱，活血化瘀。若腹腔内出血多，或经以上处理休克仍不能纠正者，应立即手术治疗。

（2）不稳定型　输卵管妊娠破损后时间不长，病情不稳定，有再次发生内出血的可能。

主要证候：腹痛拒按，腹部有压痛及反跳痛，但逐步减轻，可触及界限不清的包块，时有少量阴道出血，或头晕神疲，血压平稳；舌正常或舌质淡，苔薄白，脉细缓。

证候分析：脉络破损，络伤血溢，离经之血，瘀于少腹，则腹痛拒按；血蓄少腹，日久不去，则渐成包块；瘀血内阻，新血不得归经，故阴道出血；气随血泄，气血虚弱，则头晕神疲；气血骤虚，脉道不充，故脉细缓。

治法：活血化瘀，佐以益气。

方药：宫外孕Ⅰ号方（山西医学院第一附属医院）加党参、黄芪。

此型患者常见有气虚之象，用药宜平和，勿伤正气，又因本型有再次内出血的可能，应做好抢救准备。

（3）包块型　指输卵管妊娠破损时间较长，腹腔内血液已形成血肿包块者。

主要证候：腹腔血肿包块形成，腹痛逐步减轻，可有下腹坠胀或便意感；阴道出血逐渐停止；舌质暗或正常，苔薄白，脉细涩。

证候分析：络伤血溢于少腹成瘀，瘀积成癥，故腹腔血肿包块；癥块阻碍气机，则下腹坠胀；舌质暗，脉细涩为瘀血内阻之征象。

治法：活血祛瘀消癥。

方药：宫外孕Ⅱ号方（山西医学院第一附属医院）。

若兼有虚象，食欲不振，脉虚弱者，可酌加党参、黄芪补气。

五、其他治疗

1. 中成药治疗　天花粉蛋白注射液，肌肉或者局部注射用药；化癥回生丹，用于未破损期或陈旧性异位妊娠，每次1丸，每日1~2次，空腹温开水或黄酒送服；桂枝茯苓丸，用于陈旧性异位妊娠，每次3粒，每日3次；大黄䗪虫丸，用于包块型异位妊娠，每次3g，每日3次。

2. 中药灌肠　为了加速包块吸收，可用蜜水调双柏散外敷或消癥散蒸热外敷下腹部，并可用20%复方毛冬青灌肠液保留灌肠。

3. 中药外敷

消癥散（经验方）：千年健60g，续断120g，追地风、花椒各60g，五加皮、白芷、桑寄生各120g，艾叶500g，透骨草250g，羌活、独活各60g，赤芍120g，当归尾120g，血竭60g，乳香60g，没药60g，上药共为末，每250g一份，纱布包，蒸30分钟，趁热外敷。每日2次，10天为一疗程。

双柏散（黄耀燊教授经验方）：侧柏叶60g，大黄60g，黄柏30g，薄荷30g，泽兰30g，水蜜各半，加热调匀，趁热外敷。每日2次，10天为一疗程。

注意：外敷或灌肠的治疗，一定要在包块形成，内出血已停止的前提下进行。

4. 现代医学技术结合西药

（1）超声引导下异位妊娠囊穿刺注射甲氨蝶呤。

（2）微波联合米非司酮治疗。

5. 兼证的治疗　非手术治疗输卵管妊娠，必须重视对兼证的处理。最多见的兼证是腑实证。表现为腹胀便秘，胃脘不舒，腹痛拒按、肠鸣音减弱或消失。根据临床辨证，腑实证有属实热、寒实及寒热夹杂之分。

（1）实热证　主方加大黄、芒硝清热泻下。

（2）寒实证　可加服九痛丸（《金匮要略》），炮附子三两（45g），生狼牙一两（15g），巴豆一两（15g），人参、干姜、吴茱萸各一两（15g）。上为末，炼蜜为丸，如梧桐子大。强人初服三丸，一日三次，酒送下，弱者二丸。

（3）寒热夹杂　主方加大黄、芒硝清热泻下，佐以肉桂温中散寒，在疏通胃肠的同时，一般可加枳实、厚朴各 3 ~ 9g，宽胸理气消胀。

6. 手术治疗 输卵管妊娠确诊后，可以考虑手术治疗。手术治疗止血迅速，有下列情况，应立即手术。

（1）停经时间长，疑为输卵管间质部或残角子宫妊娠者。

（2）休克严重，内出血量多或持续出血，虽经抢救而不易控制者。

（3）妊娠试验持续阳性，包块继续长大，杀胚药无效者。

（4）愿意同时施行绝育术者。

六、转归与预后

异位妊娠根据其妊娠部位，就诊时间、诊断处理是否及时之不同，预后吉凶不一。输卵管妊娠早期诊断，可以保守治疗，免除手术，保存生育能力。如果输卵管妊娠破裂，严重的可危及生命，必须手术抢救。不稳定型，必须在严密观察下保守治疗。对子宫颈、间质部妊娠必须手术治疗。

输卵管妊娠以后，10% 患者可再次患输卵管妊娠，50% ~ 60% 患者继发不孕症。

七、预防与调摄

1. 减少宫腔手术及人工流产术，避免产后及流产后的感染。

2. 积极治疗慢性盆腔炎、盆腔肿瘤等疾病。有慢性盆腔炎病史的患者在怀孕前，宜做输卵管通畅检查，以减少异位妊娠的发病率。

3. 对曾有盆腔炎史、不孕史、放置宫内节育器而停经者，应注意异位妊娠的发生。

4. 对异位妊娠破损的患者，宜平卧或头低位，以增加脑血流量及氧的供给。给予吸氧、保暖。

5. 对异位妊娠术后患者，仍应积极治疗炎症以通畅输卵管。

6. 戒烟，注意卫生。

八、临证参考

异位妊娠是妇产科急腹症之一，临床以停经、腹痛、阴道不规则出血三大症状为主，临床主要观察腹痛的性质、程度、部位，未破损时多表现为一侧少腹隐痛，内出血多时腹部有压痛，反跳痛；包块形成后，下腹坠胀疼痛。破损期还要观察生命体征情况。确定胚胎的死活对制定治疗方案十分重要，可以参考 HCG 水平的升降、B 超动态观察附件包块的大小和是否有胎心搏动，结合早孕反应和阴道流血等情况来判断。

异位妊娠的病机是少腹血瘀实证，治疗应始终贯穿活血化瘀。山西医科大学第一附属医院和山西活血化瘀研究所的研究表明，宫外孕Ⅰ号方、Ⅱ号方可使离体兔耳静脉血流量增加，舒张血管；使蟾蜍肠系膜血管扩张，改善微循环，促进散瘀。宫外孕Ⅰ号方能抑制纤维蛋白的形成，可能有阻止包块形成和防止包块增大的作用，宫外孕Ⅱ号方能提高纤溶酶和胶原酶的活性，促进盆腹腔内血肿包块的分解与吸收。实验证明宫外孕Ⅱ号方能使家兔的凝血时间延长和降低肝素耐量的作用，因此对出血性休克患者过早使用有增加出血的可能。

近代医家采用不同的实验方法对异位妊娠进行研究，取得了很大进展。陈燕萍观察不同剂量甲氨蝶呤（MTX）对假孕 SD 大鼠输卵管雌孕激素受体的损伤，探讨 MTX 治疗后对后续妊娠的潜在影响，为临床使用 MTX 保守治疗异位妊娠提供理性的合理选择。季银芬等研究血管内皮生长因子（VEGF）在输卵管妊娠的种植部位、非种植部位及内分泌中期正常壶腹部输卵管的表达，得出结论，血管内皮生长因子可能参与输卵管妊娠时胚泡植入和胎盘血管网形成。杨成群等通过分别检测 49 例异位妊娠手术患者术前和术中静脉血与腹腔血的部分凝血成分进行实验研究，结果发现腹腔血凝血酶元时间大于 180 秒，活化的部分凝血活酶时间大于 120 秒，D-Ⅱ聚集体阳性率 100%，与静脉血比较差别具有统计学意义。为异位妊娠患者自体血回输不加抗凝剂提供实验依据。

具有杀胚作用的中药主要有天花粉、紫草、蜈蚣及具有活血化瘀作用的部分中药。天花粉结晶蛋白可以通过直接作用于胎盘滋养层细胞，使胎盘绒毛合体滋养层细胞变性坏死，解体的细胞碎片引起凝血，造成循环障碍和进一步组织坏死，并使人体内人绒毛膜促性腺激素和甾体激素迅速下降而致流产。《中药大辞典》中记载小鼠口服紫草后有明显的抗垂体促性腺激素及抗绒毛膜促性腺激素的作用。罗学娅等实验表明紫草具有明显的抗早孕、抗着床、对抗人绒毛膜促性腺激素效应。

九、文献与病案选录

《妇产科理论与实践》："中西医结合治疗的优点在于能够避免手术的创伤、缓解患者及家属的恐惧心理，为治疗输卵管妊娠创出了一条新路。中药治疗输卵管妊娠能保留患侧输卵管，有的还能恢复功能……还可同时治疗并存的炎症、粘连等。输卵管妊娠属血瘀少腹，不通则痛的实证。因此，应以活血化瘀止痛为治则。"

《现代中西医妇科学》："宫外孕多为早期胚胎种植于输卵管，这种病变可视为血瘀。瘀血日久化热，热入血分，迫血妄行，引起出血，离经之血瘀于盆腔、腹腔，从而加重了瘀血，导致恶性循环，出现了一系列内出血的临床表现。因此本病的实质为瘀血证。"

《哈荔田妇科医案医论选》一书中记有医案一则如下。

张某，女，32 岁，已婚。1971 年 4 月 8 日初诊。停经 2 月余，尿妊娠试验阳性。于 1 周前突见阴道少量出血，伴右下腹疼痛加剧，肛坠欲便。妇科检查：宫体正常大小，稍软，后位，宫颈举痛，右侧附件压痛明显，扪及包块大小约 4cm×3cm×2cm，诊为"输卵管妊娠破裂"。刻诊右下腹疼痛拒按，经血淋漓，色暗，挟有血块，便秘，纳少，舌质紫暗，苔薄黄而腻，脉弦数。证属瘀血内积，阻滞胞脉，冲任失调，不通则痛。治宜化瘀以止血，理气以止痛。

处方：全当归 12g，赤芍药、刘寄奴、生蒲黄、五灵脂各 9g，制乳香、制没药各 6g，益母草 15g，川芎片、香附米各 6g，火麻仁 9g，番泻叶 3g（后下，便后停服）。3 剂。

二诊：4 月 12 日。药后腹痛减轻，腑气得行，出血渐减，脉弦略数，舌质略紫。苔腻已退。原方去番泻叶、麻仁，加三棱、莪术、车前子（布包）、鸡内金各 9g。3 剂。

三诊：4月26日。上方出入续服10余剂，出血已止，诸症悉除，再予五味异功散加减，以为善后之计。

处方：太子参15g，炒白术、云茯苓各9g，广陈皮6g，稻、麦芽各12g，鸡内金6g，香附米6g，佩兰叶、泽兰叶各9g，郁李仁9g，炒枳壳6g，粉甘草4.5g。5剂。

5月5日妇科检查：右侧包块消失，附件增厚，轻度压痛。嘱服八珍益母丸，每日早、晚各服1丸，连服半个月。

第四节　胎漏、胎动不安

妊娠期间，阴道不时有少量出血，时下时止，或淋漓不断，而无腰酸、腹痛、小腹坠者，称为"胎漏"，亦称"胞漏"或"漏胎"。

妊娠期间出现腰酸、腹痛、小腹下坠，或伴有少量阴道出血者，称为"胎动不安"。胎漏、胎动不安是堕胎、小产的先兆，西医称之为"先兆流产"。流产是一个动态变化的过程，若安胎成功，可继续正常妊娠。若病情发展可成为"难免流产""完全流产""不全流产"或"过期流产""感染性流产""习惯性流产"。中医基本上有相应的病名，本节仅讨论先兆流产，即胎漏、胎动不安。

胎漏、胎动不安病名虽不同，但临床表现难以截然分开，由于两者的病因病机、辨证论治、转归预后、预防调摄等基本相同，故一并讨论。

历代医家重视对胎漏、胎动不安的研究。早在汉代《金匮要略·妇人妊娠病脉证并治》就提出安胎养胎的当归散和白术散，分别代表了一寒一热的安胎方。又有胶艾汤治胞阻及妇人两种阴道出血的鉴别，是后世安胎理法方药之源。隋代《诸病源候论》分列病源，首先提出母病、胎病的病因及论治原则。唐代《经效产宝》指出"安胎有二法"。宋代《女科百问》提出曾有胎动不安之苦者，"可预服杜仲丸"（即杜仲、川续断为丸），首创补肾安胎防治反复自然流产。元代朱丹溪以当归散加减治疗本病，提出"黄芩、白术乃安胎圣药"之说，影响后世。明代《景岳全书》强调辨证论治安胎，并首先提出动态观察"腹痛、下血、腰酸、下坠"胎动不安四大症状的轻重变化，预测胚胎存活与否，以决定安胎或下胎，完善了妊娠病"治病与安胎并举"和"下胎"两大治则，至今仍指导临床。清代《傅青主女科》广泛论述安胎七法，王清任重视祛瘀安胎，叶天士提出"保胎以绝欲为第一要策"，张锡纯创制寿胎丸治疗滑胎和预防流产，都已成为经临床和实验室研究所公认有安全效的安胎方。

一、病因病机

导致胎漏、胎动不安的主要病机是冲任损伤、胎元不固。妊娠是胚胎寄生于母体子宫内生长发育和成熟的过程。母体和胎儿必须互相适应，否则发生流产。中医把母、胎之间的微妙关系以"胎元"来涵盖。胎元包括胎气、胎儿、胎盘三个方面。《简明中医辞典》解释胎气为"胎儿在母体内所受的精气"。胎气、胎儿、胎盘任何一方有问题，均可发生胎漏、胎动不安。临床上影响冲任损伤、胎元不固的常见病因病机有肾虚、血热、气血虚弱和血瘀。

1. 肾虚 父母先天禀赋不足，或房劳多产，大病久病穷必及肾；或孕后房事不节伤肾耗精，肾虚冲任损伤，胎元不固发为胎漏、胎动不安。如《女科经纶》说："女之肾脉系于胎，是母之真气，子之所赖也，若肾气亏损，便不能固摄胎元。"

2. 血热 素体阳盛血热或阴虚内热，或孕后过食辛热，或感受热邪，热伤冲任，扰动胎元，致胎元不固。《景岳全书·妇人规》曰："凡胎热者，血易动，血动者，胎不安。"

3. 气血虚弱 母体气血素虚，或久病大病耗伤气血，或孕后思虑过度，劳倦伤脾，气血生化不足，气血虚弱，冲任匮乏，不能固摄滋养胎元，致胎元不固。《格致余论》："血气虚损，不足荣养，其胎自堕。"

4. 血瘀 素有癥瘕瘀血占踞子宫，或孕后不慎跌仆闪挫，或孕期手术创伤，均可致气血不和，瘀阻子宫、冲任，使胎元失养而不固，发为胎漏、胎动不安。《医林改错》："今又怀胎，至两个月前后，将此方服三、五剂，或七、八剂，将子宫内瘀血化净，小儿身长有容身之地，断不致再小产。"

胎漏、胎动不安既有单一的病机，又常有脏腑、气血、经络同病，虚实错杂的复合病机，如肾脾虚弱或肾虚血瘀，临证中必须动态观察病机的兼夹及其变化。

现代医学认为造成先兆流产的病因分为以下几种。

（1）胚胎方面 父体或母体生殖细胞不健全是主要原因，不十分健全的生殖细胞虽然勉强结合起来成为胚胎，但终会早期死亡，无法"瓜熟蒂落"，足月分娩。这种原因所引起的流产，其实可说是一件好事。因为不正常的胎儿，如果真的足月产下，也会有畸形或异常。其他原因如脐带供氧不足、羊水疾病、胎盘病毒感染以及某些妇科炎症等，也会引起流产。孕妇营养不良，也是流产的原因之一。有的孕妇早期有严重的妊娠恶心、剧吐，以致极度营养匮乏，对胚胎的发育有很大的影响，也容易发生流产。

（2）母体方面 女性怀孕后，若情绪不稳定、愤怒、忧伤等精神刺激，扰乱了大脑皮层的活动功能，引起子宫的收缩而压迫胚胎，或使胚胎在子宫内死亡。患了流感、风疹等急性传染病，会由于高烧、细菌病毒释放的毒素而致流产。内分泌失调，如黄体、脑垂体、甲状腺的功能失调，以及子宫发育不良中子宫过度后屈，致使子宫腔对胚胎的发育起了阻碍作用，都可能引起流产。

（3）其他方面 整个妊娠期间的性生活应持谨慎态度，不恰当的性生活尤其是在早孕早期易引起流产。在妊娠中期，性生活也应适度，避免压迫孕妇腹部的性交体位和粗暴性交，以免引起流产。

围产期间做妇科检查时，若手法粗暴，亦是易引起流产的原因之一，这一点尤其对体质虚弱的孕妇更要注意。药物与某些化学物质，如奎宁、一氧化碳、铅、磷、汞、苯中毒，亦常使胚胎难保。

流产依妊娠日数以及当时情况分为先兆、早期或晚期、完全或不完全等几种。其中，以先兆流产最多见，发生率约占全部妊娠的50%。但其真正发生流产者只占10%~15%，所以，有些可以保胎，有的则不宜保胎。有些虽经千方百计地保胎。最终还是流产。

从表面看流产好象是一件十分遗憾的事，但从遗传学的观点看，流产也并非坏事。因为在流产的胎儿中，染色体异常的比率相当高。

二、诊断

1. 病史　常有孕后不节房事史，人工流产、自然流产史或素有癥瘕史。

2. 临床表现　妊娠期间出现少量阴道出血，而无明显的腰酸、腹痛，脉滑，可诊断为胎漏；若妊娠期出现腰酸、腹痛、下坠，或伴有少量阴道出血，脉滑，可诊断为胎动不安。

3. 检查

（1）妇科检查　子宫颈口未开，子宫增大与孕月相符。

（2）辅助检查　尿妊娠试验阳性，B超提示宫内妊娠、活胎。

三、鉴别诊断

胎漏、胎动不安属西医先兆流产，应与各种流产鉴别以辨胚胎已残未残或存活与否，并与妊娠期间有阴道出血或腹痛的疾病相鉴别，其鉴别要点见下表。

流产鉴别诊断表

病名	难免流产（胎堕难留）	完全流产（暗产堕胎、小产）	不全流产（堕胎、小产）	稽留流产（死胎不下）	异位妊娠	葡萄胎
主要症状（阴道出血、下腹痛、组织物排出）	少量出血，色淡红、暗红或鲜红或淡暗，无腹痛或轻，无组织物排出	出血增多，色鲜红，腹痛加剧，无组织物排出	出血少或停止或消失，组织物全部排出	少量淋漓或大出血，腹痛加剧或减轻，组织物部分排出	点滴状出血或少量褐色，少腹隐痛、突发剧痛，无或有蜕膜组织	不规则少量或大出血，腹痛不显或为胀痛，无或有葡萄状胎块
妇科检查（宫颈、宫体大小、附件）	宫颈已扩张，或已破膜，宫体大小与孕周相符，附件（−）	宫颈已闭，宫体正常或略大，附件（−）	宫颈已扩张或有组织物堵塞，宫体较孕周小，附件（−）	宫颈闭或松，宫体较孕周小，附件（−）	宫颈口闭，举摆痛，宫体较孕周小或较正常或略大，附件区可有小包块，触痛明显	宫颈松或有葡萄状胎块堵塞，宫体与孕周不符多大于孕周，附件区可有囊肿，不痛
辅助检查（尿妊娠试验、B超）	尿妊娠试验（±），B超可见有胎动或弱	尿妊娠试验（−），B超无影像	尿妊娠试验（−），B超可见部分残留妊娠组织	尿妊娠试验（−），B超见胚囊变形，无胎心胎动	尿妊娠试验（+），B超见宫内无胚胎，宫外（多在附件）有包块或孕囊	尿妊娠试验强（+），B超见有葡萄状胎块

此外，还要注意经保胎治疗仍出血难止者，要排除宫颈息肉所致的阴道出血，必要时在消毒下进行阴道内窥检查以明确诊断。

四、辨证论治

胎漏、胎动不安的辨证要点是阴道出血、腰酸、腹痛、下坠四大症状的性质、轻重程度及全身脉证，以辨其虚、热、瘀及转归。四大症较轻而妊娠滑脉明显，经检查尿妊娠试验阳性或 B 超胚胎存活者，治疗以补肾安胎为大法。根据不同的证型辅以清热凉血、益气养血或化瘀固冲。当病情发展，四大症加重而滑脉不明显，早孕反应消失，尿妊娠试验转阴，出现胎堕难留或胚胎停止发育时，又当下胎益母。

1. 肾虚证

主要证候：妊娠期阴道少量出血，色淡暗，腰酸、腹痛、下坠，或曾屡孕屡堕，头晕耳鸣，夜尿多，眼眶暗黑或有面部暗斑，舌淡暗，苔白。脉沉细滑，尺脉弱。

证候分析：肾主系胞，为冲任之本，肾虚冲任失固，蓄以养胎之阴血下泄，故阴道少量出血、肾失温煦，血失阳化，故色淡暗。肾虚胎元不固有欲堕之势，故腰酸腹痛下坠。肾虚胎失所系，故屡孕屡堕。头晕耳鸣、眼眶暗黑、舌淡暗、脉沉细滑、尺脉弱均为肾虚之征象。

治法：补肾健脾，益气安胎。

方药：寿胎丸（方见妊娠腹痛）加党参、白术或安奠二天汤（《傅青主女科》）或滋肾育胎丸（《罗元恺女科述要》）。

安奠二天汤：人参　熟地黄　白术　山药　山茱萸　炙甘草　杜仲　枸杞　扁豆

滋肾育胎丸：菟丝子　砂仁　熟地黄　人参　桑寄生　阿胶　首乌　艾叶　巴戟天　白术　党参　鹿角霜　枸杞子　续断　杜仲

若腰痛明显，小便频数或夜尿多，加杜仲、覆盆子、益智仁加强补肾安胎、固摄缩泉之功；若小腹下坠明显，加黄芪、升麻益气升提安胎或高丽参另炖服；若阴道出血不止，加山茱萸、地榆固冲止血，若大便秘结，选加肉苁蓉、熟地黄、桑椹子滋肾增液润肠。临证时结合肾之阴阳的偏虚，选加温肾（如杜仲、补骨脂、鹿角霜）或滋阴（如怀山药）安胎之品。

2. 血热证

主要证候：妊娠期阴道少量下血，色鲜红或深红，质稠，或腰酸，口苦咽干，心烦不安，便结溺黄，舌质红，苔黄，脉滑数。

证候分析：热邪直犯冲任，内扰胎元，胎元不固，热迫血行，故妊娠期阴道出血。血为热灼故色鲜红或深红。热邪内扰，胎气不安，胎系于肾，故见腰酸。心烦不安、口苦咽干、舌红、苔黄、脉滑数，均为血热之征象。

治法：清热凉血，养血安胎。

方药：保阴煎（方见月经过多）或清热安胎饮（《刘奉五妇科经验》）或当归散（《金匮要略》）。

清热安胎饮：山药　石莲　黄芩　川连　椿根白皮　侧柏炭　阿胶

当归散：当归　黄芩　芍药　川芎　白术

临证时可师其法而不拘泥于其方。如南方医家多不主张用当归、川芎治胎漏、胎动不安之血热证，而较多选用保阴煎加减。

3. 气血虚弱证

主要证候：妊娠期少量阴道出血，色淡红，质清稀。或小腹空坠而痛、腰酸，面色㿠白，心悸气短，神疲肢倦，舌质淡，苔薄白，脉细弱略滑。

证候分析：气血虚弱，冲任匮乏，不能载胎养胎，胎元不固，气不摄血，故见阴道出血。气血虚弱，本源不足，故色淡质稀。小腹空坠而痛，正是气虚系胞无力，血虚胞失濡养所致。气血虚弱亦不能化精滋肾，故腰酸；神疲肢倦、舌淡、苔白、脉细弱均为气血虚弱之征象。

治法：补气养血，固肾安胎。

方药：胎元饮（《景岳全书》）。

胎元饮：人参　白术　炙甘草　当归　白芍　熟地黄　杜仲　陈皮

若气虚明显，小腹下坠，加黄芪、升麻益气升提，固摄胎元。或加服高丽参6～10g另炖服，每周1～2次，连服1～2周以大补元气。若腰酸明显，或有堕胎史，亦可与寿胎丸合用，加强补肾安胎之功。

4. 血瘀证

主要证候：素有癥积，孕后常有腰酸腹痛下坠，阴道不时出血，色暗红，或妊娠期跌仆闪挫，继之腹痛或少量阴道出血，舌暗红，或有瘀斑，脉弦滑或沉弦。

证候分析：胎居子宫，癥积瘀血碍其长养，胎元不固，故见腰酸腹痛下坠，阴道不时出血。或跌仆闪挫，气血失和，冲任子宫瘀滞，故腹痛或少量阴道出血，血色暗红；舌暗有瘀斑，脉沉弦均为血瘀之征象。

治法：活血化瘀，补肾安胎。

方药：桂枝茯苓丸（方见经期延长）合寿胎丸（方见妊娠腹痛）加减。

若妊娠期不慎跌仆伤胎，是气血失和或瘀滞为新病。治宜调气和血安胎，选圣愈汤（《兰室秘藏》）。

五、其他治疗

1. 中成药治疗　孕康口服液（杜仲、黄芪、苎麻根、阿胶、菟丝子、桑寄生、枸杞子、生地黄等）、乐孕宁口服液（党参、黄芪、白术、山药、续断、杜仲、当归、白芍、补骨脂、砂仁、大枣）、安胎饮口服液（菟丝子、桑寄生、续断、党参、白术、黄芩、陈皮、炒杜仲、砂仁）治疗肾虚型胎漏、胎动不安；育孕保胎胶囊（菟丝子、桑寄生、川续断、枸杞子、阿胶、生地黄、熟地黄、白芍、白术、黄芩、山药、太子参、茯苓、杜仲炭、砂仁、荷叶、藕节、甘草等）治疗血热型胎漏、胎动不安。

2. 针灸治疗　怀孕5个月以内者取中极、归来、漏谷、足三里，5个月左右或以上者取曲骨、子宫、地机、三阴交，个别加刺内关；下腹穴用补法，下肢穴平补平泻。

灸百会、关元、中极、大赫、气海等穴位，每日2次，每穴灸15～20分钟。

3. 现代医学治疗　如发生先兆流产，孕妇应该注意休息，减少活动，禁止性生活，避免不必要的阴道检查，减少对子宫的刺激，同时避免过分的精神紧张，否则会引起流产。在流血停止后，最好休息两星期后再恢复工作。此种先兆流产治疗方法适用于有轻微先兆流产症状者。

黄体酮有保证胚胎发育、维持妊娠、抑制子宫平滑肌收缩、降低子宫紧张度的作用。药物的先兆流产治疗方法在孕早期，可用黄体酮保胎，也可肌肉注射绒毛膜促性腺激素治疗（因为该激素有刺激黄体功能的作用）。在孕中晚期可用镇静药和 β -阻滞剂，以减少精神刺激和抑制宫缩。另外，口服维生素 E 也有益于维持胚胎的发育。

六、转归与预后

胎漏、胎动不安，经积极稳妥治疗后，大多可继续正常妊娠，分娩健康的婴儿。若安胎失败，原因多复杂。若为父母遗传基因的缺陷或子宫畸形等，是非药物所能奏效的，故流产后必须检查夫妇双方的原因，预防滑胎发生。各种流产的转归与中医相应的病名图示如下。

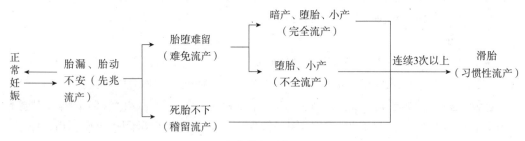

流产转归示意图

七、预防与调摄

怀孕前 3 个月属不稳定期，胎盘功能要到 3 个月左右才会健全。因此，怀孕前期的胎盘功能尚未完整，卵巢功能也不完全，黄体素因而分泌不足，而黄体素就是所谓的安胎激素，在安胎激素不足的情况下，怀孕前 3 个月处于不稳定期。此外，前 3 个月是胎儿神经大脑管线发展的重要时期，孕妇也必须特别留意，以免妨碍胎儿的中枢神经发展，以下 4 点则为怀孕前期需注意的大原则。

1. 注意劳累　一般怀孕前 3 个月的孕妇活动量不要太大，因可能引起先兆性流产，若是出现阴道出血、肚子闷痛等情况，即为先兆性流产的警讯，需尽快就医诊断。另外，出现这样的情况则可能过于劳累或是活动量过大，孕妇也需多卧床休息。

2. 使用药物　怀孕前 3 个月是胎儿中枢神经发展的关键期，因此，使用药物要特别小心，看病时要告知医生已怀孕。

3. 避免放射　怀孕前 3 个月的活动以尽量不影响胎儿神经系统发育为主，因此，若是不得已需要照 X 线，也必须请医生以最低剂量照射，也要记得以防护罩覆盖肚子。

4. 均衡饮食　怀孕期间需均衡地摄取六大类食物，若是孕妇有贫血现象，可经医生诊断再另外补充铁剂，而怀孕前三个月因激素改变，孕吐现象严重，可服用维生素 B_6

来减缓孕吐的现象。

八、临证参考

胎漏、胎动不安是常见妊娠病，临床应首辨胚胎是否存活。在整个治疗过程中都要动态观察病情的变化。除细心诊查阴道出血、腰酸、腹痛、下坠四大症状外，还须辨妊娠滑脉是否存在及其强弱，同时进行尿妊娠试验及 B 超辅助诊断。要与流产各病及相似病证相鉴别，避免盲目安胎。安胎重视补肾，并按不同的证型辨证论治。安胎一般在妊娠 3 个月较为稳妥。若有条件，尽量做围产期保健，确保母子平安。若安胎失败，要查找流产的原因，避孕半年至一年再孕，孕后及早诊断和安胎。

近代医家在继承和发扬中医传统安胎法的基础上，采用现代实验手段对安胎机理进行探讨，不断发展和创新。在全国较早研究安胎并取得成果的是广州中医药大学罗元恺教授，其学术继承人及所在单位的专家学者抓住中医安胎疗效高，安全性强的要点，早在 80 年代初就开发了安胎新药，并积极推广应用。经 20 多年来的研究，通过实验进一步阐明肾虚是流产的主要病机，补肾在流产防治中起主导作用，而健脾起协同作用。

各地专家对胎漏、胎动不安进行了辨证论治、专方专药、辨证与辨病相结合的研究，安胎后代的追踪以及对安胎机理的实验研究，如江西朱金风教授"寿胎丸加味治疗先兆流产的临床观察及实验研究"等。近代研究胎漏、胎动不安的临床和实验表明，安胎是中医妇科的优势和特长之一，必须继承、发扬并不断创新。

第五节　堕胎、小产

凡妊娠 12 周内，胚胎自然殒堕者，称为"堕胎"；妊娠 12 ~ 28 周内，胎儿已成形而自然殒堕者，称为"小产"，亦称"半产"。还有怀孕 1 月不知其已受孕而殒堕者，称为"暗产"，如《叶氏女科证治》所言："惟一月堕胎，人皆不知有胎，但谓不孕，不知其已受孕而堕也"。

中医学对堕胎、小产的认识较早，在汉代《金匮要略》即载有半产之名，堕胎则见于晋代《脉经》。至隋代《诸病源候论》有"妊娠卒下血候"和"妊娠堕胎后血不止候"专论，指出"堕胎损经脉，故血不止也，泻血多者，便致烦闷，乃至死也"。这说明当时古人已认识到堕胎后流血不止的危险性。唐代《经效产宝》中提出应根据母病在前或胎病在先予以分辨治疗，确立了流产的治疗原则。明代《景岳全书》《女科撮要》等医著中对堕胎、小产的证候描述十分贴切，指出腹痛、血多、腰酸、下坠，乃是胎堕难留之势，"若胎已死，当速去胎以救其母"，强调了"小产重于大产，盖大产如栗熟自脱，小产如生采，破其皮壳，断其根蒂，岂不重于大产？"清代《医宗金鉴》云："五月成形名小产，未成形象堕胎言。"这些精辟论述影响后世，指导临床，但由于历史条件所限，前人的去胎法还仅限于口服药，对堕胎后阴道下血不止，尚缺少有效急救措施。近年来，随着医学的发展，对自然流产也进行了深入研究，丰富和发展了中医学对本病的辨证论治，并取得了较大进展。

堕胎、小产分别相近于西医学的早期流产和晚期流产，流产分为自然流产与人工流产两大类，本节仅限于妊娠28周以内，胚胎或胎儿自然殒堕的自然流产，此种现象又称自发性流产，其发病率占全部妊娠的10%~15%，其中早期流产较为多见。

一、病因病机

堕胎、小产的发病机理主要是冲任损伤，胎结不实，胎元不固，而致胚胎、胎儿自然殒堕离宫而下，其发生原因与胎漏、胎动不安基本相同，且多由胎漏、胎动不安发展而来，也有不经过此阶段而直接成为堕胎、小产者。本病既是独立疾病，又常与他病密切相关，临床中堕胎、小产可由他病发展而来，又可向他病转化，如连续3次以上发生堕胎、小产即成为滑胎。因此临证时必须注意掌握疾病的每一阶段，严密进行动态观察。发生堕胎、小产的常见病因有肾气虚弱、气血不足、热病伤胎和跌仆伤胎。

1.肾气虚弱 禀赋素弱，肾气不盛，或孕后房事不节，耗伤肾气，肾虚冲任不固，胎元不实，以致堕胎、小产。

2.气血不足 素体虚弱，气血亏虚，或饮食劳倦损伤脾胃，气血化源不足，或大病久病，损伤气血，以致气血两虚，冲任不足，无以载胎养胎，胎元不固，而发堕胎、小产。

3.热病伤胎 摄生不慎，感受时疫邪毒或热病温疟，热邪入里，扰动冲任血海，损伤胎元，以致堕胎、小产。

4.跌仆伤胎 孕后不慎，劳力过度，跌仆闪挫，致使气血紊乱，冲任损伤，或瘀阻子宫，胎失所养；甚或直接损伤胎元，而发生堕胎、小产。

二、诊断

1.病史 有停经史，早孕反应，或曾有胎漏、胎动不安病史，或有妊娠期热病史、外伤史等。

2.临床表现 妊娠12周内，出现阴道流血，且血量增多超过月经量，继而小腹疼痛加重，胚胎自然殒堕，可诊断为堕胎。妊娠12~28周内，先出现小腹阵发性疼痛，继而阴道流血，或有羊水溢出，胎儿自然殒堕者，可诊断为小产。

3.检查

（1）妇科检查 阴道流血量多，子宫颈口已开大，或见羊水流出，有时尚见胚胎组织堵塞于宫口，子宫大小与妊娠月份相符或略小，此属胎动欲堕，相当于西医学的难免流产。如有上述现象，再见到部分妊娠物已排出，或胎盘组织堵塞于宫口，子宫小于停经月份，此属堕胎、小产不全，相当于西医学的不全流产。若妊娠物全部排出，阴道流血逐渐减少或停止，子宫颈口略松弛，子宫明显小于妊娠月份或接近正常，此属堕胎、小产完全，相当于西医学的完全流产。

（2）辅助检查 妊娠试验仍呈阳性或阴性，B超检查可明确诊断。大量失血后，血常规检查可见血色素及红细胞减少。

三、鉴别诊断

1. 异位妊娠　异位妊娠有停经史，早孕反应，妊娠试验阳性，腹痛，阴道不规则出血，易与流产混淆。宫外孕破裂时突感一侧下腹撕裂样疼痛，内出血多时可见失血性休克。妇产科检查见宫颈紫蓝色，后穹窿饱满，触痛，宫颈举痛，子宫稍大而软，子宫一侧可触及大小不等、边界不清的包块，触压痛明显。后穹窿穿刺可抽出不凝血。彩超检查未见宫内妊娠，可见宫旁一侧包块或其内见妊娠囊。

2. 葡萄胎　葡萄胎有停经史，早孕反应较重，妊娠试验阳性。妇产科检查子宫体大而软，超过停经月份，触及不到胎体。超声检查宫内无妊娠囊及胎儿影像。

3. 子宫肌瘤　子宫肌瘤无停经史及早孕反应，妊娠试验阴性，阴道流血淋漓不断。妇产科检查子宫体增大，可触及肌瘤结节或凹凸不平。彩超检查可明确诊断。

四、辨证论治

堕胎、小产者主要根据阴道流血、腹痛、全身症状及舌脉，结合妇科检查、彩超等作出确切判断，针对不同证型分别予以相应治疗。本病的治疗原则以下胎益母为主，在发生堕胎、小产的过程中，必须严密观察殒堕经过，正确判断胚胎是否完全排出，有无稽留未尽。临证中一经确定为胎堕难留或胎堕不全者，应尽快终止妊娠，速去其胎，或严密观察，辨证用药下胎，或在严格消毒下行吸宫术或钳刮术，以防发生大出血。若过程中突然大量出血，出现气随血脱的危象，当施以急救处理。若胎堕完全者，应按产后处理，宜调养气血为主。

1. 胎动欲堕证

主要证候：妊娠早期，阴道流血逐渐增多，色红有块，小腹坠胀疼痛，或妊娠中晚期，小腹疼痛，阵阵紧逼，会阴胀坠，或有羊水溢出，继而阴道下血量多，或伴心悸气短，面色苍白，头晕目眩，舌质正常或紫暗，舌边尖有瘀点，脉滑或涩。

证候分析：孕后因故伤胎，胞脉受损，残胎阻滞胞中，新血不循其经，故阴道流血有块；胎元损伤，坠而欲下，则小腹疼痛，阵阵紧逼，会阴胀坠；胎气下迫愈甚，胎膜破损，则羊水外溢；余证均为失血后气血亏虚之象，舌脉乃胎动欲堕，瘀血内阻之征象。

治法：祛瘀下胎。

方药：脱花煎（《景岳全书》）加益母草或生化汤（《傅青主女科》）加益母草。

脱花煎：当归　肉桂　川芎　牛膝　车前子　红花

原方治产难或死胎不下，并有催生之功。

方中当归、川芎、红花、益母草活血祛瘀，催生下胎；肉桂温通血脉，增强行血之功；牛膝活血行血，引血下行；车前子滑利泄降。全方配伍具有活血祛瘀下胎之效。

生化汤：当归　川芎　桃仁　干姜　甘草

方中当归、川芎补血活血；桃仁活血祛瘀下胎；炙甘草补气缓急止痛；炮姜温经止痛，收缩子宫。全方攻补兼施，在祛瘀下胎的同时，生新血，温经络。

胎堕难留，大出血，应尽快终止妊娠，速去其胎。若服药后残胎不下，须立即行清宫术，以防发生阴血暴下，气随血脱的危象。

2. 胎堕不全证

主要证候：胎堕之后，阵阵紧逼，舌淡红，苔薄白。

证候分析：胚胎已堕，尚有部分组织残留于子宫，阴道流血不止，甚至大量出血，腹痛，脉沉细无力。堕而未尽，瘀阻子宫，新血不得归经，故阴道流血不止，甚则大量出血；胎堕不全，留而为瘀，胞脉受阻，不通则痛，故腹痛阵阵紧逼。舌脉乃为气虚血瘀之征象。

治法：活血化瘀，佐以益气。

方药：脱花煎（见上文）加人参、益母草、炒蒲黄。

方用脱花煎祛瘀下胎；加人参益气以助排瘀之力；益母草、炒蒲黄以祛瘀生新、止血止痛，诸药配伍，以达下胎益母之功。若胎堕不全，伴有发热、腹痛、阴道流液臭秽，为感染邪毒所致。应于化瘀祛胎的同时予以清热解毒，可用脱花煎加益母草、红藤、败酱草、蒲公英、紫花地丁、牡丹皮等，同时予以抗感染治疗，尽快清宫。

五、急症处理

若堕胎、小产不全者，见有阴道大量下血不止、腹痛加剧、面色苍白、呼吸短促、甚或神志昏迷、四肢厥冷、大汗淋漓、目合口开、唇舌淡白、脉微欲绝等症状，此为阴血暴亡，气随血脱之危候。当急以益气回阳固脱之法，给予独参汤（《十药神书》）或参附汤（《校注妇人良方》），并在配合输血、补液、抗休克等急救措施的情况下尽快清除宫腔内容物。

六、转归与预后

若胚胎或胎儿完全排出，出血量少，对人体正气影响不大，适当调养即可恢复；若胚胎或胎儿排出不全，出血量多，或者发生晕厥，甚或阴血暴亡，出现阳无所附的阴阳离决之候，需紧急处理，对身体影响较大，恢复较难。

七、预防与调摄

堕胎、小产一旦发生，需立即到医院就诊，以防止大出血造成失血性休克。产后宜调情志、避风寒、慎起居、禁房事，增加饮食营养以助调补气血。

八、临证参考

堕胎、小产，是指胚胎或胎儿因某种原因自堕、离宫而下。为妊娠病的常见病之一，西医妇产科学称之为"早期流产"和"晚期流产"，临证中又分难免流产和不全流产。据《中华妇产科学》记载，早期流产的发生率可达60%左右。临床中遇此病证，医者必须全面了解整个过程，借助B超检查，明确诊断，予以正确处理。若属难免流产者，遵古人提出的"速去其胎以救其母"的原则，在当时的历史条件下，古人即已认识到速下其胎的重要性。近代医者，针对难免流产，多采取机械流产等方式终止妊娠；对不全流产者，应进行清宫术，以尽快全部清除残留在宫内的胚胎组织物，减少阴道流血及对母体的不良影响。尤其要防止阴血暴下，气随血脱之危象。对于本病古人尤为强调"小产重于大产"，《中国医学百科全书·中医妇科学》也指出，既堕既产之后，应按"产后调护处理"。

九、文献选录

《医宗金鉴》："孕妇气血充足。形体壮实，则胎气安固。若冲、任二经虚损，则胎不成实。或因暴怒伤肝，房劳伤肾，则胎气不固，易致不安；或受孕之后，患生他疾。干犯胎气，致胎不安者亦有之；或因跌仆筑磕，从高坠下，以致伤胎、坠胎者亦有之。然小产、堕胎，亦自有别：五、七月已成形象者，名为小产，三月未成形象者，谓之堕胎。"

《济阴纲目》："夫妊娠日月未足，胎气未全而产者，谓之半产……或颠仆闪坠，致气血损动，或因热病温疟之类，皆致半产。"

《中国医学百科全书·中医妇科学》："既堕既产之后，应按产后调护处理。而最危急者，莫过于已堕而又不全堕，往往可致阴道大出血而晕厥，甚或阴血暴亡，阳无所附，以致'阴阳离决'。"

第六节 滑 胎

堕胎或小产连续发生 3 次以上者，称为"滑胎"，或称"数堕胎"。西医学称为习惯性流产。连续自然发生为本病特点，故亦称其为"屡孕屡堕"。但有些古代医著所言滑胎，是一种催生法，非滑胎病证。临床除母体因素外，男方肾气不盛、精亏、血弱等先天因素及性病、梅毒等其他因素均不属本节讨论范围。

历代医家对滑胎论述诸多，并积累了很多宝贵经验。南北朝时期的《产经》已有"治妊身数落胎方"的记载，至隋代《诸病源候论》中巢元方专辟"妊娠数堕胎候"阐述本证，并描述了孕妇"恒腰痛者，喜堕胎也"的现象，创后世医家认识本证之先河。至宋代《女科百问》首次提出滑胎病应期而下的特点，并认识到补肾安胎是防治关键。明代《景岳全书·妇人规》中较系统地论述滑胎是"凡妊娠之数见堕胎者，必以气脉亏损而然"，"所以屡见小产、堕胎者，多在三个月及五月、七月之间，而下次之堕必如期复然"，提出胎热、肝肾亏虚、肝脾不和均可导致滑胎并记叙其时间规律；治疗上倡"预培其损"，创制胎元饮、泰山磐石散。《明医杂著·妇人半产》云："服药须多，久则可以留。"着重强调了治疗滑胎一证贵在坚持，培补其源，方可保证胎元健固孕产正常。清代专设"滑胎"一病，《医宗金鉴·妇科心法要诀》云："数数堕胎，则谓之滑胎。"张锡纯《医学衷中参西录》中所创寿胎丸用于防治滑胎效果显著，至今仍为临床常用。王清任倡血瘀导致滑胎，主以少腹逐瘀汤，也具有临床指导意义。

一、病因病机

病因病机主要是肾虚子宫失固；或血瘀胞宫，胎元不固；或气血虚弱，胎元不健。肾者，封藏之本，子宫系于肾，肾虚则不能助子宫封藏，故而屡孕屡堕；瘀血阻滞于胞宫，或血结成癥，胎元不固，终致滑胎；若母体素体羸弱，气血虚损，两精虽能相合，然先天禀赋不足，孕后胎元不健，亦致滑胎见屡孕屡堕。常见肾虚、血瘀胞宫和气血虚弱。

1. 肾虚　先天禀赋不足，肾气未充，胎元不实；或孕后纵欲，损伤肾气，冲任不固，无力系胎，终致滑胎；或肾中真阳虚衰，命门不足，无法温养冲任，胞中虚寒，屡孕屡堕而致滑胎；或大病久病累及于肾，精气匮乏，胎失濡养，结胎不实，堕胎、小产反复发作而成滑胎。

2. 血瘀　母体胞宫素有癥瘕瘤疾，瘀阻于内，碍及冲任，气血不畅，不能养胎，致使屡孕屡堕，发为滑胎。

3. 气血虚弱　素体脾胃虚弱，气血乏源；或饮食不节、孕后过度忧思劳倦损伤脾胃，运化无力；大病久病，暗耗气血，冲任不足，不能固摄胎元而发生滑胎。

西医学认为，导致习惯性流产的病因甚为复杂，对曾发生过堕胎或小产的患者，再次受孕之前，夫妻双方应进行生殖器官、遗传因素、内分泌、免疫因素四大方面的检查，做好预防，确保优生优育。

二、诊断

1. 病史　堕胎、小产连续发生 3 次以上，且多在同一妊娠月。诊断时注意其连续性和自然殒堕的特点。

2. 临床表现　多次自然堕胎或小产，孕后可无明显症状，或伴见腰膝酸软，小便频数，倦怠乏力等症状。如出现腰酸腹痛、阴道流血等胎漏、胎动不安等症状需警惕早产再次发生。

3. 检查

（1）妇科检查　了解有无子宫颈内口松弛、子宫肌瘤、子宫畸形及盆腔肿物等。

（2）实验室检查　查男女双方染色体、免疫功能和血型。男方查精子有无异常。女方查黄体功能、胎盘内分泌功能、风疹病毒、巨细胞病毒、弓形虫等。

（3）辅助检查　通过 B 超或子宫输卵管造影观察子宫及输卵管结构功能有无异常、子宫颈内口宽度、胚胎情况。特别是大月份小产者更应重视是否存在宫颈机能不全情况，若宫颈内口达 1.9cm 以上即可诊断为宫颈内口松弛。

三、辨证论治

滑胎多为虚证，单纯性血瘀少见，治疗当本着预防为主，防治结合的阶段性原则，提倡"孕前治疗"。孕前宜以补肾健脾，益气养血，祛瘀养血为主；孕后即应积极进行保胎治疗，并应坚持到既往堕胎、小产的时间两周以后，万不可中断。对于滑胎之患者应告知其"预培其损"的重要性和孕后坚持用药的必要性。

1. 肾虚证

主要证候：屡孕屡堕，甚或应期而堕；腰酸膝软，入夜尿频，精神委顿，食纳少，带下偏多，舌质淡嫩，苔薄白，脉沉弱。

证候分析：胞脉者系于肾，肾气虚则冲任不固，胎失所系，故屡孕屡堕，甚或应期而堕；腰为肾之府，肾虚则腰酸膝软；肾气虚，则膀胱气化失约，夜尿频多；肾虚温煦功能减弱，无法温运中气，清阳不升，可见精神萎顿；带脉失固，浊阴下注，带下偏多；舌质淡嫩，苔薄白，脉沉弱，均为肾虚之征象。

治法：补益肾气，固冲安胎。

方药：补肾固冲丸（《中医学新编》）。

补肾固冲丸：菟丝子　续断　巴戟天　杜仲　当归　熟地黄　鹿角霜　枸杞子　阿胶　党参　白术　大枣　砂仁

原方治肾气不足，气血两虚，冲任失固，胎元不实之滑胎。

方中菟丝子补肝肾益精血，固冲任；当归、熟地黄、枸杞子、阿胶、续断、巴戟天、杜仲益肾补肾，养血填精，加鹿角霜血肉有情之品以增强补肾温肾、养血填精之功；党参、白术、大枣健脾益气，以助后天气血生化之源；砂仁宽中理气，以防补中过滞。全方既着重于补益肾气，又配伍健脾益气之药，从而达到后天补先天的目的，使肾气旺盛，冲任得固，则胎可安。

2. 血瘀证

主要证候：屡孕屡堕，甚或应期而堕，平素小腹胀痛，心烦，口干不欲饮，有子宫肌瘤病史，舌淡红，边有紫点，脉细滑不畅。

证候分析：子宫素有癥瘕，冲任受损，累及胎元气血供养，则不利于结胎，出现屡孕屡堕，甚或应期而堕者；瘀血内积，气血流通受阻，不通则痛，常见小腹胀痛；瘀血内阻，津液不布，心神失于濡润，心不藏神则见心烦，口干不欲饮；舌质淡红，边紫点，脉细滑不畅均是瘀血之象。

治法：活血化瘀，益肾安胎。

方药：胶艾汤（方见妊娠腹痛）加减。

方中阿胶养血止血，艾叶温经暖胞，止血安胎，二者共为主药；白芍敛阴合营，当归补血安胎，川芎行气活血，熟地黄、续断滋补肾精，赤芍、丹参、五灵脂理气活血祛瘀，甘草益气健脾，诸药调和。全方攻补兼施，灵活运用，临床效果显著。

3. 气血两虚证

主要证候：屡孕屡堕；头晕目眩，神疲乏力，面色㿠白，心悸气短；舌质淡，苔薄白，脉细弱。

证候分析：气血两虚，冲任不足，故屡孕屡堕；气血虚弱，上不能濡养清窍则头晕目眩，外不能濡润肌肤则面色㿠白，内不能濡养脏腑则神疲乏力、心悸气短；舌淡，苔薄白，脉细弱均为气血虚弱之征象。

治法：益气养血，固冲安胎。

方药：泰山磐石散（《景岳全书》）去川芎。

泰山磐石散：人参　黄芪　当归　续断　黄芩　川芎　白芍　熟地黄　白术　炙甘草　砂仁　糯米

原方治妇人妊娠，气血两虚的胎动不安或屡孕屡堕。

方中人参、黄芪、白术、炙甘草健脾益气以固胎元；当归、熟地黄、白芍、川芎补血养血以养胎元；续断补肾安胎；砂仁、糯米调养脾胃以助后天气血化生；黄芩又为安胎之要药。全方配伍具有气血双补、益肾固冲安胎之功。

四、临床常用的中成药

1. 河车大造胶囊　适用于肾虚证。

2. 右归胶囊　适用于肾阳虚证。

3. 滋肾育胎丸　适用于脾肾两虚证。

4. 六君子丸　适用于脾肾两虚证。

5. 复方阿胶浆　适用于气血虚弱证。

6. 八珍颗粒　适用于气血虚弱证。

7. 大补阴丸　适用于阴虚血热证。

8. 知柏地黄丸　适用于阴虚血热证。

9. 孕康颗粒　适用于肾虚、气血虚弱证。

五、其他治疗

1. 针灸治疗　取肾俞穴、关元穴、膈俞穴为主穴，补肾气、化瘀血，治疗抗心磷脂抗体阳性的复发性流产患者有独特优势，达到良好治疗效果。

2. 五行音乐疗法　聆听中医五行音乐，可降低抑郁、焦虑复发性流产患者的精神症状评分，降低血浆皮质醇水平，改善患者抑郁、焦虑情绪，显著提高妊娠成功率。

3. 心理干预治疗　通过对复发性流产患者采取心理干预治疗后，复发性流产患者心理压力降低，临床活产率增加。

六、转归与预后

对于滑胎患者，必须察明原因所在，排除各种非药物所能奏效的因素。非器质性引起的滑胎，经过系统的治疗，预后可望良好。除此之外，也有少数因子宫颈内口松弛所致滑胎的患者，虽属器质性病变，但通过孕前作宫颈内口修补术，孕后于妊娠 14 ~ 16 周提前住院，行宫颈内口环扎术，同时怀孕前后配合补肾健脾、益气固冲的中医药治疗，待分娩发动前拆除缝线，亦可正常妊娠与分娩。

七、预防与调摄

1. 染色体异常的夫妇应于孕前进行遗传咨询，确定可否妊娠，还需行夫妻血型鉴定及丈夫精液检查，并明确女方有无生殖道畸形、肿瘤、宫腔粘连等疾病。

2. 宫颈内口松弛者应于妊娠前行宫颈内口修补术，或于孕 12～18 周行宫颈内口环扎术。

3. 一旦确诊妊娠，应立即治疗并休息，安神定志，适当增减衣物，避免外邪侵犯。

4. 饮食宜营养丰富，易消化吸收，以保证胎儿发育。

八、临证参考

滑胎，即西医学的习惯性流产，是常见妊娠病之一。本病系反复堕胎、小产发展而成。其特点为屡孕屡堕，大多可见应期而下。临证时必须谨守病机，抓住主要脉证，综合判断分析，予以辨证论治。特别应强调防重于治，预培其损的重要性，做到早期预防、早期治疗，消除引起堕胎小产的因素，对已孕妇女应积极保胎治疗，治疗时间一般需超过既往堕胎小产时间的 2 周以上，做好围产期保健，力求母子平安。

近代许多医家在古人论述滑胎的基础上，通过数十年的临床研究，总结出肾虚是滑胎的根本原因。在 20 世纪 80 年代初期，罗元恺教授即已推出"滋肾育胎丸"治疗肾气虚之滑胎；韩百灵教授亦根据肾阴不足引起的滑胎创制了滋阴补肾，固冲安胎之方"育阴灵"。以上两方在临床应用几十年，疗效甚为满意，在国内颇有影响。因患者常见精神紧张，情绪不稳，睡眠障碍等症，夏桂成教授治疗时强调补肾固胎必合宁心安神，提出"心肾合治"的观点，于补肾固胎方药中加入清心安神之品，如莲子心、五味子、钩藤、炒枣仁、龙齿等；又有患者因孕后孕酮低下而屡堕胎，属脾肾虚弱，治疗中当补肾安胎结合健脾益气，培补后天之本，加入黄芪、党参、白术等药，收效显著。

西医认为，反复流产与遗传因素、内分泌异常、免疫功能异常、全身性疾病、感染因素、生殖道异常有关。随着社会发展，精神心理因素被证实能影响复发性流产患者的妊娠结局，运用心理干预与中药安神在治疗上亦取得了一定的成效。

近年来，众多医家依据中医理论，采用现代科技手段，对滑胎的发病机理及临床中行之有效的方药进行了较为深入的研究和探讨。实验研究证实，大多数滑胎患者，存在夫妇间共有主要组织相容性抗原（HLA）相容性增大，封闭抗体不足的因素。孕前孕期使用补肾健脾方药复方能增加封闭效果，提高再孕成功率。对于补肾安胎药物的实验研究表明，该类药物具有调节和增加实验动物体内孕激素含量、抑制动物子宫平滑肌收缩、稳定子宫内环境的作用，从而达到保胎目的。

九、文献与病案选录

《诸病源候论·妇人妊娠病诸候》："若血气虚损者，子脏为风冷所居，则血气不足，故不能养胎，所以致胎数堕。"

《妇人大全良方》云："妇人妊娠常胎动不安者，由冲任经虚，胞门、子户受胎不实故也。并有饮酒、房事过度，有所损动不安者。"

《傅青主女科》："大凡妇人之怀妊也，赖肾水以荫胎，水源不足，则火易沸腾……水火两病，胎不能固而堕矣。"

《当代名老中医典型医案集：妇科分册》一书中记有医案一则如下。

汪某，女，27 岁。初诊 2007 年 10 月 25 日。自然流产 3 胎。平素月经尚且规律，16 岁初潮，周期 30 天，经期 4 天，量少，男方生殖功能正常。结婚 2 年，先后自然流产 3 胎，均发生在孕 50~60 天，末次孕 2007 年 2 月 29 日。末次月经：2007 年 10 月 2 日，现月经未潮，面色萎黄，精神不振。舌淡苔薄，脉细弱。此为母体素有脾胃虚弱，气血乏源；或饮食不节，孕后过于忧思劳倦损伤脾胃，脾虚胃弱气血运化乏源；冲任不足，以致不能摄养胎元而发生滑胎。西医诊断：习惯性流产；中医诊断：滑胎，证属气血虚弱。治宜健脾益气，养血固冲。拟方调经八珍汤加减。处方如下：牡丹皮 10g，丹参 10g，香附 10g，茺蔚子 10g，当归 10g，白芍 10g，川芎 10g，生地黄 10g，党参 10g，白术 10g，茯苓 10g，甘草 5g。水煎服，日 1 剂，连服 15 日。

二诊（2007 年 11 月 25 日）：刻诊时值经期，见乳房胀痛，故在前方基础去香附、茺蔚子，加木蝴蝶、木贼疏肝理气，消除乳房胀痛。水煎服，日 1 剂，连服 15 日。

三诊（2007 年 12 月 30 日）：自然受孕，刻诊停经 33 天，尿 HCG（＋）。即刻开始安胎治疗，拟方安胎饮，如下：党参、黄芪、当归、白芍、生地黄、白术、黄芩、桑寄生、狗脊、菟丝子、川续断、苎麻根、杜仲各 10g。水煎服，日 1 剂，连服 20 日。

四诊（2008 年 1 月 1 日）：停经 35 天，阴道少量出血 2 天，褐色如咖啡渍，诊断胎漏，气血虚弱证。治宜补肾健脾，止血安胎。前方中加炒地榆 10g，连服 20 日。

五诊（2008 年 2 月 18 日）：阴道流血 11 天净，现孕 3 月，无腹痛，无腰酸，故去炒地榆，原方巩固。连服 20 日。足月分娩。

第七节　胎萎不长

胎儿在母体生长发育迟缓，以致妊娠四五月后腹形和宫体明显小于正常妊娠月份，经查胎儿存活者，称为胎萎不长。前人又谓之"妊娠胎萎燥""妊娠胎不长""胎不长养"。西医学的"胎儿生长受限"辨证治疗可与本病互参。

《诸病源候论》谓："胎之在胞，血气资养。若气血虚损，胞脏冷者，胎则翳燥萎伏不长。"陈自明《妇人大全良方》载"夫妊娠不长者，因有宿疾，或因失调，以致脏腑衰损，气血虚弱而胎不长也"，对血气虚损致病有进一步的认识。《陈素庵妇科补解》中提出孕妇情怀不畅亦可致病，曰"妊娠忧郁不解，以及阴血衰耗，胎燥而萎"，首提情怀不畅亦可致本病。《外台秘要》记中有通过长期饮食调补助气血生化以养胎的方法："鲤鱼长一尺者，水渍没，纳盐如枣，煮令熟，取汁稍稍饮之……十余日辄一作此，令胎长大。"张景岳则提出当辨证予以补、固、清等不同治法。本病属高危妊娠之一，可出现堕胎或过期不产等恶果，应当临床引起重视，降低患者生育风险。本病如若治疗不当，可能影响日后小儿体能与智能发育，妥善处理能降低社会负担。

一、病因病机

本病的主要机理是母体不足，先天发育欠佳，脏腑气血亏损；或孕后房事不节，伤及肾气，肾脾虚弱，既不能暖宫以育生发之气，又不能输送较多新鲜血液滋养胎儿；或孕后将养失宜，营养欠佳，化源不足；或因胎漏下血，血去气虚，胎儿失养，遂致胎萎不长。此外尚有因父气孱弱，雄精不壮，胎气欠实者。

1. 气血虚弱　气血乃长养胎元之本，若素体气血不足，或久患宿疾，气血暗损；或因胎漏下血日久，胎失所养，以致胎不长养。如《景岳全书·妇人规》曰："妊娠胎气本乎气血，胎不长者，亦惟血气之不足耳。"

2. 脾肾不足　素体禀赋脾肾不足，或孕后房事不节，伤及肾气，或劳倦过度，损伤脾气，以致精血化源不足，胎失所养，以致胎萎不长。《景岳全书·妇人规》曰："妇人多脾胃病者有之，仓廪薄则化源亏而冲任穷也。"

二、诊断

1. 病史　孕后初期可能有胎漏、胎动不安病史，或有妊娠高血压综合征、慢性肝炎、慢性高血压、心脏病、贫血、营养不良或其他慢性消耗性疾病，或有饮食不节史，或服用对胎儿有致畸作用的药物，或接触放射线。

2. 临床表现　妊娠四、五个月后，腹形与子宫明显小于正常妊娠月份。

3. 检查　①动态测量宫高、腹围及体重等。宫高明显小于相应孕周是胎儿生长受限（FGR）最明显、最容易识别的体征。宫高低于正常平均值 2 个标准差，胎儿存活者即可诊断。②B 超：胎儿存活，双顶径测定，孕 36 周前每两周增长少于 2mm，则为宫内发育迟缓，如增长大于 4mm，则可排除宫内发育迟缓。

三、鉴别诊断

详细询问月经史，准确了解末次月经时间及胎动时间，以便于正确估算胎龄，排除胎儿畸形等证后方可诊断。本病与胎死不下、羊水过少均有宫体小于正常月份的特点，需要加以鉴别。

1. 胎死不下　胎萎不长存在胎心胎动；胎死不下则胎动和胎心音均消失，可有胎漏、胎动不安病史。

2. 羊水过少　胎萎不长胎儿肢体发育偏小；羊水过少则肢体发育正常，B 超检查可见羊水暗区在 3cm 以下。

四、辨证论治

本病辨证以虚证为多。主要是气血虚弱、脾肾不足。

本病的治疗原则，当养气血，补脾胃，滋化源，精血充足则胎有所养。治疗时要注意是否发生变证，如若出现畸胎、死胎，应速下胎益母，以防变生他病。

1. 气血虚弱证

主要证候：妊娠四五个月后，腹形和宫高明显小于妊娠月份，胎儿存活，身体羸弱，面色萎黄，头晕心悸，短气懒言，舌质淡红，苔少，脉细滑。

证候分析：胎赖气血以养，血虚气弱，则胎元失养，故胎虽存活，但生长迟缓，而腹形明显小于正常月份；气血亏虚，肌肤失于充养，故面色萎黄，身体羸弱；血虚心脑失养，故头晕心悸；气虚阳气不布，则短气懒言；舌淡红，少苔，脉细滑均为气血虚弱之征象。

治法：补气益血养胎。

方药：八珍汤（方见经行头痛）加减。

方中党参、熟地黄益气养血；黄芪、白术、茯苓协助党参益气补脾；当归、白芍、枸杞、阿胶助熟地黄滋阴养血；川芎行气，引诸药入血海胞宫荣养胎儿；炙甘草益气和中，调和诸药。若有夜寐欠安者，加夜交藤、炒枣仁；若有腹胀便溏者，去当归、熟地黄，加砂仁、煨木香、炒谷芽；若见胎漏下血者，去川芎，加苎麻根、棕榈炭、艾叶炭；腹中满者加丹参、鸡血藤、艾叶，加速宫中血液供给，效果明显。

2. 脾肾不足证

主要证候：妊娠腹形明显小于妊娠月份，胎儿存活，腰膝酸软，小腹冷痛，乏力纳少，或形寒畏冷，手足不温，舌质淡，苔白，脉沉迟。

证候分析：胞脉系于肾，脾肾不足，精血匮乏，胞脉失去温养，故胎元存活但生长迟缓，孕母腹形小于妊娠月份，小腹冷痛；腰膝酸软，纳少便溏，形寒畏冷，四肢不温，倦怠无力，舌淡，苔白，脉沉迟，均为脾肾不足之征象。

治法：补益脾肾，养胎长胎。

方药：温土毓麟汤（《傅青主女科》）加减。

温土毓麟汤：巴戟　覆盆子　白术　人参　怀山药　神曲

方中巴戟天、覆盆子温肾暖胞以养胎儿；党参、白术、山药健脾益气以滋化源，源盛流畅则血有所生、胎有所长；神曲健脾和胃以利水谷消化。诸药合用，健脾和胃，温肾暖宫，助胎儿生长。若见小腹冷痛明显者，便溏次数增多者，加制附片、炮姜；心烦失眠者加钩藤、炒枣仁；小便量少者，加茯苓、泽泻。

五、临床常用的中成药

1. 人参养荣丸　每次 4～6g，每日 2～3 次。适用于证属气血虚弱者。

2. 人参鹿茸丸　每次 4g，每日 2 次。适用于证属脾肾阳虚者。

六、其他治疗

临床有报道运用复方丹参注射液结合中医辨证论治，效果良好。

七、转归与预后

本病经过精心调治，可继续顺利正常发育、生长、足月分娩。若未及早诊治或调治不当，则会影响胎儿生长发育，可导致过期不产，甚至胎死腹中。本病直接影响新生儿质量，故宜及早诊断和治疗。否则先天不足，影响后天的体能与智力。

八、预防与调摄

1. 孕妇左侧卧位，增加子宫血流量，改善胎盘灌注，定期吸氧。

2. 积极治疗妊娠剧吐及妊娠合并症，如妊娠高血压综合征等。

3. 定期产前检查，及早发现，及早治疗。若发现胎儿畸形应及早终止妊娠。

4. 加强营养，食用高热量、高蛋白、高维生素、叶酸、钙剂等营养丰富易于消化的食物。

九、临证参考

胎萎不长属西医高危妊娠范畴之一，主要病理是气血不足以荣养其胎，而致胎儿生长迟缓。治疗本病宜健脾胃，以益生化之源、峻补气血、滋养胎儿，并宜固肾安胎。本病早期治疗，效果较好。早期诊断重在对孕妇的观察，若妊娠 3～4 个月，腹部不见隆起，有重度恶阻病史、胎漏病史，应引起足够的重视。临证时，需注意寒凝和血热证亦有发生。确属寒凝者，可酌情加用艾附暖宫丸，血热者可选用保阴煎。

现代实验和临床研究发现益气化瘀能多方面提高 IUGR 大鼠和临床患者红细胞变形能力，改善母血高凝、黏聚、浓缩状态，提高仔鼠或胎儿体重，改善胎盘功能，增加子宫-胎盘-胎儿血供，抑制子宫平滑肌痉挛，防止子代幼年智力、体格、免疫能力低下等。并认为血瘀存在于 IUGR 的病变过程之中。《金匮要略》在妊娠篇提出妇人养胎宜常服当归散。当归散养血活血，用于助胎甚佳，但是出现胎漏时要慎用。临证若出现血瘀兼证，孕中晚期可酌选养血活血之品，如丹参、当归、白芍、鸡血藤等药，改善血循环以促胎儿长养；一些学者更提出可采用复方丹参注射液治疗本证。这为活血化瘀安胎法提供了实验依据。

十、文献选录

《女科百问》："胎之在胞，以气血滋养……若冷热失宜，气血损弱，则胎萎燥而不育，或过年久而不产。"

《景岳全书·妇人规》曰："妊娠胎气本乎血气，胎不长者，亦惟血气之不足耳。故于受胎之后而漏血不止者有之，血不归胎也；妇人中年血气衰败者有之，泉源日涸也；妇人多脾胃病者有之，仓廪薄则化源亏而冲任穷也；妇人多郁怒者有之，肝气逆则血有不调而胎失所养也。或以血气寒而不长者，阳气衰则生气少也；或以血热而不长者，火邪盛则真阴损也。"

第八节　胎死不下

妊娠 20 周以后，胎死胞中，历时过久，不能自行产出者，称为"胎死不下"。亦称"胎死腹中""子死腹中"。

本病在《诸病源候论》就有证因记载："此或因惊动倒仆，或染温疫伤寒，邪毒入于胞脏，致令胎死。其候，当胎处冷，为胎已死也"。《经效产宝》载有治疗死胎不下的方药。宋代已认识到胎死不下有危急的预后，如《圣济总录》云："子死腹中，危于胎之未下。"《证治准绳·女科》提出了治疗大法："寒者热以行之，热者凉以行之，燥者滑以润之，危急者毒药下之。"张景岳在《景岳全书》中认识到胎死可因"胎气薄弱，不成而殒"，并提出"当速去其胎，以救其母"。现代医学认为胎死腹中，日久不下，容易发生凝血机制障碍，可危及孕母生命。

西医学的"死胎""胎儿死亡综合征"与本病相似，可互参。

一、病因病机

本病的主要病机有虚实两端，虚者气血虚弱，无力运胎外出；实者瘀血、湿浊阻滞气机，碍胎排出。气血虚弱、气滞血瘀、湿浊阻滞是导致胎死不下的主要病因。

1.气血虚弱 素体虚弱，或孕后久病体虚，气血亏损，胎失所养而致胎死宫中，又因气虚失运，血虚不润，不能促胎外出。

2.气滞血瘀 孕期跌仆外伤，或寒凝血滞，瘀阻冲任，损及胎元，胎死宫中，复因瘀血内阻，产道不利，碍胎排出。

3.湿浊瘀阻 孕妇素体脾虚，孕后饮食劳倦伤脾，脾虚失运，湿浊内停，困阻气机，胎失其养，以致胎死，气机不畅，则死胎滞涩不下。

二、诊断

1.病史 可有胎漏、胎动不安病史。

2.临床表现 妊娠中、晚期，孕妇可自觉胎动停止，腹部不再继续增大；若胎儿死亡时间较长，可出现口中恶臭，腰酸腹坠，阴道出血，脉涩等症。如临产发生称"死产"，须产科处理，不在此节阐述。

3.检查

（1）腹部检查 妊娠中晚期腹围缩小，宫底下降，扪不到胎动，听不到胎心音。

（2）妇科检查 乳房变松软，子宫小于妊娠月份，但宫口未开。

（3）辅助检查 妊娠试验、盆腔 B 超检查有助确诊。

三、鉴别诊断

1.胎萎不长 胎萎不长为已怀孕 4～5 月后，孕妇腹型明显小于正常月份，但胎儿依然存活，生长发育迟缓为其主要特征，可借助 B 型超声检查以鉴别。

2.胎漏 胎漏为妊娠后有少量阴道出血，但无腰酸腹痛。妇科检查子宫颈口未开，子宫大小与停经月份相符。尿妊娠试验阳性。胚胎存活，有继续妊娠的可能。可借助 B 型超声检查来鉴别。

四、辨证论治

死胎一经确诊，急当下胎。下胎之法，必须根据母体的强弱，审慎用药，不宜概投猛攻峻伐之品，致伤孕妇正气。如孕妇本身气血已虚，则宜先固本元，补气养血益母，然后再行下胎。下死胎时，如伴有阴道大量出血，或死胎不能排尽者，则需中西医结合治疗，采取吸宫、钳刮等手术，尽快取出胎物，迅速止血，以免重伤气血，变生他证。

1. 气血虚弱证

主要证候：妊娠中、晚期，孕妇自觉胎动停止，腹部不再继续增大，小腹疼痛或有冷感，或阴道流血，色淡质稀，面色苍白，心悸气短，精神倦怠，食欲不振，或口有恶臭。舌质淡，苔白，脉细涩无力。

证候分析：孕妇气血虚弱，气虚运送无力，血虚产道失于濡润，故胎死腹中，不能自下；死胎内阻，气血运行不畅，胞脉失于温养，故小腹疼痛或有冷感；气血虚弱，冲任不固，则阴道流血；气血不足，不能外荣于面，故面色苍白；中气不足，故神疲气短；气虚不运，则食欲不振；胎死日久，腐臭之气随冲气上逆，则口出恶臭；舌淡，苔白，脉细涩无力，亦为气虚血少，运行不畅之象。

治法：补益气血，活血下胎。

方药：救母丹（《傅青主女科》）。

救母丹：当归　川芎　人参　荆芥　益母草　赤石脂

原方治子死产门难产，治但救其母，而不必顾其子矣。

方中人参大补元气；当归、川芎补血，使气旺血旺，则气能推而血能送；益母草活血又善下死胎；赤石脂化恶血，使恶血去而胎自下；炒荆芥引血归经，使胎下而不致流血过多。全方有补气血、下死胎之效。气血虚甚者，酌加黄芪、丹参调补气血；小腹冷痛者，加乌药、补骨脂温暖胞脉而行气下胎。

2. 气滞血瘀证

主要证候：妊娠中、晚期，孕妇自觉胎动停止，腹部不再继续增大，小腹疼痛，或阴道流血，紫暗有块，口气恶臭，面色青暗，舌质紫暗，苔薄白，脉沉或弦涩。

证候分析：瘀血内阻，碍胎排出，则胎死不下；瘀血阻滞冲任，故小腹疼痛；瘀血内阻，血不循经而外溢，故阴道出血，色紫暗或有血块；胎死瘀久，秽气上冲则口臭；面青唇暗，舌紫暗脉涩，均为气滞血瘀之征象。

治法：理气行血，祛瘀下胎。

方药：脱花煎（方见堕胎、小产）。

方中当归、川芎活血，川芎又能行血中之气；肉桂通脉，红花祛瘀，牛膝引血下行；车前子软坚滑利以下胎；合而用之，瘀血去而死胎下。临证中常加枳壳、香附理气行滞，使气行则血行，以助排胎外出。或加黄芪补气运胎。出血多者，加血余炭、炒蒲黄、茜草根以祛瘀止血。

3. 湿浊瘀阻证

主要证候：胎死腹中，小腹疼痛或有冷感，或阴道流血，色暗滞，胸腹满闷，精神疲倦，口出秽气，舌苔厚腻，脉濡细。

证候分析：脾虚失运，水湿内停，湿浊困阻气机，则胎死不下，小腹疼痛，胸腹满闷；脾虚阳气不振，则精神疲倦；胎死日久，死胎已为湿浊瘀邪化腐，腐气上冲，则口出秽气；苔白腻，脉濡细均为脾虚湿困之征象。

治法：运脾燥湿，活血下胎。

方药：平胃散（《太平惠民和剂局方》）加芒硝。

平胃散：苍术　厚朴　陈皮　甘草

原方治脾胃不和，不思饮食，心腹胁肋胀满刺痛，口苦无味，胸满短气，呕逆恶心，嗳气吞酸，面色萎黄，肌体瘦弱，怠惰嗜卧，体重节痛，常多自利，或发霍乱，五噎八痞，膈气反胃。

方中苍术燥湿健脾，健运中州，甘草健脾和中，厚朴、陈皮燥湿行气，芒硝润下，使中州健运，湿浊瘀邪得以运行，则死胎自下。脾虚明显者，加党参、黄芪、白术以健脾益气，振奋脾阳，消除湿浊，以促死胎外出。

五、其他治疗

针灸治疗：足三里、太冲直刺，用补法。合谷、三阴交直刺，强刺激，用泻法。针灸次数根据宫缩强弱而定，每天 1～2 次，每次留针 15 分钟。

六、转归与预后

本病及早处理，预后大多良好，若死胎稽留宫内时间超过 3 周以上仍不能自行排出者，易发生宫内感染和 DIC，甚至危及产妇生命。

七、预防与调摄

1.定期进行产前检查，若胎儿大小与妊娠月份不符，要密切观察，及早确诊和处理。

2.孕后应慎劳逸，节房事，调情志，多食有营养而易于消化的食物。避免感染外邪，积极治疗对胎儿有影响的病疾。

3.子死腹中，一经确诊，应立即住院，速下死胎。

八、临证参考

古代对死胎诊断有舌色青、口恶臭、呕恶、腹中冷、阴中流水或下如赤豆汁等，可作参考，临床必结合 B 超确诊。中药辨证治疗时，须严密观察药效，如出现产兆，可加服一剂或用针刺或配静脉滴注催产素加强宫缩，尽快排出死胎。如服药 2～3 天仍无效，应予手术治疗；根据不同情况采取钳刮或人工引产。如胎死 3 周以上者，应作凝血功能检查，如有异常，应纠正后方能下胎。死胎稽留过久，易发生凝血机制障碍，导致弥散性血管内凝血，危及孕妇生命。

九、文献与病案选录

《证治准绳》："其胎死矣，当下之。大法寒者热以行之，热者凉以行之，燥者滑以润之，危急者毒药下之。"

《经效产宝》:"疗妊娠经五六月,胎死腹中,或胞衣不出,生地黄五两,牛膝、朴硝各八分,桂心、川芎、大黄各六分,蒲黄五分。"

病例:赵某,女,30岁,干部。2001年9月以"中期妊娠,要求引产"为主诉入院,入院后各项辅助检查均正常,遂以常规利凡诺引产。术前3天口服已烯雌酚15mg,一天1次,羊膜腔穿刺,穿出清亮羊水,注射利凡诺100mg,72小时后无宫缩,B超报告:死胎。米索、剥膜等补救措施用后均无效。产科检查:宫高脐上二横指;胎方位:左枕前;胎先露:头;胎心胎动:无。患者面色晦暗、头晕眼花、腰膝酸软,小腹有冷感,舌体胖、色紫暗、苔滑,小便清长、大便溏。诊断:胎死不下。辨证分型:肾虚型。治则:温补肾阳,祛胎坠下。方用金匮肾气汤合脱花煎变化加减。药用熟地黄、天花粉、杜仲各15g,肉桂、牛膝、厚朴各10g,豆豉10g。一天1剂,连用2天。同时针灸,一天1次。用药48小时后出现腹胀,继用上方,倍加肉桂,70小时后出现阵发性腹痛,继之头位产一脐绕颈死婴。

第九节　子　满

妊娠五六月后出现腹大异常,胸膈满闷,甚则遍身俱肿,喘息不得卧者,称"子满",又称"胎水肿满"。本病最早见于隋代《诸病源候论》,与西医"羊水过多"相似。在古代文献中多将子满与子气、子肿一并论述,如《诸病源候论》曰:"胎间水气,子满体肿者,此由脾胃虚弱,脏腑之间有停水,而挟以妊娠故也。"《叶氏女科证治》云:"妊娠五六月间,腹大异常,胸膈胀满,小水不通,遍身浮肿,名曰子满。此胞中蓄水也,若不早治,生子手足必然软短,形体残疾,或水下而死。"对病因病机、主要证候、转归预后作了论述。

一、病因病机

子满多由脾胃虚弱,土不制水,水渍胞中,或因胎元缺陷,发展为畸胎。

二、诊断

1. 病史　早孕、病毒感染或孕妇糖尿病史,或有畸胎、双胎史。

2. 临床表现　妊娠中期后,腹大异常,腹部胀满,腹皮绷紧而发亮,胸胁满闷,甚至喘息不得平卧、行动艰难,或伴有腹部、下肢、外阴水肿,小便短少,甚至不通。

3. 检查　腹部触诊有明显液体震荡感,胎位不清,胎心音遥远或听不清,妇科彩超检查可测羊水量,并可测出双胎或部分畸形。

三、辨证论治

本病为本虚标实证,治宜标本兼顾,本着治病与安胎并举的法则,健脾消水而不伤胎。

主要证候:妊娠中期后,腹部增大异常,胸膈满闷,呼吸短促,神疲体倦,四肢不温，小便短少，甚则喘不得卧，舌淡胖，苔白，脉沉滑无力。

证候分析：素体脾虚，因孕重虚，脾虚土衰，水反侮土，水湿泛滥，湿渗于胞，胞中蓄水，故腹大异常；水湿上迫胸膈，则胸膈满闷，呼吸短促，喘不得卧；神疲乏力，四肢不温，舌淡胖，苔薄白，脉沉滑无力，均为脾虚之象。

治法：健脾利水，养血安胎。

方药：鲤鱼汤（《备急千金要方》）加黄芪、桑白皮或当归芍药散（方见妊娠腹痛）。

鲤鱼汤：鲤鱼　白术　白芍　当归　茯苓　生姜　橘红

原方治妊娠腹大、胎间有水气。

方中鲤鱼行水消肿为君，又适合食疗，对妊娠者颇有裨益，白术、茯苓、生姜健脾理气燥湿以行水；当归、白芍养血安胎，使水去而不伤胎，黄芪补气，桑白皮平喘下气利水。

若喘甚不得卧加杏仁、苏叶宣肺平喘；尿少甚至尿闭者加车前子、泽泻利尿消肿；兼肾阳虚者加桂枝温阳化气行水，配以桑寄生、续断养血补肾安胎。

四、现代医学处理

主要取决于有无畸形、孕周大小及孕妇自觉症状的严重程度。对羊水过多合并正常胎儿，应寻找病因，积极治疗糖尿病、妊娠期高血压等母体疾病，同时分娩期应警惕脐带脱垂和胎盘早剥的发生。对羊水过多合并胎儿畸形，应及时终止妊娠。

五、转归与预后

本病一部分是由胎儿畸形所致，若确诊为胎儿畸形，应及早引产终止妊娠。

六、预防与调摄

孕后禁辛辣、生冷、暴饮暴食。饮食宜清淡，注意调理脾胃，发病后低盐饮食，适当休息，每周测一次体重。

七、临证参考

多家医院用古方当归芍药散加减治疗羊水过多效果显著。当归芍药散养血活血，柔肝健脾，利水除湿，活血不碍胎，利水不伤阴，对一般羊水过多证能使羊水减少，孕妇足月分娩。西医认为羊水系由母儿间隙通过胎盘组织透析而来，也有部分来自胎儿尿液排出，羊水在不同孕期有不同容量，这可能与该方能调节血液循环和胎儿吞噬、排泄功能有关。西医利尿药虽可用，但不少有排钾、排钠及其他副作用，有的甚至是孕妇禁忌，疗效不及中药。

八、文献与病案选录

《胎产心法》："所谓子满者，妊娠至五六月，胸腹急胀，腹大异常或遍身浮肿，胸胁不分，气逆不安，小便艰涩，名曰子满。"

《女科经纶》引齐仲甫曰："妊娠以经血养胎，或挟水气，水血相搏，以致体肿，皆由脾胃虚，而脏腑之间，宿有停水所挟，谓之子满。若水停不去，浸渍其胎，则令胎坏。"

《刘奉五妇科经验》一书中记有医案一则如下。

胡某，女，31岁。初诊日期：1971年10月10日，妊娠五个月，近日发现体肿，体重明显增加，腹围增大较速，超过妊娠月份，伴有倦怠无力，懒言，腹部胀痛，呼吸困难、心悸，不能平卧，行动不便，小便较少，纳食不香，舌质淡润，脉缓。西医诊断为羊水过多。治拟健脾补肾，温阳除湿。方药：焦白术10g，茯苓皮10g，菟丝子15g，泽泻10g，陈皮6g，猪苓6g，防风4.5g，内服本方10余剂后，体重减轻，腹围缩小，产前随诊，未见羊水过多，足月正常分娩一男婴。

第十节　子　肿

妊娠中晚期，孕妇出现肢体面目肿胀者称子肿，亦称妊娠肿胀。古人根据肿胀的部位、性质和程度不同，又有子肿、子气、皱脚、脆脚等名称。

《医宗金鉴》云："头面遍身浮肿，小水短少者，属水气为病，故名曰子肿。自膝至足肿，小水长者，属湿气为病，故名曰子气。遍身俱肿，腹胀而喘，在六、七个月时者，名曰子满。但两脚肿而肤厚者，属湿，名曰皱脚；皮薄者属水，名曰脆脚。"如在妊娠7月以后，只是脚部浮肿，休息后常能自消，无其他不适者，为妊娠晚期常见现象，可不必治疗。早在《金匮要略》中就有"妊娠有水气，身重，小便不利"，用葵子茯苓散治之的记载。《增补胎产心法》云："所谓子肿者，面目虚浮，多因脾胃气虚或久泻所致。"《沈氏女科辑要》认为妊娠肿胀："不外有形之水病，与无形之气病已。"对该病的病因与治疗作了探讨。

妊娠中晚期出现高血压、水肿、蛋白尿，甚至昏迷抽搐等症状，称为妊娠期高血压，相当于中医学子肿范畴。

一、病因病机

肺通调水道，脾运化水湿，肾化气行水，人体水液代谢赖此三脏。《素问》云："饮入于胃，游溢精气，上输于脾，脾气散精，上归于肺，通调水道，下输膀胱，水精四布，五经并行。"又曰："肾者，胃之关也，关门不利，故聚水而从其类也。"肺、脾、肾任何一脏发生病变，均可引起水液代谢障碍而发生肿胀。尤其是脾，"诸湿肿满，皆属于脾"，水湿为病，其制在脾。妊娠肿胀的发生与妊娠期特殊生理有密切的关系。此病多发生在妊娠5～6月以后，此时胎体逐步长大，升降之机括为之不利，若脏器本虚，胎碍脏腑，因孕重虚。因此脾肾阳虚、水湿不化，或气滞湿停为妊娠肿胀的主要机理，脾肾两脏功能失常往往互相影响或相继出现。

1. 脾虚　脾气素虚，因孕重虚，或过食生冷，内伤脾阳，或忧思劳倦伤脾，脾虚不能敷布津液反聚为湿，水湿停聚，流于四肢，泛于肌肤，遂发水肿。

2. 肾虚 肾素虚，孕后精血下聚养胎，有碍肾阳敷布，不能化气行水，且肾为胃之关，肾阳不布，关门不利，膀胱气化失司，水聚而从其类，泛溢而为水肿。

3. 气滞 素多忧郁，气机不畅，孕后胎体渐长，有碍气机升降，两因相感浊阴下滞，溢于肌肤，遂发子肿。

以发作前及发作时区别为以下两个期。

①发作前，即子痫的先兆期，以阴虚阳旺为主。

②发作时，即子痫期，以风火、痰火为主。

二、诊断

1. 病史 素体脾、肾虚，情志抑郁；严重贫血、原发性高血压、慢性肾炎、糖尿病等合并妊娠；多胎妊娠等。

2. 临床表现 主要特征为浮肿，多发生于妊娠 20 周以后，开始由踝部肿起，渐延至小腿、大腿、外阴部、腹部甚至全身。要警惕隐性水肿，即体表浮肿并不明显而体重增加每周超过 0.5kg 或每月超过 2.3kg。

3. 检查 根据水肿的程度分为四度。

Ⅰ度（＋）：小腿及足部明显浮肿，休息后不消退。

Ⅱ度（＋＋）：水肿上延至大腿与外阴部。

Ⅲ度（＋＋＋）：水肿延至外阴及腹部，肿势较前明显。

Ⅳ度（＋＋＋＋）：全身浮肿或伴有腹水。尿检：可有少许红、白细胞及管型。24 小时尿蛋白定量 ≥ 0.5mg 为异常。同时关注血压、体重变化。

B 超：了解有无畸胎、双胎、多胎以及羊水情况。

三、鉴别诊断

1. 妊娠合并慢性肾炎 孕前有急、慢性肾炎病史，孕前浮肿，孕后逐渐加重，浮肿首先发生在眼睑，24 小时蛋白尿 ≥ 0.5mg，尿中有各种管型或红、白细胞，血中尿素氮升高。

2. 妊娠合并心脏病 孕前有心脏病史，通过心电图、心功能检查可确诊。

四、辨证论治

肿胀性质有水病和气病之分。病在有形之水，皮薄，色白而光亮，按之凹陷即时难起病在无形之气，皮厚而色不变，随按随起。水肿的病变有在脾、在肾之别。病在脾者，四肢面目浮肿，皮薄而光亮，伴脾虚证；病在肾者，面浮肢肿，下肢尤甚，伴肾虚证。妊娠肿胀的治疗应本着治病与安胎并举的原则，以运化水湿为主，适当加入养血安胎之品，慎用温燥、寒凉、峻下、滑利之品，择用皮类利水药，以免伤胎。

1. 脾虚证

主要证候：妊娠数月，面目四肢浮肿，或遍及全身，皮薄光亮，按之凹陷不起，面色㿠白无华，神疲气短懒言，口淡而腻，脘腹胀满，食欲不振，小便短少，大便溏薄，舌淡体胖，边有齿痕，舌苔白润或腻，脉缓滑。

证候分析：素体脾虚，因孕重虚，或孕后肆食生冷厚味，重伤脾胃，加之妊娠数月，胎体上升阻碍中焦，机括不利，脾主肌肉四肢，脾阳不运，水湿停聚，浸渍四肢肌肉，故面目四肢浮肿；脘腹胀满，少气懒言，尿少便溏，舌体胖，边有齿痕，苔白润而腻，脉缓滑为脾虚生湿之象。

治法：健脾利水。

方药：白术散（方见子满）加砂仁。

原方治疗胎水。

方中重用白术，意在补脏利湿；白术健脾燥湿为君，宜用蜜炙，使其燥湿而不伤阴血；茯苓健脾利中焦湿邪；砂仁、生姜温中理气；大腹皮下气宽中行水；橘红调气和中，全方具有健脾除湿、利水消肿之功。若肿势明显，酌加猪苓、泽泻、防己利水消肿；胸闷而喘，加桑白皮、厚朴、杏仁宽中理气、降逆平喘；若少气懒言，神疲乏力，加参、芪补脾益气。

2. 肾虚证

主要证候：妊娠数月，面浮肢肿，下肢尤甚，按之如泥，腰酸乏力，下肢逆冷，小便不利。舌淡，苔白润，脉迟沉。

证候分析：肾气素虚或孕后精血养胎，有碍肾气化生。肾气不足，上不能温煦脾阳，运化水湿；下不能温煦膀胱，化气行水；水道莫制，泛溢肌肤，故面浮肢肿；湿性重浊，故肿势下肢尤甚；腰酸乏力，下肢逆冷，小便不利，舌淡，苔白润，脉沉迟均为肾虚之象。

治法：补肾温阳，化气行水。

方药：真武汤（《伤寒论》）。

真武汤：茯苓　芍药　生姜　附子　白术

原方治太阳病发汗后阳虚水泛变证。

方中附子大辛大热，温阳化气行水为君，病势急重，非此莫属，因其有毒，用时必须遵循以下两点：①用量不宜太重，一般 6~9g；②入药先煎、久煎。一般病情可以桂枝通阳化气行水，生姜、白术、茯苓健脾燥湿，白芍开阴结，与阳药同用，引阳入阴，以消阴翳。若腰痛甚加续断、桑寄生固肾安胎；便溏加扁豆、莲子健脾利水。

3. 气滞证

主要证候：妊娠三、四个月后，肢体肿胀，始于两足，渐延于腿，皮色不变，随按随起，胸闷胁胀，头晕胀痛，苔薄腻，脉弦滑。

证候分析：妊娠数月，胎体上升，机括为之不利，肺气壅塞，不能通调水道，或素性抑郁，气滞水停，加之脾胃受累，中州水湿停滞，发为妊娠肿胀。

治法：理气行滞，除湿消肿。

方药：天仙藤散（《校注妇人良方》）。

天仙藤散：天仙藤　香附　乌药　陈皮　甘草　生姜　木瓜　苏叶

原方治疗妊娠胎水肿满。天仙藤行气祛风消肿为君，配疏肝理气之香附、乌药，宣肺行水之紫苏叶，理脾和胃之橘皮、木瓜、甘草，使三焦气顺，水调湿除而肿自消。若肿势重，腹胀纳呆，加茯苓、白术、大腹皮，健脾行水；肺气壅塞，气逆面肿加桑白皮、杏仁、桔梗宣肺降气，利水消肿；胸胁胀痛，情志不畅加柴胡、佛手，疏肝理气。

五、其他治疗

1. 中成药

（1）安宫牛黄丸　每次1粒，每日2次。适用于昏迷型子痫。

（2）苏合香丸　每次1丸，每日2次。适用于痰湿蕴阻型子痫。

（3）羚羊角粉　每次0.3～0.6g，每日2～3次。适用于风火型子痫。

2. 针灸　抽搐者，取人中、曲池、合谷、承山、太冲。昏迷者，取人中、百会、涌泉、风池。

六、转归与预后

子肿往往是子痫的早期症状之一，早期发现，早期治疗，对控制病情发展、防止向子痫转化有重要意义。

七、预防与调摄

重视孕期保健，定期产前检查，注意体重、水肿、蛋白尿、血压的变化情况。发病后应低盐饮食，控制饮水量，禁食生冷油腻之品。浮肿严重者应休息，抬高两下肢，注意保暖。

八、临证参考

妊娠水肿是妊娠高血压综合征的早期症状之一，为中药治疗该病的有效时期。该病病机，古人多主脾肾阳虚，治以温阳化气行水。限于历史条件，中医古籍将妊娠水肿与子晕、子痫分开论治。然从西医学看，妊娠水肿多伴有高血压（先兆子痫），若不辨证与辨病相结合，而妄投温阳助火之品，致血压骤升，造成子痫危症，后果不堪设想。妇女妊娠期间，阴血聚以养胎，肝阴不足，相火偏旺，临床实为多见。因而对该病治疗，一定要临证详辨，深思再三。有人针对西医治疗该病的原则提出不宜使用利尿剂，认为利尿剂可使血液浓缩，导致脏器灌流量进一步减少，致使胎盘缺血加重，使病情恶化，这与中医治疗该病不可一味利尿祛湿，而以补脏为主，使脏腑功能健运，湿邪自消，同时注意养血安胎的治法有所印证。

九、文献与病案选录

《女科学笺疏》："妊娠身发肿，良由真阴凝聚，以养胎元，而肾气不能敷布……遂致水道不通，泛溢莫制，治当展布肾气，庶几水行故道，小溲利而肿胀可消，此惟仲景肾气丸最为正治。"

《诸病源候论》："胎间水气，子满体肿者，此由脾胃弱，脏腑之间有停水，而挟以妊娠故也。妊娠之人，经血壅闭，以养于胎。若挟有水气，则水血相搏，水渍于胎，兼伤腑脏。脾胃主身之肌肉，故气虚弱，肌肉则虚，水气流溢于肌，故令体肿。水渍于胞，则令胎坏。"

《湖南省老中医医案选》一书中记有医案一则如下。

彭妇，42 岁。7 月中旬患子肿，经当地医治不效，至 8 月中旬病势转危。延予诊治，患者卧床不起，赤身裸体，遍身浮肿，头面及四肢均肿大，阴户肿更甚，高热，口渴，冷饮不休。小便全闭，按其六脉洪大而疾，舌红绛。胎孕将 8 月，诊毕予思忖其症，高热身肿者常有，而阴肿大如此，实为罕闻，消肿退热止渴乎？抑安胎乎？思之良久，乃悟水即气也，气行则水行，气机不利，则水为之遏。气为肺所主，是肺气壅滞，不能通调水道，肺气之遏滞，又为胃热之蒸，胃之蒸是内火之灼，故自沃水以救其焚，否则必有吸尽西江之势。治以宣肺行水，清热安胎，方用生石膏、知母、桑白皮、地骨皮、蒲公英、金银花、生地黄、木通、黄柏、花粉、竹叶、连翘、山栀、川贝、甘草。服 1 剂，小便即通。解出赤黑色尿大盆，大便亦解出黑臭稀。服完 2 剂，肿已消三分之二，阴户肿大亦消过半，热退渴止。再以原方继服 2 剂，过 3 日诸证悉平。

第十一节　子　晕

妊娠期出现以头晕目眩，状若眩冒为主症，甚或眩晕欲厥，称"妊娠眩晕"，亦称"子晕"。子晕有轻重之分，若发生在妊娠中后期，多属重症，往往伴有视物模糊、恶心欲呕、头痛等，多为子痫先兆。因此及时正确治疗妊娠眩晕是预防子痫发生的重要措施之一。

明、清以前，本病多同在"子痫"病症中一并探讨，至清代《叶氏女科证治》才将子晕与子痫从病因论治上分别论述。之后《女科证治约旨》进一步明确指出本病病因是由"肝火上升，内风扰动"或"痰涎上涌"所致。

一、病因病机

本病发生的主要机理是阴血不足、肝阳上亢或痰浊上扰。《素问》曰："诸风掉眩，皆属于肝。"又有"无风不作眩""无虚不作眩""无痰不作眩"等经验之说。

1. 阴虚肝旺　素体阴虚，孕后血聚养胎，阴血愈不足，阴不潜阳，肝阳上亢，上扰清窍，故发眩晕。

2. 脾虚肝旺　素体脾虚，运化失职，水湿内停，精血输送受阻，复因孕后阴血养胎，肝失濡养，肝体不足而益偏亢，肝阳挟痰浊上扰清窍，发为眩晕。

3. 气血虚弱　素体气血不足，孕后气以载胎，血以养胎，气血因孕更虚，气虚清阳不升，血虚脑失所养，故发眩晕。

二、诊断

1. 病史　严重贫血、原发性高血压、慢性肾炎、糖尿病、双胎、羊水过多等。

2. 临床症状　以头晕目眩为主症，重症多发生在妊娠中晚期，常伴有头痛、耳鸣、视物模糊、浮肿胸闷、心烦呕恶等症，往往是子痫的先兆症状，应引起重视。

3. 检查　测血压，收缩压高出基础血压 4.0kPa（30mmHg），舒张压高出基础血压 2.0kPa（15mmHg），或基础血压不高，孕 20 周后血压高于 18.7/12.0kPa（140/90mmHg），同时进行眼底检查。浮肿由脚踝部开始，渐延至小腿、大腿、腹部甚至全身，呈凹陷性水肿。尿常规检查可见蛋白尿。

三、急症处理

应住院密切观察病情变化，及时镇静、降压，予中药加强育阴平肝潜阳之功。做好床边护理，防止发为子痫。

四、辨证论治

本病以眩晕为主症，其实质是因孕而虚，属本虚标实证。阴虚肝旺，但见头晕目眩；脾虚痰阻，多兼四肢浮肿、呕恶；气血虚弱必兼气血虚弱之象，大抵以此为别。其病机特点主要是肝阳上亢，治宜育阴潜阳，随证选加滋阴、化痰、补益气血之品，慎用温阳助火之剂，以免助风火之邪。

1. 阴虚肝旺证

主要证候：妊娠中后期，头晕目眩，视物模糊，耳鸣失眠，心中烦闷，颜面潮红，口干咽燥，手足心热，舌红或绛，少苔，脉弦数。

证候分析：素体肝肾阴虚，孕后阴血下注养胎，阴虚肝旺，水不涵木，风阳易动，上扰清窍，故头晕目眩，视物模糊，耳鸣失眠；阴虚内热，虚火上炎，则颜面潮红，口燥咽干；舌红，少苔，脉弦数均为阴虚火旺之象。

治法：育阴潜阳。

方药：杞菊地黄丸（《医级宝鉴》）加石决明、龟甲、钩藤、白蒺藜、天麻。

杞菊地黄丸：牡丹皮　熟地黄　山茱萸　怀山药　泽泻　茯苓　枸杞子　菊花

杞菊地黄丸滋肾壮水，枸杞、菊花清肝明目，加龟甲、石决明育阴潜阳，钩藤、白蒺藜、天麻平肝潜阳。

若热象明显可酌加知母、黄柏滋阴泻火；口苦心烦加竹茹、黄芩清热除烦，水肿明显加茯苓、防己、泽泻；有动风之兆者加羚羊角镇肝息风。

2. 脾虚肝旺证

主要证候：妊娠中晚期，头晕头重目眩，胸闷心烦，呕逆泛恶，面浮肢肿，倦怠嗜睡，苔白腻，脉弦滑。

证候分析：脾虚湿聚，孕后阴血养胎，阴血益虚，肝失滋养，肝阳挟痰浊上扰清窍，故头重目眩，如眩冒状；水湿泛于肌肤四肢，故面浮肢肿；胸闷泛恶，纳差便溏，苔白腻，脉弦滑均为脾虚痰阻之象。

治法：健脾化湿，平肝潜阳。

方药：半夏白术天麻汤（《医学心悟》）加钩藤、丹参、蔓荆子。

半夏白术天麻汤：半夏　天麻　茯苓　橘红　白术　甘草

原方治眩晕，有湿痰壅遏者，书云："头旋眼花，非天麻、半夏不除是也，半夏天麻白术汤主之"。

方中以半夏为君，取其燥湿化痰，又兼降逆止呕；以天麻、白术为臣；天麻善能平肝息风止头眩，与半夏合用，为治风痰眩晕的要药，佐茯苓健脾渗湿，与白术合用，尤能治生痰之本，橘红理气化痰，使气顺则痰消；甘草调和诸药；加钩藤增强平肝息风之效，丹参活血行滞。全方共奏燥湿化痰、平肝潜阳之功，佐以健脾，标本同治，阳潜痰消，眩晕自愈。

3. 气血虚弱证

主要证候：妊娠后期头晕目眩，眼前发黑，心悸健忘，少寐多梦，神疲乏力，气短懒言，面色苍白或萎黄，舌淡，脉细弱。

证候分析：素体气血不足，孕后气以载胎、血以养胎，因孕重虚，气血愈感不足，气虚则清阳不升，血虚则脑失所养，即发眩晕；心悸健忘，少寐多梦，神疲乏力，舌淡，脉细弱均为气血不足之象。

治法：调补气血。

方药：八珍汤（方见经行头痛）加首乌、钩藤、石决明。

原方治气血两虚证。

方中八珍加首乌调补气血，钩藤、石决明平潜肝阳。

若头晕眼花甚，可去党参加太子参益气阴，加枸杞、蔓荆子养血平肝；心悸少寐健忘加远志、枣仁、龙眼肉养心安神。

五、转归与预后

子晕有轻重之分，气血虚弱型属轻证，阴虚肝旺，脾虚肝旺为重证，多是子痫的先兆症状，应引起足够的重视。及时、正确地治疗，预后大多良好；否则病势发展可导致子痫，甚则影响母子生命。

六、预防与调摄

1. 调情志，保持心情舒畅，勿受精神刺激。
2. 禁辛辣，宜服高蛋白、维生素类及富含钙、铁的营养丰富的食物，低盐饮食。
3. 休息，充足睡眠，安静环境，左侧卧位。
4. 测体重、血压、胎盘功能及尿蛋白。

七、临证参考

妊娠眩晕，临床以眩晕为主症，本病因孕而虚，阴血不足及脾虚为本，肝旺为标，属本虚标实证。本病重症属先兆子痫范畴，往往伴有高血压、水肿、蛋白尿。应与西医妊娠高血压疾病互参。治疗宜辨证与辨病相结合，适当配以活血祛瘀、行水消肿，可获较好疗效。及时、正确的诊断与治疗本病可以防止子痫的发生。

八、文献与病案选录

《女科证治约旨》："妊娠眩晕之候，名曰子眩，如因肝火上升，内风扰动，致昏眩欲厥者，宜桑丹杞菊汤主之……如因痰涎上涌，致眩昏欲呕者，宜加味二陈汤主之。"

《竹林女科证治》："妊娠七八月，忽然卒倒，僵仆不省人事，顷刻即醒，名曰子晕，宜葛根汤。亦有血虚，阴火炎上，鼓动其痰而眩晕者，宜葛根四物汤。亦有气血两虚而眩晕者，宜八珍汤。"

《哈荔田妇科医案医论选》一书中记有医案一则如下。

聂某，女，25岁，已婚。1978年3月24日初诊，素性易怒，现妊娠7月，头晕目眩，肢麻擎动，烦躁不安，夜寐不实，目赤口苦溲如茶汤，大便燥，下肢微肿。舌红，苔黄微腻，脉象弦数有力，测血压23.7/13.2kPa（180/100mmHg）。此系肝郁化火，扰乱心神，阴虚火炽，风阳上旋，乃欲发子痫之兆，亟须力挽狂澜之施，法拟息风清热，安神除烦。

处方：嫩钩藤15g，白蒺藜9g，明天麻4.5g，赤芍药、粉牡丹皮、女贞子各9g，东白薇15g，龙胆草、川黄连各6g，首乌藤、云茯苓各2g，炒枣仁9g，天竺黄6g。3剂，水煎服。前方连服2剂，眩晕已减，肢擎渐平，烦闷即止，夜寐尚安，惟大便不畅，脉弦滑略数，舌苔薄黄，血压21.1/12.0kPa（160/90mmHg），病入坦途。前方既效，当锲而不舍，嫩钩藤15g，明天麻4.5g，白蒺藜9g，东白薇15g，龙胆草4.5g，淡条芩9g，粉牡丹皮9g，女贞子、云茯苓各9g，首乌藤、决明子各9g，服药7剂，诸症悉已，血压18.7/10.5kPa（140/80mmHg），停药后血压一直正常，届期举子，情况良好。

第十二节　子　痫

妊娠晚期或临产前及新产后，突然发生眩晕倒仆，昏不识人，两目上视，牙关紧闭，四肢抽搐，全身强直，须臾醒，醒复发，甚至昏迷不醒者，称为子痫，又称"子冒""妊娠痫证"。根据发病时间不同，若发生在妊娠晚期或临产前，称产前子痫；若发生在新产后，称产后子痫。临床以产前子痫多见。子痫是产科的危、急、重症，严重威胁母婴生命安全。本病属西医的重度妊娠高血压综合征（妊高症），目前仍是孕产妇及围产儿死亡的重要原因之一。

古书上早有类似疾病的记载，《诸病源候论》提出"妊娠而发者，闷冒不识人，须臾醒，醒复发，亦是风伤太阳之经作痉也"。对本病病机，刘完素认为是"肾水衰而心火旺，肝无所养所致"。《万氏女科》指出："子痫乃气虚夹痰夹火症也。"《女科要旨》认为"子痫系肝风内动，火热趁风而迅发"。《沈氏女科辑要》概括该病病因"一为阴亏，二为气滞，三为痰饮"。归纳诸家之说，子痫的发生主要是阴虚不足为本，风、火、痰为标。

一、病因病机

本病病机主要是肝风内动及痰火上扰。若孕妇素体肝肾不足或脾胃虚弱，因孕重虚，肝失濡养，致肝阳上亢，或孕后七情内伤，忿怒伤肝，肝郁化火，火盛动风，或水不济火，心肝火盛，风助火威，风火相煽，或湿聚成痰，痰火交炽，蒙蔽清窍。妊娠晚期、临产时或产后，阴血聚下或阴血暴虚，阳失潜藏，五志化火，气血逆乱，筋脉失养，神不内守，而发筋脉痉挛、四肢抽搐、神志昏迷等症。如此多脏受累，因果相干，病情复杂，危及生命。

1.肝风内动 素体阴虚，孕后阴血养胎，肾精愈亏，心肝失养，肝阳上亢，生风化火，风火相煽，遂发子痫。

2.痰火上扰 素体阴虚，阴虚内热，灼津成痰，痰热交炽，或素体脾虚或肝郁克脾，脾虚湿聚，郁久化热，痰热壅盛，上蒙清窍，发为子痫。

二、诊断

1.病史 孕前有高血压史、肾病史、糖尿病史、家族高血压病史；双胎、多胎妊娠，羊水过多，葡萄胎病史；子痫病史等。

2.临床表现 妊娠后期，或正值分娩时，或分娩后，忽然眩晕倒仆，昏不识人，两目上视，牙关紧闭，四肢抽搐，角弓反张，须臾醒，醒复发，甚或昏迷不醒。或者在先兆子痫的基础上出现抽搐昏迷的症状。

3.检查 妊娠前或妊娠 20 周前无高血压史，妊娠 20 周后血压升高到 18.7/12.0kPa（140/90mmHg），或较基础血压升高 4.0kPa（30/15mmHg），伴蛋白尿、水肿即可诊断为妊高征。血液检查：红细胞压积、血液黏稠度、全血黏度异常。肝肾功能检查：尿酸、尿素氮、肌酐、谷丙转氨酶异常。测定二氧化碳结合力，确定有无酸中毒。眼底检查：严重时视网膜小动脉痉挛。

三、鉴别诊断

主要与妊娠合并癫痫发作相鉴别。癫痫既往有类似发作史，发作前一般无头痛、头晕、眼花、胸闷，亦无高血压、水肿、蛋白尿等症状与体征。

四、急症处理

一经确诊，应即刻住院治疗，积极处理。治疗原则为解痉、降压、镇静、合理扩容、必要时利尿、适时终止妊娠，危重时中西医配合抢救。

五、辨证论治

对子痫应防重于治，因其病程进展有明显的阶段性，所以中医治疗重点在先兆子痛，以滋阴养血、平肝潜阳为法，防止子痫的发生（参照子晕）。子痫一旦发生，要充分注意昏迷与抽搐的发作程度与频率，治疗以清肝息风、安神定痉为主治疗，因病情危急，需中西医结合抢救。

1. 肝风内动证

主要证候：妊娠晚期或临产前及新产后，头痛，眩晕，突然发生四肢抽搐，昏不识人，牙关紧闭，角弓反张，时作时止，伴颜面潮红，口干咽燥，舌红或绛，苔无或花剥，脉弦细而数。

证候分析：素体肝肾阴虚，孕后血聚养胎，阴血愈虚，肝阳上亢，故头痛眩晕，颜面潮红。临产前或分娩时及新产后，阴血暴虚，阴虚风动，筋脉挛急，故手足抽搐，腰背反张，风火相煽，扰犯神明，以致昏仆不知人，阴虚内热故颜面潮红，口燥咽干，舌红或绛，苔少，脉弦细而数，均为阴虚阳亢之征象。

治法：滋阴潜阳，平肝息风。

方药：羚角钩藤汤（方见经行头痛）或止抽散（湖北中医学院附院验方）。

止抽散：羚羊角　地龙　天竺黄　郁金　黄连　琥珀　胆南星

羚角钩藤汤原方治肝风上扰，甚则瘈疭，狂乱痉厥，热极动风，子痫，产后惊风。若喉中痰鸣，酌加竹沥、天竺黄、石菖蒲清热涤痰。

2. 痰火上扰证

主要证候：妊娠晚期，临产时或新产后，头晕头重，胸闷泛恶，突然倒仆，昏不识人，全身抽搐，气粗痰鸣，舌红，苔黄腻，脉弦滑而数。

证候分析：阴虚于下，火旺于上，临产前或分娩时及新产后，阴血下聚或阴血暴亡，心肝火旺，灼津伤液，炼液成痰，痰郁化火，痰火上扰清阳，故头晕头痛，昏不识人；痰热互结，则胸闷烦热，气粗痰鸣；脉滑数，苔黄腻，均为痰热内盛之征象。

治法：清热开窍，豁痰息风。

方药：牛黄清心丸（《痘疹世医心法》）加竹沥。

牛黄清心丸：牛黄　朱砂　黄连　黄芩　栀子　郁金

原方主治热邪内陷，热入心包。

牛黄、竹沥清心化痰开窍，黄芩、黄连、山栀清心肝之热，郁金开郁结，使气通脉畅，痰热消，抽搐止。

六、临床常用的中成药

1. 安宫牛黄丸　每次 1 粒，每日 2 次。适用于昏迷型子痫。

2. 苏合香丸　每次 1 丸，每日 2 次。适用于痰湿蕴阻型子痫。

3. 羚羊角粉　每次 0.3 ~ 0.6g，每日 2 ~ 3 次。适用于风火型子痫。

七、其他治疗

针灸治疗基本处方：水沟、后溪、风池。

加减运用：肝风内动，加肝俞、肾俞、太溪，诸穴均用补法，以补益肝肾、息风潜阳；痰火上扰者，加丰隆、行间、神门，诸穴均用泻法，以清热豁痰，开窍息风。若神志昏迷加灸气海、涌泉；牙关紧闭加下关、颊车；头目眩晕加四神聪、印堂；抽搐不止加阳陵泉、曲泉；病在夜间发作加照海，白昼发作加申脉。

另外，可选耳针：取肝、肾、神门、皮质下、枕、脑，每次选 2～3 穴，毫针强刺激，留针 30 分钟，间歇行针，每日 1～2 次，并可耳针埋针；穴位注射法：取足三里、内关、风池、大椎，用维生素 B_1 或维生素 B_{12} 注射液，每穴注射 0.5～1.0mL，每日 1 次，10 次为 1 疗程。

八、转归与预后

子肿、子晕（先兆子痫）、子痫，可视为同一疾病的不同阶段，首先是子肿、子晕，为中药治疗的有效时期，若此时治疗不及时，病情进一步发展，可出现先兆子痫，稍有不慎，一触即发为子痫。子痫一旦发作，需中西医结合治疗。若治疗及时，处理得当，可控制抽搐，母子可能平安；若抽搐反复发作，抽搐时间长，往往预后不良。

九、预防与调摄

对于子痫要树立防重于治的思想，早期诊断与治疗对控制病情发展有重要意义；注意休息，左侧卧位，调节情志，饮食宜高蛋白、高维生素，一般不严格控制食盐。若发展成子痫，护理更为重要，宜单人房间，避声、光刺激，床周加护挡，防止患者跌仆，取下活动性假牙等，昏迷期间禁止饮食。若子痫不能控制可考虑终止妊娠；子痫得以控制，亦应适时终止妊娠，以减少母婴围产期死亡率和产后并发症。

十、临证参考

先兆子痫、子痫均为产科重症，是孕产妇及围产儿死亡的主要原因之一。"上工治未病"，重在防治，中医中药在对该病的预防上有一定优势。湖北中医学院附属医院报道，对孕早期辨证属肝肾阴虚者，妊高征的发病率明显高于其他孕妇，如早期用滋补肝肾药治疗，可明显降低妊高征的发病率。金有慧报道在孕 12～18 周发生反复便溏者，用健脾化湿药物治疗，可不致发展成为妊高征。张成莲用复方丹参、维生素 E 等联合用药，预防妊高征，疗效满意。在对该病的治疗上，湖北中医附院用一贯煎加止抽散治疗妊高征 100 例，有效率达 95.7%，郭天玲用当归芍药散治疗妊高征 92 例，对控制轻、中度患者的血压和预防子痫发生具有与西药相似的疗效。中西医结合治疗妊高征的时间虽不长，但已显示出其优势，长期服用副作用小，急、重症患者可配合少量解痉镇静剂，使患者处于清醒状态下接受治疗，母婴受镇静剂影响小，饮食起居正常，因而产妇宫缩无力、产后出血、胎儿缺氧、窒息等症状的发生率均明显降低。

十一、文献与病案选录

《诸病源候论》："体虚受风，而伤太阳之经，停滞经络，后复遇寒湿相搏，发则口噤背强，名之为痉。妊娠而发者，闷冒不识人，须臾醒，醒复发，亦是风伤太阳之经作痉也，亦名子痫，亦名子冒也。"

《沈氏女科辑要笺正》："妊身阴虚，以精血凝聚下元，无暇旁及，致令全身阴分偏于不足，至理名言，必不可易，不才因此悟及子痫发痉，即从阴虚而来，盖痉之痉厥，猝然而作，亦可倏然而安，近人脑神经病之真理，早以发明，实属万无疑义，脑神经之所以为病，无非阴不涵阳，孤阳上逆，冲击震荡，扰其神经，以致知觉运动，顿失常度。"

《医学心语》："其症最暴且急……若频发无休，非惟胎妊骤下，将见气血随胎涣散，母命亦难保全。"

《中国现代名中医医案精华》一书中记有医案一则如下。

鱼场下坡王某之妻，24岁。1952年仲秋初诊。主诉：妊娠近7月，肢面浮肿，头痛目眩，泛恶欲呕，因家道不丰，仍日夜操劳不辍。一日突发抽搐神迷、目吊口噤、全身痉挛、乍作乍止。举家惶惶，不知所措，急遣人邀余往诊。

诊查：余至时正值发作，入视其状，见四肢抽搐有力，面青唇紫。少顷抽定，脉诊弦滑，舌质暗，边有瘀斑，询之烦热心悸，头目疼痛。

余退而语其夫：此子痫也，乃因素体血虚，怀孕期间血聚养胎，致阴血更亏，阴虚火旺，火旺则化风，肝风内动，筋脉失养，遂有此证。前者头痛目眩，泛恶欲呕，已是内风欲动之兆，乃不知静养，以致于此。倘反复发作，对于母体、胎儿恐有危害。书方如下。

先予熊胆0.6g，研末，冲入竹沥水15g，即服，以清热解痉兼涤痰涎（倘无熊胆，可用蛇胆或鸡胆代之），后服下方药。

处方：秦当归12g，杭白芍24g，刘寄奴12g，桃仁泥9g，南红花9g，麦门冬9g，黑芝麻12g，嫩钩藤12g，紫贝齿15g，白僵蚕9g，苏地龙9g，条黄芩9g，雅连9g。水煎，嘱服1剂，以观动静。翌日晨其夫来告，谓头煎服后抽搐渐平，随服2煎，头痛亦减，余曰：病虽稍定，恐有复萌，原方药再服1剂，冀得无虞。

药后再被邀诊，病妇脉缓神清，抽痛未作，唯口干纳差，肿势依然。再予育阴清热、养血活血、兼疏筋化湿之剂。

处方：秦当归12g，赤白芍9g，天仙藤12g，南红花12g，茯苓皮15g，宣木瓜9g，香附米6g，麦冬9g，肥玉竹9g，女贞子12g，桑寄生12g，黄芩6g，黄连6g，白僵蚕9g，六神曲12g，2剂。

数年后，王某携一小儿与余邂逅途中，谈及往事，谓其妻服2诊方后，诸症悉退，搐未再发，并足月顺产一子，即此小儿也。

第十三节 子 嗽

妊娠期间，孕妇咳嗽不已，称"妊娠咳嗽"，亦称"子嗽"。本病的发生及发展与妊娠期特殊生理有关，若咳嗽剧烈或久咳不愈，可损伤胎气，导致堕胎、小产。早在《诸病源候论》中就有"妊娠咳嗽候"的记载，认为本病的发生主要责之于肺，但随四时气候之变更，五脏应之，皆能令人咳。朱丹溪认为"胎前咳嗽，由津液聚养胎元，肺失濡润，又兼痰火上炎所致"，治疗"当润肺为主"。清代张璐重视妊娠咳嗽，认为若久咳不已，则易动胎，提出"妊娠咳嗽，需以安胎为主"的施治大法。历代医家对于子嗽的界定范围大致有两种观点，巢元方等认为，只要是妊娠期间咳嗽，无论外感、内伤均属于子嗽范围，而陈明等则认为"久嗽不已"才属于妊娠咳嗽。但本节所说子嗽，以内伤性咳嗽为主。

一、病因病机

咳不离于肺，也不止于肺；肺不伤不咳，脾不伤不久咳。妊娠咳嗽，久咳不已，病变部位在肺，关系到脾，总与肺、脾有关。

1. 阴虚肺燥　肺为娇脏，不耐寒热。若素体阴虚，孕后血聚养胎，肺金失养，肺燥金伤，则虚火内生而灼伤肺津，肺脏失于濡养，气逆而咳。

2. 痰火犯肺　素体阳盛，孕后阴血养胎，阳气偏亢，两因相感，化为火热而灼伤肺金，进而炼液为痰，痰水胶结壅阻于肺，则肺气失于宣降，遂发咳嗽。

3. 脾虚痰饮　素体脾胃虚弱，痰湿内生，孕后气以载胎，脾虚益甚，或暴饮暴食，或生冷伤脾，脾失运化，水湿内停，聚湿生痰，痰饮射肺，而发咳嗽。

二、诊断

本病以妊娠期咳嗽不已为主症，随其病因不同，可见有不同症状，再参合舌脉进行诊断。

1. 病史　孕前肺气虚或有慢性咳嗽史，或孕后贪凉饮冷。

2. 临床表现　妊娠期间久咳不已为主要症状，载由病因证候虚实之异而伴见相应的脉证。注意与孕期外感而咳者相鉴别。

3. 辅助检查　胸透与胸部摄片以排除其他器质性病变，对本病诊断有重要意义，但须知在妊娠早期不宜行胸透与胸部 X 线摄片，避免对胎儿造成伤害。

4. 产科检查　胎儿发育正常。

三、鉴别诊断

通过妊娠咳嗽的时间、程度、特征及有关检查，不难与外感咳嗽、咽喉部炎症及肺部炎性咳嗽相鉴别。此外还应与抱儿痨相鉴别，抱儿痨孕前多有痨病史，未治愈即孕或孕后复发。必要时在怀孕 6 个月后进行胸部 X 线摄片及相关检查以鉴别。

四、辨证论治

病因不同，症状各异。阴虚肺燥，干咳无痰，口燥咽干；痰火犯肺，咳痰不爽，痰黄黏稠；脾虚痰饮，咳嗽痰多，胸闷气促，大抵以此为别。本病治疗以清热润肺、化痰止咳为主，重在治肺，兼顾及脾。因其久咳伤气，气虚不能载胎，有碍胎气之嫌，因而在治疗用药上必遵循治病与安胎并举的原则。一为治咳照顾胎元，若有动胎之兆，应加入安胎之药；二是对有些治咳药如降气、豁痰、滑利等可能碍胎者要慎用。

1. 阴虚肺燥证

主要证候：妊娠期间，干咳无痰，甚或痰中带血，久咳不已，胎动不安，两颧红赤，口干咽燥，午后潮热，失眠盗汗、手足心热，舌红，少苔，脉细滑数。

证候分析：素体阴虚或失血伤阴史，孕后阴血养胎，因孕重虚，虚火内生，灼肺伤津，故干咳少痰；肺络受损则痰中带血；肺喜润恶燥，肺燥失养，必久咳不已；两颧红赤，口燥咽干，失眠盗汗，舌红，少苔，脉细滑数均为阴虚内热之象。

治法：滋阴润肺，止嗽安胎。

方药：百合固金汤（《医方集解》）去当归、熟地黄，加桑叶、阿胶、炙百部、黑芝麻。

百合固金汤：百合　熟地黄　生地黄　麦冬　白芍　当归　贝母　生甘草　玄参　桔梗

原方治肺伤咽痛，喘嗽痰血。重在养阴润肺滋肾，使金水相生，阴津充足，虚火自平，则咳嗽则愈。

方中百合润肺止咳为君；玄参、麦冬养阴润肺；生地黄、芝麻滋补肝肾；桑叶、桔梗、甘草清肺利咽；贝母、炙百部润肺化痰止咳；阿胶、白芍养血敛阴止血，且能安胎；当归虽养血，但以行为养，恐有动胎之弊，故弃而不用；肺虽喜润恶燥，但润之太过，易聚湿生痰，故去熟地黄。

2. 痰火犯肺证

主要证候：妊娠咳嗽，咳痰不爽，痰液黄稠，面红口干，心胸烦热，舌红苔黄，脉滑数。

证候分析：素体阳盛，孕后阴血养胎，阳气偏亢，两因相感，化为火热而灼伤肺金，进而炼液为痰，痰水胶结壅阻于肺，则咳痰不爽，痰液黄稠，面红口干，心胸烦热，舌红苔黄，脉滑数均为火热内盛的征象。

治法：清热降火，化痰止咳。

方药：清金化痰汤（《医学统旨》）。

清金化痰汤：黄芩　山栀子　桔梗　麦冬　桑白皮　贝母　知母　瓜蒌仁　橘红　茯苓　甘草

本方清肺化痰，润肺止咳。方中橘红理气化痰，使气顺则痰降；茯苓健脾利湿，湿去则痰自消；更以瓜蒌仁、贝母、桔梗清热涤痰，宽胸开结；麦冬、知母养阴清热，润肺止咳；黄芩、栀子、桑白皮清泻肺火，甘草补土而和中。故全方有化痰止咳，清热润肺之功。适用于痰浊不化，蕴而化热之证。

3. 脾虚痰饮证

主要证候：妊娠期间，咳嗽痰多，胸闷气促，甚至喘不得卧，神疲纳呆，舌质淡胖苔白腻，脉濡滑。

证候分析：素体脾虚，孕后气以载胎，脾虚益甚，运化失职，水湿停聚，聚湿成痰；痰饮射肺，肺失肃降，故咳嗽痰多，胸闷气促，喘不得卧；神疲纳呆，舌质淡胖苔白腻，脉濡滑均为脾虚痰饮之象。

治法：健脾除湿，化痰止咳。

方药：六君子汤（《校注妇人良方》）加苏梗、紫苑。

六君子汤：党参 白术 茯苓 甘草 半夏 陈皮 生姜 大枣

原方治胃气虚弱，用此方调和脾胃，诸症自愈。方中四君子汤调和脾胃，脾胃健运，痰湿自除。加陈皮、法夏、紫莞、苏梗加强化痰止咳之功，标本同治，子嗽自愈。

五、转归与预后

子嗽经过适当的治疗和休息，一般愈后良好。若久咳不已，或素体脾肾不足，或有流产甚至习惯性流产病史患者，或失治、误治，恐进一步进展，导致胎漏、胎动不安甚至堕胎、小产。

六、预防与调摄

1. 妊娠期间勿贪凉或取暖太过，以免招致外邪犯肺。

2. 饮食宜清淡、新鲜而富有营养，勿暴饮暴食。

3. 素体阴虚孕妇，孕期禁辛辣燥热之品，可常用滋阴润肺之生梨、百合等食疗，同时保持心情舒畅。

七、临证参考

子嗽一证，因孕而咳，病变部位主要在肺，关系到脾。孕后阴血下聚以养胎，素体阴虚，容易出现阴虚或阳盛者，火旺犯肺，故见阴虚、痰火两型。素体脾胃虚弱者，痰湿内生，孕后气以载胎，脾虚益甚，聚湿生痰，痰饮射肺，而发咳嗽。因有脾虚湿盛证，故治疗重点在于清热祛湿，化痰止咳或养阴润肺，止咳安胎。然豁痰利肺之品当慎用，以防伤胎、滑胎之虞。

八、文献与病案选录

《医宗金鉴》："妊娠咳嗽，谓之子嗽，嗽久每致伤胎。有阴虚火动，痰饮上逆，有感冒风寒之不同。因痰饮者，用二陈汤加枳壳、桔梗治之；因感冒风寒者，用桔梗汤，即紫苏叶、桔梗、麻黄、桑白皮、杏仁、赤茯苓、天冬、百合、川贝母、前胡也。若久嗽，属阴虚，宜滋阴润肺以清润之，用六味地黄汤治之。"

《韩树人教授治疗子嗽经验》记有医案一则如下。

李某，女，26岁。怀孕8个月，2013年4月5日就诊。患者咳嗽半月余，在市妇幼保健医院予以静滴"头孢、青霉素"类药物共9d，效不显。患者无发热，咽不痛，刻下咳嗽时作，有痰，夜晚症状明显，纳寐可，二便调。舌红，苔薄，脉滑。辨证属胎火上炎，痰伏于肺，肺失清肃。拟方清肺化痰，止咳为治。处方：炙桑白皮 10g，生石膏 30g（先煎），甜杏仁 10g，炙枇杷叶 10g，地骨皮 10g，炒黄芩 10g，川贝母 10g，瓜蒌皮 10g，白前 10g，牛蒡子 10g，竹茹 10g，当归 10g，生甘草 5g。嘱其忌食辛辣伤阴之物，并忌情绪激动。7 剂后咳嗽已消。

第十四节　妊娠小便淋痛

妊娠期间出现尿频、尿急、淋漓涩痛等症状，称"妊娠小便淋痛"，或"妊娠小便难"，俗称"子淋"。

本病最早见于《金匮要略》，并首载"当归贝母苦参丸主之"。隋代巢元方《诸病源候论》明确指出淋证病位在肾与膀胱，言机理是"诸淋者，由肾虚而膀胱热故也"。后世较多妇产科医著如《妇人大全良方》《胎产心法》等都推崇这一观点，并提出用"用六味汤加车前子，或加知柏治之"。而《沈氏女科辑要笺正》指出本病"是阴虚热炽，津液耗伤者为多，不比寻常淋痛皆由膀胱湿热郁结也。故非一味苦寒胜湿，淡渗利水可治"，进一步完善了本病的病因病机及治疗。

一、病因病机

病因总由于热，机理是热灼膀胱、气化失司，水道不利。其热有虚实之分，虚者阴虚内热；实者心火亢盛，湿热下注。

1.阴虚津亏　素体阴虚，孕后精血下聚养胎，阴精愈亏，虚火内生，下移膀胱，灼伤津液，则小便淋漓涩痛。

2.心火偏旺　素体阳盛，孕后阴血养胎，阴不上乘，心火偏旺或孕后过食辛辣助火之品，热蕴于内，引动心火，心火移热于小肠，传入膀胱，热灼津液，故小便淋漓涩痛。

3.膀胱湿热　摄生不慎，用具不洁，感受湿热之邪或胎压膀胱，尿液留滞，致湿热之邪入侵，膀胱气化不利发为本病。

二、诊断

1.病史　孕前有尿频、尿急、尿痛病史或有不洁性生活史。

2.临床表现　妊娠期间，尿频、尿急、尿痛或伴小腹坠胀，腰部酸痛。

3.检查　尿常规可见红细胞、白细胞或少量蛋白。

三、鉴别诊断

1.转胞　即妊娠小便不通。根据病情程度不同，可表现为尿不得出或淋沥点滴而下，与子淋相似，但无灼热疼痛感，尿液常规检查基本正常。

2.妊娠遗尿　孕期小便不能控制而自遗为遗尿，也可出现小便淋漓不禁与子淋相似。

3. 遗尿　遗尿无尿痛灼热感，尿液常规检查基本正常。

四、辨证论治

子淋一证，多因于热，但有虚热实热之分。应重点了解尿频、尿急、尿痛的情况以辨其虚实。虚热者小便淋漓不爽，溺后尿道刺痛不适，色淡黄；实热者小便艰涩不利，灼热疼痛，溺短少。治疗上均以清润为主，不宜过于苦寒通利，以免重耗阴液，损伤胎元。

1. 阴虚津亏证

主要证候：妊娠期间，小便频数，淋漓涩痛，量少色淡黄，午后潮热，手足心热，大便干结，颧赤唇红，舌红少苔，脉细滑数。

证候分析：素体阴虚，孕后阴血养胎，阴虚益盛，阴虚内热。津液亏耗，膀胱气化不利。故小便频数，淋漓涩痛，量少色淡黄；阴虚内热，则手足心热，午后潮热，颧赤唇红；大便干结，颧赤唇红，舌红少苔，脉细滑数均为阴虚内热之象。

治法：滋阴清热，润燥通淋。

方药：知柏地黄丸（《症因脉治》）。

知柏地黄丸：熟地黄　山茱萸　山药　泽泻　牡丹皮　茯苓　知母　黄柏

若潮热盗汗甚，酌加麦冬、地骨皮、生牡蛎滋阴清热敛汗；小便中带血者加小蓟、荠菜、旱莲草养阴清热，凉血止血。

2. 心火偏亢证

主要证候：妊娠期间，小便频数，尿少色黄，艰涩刺痛，面赤心烦，渴喜冷饮，甚至口舌生疮，舌红欠润，少苔或无苔，脉细数。

证候分析：心火偏旺，移热于小肠，热灼膀胱，水道不利，故小便淋漓涩痛；心火上炎，灼伤清窍，故口舌生疮；面赤心烦，舌红欠润，少苔或无苔，脉细数均为心火偏旺之象。

治法：清心泻火，润燥通淋。

方药：导赤散（《小儿药证直诀》）加玄参、麦冬。

导赤散：生地黄　甘草梢　木通　淡竹叶

原方治小儿心热。

生地黄清热养阴生津，使肾精足则心火降为君；加麦冬、玄参养阴生津降心火；木通苦寒，上清心火，下通小便；淡竹叶清心除烦，引热下行；甘草梢直达病所，清热止淋，调和诸药。

若小便热甚酌加栀子、黄芩清热解毒；热邪伤阴，尿中带血加生地榆、大小蓟清热凉血；木通用量以 6g 为宜，有研究报道木通用量超过 15g 可损伤肾功能。

3. 湿热下注证

主要证候：妊娠期间，突感尿频、尿急、尿痛，尿意不尽，欲解不能，小便红赤，小腹坠胀，胸闷纳少，带下黄稠量多，舌红苔黄腻，脉弦滑数。

证候分析：湿热之邪，侵入膀胱，湿热蕴结，气化不利，故小便短赤；湿热搏结于下焦伤及任带，故下腹坠胀，带下黄稠；湿困脾胃则胸闷纳少；舌红苔黄腻，脉弦滑数均为湿热内盛之象。

治法：清热利湿，润燥通淋。

方药：加味五苓散（《医宗金鉴》）。

加味五苓散：焦栀子　茯苓　当归　白芍　黄芩　甘草　地黄　泽泻　盐车前子　川木通　滑石粉

原方治阴肿。

方中黑栀子、黄芩、滑石、木通清热泻火；赤茯苓、泽泻、车前子利湿通淋；白芍、甘草清热缓急止痛；当归、生地黄养血安胎，使邪去而不伤正，治病而养胎。车前子、滑石，性较滑利，易动胎气，需慎用。

五、临床常用的中成药

1. 知柏地黄丸　一次 8 丸，一日 3 次。适用于阴虚津亏型子淋。

2. 金钱草冲剂　每次 15g（1 袋），每日 3 次。适用于湿热下注型子淋。

六、其他治疗

1. 针灸　基本取穴膀胱俞、行间。妊娠小便淋痛重在膀胱气化不利，故取膀胱俞以疏利膀胱之气机；肝脉络阴器，取肝经荥穴行间，以泻火止痛。

加减运用：若阴虚津亏者加肾俞、太溪，诸穴均用补法，以滋阴清热通淋；心火偏亢加内关、劳宫，诸穴均用泻法，以泻火清热通淋；湿热下注加阴陵泉，用泻法，以除湿通淋。

2. 耳针　取膀胱、肾、交感、枕、肾上腺，每次取 2～4 穴，各穴强刺激，留针20～30 分钟，每日 1 次，10 次为 1 疗程。

七、转归与预后

子淋是常见的妊娠并发症，如能及时正确地治疗则预后良好。严重者可出现寒战、高热、体温升高可达 39℃～40℃，甚者可由高热引起流产、早产。如反复发作，可发展成慢性肾盂肾炎，必要时可中西医结合治疗。

八、预防与调摄

妊娠期间注意阴部卫生，节制性生活，以防湿热秽浊之邪上犯膀胱，饮食禁温燥、辛辣及油腻之品。一旦患子淋，应多饮温开水，选择左侧卧位或左右轮换以减少子宫对输尿管的压迫，使尿液通畅。因泌尿系感染而引起者，治疗应及时彻底，3 次尿液培养均无细菌生长，才可停药。对抗生素的选用要慎重，尤其在孕早期 3 个月以内，不能用伤胎之药。

九、临证参考

子淋一证，热证、虚证居多，多属肾虚膀胱有热，即或实证，也多本虚标实。治疗以清润为主，本着治病与安胎并举的原则，慎用苦寒清降滑利之品以防碍胎。运用中药治疗子淋，副作用小，疗效满意，既能治疗母体的尿路感染，又无损于胎儿。

十、文献与病案选录

《妇人大全良方》："夫淋者，由肾虚膀胱热也。肾虚不能制水，则小便数也；膀胱热，则小便行涩而数不宣。妊娠之人胞系于肾，肾间虚热而成淋，疾甚者心烦意乱，故谓之子淋。"

《陈素庵妇科补解》："妊娠胞系于肾，淋久不止，肾水亏损，小肠为心之腑，水火不交必心神烦闷，口燥咽干，以致胎动。"

《评注产科心法》："肾开窍于二阴，与膀胱为表里。热则小便淋漓，甚者心烦闷乱，用子淋散主之。"

《中医妇科临证经验选病案》一书中记有医案一则如下。

陈某，女，23岁，工人。1978年10月5日初诊，本人自述，妊娠已6个月，小便淋沥不利，时尿道涩痛，尿色淡黄，四肢浮肿，身重疲倦，起则头眩，胸闷腹胀，纳呆。诊之舌苔白腻，脉濡滑。此为下焦湿热所致。

治法：祛湿清热。

方药：加味四苓汤。

猪苓10g，云苓10g，白术10g，泽泻10g，黄柏10g，知母10g，甘草10g，共3剂。

二诊：服上方3剂后，诸症好转，小便已不涩痛，再守前方，3剂而愈。

第十五节　妊娠小便不通

妊娠期间，小便不通，甚至小腹胀急疼痛，心烦不得卧，称妊娠小便不通，古称"转胞"或"胞转"。以妊娠晚期7～8个月时较为多见。

"转胞"首见于《金匮要略》，其曰"妇人病饮食如故，烦热不得卧……此名转胞不得溺也"，"宜肾气丸主之"，以方测证乃肾虚所致。朱丹溪总结前人经验结合自身临床经验，提出本病由血气虚弱，不能上载其胎所致，治以补虚为主，并创"丹溪举胎法"，用香油涂手，自产门入，托其胎，溺自下。

本病相当于西医学的尿潴留。

一、病因病机

妊娠小便不通的病因病机主要是胎气下坠，压迫膀胱，致膀胱不利，水道不通，尿不得出，属本虚标实证，临床有肾虚、气虚之分。

1. 肾虚 素有肾气不足，胞系于肾，孕后肾气愈虚，系胞无力，胎压膀胱，溺不得出，或肾虚不能化气行水故小便难。

2. 气虚 素体虚弱，中气不足，妊娠后胎体渐长，气虚无力举胎，胎重下坠，压迫膀胱、溺不得出。

二、诊断

1. 病史 素体肾虚或脾肺气虚。

2. 临床表现 多发生在妊娠晚期，以小便不通、小腹胀满疼痛为主症。

3. 检查 尿液常规检查基本正常。

三、鉴别诊断

与子淋鉴别。子淋以小便淋漓涩痛为主，转胞以小腹胀急疼痛、溺不得出为主要症状。

四、辨证论治

本病以小便不通为主，但其实质是肾虚或气虚。小便胀痛，腰酸腿软属肾虚；证见小便不通或点滴量少，面白神疲属气虚。治疗按"急则治其标，缓则治其本"的原则，以补气升提助膀胱气化为主，不可妄投通利之品，以免影响胎元。

1. 肾虚证

主要证候：妊娠小便频数不畅，继则闭而不通，小腹胀满而痛，坐卧不安，腰膝酸软，畏寒肢冷。舌淡，苔薄润，脉沉滑无力。

证候分析：肾虚系胞无力，胎压膀胱或命门火衰，不能温煦膀胱，化气行水，故小便频数不畅，甚则小便不通；溺蓄胞中，致小腹胀急疼痛，坐卧不宁；畏寒肢冷，腰膝酸软，舌淡，苔薄润，脉沉滑无力均为肾虚之象。

治法：温肾补阳，化气行水。

方药：肾气丸（方见经行浮肿）去牡丹皮、附子，加巴戟天、菟丝子。

《金匮要略》运用肾气丸治疗"妇人病饮食如故，烦热不得卧，而反倚息者"。

方中地黄、山茱萸、山药滋补肝肾，泽泻、茯苓渗利行水，桂枝温阳化气，巴戟天、菟丝子温肾，诸药共奏温肾扶阳，化气行水之功。附子有毒，一般列为妊娠禁药，牡丹皮泻火伤阴，故弃而不用。亦有认为熟附子温阳化气行水之功独擅，不须去之，唯用量不宜过大，以 9g 左右为妥，且须先煎。

2. 气虚证

主要证候：妊娠期间，小便不通，或频数量少，小腹胀急疼痛，坐卧不安，面色㿠白，神疲倦怠，头重眩晕，舌淡，苔薄白，脉虚缓滑。

证候分析：气虚无力举胎，胎重下坠压迫膀胱，水道不利，以致溺不得出或频数量少；溺停膀胱，膀胱胀满，故小腹胀急疼痛，坐卧不安；面色㿠白，头重眩晕，舌淡，苔薄白脉虚缓滑，均为气虚之征象。

治法：补中益气，升降举胎。

方药：益气导溺汤（《中医妇科治疗学》）。

益气导溺汤：党参 白术 扁豆 茯苓 桂枝 炙升麻 桔梗 通草 乌药

党参、白术、扁豆、茯苓补气健脾以载胎，升麻、桔梗升提举胎；乌药温宣下焦之气，桔梗、通草化气行水而通溺，全方共奏益气导溺之效。

五、其他治疗

1. 中成药

（1）金匮肾气丸 每次 6g，每日 3 次。适用于肾虚证。

（2）补中益气丸 每次 6g，每日 3 次。适用于气虚证。

2. 热熨法

方法：四季葱（大葱连须用），每天 500g，洗净用手折断，放入锅内炒热，分两份轮流使用。每次取 250g，用布或毛巾包裹，热熨下腹部（自脐部向耻骨部移动），冷后易之。每天 1 次（不拘时），每次约 30 分钟。

适应证：小腹胀急小便不通者。

六、预防与调摄

孕前及早纠正后位子宫，以防止孕后嵌顿，诱发小便不通。孕后勿强忍小便，或尿急操劳或过久屈蹲。孕后小便不通者，可取仰卧高臀位，缓解先露部对膀胱的压迫。若小便不通时间长，尿潴留过多，使用导尿法排出尿液时，应注意速度放缓，不可过急，以免引起患者昏厥或出现血尿。

七、临证参考

子淋与转胞同属妊娠期中伴发的小便异常，然病因、症状、治法均不相同，切不可误作一病。妊娠小便不通有鲜明的病机特点，本虚标实，表现为小便不通，小腹胀急疼痛的标实证，其病因主要是虚，或肾虚或气虚，导致载胎无力，胎重下坠，压迫膀胱所致。治疗时，不可因其小便不通，而滥用通利之法，使虚者愈虚，犯虚虚之戒。若小便胀痛难忍，可本着急则治标、缓则治本的原则，采用导尿术等法以救其急，待病情缓解，再调理善后。

八、文献与病案选录

《丹溪心法》："转胞证，脐下急痛，小便不通，凡强忍小便，或尿急疾走，或饱食忍尿，饱食走马，忍尿入房，使水气上逆气道于胞，故屈戾而不得舒张也。"

《沈氏女科辑要笺正》："转胞一证，因胎大压住膀胱，或因气虚不能举膀胱之底。气虚者补气，胎压者托胎，若乱投通利，无益于病，反伤正气。"

《中医妇科临床经验选》一书中记有医案一则如下。

周某，女，29 岁，干部。1976 年 4 月 8 日初诊。

妊娠已 8 个月，面目及下肢浮肿，疲乏，头眩怕冷，腰腿酸软，小便不通，大便溏泻。诊之舌质淡，苔薄白，脉沉迟而虚。

治法：温补肾阳行水，用金匮肾气丸。

处方：熟地黄 10g，山药 10g，山茱萸 10g，泽泻 10g，茯苓 10g，牡丹皮 6g，桂枝 6g，熟附子 6g，共 3 剂。

二诊：服上方 3 剂后，尿量增多，下肢浮肿已消，但大便仍烂，腰腿仍酸软。继服上方，加白术 10g，巴戟天 10g，连服 6 剂而愈。

第十六节　妊娠身痒

妊娠期间，孕妇出现与妊娠有关的皮肤痛痒症状，称"妊娠身痒"。

相当于西医学的"妊娠合并荨麻疹""妊娠肝内胆汁淤积症"等引起的全身瘙痒，可参考本节治疗。至于妊娠合并皮肤病如风疹、妊娠疱疹、疱疹样脓疮病等，可致宫内感染，致畸，甚至威胁胎儿生命，不属本节讨论范围。

一、病因病机

痒是一种自觉症状，属虚，属风，属火，是由风、湿、热、虫邪客于肌肤，气血不和，或血虚生风化燥，肌肤失于濡养所致，妊娠身痒与妊娠特殊的生理有密切关系。

1. 血虚　素体阴血虚，孕后阴血养胎，阴血愈亏不能濡养肌肤，化燥生风，风胜则痒。

2. 营卫不和　素体肝肾不足，冲任亏虚，孕后冲任养胎，因孕重虚，冲为血海，任主胞胎，冲任不调，营卫不和，肌肤失养发为身痒。

3. 风热　素体阳盛，血分蕴热，孕后阴血养胎，阴分必亏，风热之邪乘虚侵入肌肤与血热相合，生风化燥发为身痒。

二、诊断

1. 病史　过敏性体质，或过食鱼虾，或有妊娠肝内胆汁淤积症病史。

2. 临床表现　妊娠身痒，主要包括妊娠痒疹和妊娠肝内胆汁淤积症，前者以痒为主，伴局部红疹或隆起风团，皮肤干燥，急性者一周可停止发作，一般对胎儿及产妇都无影响，相当于西医所称"妊娠合并荨麻疹"。后者多发生在妊娠晚期，仅感瘙痒而无皮肤病变，瘙痒以躯干、手脚掌、下肢为主，甚至全身，夜间尤甚，并随妊娠进程逐步加重，随后可出现黄疸，伴乏力、恶心、尿黄、纳差等，其症状、体征产后消失，下次妊娠复发，早产率增高。

3. 检查　荨麻疹等皮肤病，检查一般无特殊变化。

妊娠胆淤症：血清胆酸浓度增高可升高至正常值（0～1.5μmol/L）的 10～100 倍，胆红素轻度升高、肝功能正常。

三、鉴别诊断

1. 风疹 风疹是由风疹病毒引起的全身发疹性疾病。典型症状：发热，耳后和枕骨下淋巴结肿大，1～2天内身上起小红斑丘疹，但不累及手掌足底，1～2天内身热红疹消退，可致胎儿畸形，应终止妊娠。

2. 妊娠疱疹 妊娠疱疹是与妊娠有密切关系的皮肤病。表现为红色荨麻疹样斑块，以及红斑基底上及临近处出现疱疹或环行分布的小水泡。

3. 疱疹样脓疱病 疱疹样脓疱病是妊娠期最严重的皮肤病，在炎症性红斑的基底上直接出现脓，大小不一，在旧病灶边缘重新发生新脓疱，脓疱融合成痂皮，最后痂皮剥脱而慢慢愈合。

四、辨证论治

妊娠身痒有轻重之异，既要辨证求因，又要结合西医检查辨病，妥善处理，以免延误病情。妊娠身痒多由血虚、风热、营卫不调等所致。血虚者皮肤干燥，脱屑作痒，疹色淡红；风热者遍身瘙痒，皮肤瘾疹，色红灼热；营卫不调者皮肤干燥，抓破血溢，多发于腹部及大腿内侧。治疗上血虚者养血为主，佐以滋肾养阴；风热者疏风清热，养血安胎；营卫不调者调和营卫，滋补肝肾。

1. 血虚证

主要证候：妊娠期皮肤干燥瘙痒，无疹或有疹，疹色淡红，日轻夜甚或劳累加重，也有全身剧痒，坐卧不安，抓破流血；面色㿠白，心悸怔忡或烦躁失眠；舌淡，苔白，脉细滑弦。

证候分析：素体阴血虚，孕后阴血养胎，阴血益虚，不能濡养肌肤则皮肤干燥；血虚化燥生风，风盛则瘙痒难忍；面色㿠白，心悸怔忡，舌淡，苔白，脉细均为血虚之象。

治法：养血祛风，滋养肝肾。

方药：当归地黄饮子（《证治准绳》）合二至丸或人参养荣汤（方见闭经）。

当归地黄饮子：当归 川芎 白芍 生地黄 防风 荆芥 黄芪 甘草 白蒺藜 何首乌

原方治小儿心血凝滞，内蕴风热，发见皮肤遍身疮疥，或肿或痒，或脓水浸浮。

四物汤养血，荆芥、防风祛风解表，白蒺藜疏风止痒，黄芪既益气又配当归养血，首乌配二至丸滋养肝肾阴血。全方滋阴养血祛风，治风先治血，血行风自灭，风祛则痒消。

若有风团则去当归加乌豆衣、徐长卿、地肤子；若烦躁不安夜间尤甚加龙齿、山茱萸、桑椹子。

人参养荣汤（方见闭经）去肉桂加荆芥、乌梅。

2. 风热证

主要证候：妊娠期全身皮肤瘙痒，出现大小不等的风团，上半身尤甚，疹块色红有灼热感，剧痒，遇热加剧，伴咽喉肿痛，头痛，舌红，苔黄，脉浮滑数。若因鱼腥虾蟹等过敏，可伴腹胀，纳呆，泄泻等。

证候分析：素体阳盛，血分蕴热，孕后阴血养胎，阴分必亏，风热之邪乘虚侵入肌表，阻于皮肤，发为身痒；热为阳邪，其性上炎，故红疹身痒以上身为甚；热邪致病，故红疹灼热，遇热加剧；咽喉肿痛，头痛，舌红，苔黄，脉浮滑数均为风热之象。

治法：疏风清热，养血安胎。

方药：消风散（方见经行风疹块）去木通、滑石加桑叶、龙骨、牡蛎。

荆芥、防风、蝉蜕、牛蒡子疏风透表，以祛在表之风邪，配苍术疏风除湿，苦参清热燥湿，知母清热泻火；因风邪浸淫血脉，损伤阴血，故配当归、生地黄、胡麻养血活血，滋阴润燥，寓有"治风先治血，血行风自灭"之意；生甘草清热解毒，调和诸药；木通淡渗利下；滑石大寒恐有碍胎之嫌，故弃而不用；加桑叶疏风清热，龙骨、牡蛎收敛治疮疡痒疹。

若风热甚加金银花、连翘疏风清热解毒；血分热甚去当归，加赤芍、牡丹皮清热凉血；若由食物过敏所致可加紫苏、茵陈。

3. 营卫不调证

主要证候：妊娠中晚期身痒以腹壁及大腿内侧瘙痒为甚，抓破后有血溢皮损。皮肤干燥，夜间或劳累后瘙痒加剧，腰酸，眼眶黑，舌淡暗，苔白，脉细滑尺弱。

证候分析：冲任由肝肾所主，素体肝肾不足、冲任虚损；冲为血海，任主胞胎，孕后冲任养胎，因孕重虚，冲任失调，营卫不和，内不得通，外不得泄，气血运行失常，肌肤失于濡养而致身痒、皮肤干燥；肝肾不足，阴分必亏而生风，故身痒夜间尤其；腰酸，眼眶黑，舌暗淡，苔白，脉细滑尺弱均为肝肾不足、营卫不调之象。

治法：补冲任，调营卫。

方药：四物汤合桂枝汤（《伤寒论》）加首乌、桑寄生、地肤子。

四物汤合桂枝汤：当归　生地黄　川芎　桂枝　芍药　甘草　生姜　大枣

四物汤养血祛风，桂枝解肌发表祛风，配白芍，益阴敛营，一治卫强，一治营弱，调和营卫；干姜、大枣合甘草既调和营卫，又升腾脾胃生发之气；首乌、桑寄生滋补肝肾益冲任；地肤子祛风止痒。若头晕耳鸣，瘙痒剧烈加白蒺藜、乌豆衣；夜尿多加山茱萸、覆盆子。

五、临床常用的中成药

人参养荣丸。一次1袋，一日1~2次。适用于血虚证的妊娠身痒。

六、其他治疗

针灸治疗基本处方：膈俞、血海、风门。

加减运用：若血虚风燥加足三里、脾俞、气海，诸穴只针不灸，以补脾益气助化源；风热湿毒加大椎、曲池、风池，诸穴针用泻法，或刺络出血；营卫不和加肾俞、太溪，诸穴均针用补法，可灸；瘙痒甚加曲池、风市祛风止痒。

另外，可用皮肤针：取风池、血海、曲池、风市、颈 7 至骶 4 夹脊穴，沿经轻叩，每次 10~20 分钟，每日或隔日 1 次；耳针：取耳尖、耳背静脉，三棱针点刺出血，每周 2 次。

七、转归与预后

妊娠身痒宜早期诊断，一般瘙痒证，可按中医辨证治疗，多无大碍。凡属病毒感染，影响胎儿生命或致畸作用明显的一类疾病，应考虑终止妊娠。

八、预防与调摄

妊娠期饮食宜清淡而富有营养，多食蔬菜水果，禁辛辣、鱼腥、烟酒、肥腻及生冷之品，发病后尤应注意。此外，注意劳逸结合，保持心情舒畅，以维持气血调和。若是妊娠胆淤症，应列为高危妊娠，定期对患者胎盘功能及胎儿情况进行测定。

九、临证参考

妊娠身痒，证有轻重，临证时既要审证求因，又要辨证与辨病相结合，区别对待，稳妥处理。一般瘙痒证多因血虚、风热、营卫不调所致，多由妊娠期阴血下聚养胎，阴虚血热，化燥生风，风胜则痒所致。治疗根据痒者皮中有风，循"治风先治血，血行风自灭"之古训，以养血祛风、滋补肝肾、清热润燥、调和气血为主，同时注意饮食调护。

十、文献与病案选录

《竹林寺女科》："妇人胎前，遍身生疮，此症乃因内受风热之故，宜用首乌散。"

《妇科指归》在论及妊娠身痒时曰："此因皮毛中风湿，不必服药，先用炒荆芥穗擦之，不愈，再用樟水调烧酒擦之即愈。"

《裘笑梅妇科临床经验选》一书中记有医案一则如下。

顾某，31 岁。1978 年 2 月 10 日初诊。

妊娠 7 月，皮肤瘙痒已近半月，无皮疹，平素易患感冒。脉象弦滑，舌质偏绛。肺气素弱，腠理不实，风邪乘虚，客于肌肤。治用清肺祛风，益气固表，以标本两顾：荆芥 1.2g，防风 1.2g，地肤子 9g，紫草 6g（后下），北沙参 9g，孩儿参 12g，玉竹 12g，桑寄生 15g，桑白皮 9g，知母 9g，白鲜皮 9g。3 剂。

二诊（1978 年 2 月 13 日）：药后肌肤瘙痒基本消失，胸闷，咳嗽无痰。肺失肃降，宜润肺化痰：炙前胡 9g，炙苏子 4.5g，化橘红 4.5g，紫草 6g（后下），知母 9g，炙牛蒡 9g，地肤子 9g，北沙参 9g，甜杏仁 9g。3 剂。

第十七节　妊娠贫血

贫血是妊娠期较常见的合并症，属高危妊娠范畴。妊娠期间出现倦怠、乏力、气短、面色苍白、浮肿、食欲不振等，检查呈现血红蛋白或红细胞总数降低，红细胞比容下降，称妊娠贫血。相当于西医的妊娠合并贫血。

妊娠贫血，中医无此病名，但在古籍中，已有涉及妊娠血虚的论述。《妇人大全良方》指出胎儿不长的原因是"脏腑衰损，气血虚羸"。《景岳全书》云："妊娠胎气本乎血气，胎不长者，亦惟血气之不足耳。"《傅青主女科》曰："夫血所以养胎也，温和则胎受其益"，"血荫乎胎，则血必虚耗。"贫血与血虚有关，但血虚不一定贫血。

一、病因病机

妊娠贫血的机理有三个方面：先天禀赋不足，精血亏虚；后天脾胃虚弱，生化乏源；大病失血，精血暗耗，加之妊娠后阴血下聚养胎，血为胎夺，母体精血更虚而发为本病。

1. 气血两虚　素体脾胃虚弱，或孕后劳倦思虑过度，或饮食失节，或久病大病失养，均可损伤脾胃导致气血不足。

2. 心脾两虚　心主血，脾生血，若劳伤心脾，营血暗耗，致心脾血虚。

3. 脾肾不足　肝藏血，肾藏精，精化血。素体肝肾不足，孕后精血养胎，肝肾不能滋养冲任，冲任血虚，必致母胎失养。

二、诊断

1. 病史　孕前或有贫血病史。先天性贫血可由家族遗传，许多慢性病及感染性疾病，或长期偏食，营养不良导致铁、叶酸、维生素 B_1 等缺乏均可引起贫血。

2. 临床表现　贫血早期症状主要为疲倦、乏力，随着贫血的加重，可出现头晕、心悸、气短、纳呆、低热等，甚至出现下肢、面目浮肿，并可见面色无华、萎黄或㿠白，舌质淡，爪甲不荣，脉细无力等。

3. 检查　血液检查是诊断本病的重要依据。若血红蛋白 $< 100g/L$，红细胞 $< 3.5×10^{12}/L$，红细胞比容 < 0.30，即可诊断为妊娠贫血。但应注意复查，以排除差错，并进一步作血片检查，以确定属哪种贫血。

三、鉴别诊断

本病应与妊娠肿胀、妊娠合并心脏病相鉴别。

四、辨证论治

妊娠贫血，血聚养胎，血为胎夺，多为虚证。血由脏腑化生，五脏之中，心主血，脾生血，肝藏血，肾藏精，精化血，所以贫血一证，总与心、脾、肝、肾有关。或由脏腑虚损，气血亏虚所致，或气血化源不足，或失血伤血，精血暗耗太过。

1. 气血两虚证

主要证候：孕后面色萎黄，四肢倦怠，乏力，口淡纳差，腹胀便溏，或见妊娠浮肿，或腰酸、腹痛下坠，舌淡胖，苔白，脉缓无力。

证候分析：素体气血不足，孕后血聚养胎，气载胎，气血愈虚，血虚则面色萎，气虚则四肢乏力；腰酸、腹痛下坠，纳差，腹胀，便溏，舌淡胖，苔白。脉缓无力均为脾胃虚弱、气血不足之象。

治法：补气养血。

方药：八珍汤（方见经行头痛）。

原方治伤损，失血过多，或因克伐，血气耗损，恶寒发热，烦躁作渴等证。

方中四君子汤补气，四物汤补血，气血双补，而无贫血之虞。

若伴浮肿，可加炒扁豆、大腹皮、陈皮健脾利湿；伴胎动不安可加续断、桑寄生、枸杞子、菟丝子补肾安胎。

2. 心脾两虚证

主要证候：孕后面色无华，心悸怔忡，失眠多梦，头昏眼花，唇甲色淡。舌淡，苔少，脉细弱。

证候分析：素体脾虚血少，孕后阴血养胎，致心血不足，心神失养，故心悸怔忡，失眠多梦；面色无华，唇甲色淡，舌淡，苔少，脉细弱，均为心脾气血两虚之征象。

治法：益气补血，健脾养心。

方药：归脾汤（《济生方》）。

归脾汤：白术　茯神　黄芪　龙眼肉　酸枣仁　人参　木香　甘草　当归　远志

方中当归养肝而生心血，茯神、枣仁、龙眼肉养心安神，远志交通心肾而定志宁心，木香理气醒脾，以防益气补血药滋腻太过而碍脾。

3. 肝肾不足证

主要证候：孕后常头晕目眩，腰膝酸软，或肢麻或痉挛，或胎儿小于孕月，舌暗红，少苔，脉细弦滑。

证候分析：素体肝肾不足，孕后阴血养胎，肝木失养，肾精失藏，肝肾精血不足，故头晕目眩，腰膝酸软，或肢麻或痉挛，胎儿失于濡养，故胎儿小于孕月，舌暗红，苔少，脉细弦滑均为肝肾不足之象。

治法：滋补肝肾。

方药：大补元煎（方见月经后期）加首乌、桑寄生。

当归补肝血，熟地黄、枸杞子、杜仲滋肾益阴，怀牛膝补肝肾引药归经，肉桂温肾助阳，寓阴中求阳之意，炙甘草既和中又可调和诸药，加生首乌、桑寄生滋肾养血安胎。

五、临床常用的中成药

归芪养血口服液，益气补血，活血祛瘀。

六、其他治疗

治疗原则是补充铁剂和去除导致缺铁性贫血的原因。一般性治疗包括增加营养和食用丰富的饮食，对胃肠道功能紊乱和消化不良给予对症处理。如果重度贫血，建议输血治疗，尤其是对于接近预产期和短期内需行剖宫术者，应备血备用及少量多次输红细胞治疗，避免加重心脏负担诱发急性左心衰竭。

而对于巨幼细胞贫血、再生障碍性贫血应由产科医师及血液科医师共同诊疗。

七、转归与预后

妊娠轻度贫血通过饮食调护，适当补充铁剂、叶酸以及中医辨证治疗，可维持正常妊娠。严重贫血可引起胎漏、胎动不安、胎萎不长，甚至胎死腹中、堕胎、小产。

八、预防与调摄

妊娠后应注意补充铁剂、叶酸，定期进行血常规检查。对贫血患者，孕前应对是否适合怀孕进行咨询，孕后定期进行检查。

饮食调护尤为重要，宜食富于营养、易于消化的食物，少食肥腻、辛辣、生冷之品，不可偏食。孕后宜保持心情舒畅，防止过度思虑，以免损伤心脾，暗耗精血。

九、临证参考

妇女不足于血，孕后阴血养胎，血为胎夺，因此孕期的特殊生理使贫血较之平时更易发生。血由脏腑所化生，五脏之中，脾生血，心主血，肝藏血，肾藏精，精化血，任何一脏功能失调都会影响到精血。中医无妊娠贫血病名，而以妊娠血虚示之，其诊断与辨证主要是通过症状与体征、舌脉来体现的。治疗以调理脏腑、补养气血以培补孕期耗损之不足。实验研究表明治疗妊娠贫血的中药如"复血康"等，具有改善气血运行、加速血液循环、调整肠蠕动、促进对铁的吸收等功能。

十、文献选录

《竹林女科证治》："妊娠遍身酸懒，面色青黄，不思饮食，精神困倦，形容枯槁，此血少无以养胎也，宜四物汤。"

《妇科玉尺·胎前门》："盖胎之所以不安者，除一切外因，总由气血虚，不能荣养胎元所致。"

第十八节 难 产

妊娠足月，临产分娩困难者，称"难产"，古书有"乳难"之称，《神农本草经》有"子难"的记载。难产处理不及时，可导致母子双亡，或留下严重后遗症。

《诸病源候论》记有"难产候"，阐述了各种难产的病因。《妇人大全良方》论述因母而致难产病理，主要责之气与血，提出"惟气顺则血和，胎安则产顺"。杨子建《十产论》详细介绍了难产证治11种，还有纠正胎位的各种手法。《经效产宝》中的"治产难诸疾方论"与"难产令易产方论"部分，介绍了一些治疗难产的方药。

一、病因病机

难产病因归纳起来有产力异常、产道异常、胎儿、胎位异常，其中产道异常、胎儿、胎位异常于分娩之际非药物所能奏效，需手术助产。本节主要讨论"产力异常"。

产力是促使胎儿从宫内娩出的动力。包括子宫收缩力，腹肌及肛提肌收缩力等，以子宫收缩力为主。当子宫收缩力的强度、频率及节律发生异常时，就会影响到产程的顺利进展而发生滞产甚至难产。

产力异常导致难产的机理主要是气血失调，分虚实两证。或气血虚弱，不能促胎外出，表现为宫缩无力；或气滞血瘀，碍胎外出，表现为子宫收缩不协调，子宫收缩过强，产程过长。

1. 气血虚弱　素体元气不足，或临产用力过早，耗伤气力，不能促胎外出，或临产胞浆早破，水干液竭，滞涩难产。

2. 气滞血瘀　临产过度紧张，忧惧恐怖，以致气结，或产前安逸过度，气血运行不畅，碍胎外出。

二、诊断

1. 病史　妊娠足月，宫缩规律进入产程，但产程进展缓慢，甚至滞产。

2. 临床表现　虚者子宫收缩虽协调但无力，临产后宫缩持续时间短、力量弱、间歇时间长、感神疲乏力；实者子宫收缩不协调（强直），持续腹痛，产妇烦躁不安，精神疲惫。

3. 检查　虚证表现为宫缩乏力，子宫收缩时宫壁不坚硬，子宫颈口不能如期张开，先露下降缓慢。实证表现为宫缩不协调，子宫收缩时宫壁坚硬，但宫口不能扩张，出现痉挛性狭窄环时，紧箍胎体，阻碍下降，胎心持续过速。

三、鉴别诊断

主要是通过 B 超及骨盆测量与产道异常、胎位异常及胎儿异常引起的难产相鉴别。

四、治疗总论

一旦出现协调性宫缩乏力，首先寻找原因，仔细评价胎儿及骨盆大小。若有头盆不称，不能经阴道分娩者，应及时行剖宫产；若无头盆不称或胎位异常，估计能从阴道分娩者，则采取中西医结合加强宫缩的方法。

五、辨证论治

产力异常分虚实两证，因虚者表现为宫缩时间短而弱，间歇时间长，宫缩时腹部亦软，宫口不能如期扩张；因实者子宫收缩不协调，自觉宫缩很强，持续性疼痛，拒按。治疗上，虚者补之，使气血充足，产力正常，产道润畅，自然分娩；实者理气活血，催生下胎。用药注意补虚不宜过于滋腻，以防滞产；化瘀不可过用破血耗气药，以防伤正。

1. 气血虚弱证

主要证候：临产阵痛轻微，宫缩时间短而弱，间歇长，产程进展慢，或下血量多，色淡或胎膜早破，面色无华，神疲肢软，心悸气短。舌淡，苔薄，脉大血虚或沉细而弱。

证候分析：气血虚弱，无力促胎外出，故阵痛轻微、宫缩短、力量弱；气虚不能摄血则下血量多；面色无华、神疲肢软、心悸气短、舌淡、苔薄、脉大而虚均为气血不足之象。

治法：大补气血。

方药：蔡松汀难产方（经验方）。

蔡松汀难产方：炙黄芪　当归　茯神　党参　醋炙龟甲　酒炒白芍　川芎　枸杞

水煎：只取头煎，顿服。

黄芪、党参、茯神补益中气，以助母力；当归、川芎、白芍养血，枸杞子、龟甲滋肾填精，血旺精足以润胎助产。若宫口已开全而产力不足时，亦可加服独参汤或含服参片，大补元气助其产力。

2. 气滞血瘀证

主要证候：产时腰腹疼痛剧烈，间歇不匀，宫缩虽强，但无规律，久产不下，下血量少，色暗红，精神紧张，心情烦躁，胸闷脘胀，时欲呕恶，面色紫暗，舌暗红，苔薄白，脉弦大或至数不匀。

证候分析：气滞血瘀，气血运行受阻，胎儿欲娩不出故腰腹疼痛剧烈；素性忧郁，临产紧张，气机不畅，气血紊乱故宫缩不协调，心情烦躁；气机不利，升降失调则胸闷呕恶；舌暗红，脉不匀，均为气滞血瘀之象。

治法：理气活血，化瘀催产。

方药：催生饮（《济阴纲目》）加益母草。

催生饮：当归　川芎　大腹皮　枳壳　白芷

原方治临产生育艰难。

当归、川芎活血，大腹皮、枳壳破气散结下胎，白芷芳香通窍，加益母草共奏行气活血、催生下胎之功。

六、转归与预后

难产贵在及时诊断和正确处理，如处理不及时或不正确，会危及母婴生命或留下后遗症：首先当分清引起难产的原因是产力异常、产道异常还是胎儿、胎位异常。如发现有头盆不称、产道异常或产力异常得不到纠正，估计不能从阴道分娩者应及时施以剖宫产。如属于一般产力异常可按中医辨证处理，必要时中西医结合治疗。

七、预防与调摄

难产对母婴健康危害较大，解除思想顾虑和恐惧心理。适当运用镇静剂和宫缩剂，故当准备好产前检查，早期发现及时治疗。孕妇产前及分娩时鼓励多进食，做到发现异常，及时处理。"睡、忍痛、慢临盆"，排空大、小便，适当运用镇静剂和缩宫剂，发现异常，及时处理。

八、临证参考

难产是严重威胁孕妇和胎儿健康与生命安全的一种病证，一旦发生必须作出正确诊断，及时处理。本节讨论"产力异常"所致的难产，产力是促使胎儿由子宫内娩出的动力，包括子宫收缩力及腹压两个方面的力量，以子宫收缩力为主。临床辨证有虚实两证，虚者阵痛微弱，坠胀不甚；实者阵痛剧烈，腹痛不已。治以调和气血为主，虚者补而调之，实者通而调之，但不宜过于攻破以免耗气伤血。情绪对孕妇的影响也很大，分娩期间焦虑能导致产程延长、分娩并发症增多及难产率增高。

九、文献选录

《保产要旨》："难产之故有八，有因子横、子逆而难产者；有因胞水沥干而难产者；有因女子矮小或年长遣嫁，交骨不开而难产者；有因体肥脂厚，平素逸而难产者；有因子壮大而难产者；有因气虚不运而难产者。"

《妇人大全良方》："凡妇人以血为主，惟气顺则血顺，胎气安而后生理和。今富贵之家，往往保惜产母，惟恐运动，故羞出入、专坐卧。曾不思气闭而不舒快，则血凝而不流畅，胎不转动，以致生理失宜，临产必难，甚至闷绝……贫者生育，日夕劳苦，血气舒畅，生理甚易，何俟乎药！则孕妇常贵于运动者明矣。"

《经效产宝》提出了对难产的处理，应内外合治，综合治疗，书中说："夫产难者，内宜用药，外宜用法。盖多门救疗，以取其安也。"

附：纠正胎位法

一般于孕 28 周开始行转胎法。

1. 针灸　至阴穴，取双至阴穴，患者取正坐垂足位，或取仰卧曲膝位，放松腰带，排空小便，用 75% 乙醇棉球局部消毒，然后用 5 分毫针，斜刺向上，进针 1～2 分深，手法平补平泻，中等强度刺激，得针感为佳，留针 15 分钟。针刺毕，嘱患者带艾条回家自灸（放松腰带，仰卧屈膝，由治疗者点燃艾条，对准双侧至阴穴距离 0.4～0.6 寸远，以温热感为度，灸 10～15 分钟），每日 1 次，7 天为 1 疗程，至胎位转正，即可停止。配合胸膝卧位（排空小便，松解腰带，胸膝卧位，每日 2 次，每次 15 分钟）效果更好。

2. 药物转胎　保产无忧散（《傅青主女科》），又称保产十三太保方。炙黄芪、荆芥各 2.4g，川贝 3g，当归、川芎各 4.5g，羌活、甘草各 1.5g，生姜 3 片，菟丝子 3g，白芍 3.6g，厚朴 2.1g，枳壳 1.8g，蕲艾 2.1g。

原方保胎。临产热服，催生如神。

功用：益气升阳，养血活血。

适应证：气血亏虚型胎位不正。本方既有保胎之功，又有催生之力，能促进气血运行、经络畅通，增强胎儿活动，从而达到矫正胎位目的，实为保生效方。服后宽松腰带，于房内慢步。一般孕 7～8 个月时服用效果好。

第十一章　产后病 ▷▷▷▷

产妇在新产后及产褥期内发生的与分娩或产褥有关的疾病，称为"产后病"。从胎盘娩出至母体恢复至孕前状态的一段时期，称产后，亦称"产褥期"，一般约需 6 周。古人有"弥月为期""百日为度"之说，俗称"小满月"与"大满月"，即产后一月（弥月）为小满月，产后三月（百日）为大满月。

常见的产后病有：产后血晕、产后痉证、产后发热、产后小便不通、产后小便淋痛、产后腹痛、产后身痛、产后恶露不绝、产后汗症、缺乳、产后乳汁自出、产后抑郁、产后血劳等。上述诸病，多发生于新产之后，根据临床实际，新产多指分娩后 7 日内。历代医家将产后代表性疾病和危急重症概括为"三病""三冲""三急"。如汉代《金匮要略》指出"新产妇人有三病，一者病痉，二者病郁冒，三者大便难"。又见《张氏医通》云："败血上冲有三，或歌舞谈笑，或怒骂坐卧，甚者逾墙上屋，口咬拳打，山腔野调，号佛名神，此败血冲心，多死……若饱闷呕恶，腹满胀痛者曰冲胃……若面赤呕逆欲死曰冲肺……大抵冲心者，十难救一，冲胃者，五死五生，冲肺者，十全一二。"并言："产后诸病，惟呕吐、盗汗、泄泻为急，三者并见必危。"前人所指的产后病，涉及范围较广，根据现代临床的认识来看，古人所说的产后"三冲"，与西医产科的羊水栓塞有相似之处，是产时危急重症。古代医家所论述的某些产后疾病已脱出妇产科范围，故在本章不予讨论。近年来，由于疾病谱的变化和对某些疾病的重新认识，因而本章新增临床常见的产后抑郁及产后血劳。

产后病的病因病机可归纳为四个方面：一是亡血伤津。由于分娩用力、出汗、产创和出血，而使阴血暴亡，虚阳浮散，变生他病，易致产后血晕、产后痉证、产后发热、产后大便难、产后小便淋痛、产后血劳等。二是元气受损。分娩是一个持续时间较长（初产妇需持续 12～14 小时，经产妇一般为 6～8 小时）的体力持续消耗过程。若产程过长，产时用力耗气，产后操劳过早，或失血过多，气随血耗，而致气虚失摄、冲任不固可致产后小便不通、产后恶露不绝、产后乳汁自出、产后汗症、产后发热、产后血劳等。三是瘀血内阻。分娩创伤，脉络受损，血溢脉外，离经成瘀。产后百节空虚，若起居不慎，感受寒热之邪，寒凝热灼成瘀；或胞衣、胎盘残留，瘀血内阻，败血为病，可致产后腹痛、产后发热、产后恶露不绝、产后抑郁等。四是外感六淫或饮食房劳所伤。产后元气、津血俱伤，腠理疏松，所谓"产后百节空虚"，生活稍有不慎或调摄失当，均可致气血不调，营卫失和，脏腑功能失常、冲任损伤而变生产后诸疾。

产后病的诊断：在应用四诊采集病史、体征资料，进行八纲、脏腑、气血辨证之时，还须根据新产后的生理、病因病机特点进行"三审"，即先审小腹痛与不痛，以辨有无恶露停滞；次审大便通与不通，以验津液的盛衰；再审乳汁的行与不行和饮食多少，以察胃气的强弱。同时还应根据病证，了解产妇体质，产前、产时、产后情况，参以脉证，必要时配合妇科检查及相应的实验室检查、辅助检查进行全面综合的分析，才能作出正确的诊断。

产后病的治疗原则，应根据亡血伤津、元气受损、瘀血内阻、多虚多瘀的特点，本着"勿拘于产后，亦勿忘于产后"的原则，临证时须细心体察，结合病情进行辨证论治。《景岳全书·妇人规》云："产后气血俱去，诚多虚证。然有虚者，有不虚者，有全实者。凡此三者，但当随证随人，辨其虚实，以常法治疗。不得执有诚心，概行大补，以致助邪。"此种立论，颇为中肯，实为产后辨证论治之要领。常用的具体治法有补虚化瘀、清热解毒、益气固表、调理肾肝脾等。补虚化瘀，以补益气血尤以补血为主，佐以化瘀，使瘀去血生，清热解毒，以清泄产后感染邪毒为主，佐以凉血化瘀，务使邪毒不入营血，而无邪陷心包之虞；益气固表，以补肺健脾为主，佐以调和营卫，使之充皮毛，实腠理，而无"百脉空虚""腠理疏松"之伤；调理肾肝脾，以顺应和恢复肾、肝、脾各自功能为主，佐以调和气血，疗产后诸虚百损，损伤脏腑之疾，而无产后抑郁、产后血劳之苦。选方用药，又须照顾气血，行气勿过于耗散，化瘀勿过于攻逐，时时顾护胃气，消导必兼扶脾，寒证不宜过用温燥，热证不宜过用寒凉；解表不过于发汗，攻里不过于削伐；掌握补虚不滞邪、攻邪不伤正的原则，勿犯虚虚实实之戒。同时应注意产后用药"三禁"，即禁大汗以防亡阳，禁峻下以防亡阴，禁通利小便以防亡津液。此外，对产后病中增加的危急重症，如产后血晕、产后痉证、产后发热等，临证时必当详察，及时明确诊断，必要时中西医结合救治，以免贻误病情。

产后病的调护：居室宜寒温适宜，空气流通，阳光充足；衣着需温凉合适，以防外感所伤；饮食宜清淡，富含营养而易消化；勿过食生冷辛辣及肥腻煎炒之品，以防内伤脾胃，遗留病根；不宜过早进行力役劳作，宜劳逸结合，以免耗气伤血；产后百日内，不宜交合，以防房劳伤人；心情宜轻松舒畅，慎勿悲喜过极或情绪波动过大，以防情志伤人。尤应注意保持外阴清洁卫生，有产伤应及时修复。因急产或滞产疑有产道感染者，应作预防性抗感染治疗。

第一节　产后血晕

产妇分娩后突然头晕眼花，不能起坐，或心胸满闷，恶心呕吐，痰涌气急，心烦不安甚则神昏口噤，不省人事，称为"产后血晕"。可与西医"产后出血"和"羊水栓塞"互参。

《诸病源候论·产后血运闷候》对产后血晕已有一定的认识，书中指出："运闷之状，心烦气欲绝是也。亦有去血过多，亦有下血极少，皆令运。若产去血过多，血虚气极，如此而运闷者，但烦闷而已；若下血过少，而气逆者，则血随气上，掩于心，亦令运闷，则烦闷而心满急。二者为异。亦当候其产妇血下多少，则知其产后应运与不运也。然烦闷不止，则死人。"基本概括了虚实两类血晕之病因病机、症状鉴别及预后。

《经效产宝·产后血晕闷绝方论》首见"产后血晕"一词，并从病机证治方面进行论述："产后血晕者，其状心烦，气欲绝是也……若下血多晕者，但烦而已。下血少而气逆者，则血随气上捺，心下满急……若不急疗，即危其命也。"首次提出以烧秤锤江石令赤，淬醋熏气促其苏醒的外治法。《妇人大全良方》对该病的症状描述为"眼见黑花，头目旋晕，不能起坐，甚至昏闷不省人事"，主张"下血多而晕者……补血清心药治之，下血少而晕者……破血行血药治之"。并载治本病方药颇多，其中夺命丹内服、烧干漆闻烟、醋韭煎熏气，至今仍被采用。《景岳全书·妇人规》指出本病有虚实两端："但察其面白、眼闭、口开、手冷、六脉细微之甚，是即气脱证也。"亦说："如果形气脉气俱有余，胸腹胀痛上冲，此血逆证也。"主张虚者以人参急煎浓汤，实者宜失笑散治之。《傅青主女科·正产血晕不语》说："急用银针刺其眉心，得血出则语矣，然后以人参一两煎汤灌之，无不生者。"历代医家对产后血晕的论述，给后人奠定了良好的基础，一些中医急救措施，影响甚远，沿用至今，对指导临床具有一定的意义。

一、病因病机

导致产后血晕的病机不外乎虚、实两端，虚者多由阴血暴亡，心神失守而发；实者多因瘀血上攻，扰乱心神所致。

1. 血虚气脱 产妇素体气血虚弱，复因产时失血过多，以致营阴下夺，气失所附，阳气虚脱，而致血晕。《女科经纶》引李东垣之论曰："妇人分娩，昏冒瞑目，因阴血暴亡，心神无所养。"

2. 瘀阻气闭 产后胞脉空虚，因产感寒，血为寒凝；或情志不遂，气滞血瘀，瘀滞冲任；或产后元气亏虚，运血无力，滞而成瘀，以致恶露涩少，血瘀气逆，上扰神明，而致血晕。《血证论·产血》中云："下血少而晕者，乃恶露上抢于心，心下满急，神昏口噤，绝不知人。"

二、诊断

1. 病史 产妇既往有严重的贫血、血小板减少、凝血功能障碍，或产时软产道裂伤、产后宫缩乏力、胎盘剥离不全、剥离后滞留、胎盘嵌顿、胎盘植入或胎盘残留等。

2. 临床表现 产妇新产之后数小时内，突然头晕目眩，不能起坐，神昏口噤，或晕厥，甚则昏迷不省人事为主要特点。

3. 检查

（1）产科检查 了解胎膜、胎盘是否完整，子宫收缩情况，有无子宫内翻及软产道损伤等征象，观察阴道流血量。

（2）实验室检查 血常规、血小板计数、凝血酶原时间、纤维蛋白原等有关凝血功能的实验室检查，有助于临床诊断。

（3）其他检查 妇科 B 超、心电图、心脏功能检测、肾脏功能检测、血压测量、颅脑影像学检查等可辅助诊断。

三、鉴别诊断

产后血晕与产后郁冒、产后痉证、产后子痫均可发生于新产之际，四者临床表现虽有相似之处，但病因病机各有不同，治法各异，故临证时必须仔细辨识，予以鉴别，方不致误。

1. 产后郁冒 虽都可见眩晕症状，但产后郁冒是因产后亡血复汗感受寒邪所致，症见头眩目瞀、郁闷不舒、呕不能食、大便反坚、但头汗出；而产后血晕则多由产后阴血暴亡、心神失养，或瘀血停滞、气逆攻心所致，晕来势急，病情严重，临床诊断时以不省人事，口噤，甚则昏迷不醒为其特点。

2. 产后痉证 口噤不开为二病的相似之处，但产后痉证多由产时创伤、感染邪毒，或产后亡血伤津、筋脉失养所致，其发病时间较产后血晕缓慢，其症状以四肢抽搐、项背强直、角弓反张为主，二者易于鉴别。

3. 产后子痫 虽都可见神志不清，但产后子痫除了产前有头晕目眩、头面及四肢浮肿、高血压、蛋白尿等病史以外，尚有典型的抽搐、口吐白沫等症状，可与产后血晕相鉴别。

四、急症处理

产后血晕无论虚实都属急危重症，均须及时救治。必要时进行中西医结合抢救，以免延误病情，危及产妇生命。

中医治疗本病应本着"急则治其标，缓则治其本"的治疗原则。当产后血晕发生休克时，应首先抗休克，促其复苏，采取下列措施。

1. 立即将产妇置于头低脚高的仰卧体位，同时予以保温。

2. 针刺眉心、人中、涌泉等穴，强刺激以促速醒。

3. 丽参注射液、参麦注射液、参附注射液静脉推注或点滴，以扶正固本、固脱救逆。

4. 结合西医有关"产后出血"的原因，即子宫收缩乏力、胎盘因素、软产道裂伤、凝血功能障碍等，进行综合评估和分析，针对其紧急情况，进行中西医结合抢救。

五、辨证论治

产后血晕应根据眩晕的特点及恶露多少等临床表现辨别虚实。虚者为脱证，恶露量多，面色苍白，心悸，愦闷，甚则昏厥，目闭口开，手撒肢冷，一般多见于产后大出血。实者为闭证，恶露量少或不下，面色紫暗，心腹胀痛，神昏口噤，两手握拳。临证时需配合实验室等各项检查，明确病因，分别处理。

1. 血虚气脱证

主要证候：产时或产后失血过多，突然晕眩，面色苍白，心悸愦闷，甚则昏不知人，眼闭口开，手撒肢冷，冷汗淋漓；舌淡，无苔，脉微欲绝或浮大而虚。

证候分析：因产时或产后失血过多，心失所养，神明不守，则令昏眩，心悸愦闷，甚则昏不知人；阴血暴脱，不能上荣于目，则眼闭；气随血脱，脾阳衰微，故面色苍白，口开，手撒肢冷；营阴暴脱，阴不内守，孤阳外泄，则冷汗淋漓。舌淡，无苔，脉微欲绝或浮大而虚，为血虚气脱之征。

治法：益气固脱。

方药：参附汤（《校注妇人良方》）或扶阳救脱汤（《中医妇科治疗学》）。

参附汤：人参　附子

原方主治阳气暴脱之证。方中人参大补元气，固脱生津；附子温里散寒，回阳救逆。

若阴道下血不止，加姜炭、黑芥穗以增强止血之力。

扶阳救脱汤：高丽参　附子　黄芪　浮小麦　煅乌贼骨

若患者神志昏迷，无法口服药物时，可行鼻饲；待患者神志清醒后，应大补气血，方用当归补血汤（《医理真传》）。

2. 瘀阻气闭证

主要证候：产后恶露不下，或下亦甚少，少腹疼痛拒按，突然头晕眼花，不能起坐，甚则心下急满，气粗喘促，痰涌气急，神昏口噤，不省人事，两手握拳，牙关紧闭，面色青紫；唇舌紫暗，脉涩。

证候分析：新产感寒，寒凝血滞，或气滞血瘀，冲任瘀滞，或气虚运血无力，滞而成瘀，瘀血停蓄，不得下出，故恶露不下，或下亦甚少；瘀血内阻，停蓄少腹，故少腹疼痛拒按；败血停留，气机不畅，上攻于心，扰乱神明，故神昏，不省人事；上攻于肺，肺失清肃，故心下急满，气粗喘促，痰涌气急；瘀血内停，经络阻滞，故两手握拳，口噤。面色青紫，唇舌紫暗，脉涩，为瘀阻气闭之征。

治法：行血逐瘀。

方药：夺命散（《妇人大全良方》）加当归、川芎。

夺命散：没药　血竭

夺命散主治血瘀气逆之闭证。方中没药、血竭活血理气，逐瘀止痛；加当归、川芎以增强行血逐瘀之力。瘀去则气机调畅，逆气可平，晕厥亦除，则神自清。

若兼胸闷呕哕者，加半夏、胆南星以降逆化痰。

六、预防与调摄

本病多由产后大出血发展而来，因此防治产后大出血是预防产后血晕的主要措施。

1. 注意做好孕期保健。对双胎、多胎、羊水过多、妊娠高血压综合征、妊娠期甲状腺功能亢进等有可能发生产后出血的孕妇，或有产后出血史、剖宫史、凝血功能障碍病史者，应严格把好产前检查关，择期住院待产；对胎盘早剥者，应及早处理，避免发生凝血功能障碍。

2. 提高助产技术，正确处理分娩三个产程。认真检查胎盘、胎膜是否完整，有无残留。如发现软产道损伤等体征，应及时处理。

3. 注意子宫收缩及阴道出血情况，同时观察血压、脉搏及全身情况。

4.一旦发生产后出血量多，须迅速查明引起出血的原因，及时纠正失血引起的低血容量状态，进行针对性治疗。在产妇分娩过程中，应注意保暖，避免风寒，注意外阴部清洁卫生。产妇避免情绪波动，并应注意产后饮食调摄，排查并对症处理其他导致产后血晕的因素，确保产妇生命安全。

七、临证参考

产后血晕属危急重症之一。西医妇产科学中没有与本病相对应的病名，但临床中因产后出血引起的虚脱、休克或羊水栓塞等病，可与产后血晕互参。近代《中国医学百科全书·中医妇科学》明确指出了产后血晕的病因病机为失血过多，血不上荣于脑或败血上攻所致。临证应辨其虚实，分清脱证与闭证。治疗应本着"急则治其标，缓则治其本"的原则。当产后血晕发生休克时，应即时采取中西医结合手段针对病症进行抢救，促其复苏。待病情稳定后，再行辨证施治。

八、文献选录

《金匮要略今释·妇人产后病脉证治》引丹波氏云："产后血晕，自有两端。其去血过多者，属气脱，其证眼闭口开、手撒肢冷、六脉细微或浮是也。下血极少而晕者，属血逆，其证胸腹胀痛、气粗、两手握拳、牙关闭是也。"

《景岳全书·妇人规》："血晕之证本有气虚，所以一时昏晕，然血壅痰盛者，亦或有之。如果形气脉气俱有余，胸腹胀痛上冲，此血逆证也，宜失笑散；若痰盛气粗，宜二陈汤；如无胀痛、气粗之类，悉属气虚，宜大剂芎归汤、八珍汤之类主之。"

《陈素庵妇科补解》："产后血晕，有虚有实，有寒有热。然虚而晕、热而晕者，十之六七；实而晕、寒而晕者，十之二三。产妇分娩后阴血暴亡，阳气下陷，神无所养。心为一身之主，得血则安，失则烦躁不宁，故发昏晕，卒然人事不知，此虚候也。亦有血虚，阴火载血，妄行上逆，神不能安。血热乘虚而炎上，故发晕，眼生黑花，头目旋转，如坐车舟也。"

《傅青主女科》："分娩之后，眼见黑花，头眩昏晕，不省人事者，一因劳倦甚而气竭神昏，二因大脱血而气欲绝，三因痰火乘虚上泛而神不守。当急服生化汤二三帖，外用韭菜细切，纳有嘴瓶中，用滚醋二盅冲入瓶内，急冲产母鼻中，即醒。"

第二节　产后痉证

产褥期内，产妇突然发生四肢抽搐，项背强直，甚则口噤不开，角弓反张，称为"产后痉证"，又称"产后病痉""产后痉风"。

本病与西医学的产后手足搐搦症、产后破伤风相似。产后破伤风，病情发展快，变化迅速，若抢救不及时，可危及产妇生命。

产后痉证始见于《金匮要略·妇人产后病脉证并治》："新产血虚，多汗出，喜中风，故令病痉。"同时指出，产后血虚、汗出过多、风邪乘虚侵入为其发病原因。《诸病源候论·产后中风证候》曰："产后中风痉者，因产伤动血脉，脏腑虚竭，饮食未复，未满日月，荣卫虚伤，风气得入五脏，伤太阳之经，复感寒湿，寒搏于筋，则发痉。其状口急噤，背强直，摇头马鸣，腰为反折，须臾十发，气急如绝，汗出如雨，手拭不及者，皆死。"从病因病机、症状及预后进行了论述。《妇人大全良方》认为："产后汗多变痉，因气血亏损，肉理不密，风邪所乘，以小续命汤速灌之。"《景岳全书·妇人规》强调："凡遇此证，速当察其阴阳，大补气血。用大补元煎或理阴煎及十全大补汤之类，庶保其生。若认为风痰而用发散消导之剂，则死无疑矣。"《傅青主女科》以加减生化汤专治有汗变痉者。由此可见，历代医家对本病已有明确的认识。随着医学的不断发展，现代临床中遇有此病，首先应辨明原因，进行针对性治疗，必要时中西医结合抢救，方可减少产妇的死亡率。

一、病因病机

本病的发生，主要是亡血伤津，筋脉失养；或感染邪毒，直窜筋脉所致。后者病情尤为急重，应严密观察病情变化，采取相应的抢救措施。

1. 阴血亏虚　素禀阴血不足，因产重虚，失血伤津，营阴耗损，津液虚竭，筋脉失养，阴虚风动，而致发痉。《景岳全书·妇人规》曰："产后发痉，乃阴血大亏症也。"

2. 感染邪毒　产时接生不慎，产创护理不洁，邪毒乘虚而入，损伤脉络，直窜筋脉，以致发痉。《校注妇人良方·产后门》说："去血过多，元气亏极，或外邪相搏，以致牙关紧急，四肢痉强。"

二、诊断

1. 病史　有素体血虚阴亏，产时、产后失血过多，复多汗出；或接生、护理不慎，产褥用品不洁，产创感染等病史。

2. 临床表现　产后突然口角抽动，四肢抽搐，项背强直，牙关紧闭，角弓反张，面色苍白；或呈苦笑面容，发热恶寒。

3. 检查

（1）产科检查　阴道出血量多，或见软产道损伤。

（2）实验室检查　血常规、血钙测定、宫腔分泌物细菌培养等有助于诊断。

三、鉴别诊断

1. 产后子痫　产后痉证应注意与产后子痫鉴别，详见产后血晕的鉴别诊断。

2. 癫痫产后发作　产妇既往有癫痫病史。

四、急症处理

1. 控制抽搐　一旦抽搐发作，首先控制病情，选用解痉、镇静药物。同时配用针刺疗法。取穴：长强、鸠尾、阳陵泉、人中、颊车、筋缩、合谷、百会等，采取强刺激手法（详参《针灸治疗学》）。

2. 护理 患者应置于单人暗室，保持空气流通，避免一切外来刺激；防止受伤；有假牙者取出假牙，并将压舌板或开口器置于上下白齿之间以防伤及舌部，同时应注意保证患者呼吸道通畅。

五、辨证论治

产后痉证，首辨虚实，而后定法。阴血亏虚者，以养血息风为主；感染邪毒者，以解毒镇痉为要。注意不可过用辛温之品，以防燥血伤津，变生他疾。

1. 阴血亏虚证

主要证候：产后出血过多，突然发痉，头项强直，四肢抽搐，牙关紧闭，面色苍白或萎黄；舌淡红，少苔或无苔，脉虚细无力。

证候分析：产时或产后失血过多，亡血伤津，筋脉失养，血虚肝风内动，则头项强直，四肢抽搐；手三阳之筋皆结于额颊，风若乘之入额颊，则牙关紧闭；血虚不能上荣于面，故面色苍白或萎黄。舌淡红，少苔或无苔，脉虚细无力，为阴血亏虚之征。

治法：滋阴养血，柔肝息风。

方药：三甲复脉汤（《温病条辨》）加天麻、钩藤、石菖蒲。

三甲复脉汤：阿胶　白芍　鳖甲　龟甲　牡蛎　麦冬　干地黄　火麻仁　炙甘草

三甲复脉汤主治温病热邪久羁下焦，热深厥甚，阴血亏虚之证。方中阿胶、白芍、干地黄、麦冬、火麻仁滋阴养血为君药，取"治风先治血"之意；龟甲、鳖甲、牡蛎（三甲）育阴潜阳为臣药；天麻、钩藤平肝息风，石菖蒲芳香开窍，共为佐药；炙甘草健脾和中为使药。全方共奏滋阴养血，育阴潜阳，柔肝息风，镇痉开窍之功，使津充血足，筋脉得养，诸证自愈。

若阴道出血不止者，加党参、黄芪益气摄血，山茱萸敛阴止血；汗出过多者，加浮小麦、山茱萸、麻黄根收敛止汗。

2. 感染邪毒证

主要证候：产后头项强痛，发热恶寒，牙关紧闭，口角抽动，面呈苦笑，继而项背强直，角弓反张；舌质淡红，苔薄白，脉浮大而弦。

证候分析：产后血气亏损，百脉空虚，易感外邪，加之接生、护理不慎，邪毒乘虚而入，初起邪在肌肤，正邪交争，故发热恶寒，头项强痛；继而邪窜经脉，致使牙关紧闭，口角抽动，面呈苦笑；进而邪毒入里，直犯筋脉，筋脉拘急，则项背强直，角弓反张。新感外邪，故舌未变，脉浮大而弦，为邪毒感染、风动之征。

治法：解毒镇痉，理血祛风。

方药：玉真散（《外科正宗》）加僵蚕、蜈蚣。

玉真散：白附子　天南星　天麻　羌活　防风　白芷

玉真散主治破伤风，为创伤之后，感受风毒之邪。方中白附子、天南星祛风化痰，定搐解痉；天麻息风解痉；羌活、防风、白芷疏散经络风邪，导邪外出；僵蚕、蜈蚣解毒镇痉，息风定搐。全方合用，共奏解毒化痰，息风镇痉，祛风定搐之效，使邪毒清、痰得化、抽搐止。

若邪毒内传攻心，病情急重，伴高热不退，抽搐频繁发作者，应当中西医结合抢救，控制抽搐。

六、预防与调摄

提高产科手术质量，减少分娩过程中的出血量。在接生过程中，严格执行无菌操作，防止产时感染。

七、临证参考

产后痉证，目前临床较少见，多发生于产后 24 小时后至产后数日内，以突发四肢抽搐，项背强直，甚者口噤不开，角弓反张为特征。可与西医学的产后手足搐搦症、产后破伤风互参。近代《中国医学大辞典》已明确指出产后痉证是因产后血虚，腠理不密，汗出而风邪搏之所致；亦有因去血过多，致孤阳无依；或类伤寒而误服表汗攻下之药致气愈虚而血愈耗，筋脉失于荣养，而致燥极生风。并提出审因论治的方案。

产后痉证重在预防，一旦发现有感染邪毒的可能应及时予以免疫接种破伤风类病毒。对于阴血亏虚致痉者当注意产后起居、饮食的调摄。

八、文献与病案选录

《景岳全书·妇人规》："产后发痉乃阴血大亏证也，其证则腰背反张，戴眼直视，或四肢强劲，身体抽搐。在伤寒家虽有刚痉、柔痉之辨，然总之则无非血燥、血枯之病，而实惟足太阳与少阴主之。盖膀胱与肾为表里，肾主精血，而太阳之脉络于头目项背，所以为病若此。若其所致之由，则凡如伤寒误为大汗以亡液，大下以亡阴，或溃疡、脓血、大泄之后，乃有此证。故在产后，亦惟去血过多，或大汗、大泻而然，其为元气亏极，血液枯败也。可知凡遇此证，速当察其阴阳，大补气血，用大补元煎或理阴煎及十全大补汤之类，庶保其生。"

《女科撮要》："产后发痉因失血过多，元气亏极，或外邪相搏，其形牙关紧急，四肢劲强，或腰背反张，肢体抽搐。若有汗而不恶寒者，曰柔痉。若无汗而恶寒者，曰刚痉。然产后患之，实由亡血过多，筋无所养而致。故伤寒汗下过多，溃疡脓血大泄，多患之，乃败症也。若大补血气，多保无虞。若攻风邪，死无疑矣。"

《傅青主女科》："产后汗多，即变痉者，项强而身反，气息如绝，宜速服加减生化汤。如无汗类痉者中风，用川芎三钱，当归一两酒洗，枣仁、防风俱无份量。"

《闽北中医医案选》一书中载有医案一则如下。

付某，女，34 岁。主诉：产后 3 日，微寒发热，头疼，继而热升（体温 38.8℃），汗出面红，微喘，欲呕，手足抽搐。舌质红，苔白腻，脉浮大而芤。诊断：产后气血两虚，外感风邪，营卫失调而致痉。治则：调和营卫，行气补血祛风，拟《金匮要略》竹叶汤加减。处方：党参 6g，葛根 10g，桂枝、竹叶、姜半夏各 6g，附子、防风、桔梗各 5g，炙甘草 3g，生姜 3 片，大枣 3 枚，一日 1 剂，服 2 剂。

复诊：发热已退，喘平痉止，纳香，二便通调，脉和缓。续服前方 1 剂而愈。

《治验回忆录》一书中记有医案一则如下。

刘妇凤英，产后数日，轻健如常。及不时家务操作，儿女多，不免吵闹恼气。某夜血大下，凌晨始止。寻见口眼歪斜，腰背反折，手足亦自抽搐。此由产后血虚，月经崩下，以致肝风内动，血不荣筋，故见类中风之证也。切脉细微无力，神衰而嗜睡，身发高热，舌白胖，口不渴。是气血两虚，阴亏而阳无所附。外现发热之象，不可为外貌所惑，妄用清解，宜大补气血药中少佐风药，疏于当归补血汤加党参、钩藤、皂刺。黄芪二两，当归八钱，党参一两，钩藤三钱，皂刺一钱，水煎，日进二剂，外以牵正散酒调敷面部，又以白酒温搽全身，加被温覆。

复诊：脉象有神，风象已无，改处八珍汤峻补气血，服二十剂而复原。

第三节　产后发热

产后发热是指产褥期内，出现发热持续不退，或低热持续，或突然高热寒战，并伴有其他症状者。产后 1~2 日内，由于产妇阴血骤虚，营卫暂时失于调和，常有轻微的发热，不兼有其他症状者，属生理性发热，一般能在短时间内自退。

本病感染邪毒型发热类似于西医学的产褥感染，是产褥期最常见的严重并发症，为危急重症，至今仍为产妇死亡的重要原因之一。外感发热包涵了西医学的"产褥中暑"，严重者常可危及产妇生命，应当引起高度重视。

产后发热始见于《素问·通评虚实论》："乳子而病热……手足温则生，寒则死。"《金匮要略·妇人产后病脉证并治》载有产后发热条文三条，载方三首，但只言其临床症状及方药，未论及病机。《诸病源候论》最早论述本病病因病机，提出产后发热病因有风邪、阴阳不和、寒伤、热伤、瘀血等。病机为"阳盛则热，阴盛则寒，阴阳相加"。"其腹时刺痛"是辨瘀血的要点。《陈素庵妇科补解·产后众疾门》有多篇产后发热专论，其论病因病机颇为全面，将病因分为外因、内因两大类，补充了蒸乳、伤食、劳伤肾气均可引起产后发热的病因病机，且针对不同病因，分别治之。遣方用药皆以四物汤加味。《景岳全书·妇人规》对本病的认识更加深入，将发热分为外感风寒、邪火内盛、水亏阴虚、劳倦虚烦、去血过多等，其分型论治至今仍基本沿用。《医宗金鉴·妇科心法要诀》则将产后发热分为伤食、外感、血瘀、血虚、蒸乳等类型，亦颇合临床实际。感染邪毒致病者，根据其症情严重、传变迅速的特点，属温热病的范畴，故叶天士在《外感温热篇》中指出："产后之法……当如虚怯人病邪而治，总之无犯实实虚虚之禁。"吴又可《温疫论》指出"新产亡血过多，冲任空虚……皆能受邪，与经水适断同法"，可选用热入血室的代表方小柴胡汤治疗产后发热。温病学家为产后发热感染邪毒证提供了有实践意义的施治原则和用药准绳。

一、病因病机

根据历代文献记载，引起产后发热的原因很多，但致病机理与产后"正气易虚，易感病邪，易生瘀滞"的特殊生理状态密切相关。产后胞脉空虚，感染邪毒，正邪交争；外邪袭表，营卫不和；阴血骤虚，阳气外散；败血停滞，营卫不通，均可致发热。

1. 感染邪毒 产后气血耗伤，血室正开，产时接生不慎，或产后护理不洁，或不禁房事，致使邪毒乘虚而入，稽留于冲任、胞脉，正邪交争，因而发热。若邪毒炽盛，与血相搏，则传变迅速，直犯胞宫，热入营血，甚则逆传心包，出现危急重症。

2. 外感 产后耗伤气血，百脉空虚，腠理不密，卫阳不固，以致风寒暑热之邪，乘虚而入，正邪相争，营卫不和，因而发热。如明·龚信《古今医鉴·产后》曰："产后荣卫俱虚，腠理不密，若冒风发热者，其脉浮而微，或自汗。"

3. 血虚 素体血虚，因产伤血，血虚愈甚；或产时产后血去过多，阴血暴虚，阳无所附，以致虚阳越浮于外，而令发热。

4. 血瘀 产后情志不遂，或为寒邪所客，瘀阻冲任，恶露不下，败血停滞，阻碍气机，营卫不通，而致发热。如《陈素庵妇科补解·产后众疾门》云："产后瘀血陆续而至，十日外血海未有不净者……一遇风冷外袭，则余血凝结，闭而不行，身即发热，所谓血瘀发热也。"

上述病因病机充分体现了产后发热总的发病机理，即阴血骤虚，阳易浮散；瘀血内阻，败血为患；元气虚弱，易感外邪。若邪从肌表入侵，则主外感发热；如外感邪毒从阴户直犯胞宫，则为感染邪毒发热。若邪毒炽盛，与血相搏，传变迅速，症情危重，治不及时，可热入营血，内陷心包，或出现高热、神昏谵语等危重证候，临证必须密切观察。

二、诊断

1. 病史 素体虚弱，营养不良；孕期贫血、子痫、阴道炎，孕晚期不禁房事；分娩产程过长，胎膜早破，产后出血，剖宫产、助产手术及产道损伤或胎盘、胎膜残留，消毒不严，产褥不洁等；或产时、产后当风感寒，不避暑热，或情志不畅。

2. 临床表现 产褥期内，尤其是新产后出现发热，表现为持续发热，或突然寒战高热，或发热恶寒，或乍寒乍热，或低热缠绵。

3. 检查

（1）妇科检查 软产道损伤，局部可见红肿化脓。盆腔呈炎性改变，恶露秽臭。

（2）辅助检查

①血液检查：血常规检查可见白细胞总数及中性粒细胞升高；血培养可发现致病菌，并做药敏试验。检测血清C-反应蛋白>8mg/L（速率散射浊度法），有助于早期诊断产褥感染。

②宫颈分泌物检查：分泌物检查或培养并做药敏试验，可发现致病菌。

③B超检查：有助于盆腔炎性肿物、脓肿的诊断。产后发热诊断的关键是早期诊断，以排除感染邪毒证，因此证最急最重，危及生命。

三、鉴别诊断

1. 蒸乳发热　产后 3 ~ 4 天泌乳期见低热，可自然消失，俗称"蒸乳"，不属病理范畴。

2. 乳痈发热　产后 3 ~ 4 内出现发热，伴乳房局部症状（如乳房胀硬、红肿、热痛），甚则溃腐化脓。而产后发热不伴有乳房局部症状，可资鉴别。

3. 产后小便淋痛　发热恶寒的同时，伴有尿频、尿急、淋沥涩痛、尿黄或赤，尿常规检查可见红细胞、白细胞，尿培养可见致病菌。

其他如产后痢疾、产后肠痈、产后疟疾所致发热，亦可发生在产褥期，但此类发热与产褥生理无密切关系，应按内科诊治。

四、急症处理

感染邪毒所致的产后发热，是产科危急重症，若治疗不当或延误治疗可使病情进一步发展，邪毒内传，热入营血，或热陷心包，甚则发展至热深厥脱危重之候。此时，应参照"产褥感染"，积极进行中西医救治。

1. 支持疗法　加强营养，纠正水、电解质平衡紊乱，病情严重者或贫血者，多次少量输血或输血浆。

2. 热入营血　治宜解毒清营，凉血养阴。以清营汤（《温病条辨》）加味，或用清开灵注射液滴注，以清热解毒，醒神开窍。

3. 热入心包　治宜凉血托毒，清心开窍。清营汤送服安宫牛黄丸（《温病条辨》）或紫雪丹（《温病条辨》）。或醒脑静静脉滴注。

4. 热深厥脱　急当回阳救逆，方用独参汤、生脉散（《内外伤辨惑论》）或参附汤。或用参附注射液肌肉注射或静脉注射。此时病情复杂，势急症重，必须根据病情合西医治疗，给予足够的抗生素或糖皮质激素，纠正电解质紊乱，抗休克。若有盆腔脓肿，则切开引流。当病情稳定后，应检查原因，及时处理。

五、辨证论治

产后发热的治疗总以扶正祛邪、调气血、和营卫为主。感染邪毒者，宜清热解毒，凉血化瘀；外感风寒者，宜扶正解表，疏邪宣肺；外感风热者，宜辛凉解表，肃肺清热；外感暑热者，宜清暑益气，养阴生津；血瘀发热者，宜活血化瘀，清热解毒；血虚发热者，宜补血益气，养阴清热。

治疗时要时时照顾正气，以扶正为主，但不可不辨病情，片面强调补虚，而忽视外感和里实之证，致犯虚虚实实之戒，时时遵循"勿拘于产后，勿忘于产后"的原则。用药时不能不分寒热虚实而妄投辛温滋腻之品，以致闭门留寇；或妄投活血逐瘀之品，以伤正气。清热勿过于苦寒，疏风勿过于发散，化瘀勿过于攻破。对于感染邪毒者，其证危急且重，必须采用中西医结合治疗。

1. 感染邪毒证

主要证候：产后发热恶寒，或高热寒战，小腹疼痛拒按，恶露初时量多，继则量少，色紫暗，质如败酱，其气臭秽；心烦不宁，口渴喜饮，小便短赤，大便燥结；舌红，苔黄而干，脉数有力。

证候分析：新产血室正开，百脉俱虚，邪毒乘虚内侵，损及胞宫、胞脉，正邪交争，致令发热恶寒，高热寒战；邪毒与血相搏，结而成瘀，胞脉阻滞，则小腹疼痛拒按，恶露色紫暗；热迫血行则量多，热与血结则量少；热毒熏蒸，故恶露质如败酱，其气臭秽；热扰心神，则心烦不宁；热为阳邪，灼伤津液，则口渴喜饮，小便短赤，大便燥结。舌红，苔黄而干，脉数有力，为毒热内盛之征。

治法：清热解毒，凉血化瘀。

方药：五味消毒饮（《医宗金鉴·外科心法要诀》）合失笑散（方见月经过多）或解毒活血汤（《医林改错》）加金银花、益母草。

五味消毒饮：金银花　野菊花　蒲公英　紫花地丁　紫背天葵

五味消毒饮原方疗诸疔，用于毒势不尽，憎寒壮热仍作者。

方中金银花、野菊花、蒲公英、紫花地丁、紫背天葵、鱼腥草清热解毒排脓；蒲黄、五灵脂、益母草活血化瘀；牡丹皮、赤芍清热凉血活血。共奏清热解毒、凉血化瘀之效。

解毒活血汤：连翘　葛根　柴胡　枳壳　当归　赤芍　生地黄　红花　桃仁　甘草

解毒活血汤主治瘟毒初起，上吐下泻，转筋。方中连翘清热解毒，泻火散结；柴胡、葛根清热疏泄，升散退热；生地黄、赤芍清热凉血；枳壳理气行滞止痛；当归养血和营，活血行滞；桃仁、红花活血散瘀，去瘀生新；甘草清热解毒，调和药性。诸药合用，共奏清热解毒，凉血祛瘀之效。

若高热不退，烦渴汗多，尿少色黄，脉虚大而数，为热入气分，耗气伤津之候，应于上方加入石膏、北沙参、石斛或配合白虎加人参汤（《伤寒论》），以清热养阴生津；若症见壮热不退，下腹胀痛，痛而拒按，恶露不畅，秽臭如脓，大便燥结，苔黄而燥，脉弦数，此乃热毒与瘀血互结胞中，阳明腑实，治宜清热解毒，化瘀通腑，方用大黄牡丹汤（《金匮要略》）加蒲公英、败酱草、连翘；若正不胜邪，热入营血，高热不退，心烦汗出，斑疹隐隐，舌红绛，苔黄燥，脉弦细数，治宜清营解毒，凉血养阴，方用清营汤（《温病条辨》）加蒲公英、败酱草、紫花地丁以增清热解毒之功；若热入心包，持续高热，神昏谵语，甚则昏迷，面色苍白，四肢厥冷，脉微欲绝，热深厥深，治宜凉血解毒，清心开窍，方用清营汤（《温病条辨》）送服安宫牛黄丸（《温病条辨》）或紫雪丹（《温病条辨》）；若冷汗淋漓，四肢厥冷，脉微欲绝，为阴竭阳亡，生命垂危，急当回阳救逆，方用生脉散（《内外伤辨惑论》）、参附汤（《世医得效方》）。

2. 外感证

（1）外感风寒证

主要证候：产后恶寒发热；头痛身疼，鼻塞流涕，咳嗽，无汗；舌淡，苔薄白，脉浮紧。

证候分析：产后元气虚弱，卫阳失固，腠理不实，风寒袭表，正邪交争，则恶寒发热，头痛身疼；肺与皮毛相表里，肺气失宣，则鼻塞流涕，咳嗽。无汗，舌淡，苔薄白，脉浮紧，为风寒表实之征。

治法：养血祛风，散寒解表。

方药：荆穗四物汤（《医宗金鉴》）加苏叶。

荆穗四物汤：荆芥　当归　川芎　白芍　熟地黄

荆穗四物汤主治麻疹出后，忽然收没，疹毒内收，烦渴谵语，甚则神昏闷乱。方中四物汤养血扶正；荆芥穗、防风、苏叶祛风散寒解表。全方共奏养血祛风，散寒解表之功。

（2）外感风热证

主要证候：产后发热，微汗或汗出恶风；头痛，咳嗽或有黄痰，咽痛口干，口渴，恶露正常，无下腹痛；舌红，苔薄黄，脉浮数。

证候分析：产后气血俱虚，卫外之阳不固，风热之邪袭表，热郁肌腠，卫表失和，故发热；风性开泄，卫表不固，则微汗或汗出恶风；风热上扰清窍，则头痛；肺失肃降，则咳嗽；风热之邪熏蒸清道，故咽痛口干；热邪伤津，则口渴；邪尚在表，未伤及胞宫气血，故恶露正常，无下腹痛。舌红，苔薄黄，脉浮数，为风热侵于肺卫之征。

治法：辛凉解表，疏风清热。

主方：银翘散（《温病条辨》）。

银翘散：金银花　连翘　竹叶　荆芥穗　牛蒡子　薄荷　桔梗　淡豆豉　甘草　芦根

银翘散主治温病上焦风热证。方中金银花、连翘清热解毒，轻宣透表；荆芥穗、薄荷、淡豆豉辛散表邪，透热外出；牛蒡子、桔梗、甘草合用，能解毒利咽散结，宣肺祛痰；竹叶、芦根甘凉轻清，清热生津止渴。全方共奏辛凉解表，疏风清热之功。

若外邪客于少阳之半表半里，症见往来寒热，胸胁痞满，口苦，咽干作呕，舌苔薄白，脉弦，治宜和解表里，方用小柴胡汤（《伤寒论》）；若外感暑热者，症见身热多汗，口渴心烦，倦怠乏力，舌红少津，脉虚数，治宜清暑益气，养阴生津，方用清暑益气汤（《温热经纬》），并迅速改善居处环境，降温通风。

3. 血瘀证

主要证候：产后乍寒乍热，恶露不下，或下亦甚少，色紫暗有块，小腹疼痛拒按；舌紫暗，或有瘀点、瘀斑，苔薄，脉弦涩有力。

证候分析：产后瘀血内阻，营卫不通，阴阳失和，则乍寒乍热；瘀血内停，阻滞胞脉，则恶露不下，或下也甚少，色紫暗有块；胞脉瘀阻不通，则腹痛拒按。舌紫暗，或有瘀点、瘀斑，苔薄，脉弦涩有力，为血瘀之征。

治法：活血祛瘀，和营除热。

方药：生化汤（《傅青主女科》）加牡丹皮、丹参、益母草或桃红消瘀汤（《中医妇科治疗学》）。

生化汤：当归　川芎　桃仁　炮姜　炙甘草

生化汤主治产后恶露不下，恶露不绝，产后腹痛。方中重用当归养血活血，化瘀生新为君；川芎、桃仁行瘀为臣；炮姜性温入血分，温经止痛为佐；炙甘草补中缓急为使，用黄酒助药力直达病所，加强活血祛瘀之功。诸药相合，具有活血祛瘀、和营除热之效，可使瘀血去而新血生。

桃红消瘀汤：当归　土牛膝　当归尾　桃仁　红花　乳香　荠莱

4. 血虚证

主要证候：产时、产后失血过多，身有微热；头晕眼花，心悸少寐，恶露或多或少，色淡质稀，小腹绵绵作痛，喜按；舌淡红，苔薄白，脉细弱。

证候分析：产后亡血伤津，阴血骤虚，阳无所依，虚阳越浮于外，则身有微热；血虚不能上荣清窍，则头晕眼花；血虚心神失养，则心悸少寐；气随血耗，气虚冲任不固，则恶露量多；血虚冲任不足，则恶露量少；气血虚弱，则恶露色淡质稀；血虚不荣，则小腹绵绵作痛，喜按。舌淡红，苔薄白，脉细弱，为血虚之征。

治法：养血益气，和营退热。

方药：补中益气汤（方见月经先期）加地骨皮。

原治饮食劳倦所伤致热。

本方遵"劳者温之，损者益之"之义，以补中益气汤甘温除热，加地骨皮甘寒清热，共奏补血益气、和营退热之效。

若血虚阴亏者，症见午后热甚，两颧红赤，口渴喜饮，小便短黄，大便秘结，舌嫩红，脉细数，治宜滋阴养血清热，方用加减一阴煎（《景岳全书》）加白薇。

六、临床常用的中成药

1. 六神丸　每次 10～15 粒，每日 3 次。适用于感染邪毒证发热初期。

2. 牛黄清心丸　每次 1 丸，每日 2 次。适用于感染邪毒证发热中期。

3. 补中益气丸　每次 6g，每日 3 次。适用于气血虚弱证。

4. 知柏地黄丸　每次 5g，每日 3 次。适用于阴虚火旺证。

七、其他治疗

1. 针灸

（1）体针　取关元、中极、阴陵泉、曲池、合谷，用泻法，每日 1～2 次，留针 30 分钟。

（2）耳针　取子宫、卵巢、外生殖器、神门，可埋针。

2. 外治法

中药灌肠

处方：丹参 30g，鸡血藤 30g，桃仁、红花、三棱、莪术各 20g，五灵脂 15g，蒲黄 15g，红藤、金银花、败酱草各 25g。

用法：浓煎至 100mL，保留灌肠，每日 1 次。

八、转归与预后

产后发热的预后由于病因不同而各异。若属血虚、血瘀、外感发热者，病情较缓，积极合理有效治疗，很快即可痊愈。中暑发热，病势较急，若治不及时，可致阴阳离决，危及生命。感染邪毒发热是产后发热中的危急重症，及时治疗抢救，可痊愈。若失治、误治，以致邪毒内传，热入营血，逆传心包，甚则热深厥脱，可危及生命，预后不良，即使抢救成功，亦可造成多器官功能损伤而成产后虚损。

九、预防与调摄

1. 加强孕期保健，注意均衡营养，增强体质，孕晚期应禁房事。

2. 正确处理分娩，产程中严格无菌操作，尽量避免产道损伤和产后出血，有损伤者应及时仔细缝合，并注意产后局部护理。

3. 产褥期应避风寒，慎起居，保持外阴清洁，禁房事，以防外邪入侵。

4. 产后取半卧位，有利于恶露排出。

5. 防患于未然，凡有产道污染、产道手术、胎膜早破、产后出血等有感染可能者，可预防性给予抗生素或清热解毒之品。

十、临证参考

产后发热是产褥期出现的以发热为主，并伴有其他症状的疾病。本病的发生主要与产后多虚多瘀的生理特点有关。产后多虚，易感外邪（邪毒、风、寒、热、暑），营卫不和，或阴血亏虚，阳易浮散。产后多瘀，瘀血内阻，营卫不通。临证之际应抓住发热的热型，恶露、小腹情况及伴随症状进行辨证。但由于病情复杂，各型可以相兼，如血虚兼外感，血瘀与邪毒互结，应仔细辨证，以别主次。感染邪毒型，初期为邪毒乘虚直犯胞宫，热毒与瘀血互结，若热毒不解，邪无出路，则乘虚内侵，热入营血，逆传心包，甚则呈热深厥脱之险恶证候。此时，应辨营血之分、脱闭之别，并结合西医学相关治法进行危重症抢救。

近年来，对本病病因病机的探讨及辨证分型的深入研究报道较少，尤其是有关危急重症的处理报道不多，较多的是产后发热的治疗经验，心得体会，以及疗效观察的总结。在治疗上，大多采用传统的辨证分型论治，更多的是以一方为主加减治疗或中西医结合治疗。有学者认为，产后发热，病因常属六淫中的"火毒"为患，极易伤阴，因此，一般的支持疗法甚为必要，同时要注意对热毒引起的络脉病变，如下肢血栓性静脉炎，宜活血化瘀、清热解毒，用加味桂枝茯苓丸（桂枝茯苓丸加金银花、蒲公英、当归、水蛭等。盆腔血栓性静脉炎为热毒与瘀血互结，宜清热解毒，活血化瘀，如加味勇安汤（玄参、当归、金银花、赤芍、甘草、牡丹皮、桃仁、川芎、红花、紫花地丁）。若产褥感染引起的腹膜炎属热毒犯脾，治疗应清热解毒、化瘀通腑（金银花、连翘、生地黄、蒲公英、知母、紫花地丁、牡丹皮、赤芍、大黄等）。这些经验值得借鉴。

十一、文献与病案选录

《妇人大全良方》："参苏饮治妇人产后血入栓肺，面黑发喘欲死者。"

《景岳全书·妇人规》："产后发热，有风寒外感而热者，有邪火内盛而热者，有水亏阴虚而热者，有因产劳倦、虚烦而热者，有去血过多，头晕闷乱，烦热者。诸证不同，治当辨察。"

《医宗金鉴·妇科心法要诀》："产后发热之故，非止一端。如食饮太过，胸满呕吐恶食者，则为伤食发热。若早起劳动，感受风寒，则为外感发热。若恶露不去，瘀血停留，则为瘀血发热。若去血过多，阴血不足，则为血虚发热。"

《沈氏女科辑要笺正·发热》："新产发热，血虚而阳浮于外者居多。亦有头痛，此是虚阳升腾，不可误为冒寒，妄投发散，以扇其焰。此唯潜阳摄纳，则气火平而热自已。如其瘀露未尽，稍参宣通，亦即泄降之意，必不可过于滋填，反增其壅。感冒者，必有表证可辨，然亦不当妄事疏散。诸亡血虚家，不可发汗……唯和其营卫，慎其起居，而感邪亦能自解。"

《经方实验录》一书中记有医案一则如下。

同乡姻亲高长顺之女嫁王鹿萍长子，住西门路，产后六七日，体健能食，无病，忽觉胃纳反佳，食肉甚多。数日后，日晡所，觉身热烦躁，中夜略瘥，次日又如是。延恽医诊，断为阴亏阳越。投药五六剂，不效。改请同乡朱医，谓此乃桂枝汤证，如何可用养阴药？即予轻剂桂枝汤，内有桂枝五分，白芍一钱。二十日许，病益剧。长顺之弟长利与余善，乃延余诊。知其产后恶露不多，腹胀，予桃核承气汤，次日稍愈。但仍发热，脉大，乃疑《金匮要略》有产后大承气汤条，得毋指此证乎？即予之，方用：

生大黄（五钱）　枳实（三钱）　芒硝（三钱）　厚朴（二钱）

方成，病家不敢服，请示于恽医。恽曰：不可服。病家迟疑，取决于长顺。长顺主与服，并愿负责。服后，当夜不下，次早，方下一次，干燥而黑。午时又来请诊，谓热已退，但觉腹中胀，脉仍洪大，嘱仍服原方。实则依余意，当加重大黄，以病家胆小，姑从轻。次日，大下五六次，得溏薄之黑粪，粪后得水，能起坐，调理而愈。独怪近世医家遇虚羸之体，虽大实之证，不敢竟用攻剂。不知胃实不去，热势日增，及其危笃而始议攻下，惜其见机不早耳！

王季寅先生作《产后之宜承气汤者》曰："产后虚证固多，实证间亦有之，独怪世医动引丹溪之说，谓产后气血双虚，惟宜大补，虽有他证，均从末治，执此以诊，鲜不贻误。余友王百安君于月前治一郭姓妇人。该妇于双产后，发狂见鬼，多言骂詈，不认亲疏。其嫂曾被其掐颈，几至惊毙。家人因使强有力者罗守之。遂延王君往诊，车至中途，病家喘急汗流奔告曰，病者角弓反张，口吐涎沫，现已垂危，后事均已备妥，特询还可医否？如不可医，毋徒劳先生往返也。王君答以果系实症，不妨背城借一，或可挽回，然未敢必也。及至病所，见患者反张抽搐，痰涎如涌，诊其脉，数而疾，因病者躁动，未得细诊。询以恶露所见多寡，腹中曾否胀痛，二便若何，该家惊吓之余，视病者如虎狼，此等细事全无人知。王君以无碍凿左证，力辞欲去。病家苦求立方，坚不放行。王君默念重阳则狂，经有明文，加以脉象疾数无伦，遍体灼热，神昏流涎，均露热征。其角弓反张当系热极成痉。综合以上各点，勉拟下方。生石膏四钱，知母三钱，寸冬三钱，川连三钱，条芩三钱，阿胶三钱，白薇三钱，生地三钱，半夏三钱，木通三钱，枳壳三钱，生军三钱，粉草一钱，竹叶三钱。一剂，痉愈，躁动略安。复延往诊，病者固拒不令诊脉，询以大便情形，据云水泄挟有燥粪，遂为立大承气汤加桃仁牡丹皮，嘱其分三次灌之。如初次服后矢气，便为对证，可将余药服下。次日，病家来云，躁动若失，已能进食，惟仍狂言不寐。遂处下方：川连、炒栀子、条芩、杭芍、阿胶、云苓、茯神、远志、柏子仁、琥珀、牡丹皮、当归、生地黄、鸡子黄。据称服后熟睡竟夜，此后可以无虑。其母因其灌药艰难，拟令静养，不复服药矣。似此病症，若仍以产后多虚，妄用十全八珍，或生化汤加减，岂不促其命期耶？"（录《医界春秋》）按本证初起，似属桃核承气汤证，或竟抵当汤证。仲圣曰："其人如狂，但少腹急结者，乃可攻之。"又曰"其人发狂者，以热在下焦，少腹当鞕满"是也。此二条，如狂与发狂异，急结与鞕满异，是其辨也，迨后角弓反张，当为大承气汤证。仲圣曰"卧不着席，脚挛急，必齿介齿，可与大承气汤"是也。最后，狂言不寐，亦如仲圣所谓"心中烦，不得卧，黄连阿胶汤主之"之证。故用药近似，即可以起死回生。呜呼，此仲圣之所以为万世法也！此证甚剧，亦属产后，引之可与吾师原案互证。

曹颖甫曰：产后宜温之说，举世相传，牢不可破。而生化汤一方，几视为金科玉律，何怪遇大实大热之证，而束手无策也。大凡治一病，必有一病之主药，要当随时酌定，不可有先入之见。甚有同一病证，而壮实虚羸之体不当同治者，此尤不可不慎也。

《遁园医案》一书中记有医案一则如下。

古人谓产前则实，产后则虚，未必尽然。王氏妇年三十，产后四五日，患外感，寒热往来，余以小柴胡二剂愈之。厥后七八日，疾复作，他医进四物汤加味。益剧，复求示方。脉之沉实，日晡发热，烦躁谵语，大便难，腹痛拒按，疏方用大承汤，病家疑之……主人曰：即去购药，请留驾少待如何？余应之曰：可。顷之购药者返，时正午，即嘱煎好，计一时服一茶碗，至二时又服一茶碗，迄三时，大便行，甚黑而臭，腹痛减，日晡时但微热，不复谵语矣。次晨，见脉证已十愈八九，乃用大柴胡汤去大黄加当归、生地黄、桃仁，二剂，平复如初。

第四节　产后腹痛

产后腹痛是指产妇在产褥期，发生与分娩或产褥有关的小腹疼痛。其中因瘀血引起者，称"儿枕痛"。本病以新产后多见。

孕妇分娩后，由于子宫的缩复作用，小腹呈阵阵作痛，于产后 1 ~ 2 日出现，持续 2 ~ 3 日自然消失，属生理现象，一般不需治疗。若腹痛阵阵加剧，难以忍受，或腹痛绵绵，疼痛不已，影响产妇的康复，则为病态，应予以治疗。

产后腹痛始载于汉代《金匮要略·妇人产后病脉证并治》，篇中共三条证治，指出了产后腹痛证分血虚里寒、气血郁滞、瘀血内结虚实不同的治疗方法。其所创当归生姜羊肉汤、枳实芍药散、下瘀血汤一直为后世医家所沿用。隋代《诸病源候论》认为产后腹痛之因多责于"脏虚"，瘀血未尽遇风冷凝结所致，并有变成"血瘕"之虞。宋代《妇人大全良方》论"产后腹痛，或因外感五邪，内伤六淫，或瘀血壅滞所致，当审其因而治之"，并首次提出"儿枕腹痛"之名。由此可见，至宋代，已十分重视是为产后腹痛主要病因病机的血瘀寒凝。明代《医学入门》指出产后腹痛，除瘀血外，更有气虚、血虚之不同。《景岳全书·妇人规》论产后腹痛"最当辨查虚实"，"血有留瘀而痛者，实痛也；无血而痛者，虚痛也"，并告诫不可妄用推逐等剂。这些辨证及治则，确立了诊治产后腹痛的规范。清代《傅青主女科》论产后腹痛责之由血虚、血瘀所致，且创散结定痛汤、肠宁汤、加减生化汤治之。历代医家对产后腹痛的病因病机探讨和辨证治疗所积累的丰富理论和经验，至今仍指导着临床实践。

一、病因病机

本病主要病机是气血运行不畅、迟滞而痛。产后腹痛的发生与新产后子宫缩复及产妇身体状态密切相关。妊娠期，子宫藏而不泻，蓄藏精血，濡养胎儿，随着胎体逐渐增大，子宫渐蓄至极。分娩后，胎儿、胎衣次第俱下，子宫由藏而泻，并由膨满顿呈空虚状态，加之子宫缩复排出余血浊液，子宫在此一藏一泻过程中，气血变化急剧，若产妇体健，多可适应。若产妇素体气血虚弱，或产时失血过多，或产后调摄失当，而致血虚、冲任、胞脉失于濡养，不荣则痛；或子宫余血浊液，因寒致瘀或气滞血瘀，或胞衣、胎盘残留，冲任、胞脉阻滞，不通则痛。常见的病因为气血两虚、瘀滞子宫。

1. 气血两虚　素体虚弱，气血不足，复因产时、产后失血过多，因产重虚，冲任血虚，胞脉失养；或血少气弱，运行无力，血行迟滞，因而腹痛。《沈氏女科辑要笺正》云："失血太多，则气亦虚馁，滞而为痛。"

2. 瘀滞子宫　产后情志不畅，肝气郁结，疏泄失常，气滞则血瘀，瘀血内停，阻滞冲任、子宫，"不通则痛"。《万氏妇人科·产后章》云："腹中有块，上下时动，痛不可忍，此由产前聚血，产后气虚，恶露未尽，新血与故血相搏而痛，俗谓之儿枕痛。"

二、诊断

1. 病史　素体虚弱，产时产后失血过多，或情志不遂，或当风感寒史。

2. 临床表现　新产后至产褥期内出现小腹部阵发性剧烈疼痛，或小腹隐隐作痛，多日不解，不伴寒热，常伴有恶露量少，色紫暗有块，排出不畅；或恶露量少，色淡红。

3. 检查

（1）腹部触诊　腹痛时，下腹部可触及子宫呈球状硬块，或腹部柔软，无块。

（2）辅助检查　实验室检查多无异常。B 超提示宫腔可正常或有少量胎盘、胎膜残留。若合并感染，可见粘连带。

三、鉴别诊断

1. 产后伤食腹痛　多有饮食失节史。疼痛部位多在胃脘部，伴有嗳腐吞酸，食欲不振，大便或秘或溏滞不爽等消化道症状。恶露可无改变。

2. 产褥感染腹痛　小腹疼痛剧烈，有全身疾病、阴道流血、子宫复旧不良、恶露异常及伤口感染病史。腹痛持续不减而拒按，伴恶寒发热，恶露臭秽。血常规、分泌物涂片及培养、妇科检查、B 超等检查，可资鉴别（参产后发热）。

3. 产后痢疾　可有产后腹痛窘迫症状，里急后重，大便呈赤白脓血样，大便常规检查可见多量红细胞、白细胞。

四、辨证论治

产后腹痛辨证以腹痛的性质，恶露的量、色、质、气味的变化为主，结合兼症、舌脉辨其虚实。若小腹隐痛，喜揉按，按之痛减，恶露量少，色淡质稀，伴头晕眼花，心悸怔忡，舌淡，脉虚细者，多属血虚；若小腹胀痛，拒按，或冷痛喜温，得热痛减，恶露量少或不下，色紫暗有块，四肢不温，舌质暗，脉沉紧或弦涩者，多属血瘀。

本病治疗以补虚化瘀、调畅气血为主。虚者补而调之，实者通而调之，促使气充血畅，胞脉流通则腹痛自除。临证时，根据产后多虚多瘀的特点，用药勿过于滋腻，亦勿过于攻逐，使胞脉血足气充濡养子宫，瘀血畅行，恶露排出，子宫缩复正常，则腹痛自除。若经检查，确有胎盘、胎衣残留者，可以手术清除宫内容物。

1. 气血两虚证

主要证候：产后小腹隐隐作痛，数日不止，喜按喜揉，恶露量少，色淡红，质稀无块；面色苍白，头晕眼花，心悸怔忡，大便干结；舌质淡，苔薄白，脉细弱。

证候分析：冲为血海，任主胞胎。素体气血不足，因产耗气伤血，冲任血虚，子宫失养，"不通则痛"，或血少气弱，运行无力，血行迟涩，故小腹隐痛，喜揉按；营血亏虚，冲任血少，则恶露量少，色淡无块。血虚津亏，肠道失于濡养，故大便干结。面色苍白，头晕眼花，心悸怔忡，舌淡，脉细弱，均为血虚之征。

治法：补血益气，缓急止痛。

方药：肠宁汤（《傅青主女科》）或内补当归建中汤（《备急千金要方》）或当归生姜羊肉汤（《金匮要略》）。

肠宁汤：当归　熟地黄　阿胶　人参　山药　续断　麦冬　肉桂　甘草

内补当归建中汤：当归　芍药　甘草　桂心　大枣

当归生姜羊肉汤：当归　生姜　羊肉

肠宁汤主治产后血虚肠燥之少腹痛。方中当归补血和营，活血行滞，既补虚又止痛；熟地黄、阿胶滋阴养血，以助当归补养阴血而调理冲任；麦冬养阴润燥；人参、山药、甘草补气健脾，以资阴血之生化；续断补肾养肝，强壮腰膝；肉桂温通血脉，散寒止痛。诸药合用，共奏补益气血，温行止痛之效，使血气旺盛，冲任得养，则诸症可除。

若血虚津亏便秘较重者，去肉桂，加肉苁蓉、火麻仁润肠滋液通便；若腹痛兼有下坠感，为血虚兼气不足，加黄芪、白术益气升提；若腹痛喜热熨者，加吴茱萸、艾叶、小茴香、炮姜温阳行气，暖宫止痛。

2. 瘀滞子宫证

主要证候：产后小腹疼痛，拒按，得热痛缓；恶露量少，涩滞不畅，色紫暗有块，块下痛减；面色青白，或伴胸胁胀痛；舌质紫暗，苔薄，脉沉紧或弦涩。

证候分析：产后百脉空虚，血室正开，寒邪乘虚入侵，寒凝血瘀，或胎盘、胎衣残留，或情志所伤，肝气郁滞，血行不畅，瘀滞冲任，胞脉不通，瘀血停留子宫，故小腹疼痛拒按；血得热则畅行，凝滞稍通，故得热痛减；血行不畅，气滞血瘀，恶露当下不下，故恶露量少，色紫暗有块；涩滞不畅，血块排出则瘀滞缓解，故腹痛暂缓。面色青白，胸胁胀痛，舌质紫暗，苔薄，脉沉紧或弦涩，为气滞血瘀，瘀滞子宫之征。

治法：活血化瘀，温经止痛。

方药：生化汤（方见产后发热）加益母草，或散结定疼汤（《傅青主女科》），或补血定痛汤（《万病回春》）。

若小腹冷痛、绞痛较甚者，酌加小茴香、吴茱萸以增温经散寒之功；若瘀滞较甚，恶露血块多，块出痛减，加五灵脂、炒蒲黄、延胡索增强化瘀止痛之效；若小腹胀痛，加香附、乌药、枳壳理气行滞；伴胸胁胀痛者，加郁金、柴胡疏肝理气止痛；伴气短乏力，神疲肢倦者，加黄芪、党参益气补虚。

对于瘀阻子宫所致产后腹痛，可借助 B 超观察是否有胎盘、胎衣残留，若有胎盘、胎衣残留，伴血性恶露延长，或出血量多，或量少而腹痛剧烈，服上方未效者，可行清宫术，刮出物送病检，以明确诊断。术后给予生化汤加减补虚化瘀，预防感染。

散结定疼汤：当归　川芎　牡丹皮　益母草　黑芥穗　乳香　山楂　桃仁

补血定痛汤：当归　川芎　熟地黄　白芍　延胡索　桃仁　红花　香附　青皮　泽兰　牡丹皮

补血定痛汤原方主治小产后瘀血腹痛。

五、临床常用的中成药

1. 益母草膏　每次 10g，每日 3 次，开水冲服。适用于血瘀产后腹痛。
2. 艾附暖宫丸　每次 6g，每日 2 ~ 3 次。适用于血瘀产后腹痛。

六、其他治疗

1. 针灸
（1）实证　中极、地机、三阴交、太冲、血海，寒凝者加关元、归来。
（2）虚证　关元、足三里、三阴交，气血虚弱者配气海、脾俞；肾气亏损者配太溪、肾俞；要时可配合使用灸法。
2. 外治法
方法：以陈艾叶烘干蒸热，敷脐腹，凉则换之。
适应证：产后虚寒性腹痛。

七、转归与预后

产后腹痛为产后常见病，经积极治疗后大多能痊愈。若失治、误治，瘀血日久而成瘀热；或瘀血不去，新血不生，血不归经，致产后恶露淋漓不尽，应引起重视。

八、预防与调摄

产后腹痛多见于经产妇，故应做好计划生育工作。产妇在产后应消除恐惧与精神紧张，注意保暖，切忌饮冷受寒，同时密切观察子宫缩复情况，注意子宫底高度及恶露变化。如疑有胎盘、胎衣残留，应及时检查处理。

九、临证参考

产褥早期，因子宫收缩而引起的小腹部疼痛，称"宫缩痛"，为产褥期的正常生理现象。此痛多数产妇可以忍受，少数腹痛较重，或持续不止，则需治疗。中医学认为产后腹痛与产褥期的气血运行不畅有关，根据产后多虚多瘀的特点，治疗以补虚化瘀为主，临证大多以生化汤加减。有资料表明，活血化瘀、调气止痛方药治疗产后腹痛可以改变血液流变学状态，缓解子宫平滑肌痉挛而达到止痛目的。亦有学者报道用针灸治疗产后腹痛，效果显著。除针药治疗外，同时还应稳定情绪，消除紧张、恐惧、忧郁的心理压力，舒畅气机，使气血流畅，有助于疼痛的缓解。

十、文献与病案选录

《妇人大全良方》："夫儿枕者，由母胎中宿有血块若产……若产妇脏腑风冷，使血凝滞，在于小腹不能流通，则令结聚疼痛，名曰儿枕也。"
《景岳全书·妇人规》："产后腹痛，最当辨察虚实。血有留瘀而痛者，实痛也；无血而痛者，虚痛也。大都痛而且胀，或上冲胸胁，或拒按而手不可近者，皆实痛也，宜行之、散之；若无胀满，或喜揉按，或喜热熨，或得食稍缓者，皆属虚痛，不可妄用推逐等剂。"

《傅青主女科》："妇人产后少腹疼痛，按之即止，人亦以为儿枕之疼也，谁知是血虚而然乎！夫产后亡血过多，血室空虚，原能腹疼，十妇九然。但疼有虚实之分，不可不辨……大凡虚疼宜补，而产后之虚疼，尤宜补焉。惟是血虚之疼，必须用补血之药，而补血之味，多是润滑之品，恐与大肠不无相碍；然产后血虚，肠多干燥，润滑正相宜也，何碍之有。方用肠宁汤。"

《朱小南妇科经验选》："产后流血过多，恶露连绵不断，以致气血虚弱，冲任虚亏，运行迟滞，常能导致腹痛。腹痛后又影响脾胃，食欲不振，运化不健，妨碍气血的化生，如是恶性循环，虚者愈虚，遂奄奄不可支矣。"

《谢映庐医案》记有医案一则如下。

周吉人先生内人，冬月产后，少腹绞痛，诸医称为儿枕之患，去瘀之药，屡投愈重，乃至手不可触，痛甚则呕，二便紧急，欲解不畅，且更牵引腰胁俱痛，势颇迫切。急延二医相商，咸议当用峻攻，庶几通则不痛。余曰：形羸气馁，何胜攻击，及临产胎下，寒入阴中，攻触作痛，故亦拒按，与中寒腹痛无异。然表里俱虚，脉象浮大，法当托里散邪。但气短不续，表药既不可用，而腹痛拒按，补剂亦难遽投。仿仲景寒疝例，与当归生姜羊肉汤，因兼呕吐，略加陈皮、葱白，一服微汗而愈。

《张仲景药法研究》一书记有医案一则如下。

万某，女性，25岁。患者产后10天，因生小孩后4天发现黄疸，后经某医院确诊为"溶血性黄疸"，其因忧虑焦急而致心烦腹胀不得卧，胸闷腹满，失眠纳差，其脉弦大，舌淡苔白尖赤。此乃血虚气滞为患，急投枳实芍药散合酸枣仁汤加味：枳实9g，白芍10g，炒枣仁15g，川芎9g，茯苓10g，甘草10g，当归12g，菖蒲6g，郁金9g，合欢花15g，夜交藤15g，瓜蒌15g，陈皮9g。服药3服，诸证消失而愈。

第五节　产后小便不通

新产后产妇发生排尿困难，小便点滴而下，甚或闭塞不通，小腹胀急疼痛者，称为"产后小便不通"，又称"产后癃闭"。本病多发生于产后3日内，亦可发生在产褥期中，以初产妇、滞产及手术助产后多见，为产后常见病。本病相当于西医学产后尿潴留。

产后小便不通，始见于隋代《诸病源候论·产后小便不通候》，指出小便不通是由因产动气，胞转屈辟及津液竭燥，胞内热结所致，且两者有小腹胀急或不甚胀急之别。宋代《妇人大全良方》用木通散治产后小便不通。明代薛己在校注《妇人大全良方》时录载通气散以治之。《万氏女科》指出："又有恶露不来，败血停滞，闭塞水渍，小便不通……加味五苓散主之。"清代《医宗金鉴》认为"产后热邪挟瘀血流渗胞中，多令小便淋闭，宜四物汤加蒲黄、瞿麦、桃仁、牛膝、滑石、甘草梢、木通、木香治之。"《妇科玉尺》宗前人之说，谓"小便闭而淋沥，小腹膨胀"者，宜佑元汤。其后《沈氏女科辑要》则强调本病"必是气虚不能升举"。张山雷在《沈氏女科辑要笺正》中进而解释为"中州清阳之气下陷，反致膀胱滞塞不通，即所谓州都之气化不行者。"

综上所述，从《诸病源候论》至《沈氏女科辑要笺正》，不断完善了对产后小便不通的病因病机的认识，指出了因产动气、气虚下陷、津液竭燥、败血停滞、热邪夹瘀等皆能导致产后小便不通。同时，提出补气温阳、滋肾养阴、活血化瘀、清热利湿等通利小便为主的治疗法则。

一、病因病机

产后小便不通的主要病机是膀胱气化失司所致。《素问·灵兰秘典论》云："膀胱者，州都之官，津液藏焉，气化则能出矣。"尿液的正常排出，有赖于膀胱的气化，而膀胱的气化功能，又与肺、脾、肾三脏密切相关。因肺主气，通调水道，下输膀胱；脾主运化，转输水液；肾主水，司二便，与膀胱互为表里。若肺脾气虚，肾阳不足，或瘀血阻滞，可导致膀胱气化失常，发为小便不通。故常见的病因有气虚、肾虚和血瘀。

1. 气虚 素体虚弱，肺脾之气不足，复因产时耗气伤血，或新产后忧思劳累过度，以致肺脾之气亦虚，上虚不能制下，无力通调水道，转输水液，膀胱气化不利，故产后小便不通。

2. 肾虚 先天禀赋不足，复因产时劳伤肾气，肾阳不足，不能温煦膀胱，气化不及，水液内停，致小便不通。若素体肾阴不足，产时耗血伤津，阴虚更甚，津液枯竭，虚热移于膀胱，令州都气化失常，亦致溺不得出。

3. 血瘀 多因滞产，膀胱受压过久，血瘀内伤，或产后恶露不下，败血停滞，气血运行不畅，膀胱气化不利，而致小便不通。瘀久化热，瘀热互结，影响膀胱气化功能，亦可导致小便不通。

二、诊断

1. 病史 多有产程过长，手术助产，会阴侧切，产时产后头血过多等病史。

2. 临床表现 新产后，尤以产后 6~8 小时或产褥期，产妇发生排尿困难，小便点滴而下，甚则癃闭不通，小腹胀急疼痛，脉缓弱或沉细无力或涩。

3. 检查

（1）腹部检查 下腹部膨隆，膀胱充盈，可有触痛。

（2）辅助检查 尿常规检查多无异常。

三、鉴别诊断

产后小便淋痛：两者均为产后排尿困难。本病以小便频急涩痛，欲出未尽为特征，或伴有恶寒发热，尿常规检在可见红细胞、白细胞；产后小便闭塞不通或点滴而下，但无尿痛，尿常规检查无异常。

四、辨证论治

产后小便不通的辨证重在全身症状及舌、脉以别虚实。小便点滴而下者，注意小便的色、质。产后小便不通，小腹胀急疼痛，如小便清白，伴见精神疲惫，语音低弱，舌质淡，苔薄白，脉缓弱者，多属气虚；小便清白，伴见面色晦暗，腰膝酸软，舌质淡，苔薄白，脉沉细无力者，多属肾阳虚；若小便黄热，量少，头晕耳鸣，手足心热，舌红，少苔，脉细数，为肾阴亏损；若小便正常，有产伤史，舌正常，脉涩者，为血瘀；若小便黄赤或混浊，炽热口渴，舌质红，苔薄黄，脉数者，大多由瘀久化热，瘀热蕴结所致。

治疗产后小便不通，应以"通利小便"为主。虚者宜补气温阳，化气行水以助膀胱气化复常，或滋肾养阴，通利小便。实者应活血化瘀、理气行水以利膀胱气化。因病在产后，不可滥用通利小便之品。临证还应注意产后耗气伤津之特点，酌情选用补气与养阴之品，以防邪去正伤。

1. 气虚证

主要证候：产后小便不通，小便胀急疼痛；精神萎靡，气短懒言，倦怠乏力，面色少华；舌淡，苔薄白，脉缓弱。

证候分析：肺脾气虚，不能通调水道，下输膀胱，膀胱气化不利，则产后小便不通；腹中尿液滞留而不得下行，则小腹胀急疼痛；气虚中阳不振，故精神萎靡，气短懒言；清阳不升，则面色少华。舌淡，苔薄白，脉缓弱，为气虚之征。

治法：补气升清，化气行水。

方药：补中益气汤（方见月经先期）加桔梗、茯苓、通草或春泽汤（《医宗金鉴·伤寒心法要诀》）或补气通脬饮（《沈氏女科辑要》）。

补中益气，使膀胱得以气化。加桔梗、茯苓、通草以增益气通溺之效。

若多汗、烦渴咽痛者，加生地黄、五味子以生津养阴。

2. 肾虚证

主要证候：产后小便不通，小便胀急疼痛，坐卧不宁；腰膝酸软，面色晦暗；舌淡，苔白，脉沉细无力，尺脉弱。

证候分析：肾阳不足，不能温煦膀胱，膀胱气化不利，故令小便不通；尿蓄于膀胱不得出，故令小腹胀急疼痛，坐卧不宁；腰为肾之外府，肾主骨，肾虚失养，则腰膝酸软，面色晦暗。舌淡，苔白，脉沉细无力，尺脉弱，为肾阳虚之征。

治法：补肾温阳，化气利水。

方药：济生肾气丸（《济生方》）或金匮肾气丸（《金匮要略》）。

济生肾气丸：熟地黄　山药　山茱萸　牡丹皮　茯苓　桂枝　泽泻　附子　牛膝　车前子

原方治肾虚腰重，脚肿，小便不利。

方中肾气丸温补肾阳，加牛膝补肝肾、强腰膝，车前子利水通淋。

若腰膝酸软较甚者加杜仲、续断、巴戟天补肾强腰；若头晕耳鸣者，加当归、鹿角胶、菟丝子补肾益精养血。若产后小便量少，尿黄灼热，小腹不甚胀痛，伴头晕耳鸣，手足心热，舌质红，少苔，脉细数，此乃肾阴亏损，而膀胱气化受阻所致。治宜滋肾养阴，泻火利尿，方用滋肾通关丸（《兰室秘藏》）。

3. 血瘀证

主要证候：产程不顺，产时损伤膀胱，产后小便不通或点滴而下，尿色略混浊带血丝；小腹胀满刺痛，乍寒乍热；舌暗，苔薄白，脉沉涩。

证候分析：因难产、产程过长，膀胱受压，气血循行受阻，瘀血阻滞，气机不畅，则膀胱气化不利，小便不通；尿潴留于膀胱不得出，则令小腹胀满刺痛；瘀血内阻，阴阳乖格，故乍寒乍热。舌暗，苔薄白，脉沉涩，为血瘀之征。

治法：活血化瘀，行气利水。

方药：加味四物汤（《医宗金鉴》）或小蓟饮子（《重订严氏济生方》）或黄芪当归散（《医宗金鉴》）。

加味四物汤：熟地黄　白芍　当归　川芎　蒲黄　桃仁　牛膝　木香　瞿麦　滑石　木通　甘草梢

加味四物汤主治产后热邪夹瘀血流渗胞中，令小便淋闭。方中熟地黄、白芍养血缓急止痛；当归、川芎养血活血；蒲黄、桃仁、牛膝活血祛瘀止痛；木香宣通气机；瞿麦、滑石、木通、甘草梢通利小便。

五、转归与预后

本病经及时治疗后，预后良好。若延治，膀胱过度膨胀可致破裂，或肌肉失去张力而难以恢复。膀胱积尿过久，易感染邪毒致产后小便淋痛，严重影响产妇生活及产褥期恢复。

六、预防与调摄

产后应鼓励产妇尽早自解小便，产后 4 小时即让产妇排尿。排尿困难者，应消除产妇紧张怕痛心理，多饮水，鼓励产妇坐起排尿。可用温开水冲洗外阴及尿道口周围诱导排尿。下腹部按摩或放置热水袋，刺激膀胱肌肉收缩。注意产褥期卫生，避免外邪入脬加重本病或变生他证。

七、临证参考

产后小便不通是产褥早期常见病，与西医学“产后尿潴留”类同。若产妇经调摄 6 ~ 8 小时后仍未解小便，应尽早用中医中药治疗。现代研究报道中，有将本病归纳为六型：气虚型、肾虚型、气滞型、湿热型、寒凝型、血瘀型。其中气虚型以补中益气汤加减，肾虚型以金匮肾气丸加减，气滞型以逍遥散加减，湿热型以八正散加减，寒凝型以桔梗汤合五苓散加减，血瘀型以桂枝茯苓丸合五苓散加减治疗。根据产后多虚多瘀的特点，临证以气虚型、肾虚型、血瘀型为多见。用药方面补气者宜重用黄芪，实验研究证明其有利尿、抑菌、扩张血管等功能。在补气的同时，亦应配合行气利水之品，使气行则水行，如枳壳、乌药、当归、王不留行、茯苓、泽泻、车前子、木通等。外治法治产后小便不通，简便易行，疗效可靠。据报道有针灸、耳针、穴位封闭、按摩、指压等。主穴有足三里、三阴交、关元、中极、归来、曲骨、膀胱俞、阴陵泉等。尚有神阙穴外敷中药如白芥子，或葱白治产后小便不通。此外还有中药灌肠、膀胱冲洗、电针、拔罐等方法，患者易于接受，尤其是药、针结合或中西医结合等综合疗法，临床疗效显著。

八、文献与病案选录

《诸病源候论·产后小便不通候》："因产动气，气冲于胞，胞转屈辟，不得小便故也。亦有小肠本夹于热，因产水血俱下，津液竭燥，胞内热结，则小便不通也。然胞转则小腹胀满，气急绞痛，若虚热津液竭燥者，则不甚胀急，但不通，津液生，气和，则小便也。"

《万氏妇人科·产后小便不通》："膀胱者，州都之官，津液藏焉，气化则能出矣。产后气虚，不能运化，流通津液，故使小便不通，虽通而亦短少也。勿作淋秘，轻用渗利药，其气益虚，病亦甚，宜加味四君子汤主之……又有恶露不来，败血停滞，闭塞水渎，小便不通。其症小腹胀满刺痛，乍寒乍热，烦闷不安，加味五苓散主之。"

《何子淮女科经验集》一书中关于"产后癃闭"记有医案一则如下。

孙某，女，25岁，农民。产后两天恶露不下，小便点滴皆无，腹胀而膨大，倍于妊娠2月，小腹拒按，气闷欲绝。脉虚弦而紧，苔薄白。证属下元不足而夹瘀滞，水道不行。急宜扶正散瘀，温通下焦。处方：肉桂5g，当归、益母草各30g，王不留行、川芎、通天草各9g，1剂。服药后3小时，小便畅下，恶露亦行。次日原方加红花5g、炮姜3g调理数日而愈。

《裘笑梅妇科临床经验选》记有医案一则如下。

胡某，30岁，工人。第一胎足月产，临产时伴有先兆子痫，第二产程延长，曾一度胎心变慢，用胎头吸引器助产。产后至今已10天，一般情况尚佳，唯感排尿困难。经导尿、理疗、针灸等治疗，均未效，改服中药。诊得脉弦无力，苔薄白质淡红。产后恶露未净，小便潴留不能自解，头晕，腰酸，夜寐不安。处方：肉桂末1.5g（吞），炒当归9g，川芎2.4g，泽泻9g，甘草3g，杜仲9g，冬葵子9g，3剂。

二诊：药后小便已能自解，较通畅，尚感腰酸。原方去冬葵子、甘草，加桑寄生、菟丝子、红枣，再进4剂而获痊愈。

第六节　产后小便淋痛

产后出现尿频、尿急、淋沥涩痛等症状，称为"产后小便淋痛"，又称"产后淋""产后溺淋"。本病可与西医学的产褥期泌尿系感染互参。

　　早在隋代《诸病源候论·产后淋候》中就有"产后淋"的记载，指出本病因产体虚、热邪乘虚侵袭膀胱所致，并明确提出以肾虚为本，病位在膀胱。唐代《经效产宝》根据"产后多虚"的病机特点，认为"产后患淋，因虚损后有热气客于脬中"所致。宋代《三因极一病证方论》指出："诸治产前后淋闭，其法不同，产前当安胎，产后当去血……瞿麦、蒲黄最为产后要药。"体现了"产后多瘀"的病机与论治特点。《妇人大全良方》云："产后诸淋，因热客于脬，虚则频数，热则涩痛，分虚实论治。"《证治准绳·女科》又说："产妇小水淋沥或时自出，用分利降火之剂二年不愈，余以为肺肾之气虚，用补中益气汤、六味地黄丸而愈。"综合各家论述，产后小便淋痛的主要病因为虚、热、瘀，病位在肾与膀胱。为临床论治产后小便淋痛奠定了基础。

一、病因病机

　　产后小便淋痛的主要病机是膀胱气化失司，水道不利。肾与膀胱相表里，肾阴亏虚，阴虚火旺，热灼膀胱，或湿热客于脬中，热迫膀胱，或肝郁化热，移热膀胱，膀胱气化不利致小便淋漓涩痛。《妇人大全良方》云："产后诸淋，因热客于脬，虚则频数，热则涩痛。"故本病病性多热，常见的病因有湿热蕴结，肾阴亏虚，肝经郁热。

　　1. 湿热蕴结　产后血室正开，胞脉空虚，若摄生不慎，外阴不洁，或多次导尿消毒不严，或产时不顺，阴部创伤，秽浊湿热之邪乘虚入侵膀胱，或过食辛辣肥甘厚腻，酿成湿热，流注膀胱，气化不利，致小便淋痛。

　　2. 肾阴亏虚　素体肾虚，复因产时、产后失血伤阴，肾阴亏虚，虚火旺盛，热灼膀胱，气化不利，致小便淋痛。

　　3. 肝经郁热　素体肝旺，复因产后失血伤阴，肝失所养，或产后情志所伤，肝失条达，气机郁滞，郁而化火，气火郁于下焦，热移膀胱，气化失司，致小便淋痛。

二、诊断

　　1. 病史　多有产后尿潴留，多次导尿史；外阴伤口愈合不良，或分娩及产后失血过多史；或情志所伤史。

　　2. 临床表现　产后出现尿频、尿急、淋沥涩痛为主要症状。尿频，即小便次数多，但尿量少，甚则点滴即解；尿急，有尿意即欲解；淋漓，即尿意不尽，总有尿解不完之感；涩痛，则指排尿不畅及尿时感尿道口疼痛。但尿频、尿急、小便淋沥与涩痛必须同时存在，方可诊断为产后小便淋痛。

　　3. 辅助检查

　　（1）妇科检查　可见外阴伤口愈合不良，尿道口、阴道口充血。

　　（2）辅助检查　尿常规检查可见白细胞、脓球，甚则红细胞；尿细菌培养可见致病菌。

三、鉴别诊断

1. 产后小便不通 见产后小便不通。

2. 尿血 以小便出血、尿色红赤为特点，多无尿痛感。产后小便淋痛则以尿意频急、淋沥涩痛为主，偶见尿色红赤。但一般以痛者为产后小便淋痛，不痛者为尿血。

3. 尿浊 尿浊者产后小便混浊，色白如泔浆，但无排尿淋沥涩痛感，可资鉴别。

四、辨证论治

产后小便淋痛以尿频、尿急、淋沥涩痛为主要特点，病位在膀胱，病性为热，故临床辨证主要根据全身症状和舌脉以分虚实。实证者多见小便涩痛，尿黄赤色深，伴口渴心烦，舌红，苔黄腻，脉滑数；虚证者多见小便短涩，淋沥灼痛，伴腰酸，手足心热，头晕耳鸣，舌红，少苔，脉细数；若小腹胀满，情志抑郁，或心烦易怒，脉弦者，属肝经郁热。

本病以热证、实证居多，临证以清热通淋为主，根据虚实的不同，实则清利，虚则补益。尚须注意产后多虚多瘀的特点，清热不可过于苦寒，除湿不宜过于通利，补虚不忘化瘀，免犯虚虚实实之戒。

1. 湿热瘀结证

主要证候：产时不顺，产后突感小便频急，淋沥不畅，灼热刺痛，小腹疼痛胀急，尿黄赤或混浊；口渴不欲饮，心烦；舌红，苔黄腻，脉滑数。

证候分析：产后血室正开，胞脉空虚，若多次导尿或摄生不慎，外阴不洁，感染湿热之邪，或过食辛辣肥厚之品，积湿生热，湿热下注膀胱，致小便淋痛，小腹疼痛胀急，尿黄赤或混浊；湿热熏蒸，则口渴，心烦。舌红，苔黄腻，脉滑数，均为湿热内蕴之象。

治法：清热利湿通淋。

方药：加味五淋散（《医宗金鉴》）加益母草或八正散（《太平惠民和剂局方》）或分清饮（《中医妇科治疗学》）。

加味五淋散：黑栀子　赤茯苓　当归　白芍　黄芩　甘草　生地黄　泽泻　车前子　滑石　木通

原方治孕妇小便频数窘涩，点滴疼痛。

方中车前子、木通、滑石利水通淋为君；黑栀、黄芩、赤茯苓、泽泻清热利水、渗湿通淋为臣；当归、生地黄、白芍滋阴养血以补其虚，使祛邪不伤正为佐；甘草调和诸药、缓急止痛为使；加益母草以增清热利水、化瘀通淋之功。全方共奏清热除湿、利尿通淋之效。

若热伤胞络，尿色红赤者，加小蓟、地榆、白茅根、益母草、旱莲草以清热利尿止血；若口舌生疮，心烦者，加竹叶以清心除烦；若小便混浊者，加萆薢、石菖蒲以分清泌浊；若肝经郁热，口苦便干，心烦易怒者，加龙胆草、茵陈以清肝泄热；若口渴引饮，舌红少津者，加知母、玉竹、石斛以养阴生津。

2. 肾阴亏虚证

主要证候：产后小便频数淋沥，尿道灼热疼痛，尿少，尿色深黄；五心烦热，腰膝酸软，头晕耳鸣；舌红，少苔，脉细数。

证候分析：素体肾阴不足，复因分娩失血伤阴，肾阴愈亏，阴虚火旺，移热膀胱，气化失常，致小便频数；热灼津液，水道不利，故小便淋沥不爽，尿道灼热疼痛；腰酸膝软，头晕耳鸣，五心烦热，为肾阴亏虚，阴虚火旺之症；舌红，少苔，脉细数，均为肾阴亏虚之象。

治法：滋肾养阴通淋。

方药：化阴煎（《景岳全书》）或知柏地黄汤（《医宗金鉴》）。

化阴煎：生地黄　熟地黄　牛膝　猪苓　泽泻　黄柏　知母　绿豆　龙胆草　车前子

原方治水亏阴涸，阳火有余之小便癃闭，淋漓疼痛等证。

方中生地黄、熟地黄滋阴补肾、壮水制火为君；知母、黄柏苦寒降火、平其阳亢以清其源为臣；猪苓、泽泻、车前子、绿豆、龙胆草清热利湿通淋为佐；牛膝补肾引热下行为使。全方共奏滋阴降火、除湿通淋之效。

若虚火内盛，潮热明显者，加地骨皮、生地黄、玄参以滋阴清热；心烦少寐者，加酸枣仁、柏子仁以滋阴安神，交通心肾；尿中带血者，加白茅根、小蓟等以清热凉血止血。

3. 肝经郁热证

主要证候：产后小便艰涩而痛，余沥不尽，尿色红赤；情志抑郁或心烦易怒，小腹胀满，甚或两胁胀痛，口苦咽干，大便干结；舌红，苔黄，脉弦数。

证候分析：素体肝旺，复因产后失血伤阴，肝失所养，或产后情志所伤，肝郁气滞，郁而化火，气火郁于下焦，移热膀胱，气化失司，致小便淋痛；热灼津液，故尿色红赤；经气不舒，则情志抑郁；心烦易怒，小腹胀满，甚则两胁胀痛，口苦咽干，大便干结，以及舌、脉，均为肝郁化火之证。

治法：疏肝清热通淋。

方药：沉香散（《医宗必读》）。

沉香散：沉香　石韦　滑石　瞿麦　冬葵子　当归　王不留行　赤芍　白术　甘草

沉香散主治气淋。

方中沉香理气行滞为君；石韦、滑石、瞿麦、冬葵子行水通淋为臣；当归、赤芍、王不留行养血化瘀，白术健脾行水，为佐；甘草缓急止痛，调和诸药为使。全方共奏行气化瘀、利水通淋之效。

若小腹胀满，胸胁胀痛明显者，加青皮、柴胡、枳壳以疏肝理气止痛；若恶露日久不止，小腹疼痛者，加益母草、炒蒲黄、五灵脂以化瘀止痛。

五、转归与预后

本病预后与证型和病情的轻重有关，一般初起证轻，多易治愈。但少数病重者，可热入营血，出现高热等，治疗不及时可日久不愈或反复发作，可致脾肾两虚，或虚实夹杂证候。

六、预防与调摄

注意孕期与产褥期卫生，保持外阴清洁，预防感染湿热之邪。积极治疗产后小便不通，若确需导尿，必须严格无菌操作。鼓励产妇多喝水，饮食宜清淡，忌食肥甘辛辣之品。禁房事，注意休息，保持心情舒畅。

七、临证参考

产妇分娩后，由于孕期胎儿对膀胱压迫的缘故，常有小便排解困难，点滴而下，但无涩痛感，一般不作病论，产后6~8小时后多可恢复正常。若产后出现尿频、尿急、淋沥与涩痛同时存在，则为产后小便淋痛的主要临床特征。本病的主要病机为膀胱失司，水道不利，病位在膀胱，病性多热，初起多邪实之证，久病则由实转虚，亦可出现虚实夹杂。临证治疗虽以清热利尿通淋为主，但因病在产后，热邪又易耗气伤津，证虽多实，在通利之时仍应酌情选用滋阴之品以防过利伤阴，祛邪伤正。同时根据产后多瘀的特点，兼有瘀者，在辨证时加入活血化瘀之品。日久不愈或反复发作，导致脾肾两虚者，治宜培补脾肾。虚实夹杂者，宜标本兼治。

八、文献选录

《诸病源候论·产后淋候》指出："因产虚损，而热气客胞内，虚则起数，热则泄少，故成淋也。"

《诸病源候论》："诸淋者，由肾虚而膀胱热故也。"

《妇科秘书》："此亦血去阴虚生内热症也。盖肾为至阴，主行水道，去血过多，真阴亏损，一水不足，二火更甚，故生内热，小便成淋而涩痛也。用加味导赤散。"

《傅青主女科·产后编》："由产后虚弱，热客于脬中，内虚频数，热则小便淋涩作痛，曰淋。茅根汤，凡产后冷热淋并治之。"

第七节 产后身痛

产妇在产褥期内，出现肢体、关节酸痛、麻木、重着者，称为"产后身痛"，亦称"产后关节痛""产后遍身疼痛""产后痹证""产后痛风"，俗称"产后风"。

西医学产褥期因风湿、类风湿引起的关节痛、产后坐骨神经痛、多发性肌炎等病可与本病互参。

对本病始见于《诸病源候论·妇人产后病诸候》："产则伤动血气，劳损脏腑，其后未平复，起早劳动，气虚而风邪乘虚伤之，致发者，故曰中风。若风邪冷气，初客皮肤经络，疼痹不仁，若乏少气。"《医宗金鉴·妇科心法要诀》概括本病病因主要有血虚、外感与血瘀。《沈氏女科辑要笺正》根据产后多虚多瘀的特点进一步指出本病的治疗当以"养血为主，稍参宣络，不可峻投风药"。实为经验之论，对临证之有参考价值。

总之，产后身痛的病因虽不同，但历代医家都强调因产失血多虚为发病之根本，故论治亦提出以养血为主。这一理论至今仍为临床医生所遵循。

一、病因病机

本病的发病机理，主要是产后营血亏虚，经脉失养或风寒湿邪乘虚而入，稽留关节、经络所致。产后身痛的发生，与产褥期的生理密切相关，产后气血虚弱，或产后发热后虚损未复，四肢百骸及经脉失养；或产后气血不足，元气亏损，风、寒、湿邪乘虚而入侵机体，使气血凝滞，经络阻滞或经络失养；或产时耗伤肾气皆可致产后身痛。常见病因有血虚、风寒、血瘀、肾虚。

1.血虚 素体血虚，或产时、产后失血过多，阴血愈虚，四肢百骸、筋脉关节失之濡养，而致肢体酸楚、麻木、疼痛。

2.风寒 产后百节空虚，卫表不固，起居不慎，风、寒、湿邪乘虚而入，客于经络、关节、肌肉，凝滞气血，经脉痹阻，瘀滞作痛。此即《内经》所云："风寒湿三气杂至，合而为痹。"

3.血瘀 产伤血瘀，或产后恶露去少，余血未净，瘀血留滞经络、筋骨之间，气血运行受阻，或因感受寒热，寒凝或热灼致瘀，瘀阻经脉、关节，发为疼痛。

4.肾虚 素体肾虚，复因产伤动肾气，耗伤精血，腰为肾之府，膝属肾，足跟为肾经所过，肾之精气血亏虚，失于濡养，故腰膝疼痛，腿脚乏力或足跟痛。

二、诊断

1.病史 产时产后失血过多，产褥期起居不慎，当风感寒，居住环境潮湿阴冷。

2.临床表现 产褥期间出现肢体关节酸楚、疼痛、麻木、重着，甚至活动不利，关节肿胀；或痛处游走不定，或关节刺痛，或腰腿疼痛。可伴面色不华，神疲乏力，或恶露量少色暗，小腹疼痛拒按，恶风怕凉等。本病多突发，常见于冬春严寒季节分娩者。

3.检查

（1）体征 关节活动不利，或关节肿胀。病久不愈者可见肌肉萎缩，关节变形。

（2）辅助检查 抗"O"、血沉均正常。如有必要，可进一步做血气分析、血钙、类风湿因子、X线摄片等检查。

三、鉴别诊断

1.痹证 产后身痛外感风寒所致者与痹证的发病机理相近，临床表现也相类似。但产后身痛只发生在产褥期，与产褥生理有关，痹证则任何时候均可发病。若产后身痛日久不愈，迁延至产褥期后，则不属产后身痛，当属痹证论治。

2. 痿证 产后身痛与痿证的症状均在肢体关节。产后身痛以肢体、关节疼痛、重着、屈伸不利为特点，有时亦兼麻木不仁或肿胀，但无瘫痪的表现；痿证则以肢体痿弱不用，肌肉瘦削为特点，肢体关节一般不痛。

四、辨证论治

本病辨证首以疼痛的部位、性质为主要依据，结合兼证与舌脉。若肢体关节酸楚疼痛，麻木，伴面色萎黄，头晕心悸，舌淡，脉细弱，属血虚；若肢体关节肿胀，麻木，重着，疼痛剧烈，宛如针刺，屈伸不利或痛无定处，或遇热则舒，伴恶寒畏风，舌苔薄白，脉濡细，属外感风寒；若疼痛较重，痛有定处，麻木，发硬，重着，屈伸不利，伴恶露量少，舌暗，苔白，脉弦涩，属血瘀；若产后腰酸，足跟疼痛，伴头晕耳鸣，舌淡暗，脉沉细弦，属肾虚。

本病以内伤气血为主，而兼风寒湿瘀，临床表现往往本虚标实，治疗当以养血益气补肾为主，兼活血通络祛风止痛。养血之中，应佐以理气通络之品以标本同治；祛邪之时，当配养血补虚之药以助祛邪而不伤正。本病与一般痹证不同，因产后气血俱虚，虽挟外感，也应以调理气血为主。《沈氏女科辑要笺正》云："此证多血虚，宜滋养，或有风寒湿三气杂至之痹，以养血为主，稍参宣络，不可峻投风药。"

1. 血虚证

主要证候：产后遍身酸痛，肢体麻木，关节酸楚；面色萎黄，头晕心悸；舌淡，苔薄白，脉细无力。

证候分析：因产失血过多，百骸空虚，血虚经脉失养，则遍身疼痛，肢体麻木，关节酸楚；血虚不能上濡于面，则面色萎黄；血虚不能养心则心悸，上不荣髓海则头晕。舌淡，苔薄白，脉细无力，为血虚之征。

治法：补血益气，通络止痛。

方药：黄芪桂枝五物汤（《金匮要略》）加秦艽、当归、丹参、鸡血藤。

黄芪桂枝五物汤：黄芪　桂枝　白芍　生姜　大枣

黄芪桂枝五物汤主治气血不足，营卫虚滞之痹证。方中黄芪益气固表，补益卫气，为君药。桂枝温通血脉，白芍养血补血，共为臣药。生姜温阳散寒；大枣益气补中，化生气血，并调和诸药；秦艽祛风湿，舒筋络；当归、丹参养血活血；鸡血藤补血，活血，通络，共为佐使药。全方共奏益气和营，温经通痹之功。

若关节疼痛较重兼有外邪者，加威灵仙、羌活、独活以疏风活络止痛；若上肢疼痛为主，加桑枝宣络止痛；下肢疼痛加怀牛膝补肝肾、强筋骨，引药下行。

2. 风寒证

主要证候：产后遍身疼痛，项背不舒，关节不利，或痛处游走不定，或冷痛剧烈，恶风畏寒，或关节肿胀、重着，或肢体麻木；舌淡，苔薄白，脉浮紧。

证候分析：产后失血耗气，腠理不密，百骸空虚，摄生不慎，风、寒、湿邪乘虚内侵，稽留于肌肤、经络、关节之间，阻痹气血运行，则遍身疼痛，项背不舒，关节不利；风邪偏盛者，则其痛处游走无定；寒邪偏盛者，则冷痛剧烈，恶风畏寒；湿邪偏盛者，则关节肿胀、重着；邪阻经脉，血行不畅，肢体失养，则肢体麻木。舌淡，苔薄白，脉浮紧，为外感邪气之征。

治法：养血祛风，散寒除湿。

方药：独活寄生汤（《备急千金要方》）或趁痛散（《产育保庆集》）、防风汤（《证治准绳》）。

独活寄生汤：独活　桑寄生　秦艽　防风　细辛　当归　川芎　干地黄　杜仲　牛膝　人参　茯苓　甘草　肉桂　芍药

独活寄生汤主治痹证日久，肝肾亏虚，气血不足证。方中独活辛苦微温，善祛下焦与筋骨间之风寒湿邪；桑寄生补肝肾，强筋骨，祛风湿，止痹痛，合为君药。细辛、肉桂辛温散寒，温经止痛，防风、秦艽祛风胜湿，舒利关节；杜仲、怀牛膝补肝肾，强筋骨，共为臣药。当归、白芍、干地黄、川芎养血活血；人参、茯苓、甘草补气健脾，扶助正气，均为佐药。甘草调和诸药，又为使药。综合全方，祛邪扶正，标本兼顾。

若关节疼痛恶风，游走不定者，加羌活祛风通络；若关节重着麻木明显者，酌加苍术、木瓜以除湿；若关节疼痛，活动不利者，加青风藤、伸筋草、络石藤以宣络止痛。

3. 血瘀证

主要证候：产后身痛，尤见下肢疼痛、麻木、发硬、重着、肿胀明显，屈伸不利，小腿压痛；恶露量少，色紫暗挟血块；小腹疼痛，拒按；舌暗，苔白，脉弦涩。

证候分析：产后多瘀，瘀阻经脉，关节失荣，故四肢关节疼痛、麻木、发硬、重着、屈伸不利，瘀血停滞皮肉之间，故肿胀明显。瘀阻胞宫，故恶露量少。色紫暗挟血块，小腹疼痛。舌暗、苔白、脉弦涩均为瘀血之征象。

治法：养血活血，化瘀祛湿。

方药：身痛逐瘀汤（《医林改错》）加毛冬青、忍冬藤、益母草、木瓜或生化汤（见产后发热）加桂枝、鸡血藤、没药、秦艽、牛膝。

身痛逐瘀汤：秦艽　川芎　桃仁　红花　甘草　羌活　没药　当归　五灵脂　香附　牛膝　地龙

原方治寒凝血瘀之痹证。

方中当归、川芎养血和血为君；桃仁、红花、五灵脂、毛冬青、没药、益母草活血逐瘀为臣；香附行气使气行则血行，秦艽、羌活、忍冬藤、木瓜、地龙祛风胜湿，通络止痛，牛膝破血行瘀强筋壮骨，为佐；甘草调和诸药为使，全方共奏养血活血、化瘀祛湿之功。

4. 肾虚证

主要证候：产后腰膝、足跟疼痛，艰于俯仰，头晕耳鸣，夜尿多；舌淡暗，苔薄，脉沉细弦。

证候分析：腰为肾之外府，膝属肾，足跟为肾经所过，素体肾虚，因产伤肾气，耗伤精血，肾之精血亏虚，失于濡养，故腰膝、足跟疼痛；头晕耳鸣，夜尿多，舌淡暗，苔薄，脉沉细弦，均为肾虚之征。

治法：补肾填精，强腰壮骨。

方药：养荣壮肾汤（《叶氏女科证治》）加熟地黄、秦艽、山茱萸。

养荣壮肾汤：当归　川芎　独活　肉桂　防风　杜仲　续断　桑寄生　生姜

养荣壮肾汤主治产后腰痛，属劳伤，或风寒所乘者。方中杜仲、续断、桑寄生补肾强腰，壮筋骨，共为君药。防风、独活祛风湿而止痛；山茱萸、熟地黄补益肝肾，为臣药。秦艽祛风湿，舒筋络；肉桂、生姜温经散寒；当归、川芎养血活血止痛，是为佐药。全方可收补肾填精，强腰壮骨止痛之效。

五、其他治疗

1.毫针　全身痛者，取合谷、太冲、曲池、足三里、三阴交；上肢痛者，取肩髃、曲池、合谷、外关、足三里、三阴交；下肢痛者，取环跳、足三里、阳陵泉、三阴交、太冲。

2.艾灸　取关元、肾俞、大椎、艾条温和灸，每次 5 分钟，每日 1 次。

六、转归与预后

转归与预后与体质差异、病情的轻重、治疗调摄是否得当有关，若及时治疗，预后佳。如果失治、误治，日久不愈，正气愈虚，经脉气血瘀阻愈甚，转虚实夹杂之证，可致关节肿胀不消，屈伸不利，僵硬变形，甚则肌肉萎缩，筋脉拘急，而成痿痹残疾。

七、预防与调摄

本病以预防为主，注意产褥期护理，要慎起居，避风寒，注意保暖，避免居住在寒冷潮湿的环境；加强营养，增强体质，适当活动，保持心情舒畅。

八、临证参考

产后身痛与痹证相似，但病在产后，与产褥期密切相关；也有因产后发热余邪未净，后遗而来。故本病与痹证同中有异，症状延续至产褥期以后，当属痹证论治。本病病因各异，但总因产后失血过多，气血虚弱不能濡养经脉为其根本，故治疗应以养血为主，纵有外感也不可峻投风药，只宜稍佐宣络之品，临证大多以补益气血、兼祛外邪进行调治。大多学者用黄芪桂枝五物汤加减治疗本病，疗效显著，亦有用隔姜灸穴位温通血脉、散寒除湿促进气血运行，取得较好疗效。若病久入络，必以益气养血、活络止痛、强壮筋骨为法，可选用独活寄生汤加减调理善后。

九、文献与病案选录

《金匮要略》:"血痹病从何得之? 师曰:夫尊荣人,骨弱肌肤盛,重因疲劳汗出,卧不时动摇,加被微风,遂得之。但以脉自微涩在寸口,关上小紧,宜针引阳气,令脉和紧去则愈。血痹,阴阳俱微,寸口关上微,尺中小紧,外证身体不仁,如风痹状,黄芪桂枝五物汤主之。"

《校注妇人良方》:"产后遍身疼痛者,由气虚百节开张,血流骨节,以致肢体沉重不利,筋脉引急,发热头痛,宜用趁痛散治之。陈无择云,若兼感寒伤食宜用五积散,若误作伤寒发汗,则筋脉抽搐,手足厥冷,则变为痉,当大补气血为主。"

《叶天士女科》:"产后遍身疼痛,因气血走动,升降失常,留滞于肢节间,筋脉引急,或手足拘挛不能屈伸,故遍身肢节走痛,宜趁痛散。若瘀血不尽,流于遍身,则肢节作痛,宜如神汤。"

《何子淮女科经验集》一书记有医案一则如下。

韩某,女,25岁,农民。1月前生产,因第一胎产程过长,失血颇多,且屈肢露体,风从外受,以致经络受阻,产后下肢麻木,全身骨节疼痛。弥月下床,两下肢拘急,屈伸不利,步履困难,恶露亦未全净,苔薄白,脉细软。证属血虚风袭,治宜养血舒筋活络,佐以生新。处方:当归炭、炒白芍、怀牛膝、伸筋草、络石藤、益母草各9g,黄芪、瓜蒌仁各12g,木瓜6g,炒川芎、炙甘草各5g,7剂。药后恶露全净,下肢疼痛略减。原法佐以养血温通:当归、炒白芍、怀牛膝、木瓜各9g,黄芪、桑寄生、伸筋草各12g,独活、秦艽、川芎各6g,桂枝、炙甘草各3g。上方出入调理月余,全身疼痛悉除,下肢活动自如。

第八节　产后恶露不绝

产后血性恶露持续10天以上,仍淋漓不尽者,称为"产后恶露不绝",又称"产后恶露不尽""产后恶露不止"。

西医学因产后子宫复旧不全、胎盘胎膜残留、子宫内膜炎所致晚期产后出血及中期妊娠引产、人工流产、药物流产后表现为恶露不尽者,均可参照本病辨证治疗。西医将产后整个子宫缩复达到孕前状态称为子宫复旧,需6~8周时间。而血性恶露一般持续3~4天,若血性恶露持续延长至7~10天,为产后子宫复旧不全最突出的症状。本教材根据临床实际将恶露不绝的时限定为"血性恶露持续10天以上"。

始见于《金匮要略·妇人产后病脉证并治》。《诸病源候论·产后崩中恶露不尽候》明确了本病的病因病机为"风冷搏于血""虚损""内有瘀血"所致,对瘀血治疗提出"不可断之,断之终不断"的观点。《医宗金鉴·妇科心法要诀》提出根据恶露的色、质、气味辨虚实的原则。唐代《备急千金要方》载有治疗恶露不尽的方剂25首。宋代《妇人大全良方》更有病机及治法方药的详细记载,如"夫产后恶露不绝者,由产后伤于经血，虚损不足。或分解之时，恶血不尽，在于腹中，而脏腑夹于宿冷，致气血不调，故令恶露淋漓不绝也"。提出用牡蛎散、独圣汤等方药以治之。明代《景岳全书·妇人规》指出产后恶露不止有因血热、伤冲任之络、肝脾气虚、气血俱虚、肝火、风热所致，并出具方药。清代《胎产心法》又指出"产后恶露不止……由于产时损其气血，虚损不足，不能收摄，或恶血不尽，则好血难安，相并而下，日久不止"，或"火动病热"。综上结合临床可归纳为气虚、血瘀、血热三个方面。对于治疗又指出"不可轻而用固涩之剂，造成败血聚内，后患无穷"。现代医家继承恶露不绝的传统理法方药，并加以发挥，如探讨恶露不绝与缺乳的关系，尤其是应用恶露不绝的理论与方药，治疗中期妊娠引产、人工流产、药物流产后导致的子宫出血取均得了新的经验。

一、病因病机

本病的主要病机为为胞宫藏泻失度，冲任不固，气血运行失常。恶露出于胞中，乃血所化，而血源于脏腑，注于冲任为病，则可导致恶露不绝。常见的病机有气虚、血瘀、和血热。

1.气虚 素体气虚，正气不足，复因产时气随血耗，或产后操劳过早，劳倦伤脾，中气不足，冲任不固，血失统摄，以致恶露日久不止。

2.血瘀 产后胞宫、胞脉空虚，寒邪乘虚而入，血为寒凝，结而成瘀；或七情内伤，气滞而血瘀，瘀阻冲任，血不归经，以致恶露淋漓不尽。

3.血热 素体阴虚，因产后亡血伤津，营阴更亏，阴虚则内热；或产后感受热邪；或因情志不遂，肝郁化热，热扰冲任，迫血妄行，而致恶露不绝。

二、诊断

1.病史 了解有无产程过长、组织残留、产后子宫复旧不良等病史。

2.临床表现 产后血性恶露逾10天仍淋漓不止，或有恶臭味，可伴神疲懒言，气短乏力，小腹空坠，或伴小腹疼痛拒按。出血多时可合并贫血，严重者可致昏厥。

3.检查

（1）妇科检查 子宫大而软，或有压痛，宫口松弛，有时可见残留胎盘组织堵塞于宫口。当恶露量多、色鲜红时，应仔细检查软产道，及时发现软产道损伤。

（2）辅助检查 血、尿常规，了解感染与贫血情况。B型超声检查，了解宫腔内有无残留物，子宫复旧情况，剖宫产切口愈合情况。常须将宫内刮出物送病理检查，必要时宫腔分泌物培养或涂片检查。

三、鉴别诊断

本病应与子宫黏膜下肌瘤、凝血障碍性疾病、胎盘部位滋养细胞肿瘤等所致的出血相鉴别。

1.子宫黏膜下肌瘤 产后阴道出血淋漓不尽，B超提示有黏膜下肌瘤，宫内无胎盘胎膜残留，尿 HCG 阴性。

2. 绒毛膜癌 本病 25% 发生于正常妊娠足月产 2～3 个月后，除产后阴道出血淋漓不尽外，有时可见转移症状，如咯血、阴道紫蓝色结节。可拍胸片，查尿 HCG，行 B超、诊刮等助诊。可进行诊断性刮宫，组织物病理检查坏死组织间夹有增生活跃且异型性滋养细胞，则可确诊。

四、辨证论治

辨证应以恶露的量、色、质、气味等，并结合全身症状辨别寒热、虚实。如恶露量多，色淡，质稀，无臭气者，多为气虚；色红或紫，黏稠而臭秽者，多为血热；色暗有块，小腹疼痛者，多为血瘀。治疗应虚者补之，热者清之，瘀者化之，并随证选加相应止血药标本同治。

1. 气虚证

主要证候：产后恶露过期不止，量多，色淡红，质稀，无臭味；面色白，精神倦怠，四肢无力，气短懒言，小腹空坠；舌淡，苔薄白，脉缓弱。

证候分析：气虚统摄无权，冲任不固，则恶露过期不止，血量较多；血失气化，则色淡，质稀，无臭味；气虚中阳不振，则精神倦怠，四肢无力，气短懒言；中气不足，则小腹空坠；气虚清阳不升，则面色白。舌淡，苔薄白，脉缓弱，为气虚之征。

治法：益气摄血固冲。

方药：补中益气汤（方见月经先期）加艾叶、阿胶、益母草。

方中补中益气汤补益中气，加艾叶、阿胶温经养血止血，益母草祛瘀止血。全方共奏补气摄血之效。

若症见恶露过期不止，腰膝酸软，头晕耳鸣者，此乃肝肾不足，酌加菟丝子、金樱子、续断、巴戟天等补肝肾，固冲任。

2. 血瘀证

主要证候：产后恶露过期不止，淋沥量少，或突然量多，色暗有块，或伴小腹疼痛拒按，块下痛减；舌紫暗，或有瘀点，苔薄，脉弦涩。

证候分析：瘀血阻滞冲任，新血不得归经，则恶露过期不止，淋沥量少，或突然量多，色暗有块；瘀血内阻，"不通则痛"，故小腹疼痛拒按；块下瘀滞稍通，故使痛减。舌紫暗，脉弦涩，苔薄，为瘀血阻滞之征。

治法：活血化瘀，理血归经。

方药：生化汤（方见产后发热）加益母草、炒蒲黄。

全方补虚化瘀，瘀祛则血归经。加炒蒲黄、益母草以增祛瘀止血之效。

若兼口干咽燥，舌红，脉弦数者，酌加地榆、黄柏以清热止血；若气虚明显，伴小腹空坠者，加党参、黄芪补气摄血；若瘀久化热，恶露臭秽，兼口干咽燥，加紫草、马齿苋、蒲公英清热化瘀。如 B 超提示宫内有胎盘、胎膜残留，一般应作清宫术，或先服上方加三棱、莪术、加强化瘀，以观后效。

3. 血热证

主要证候：产后恶露过期不止，量较多，色鲜红，质黏稠；口燥咽干，面色潮红；舌红苔少，脉细数无力。

证候分析：产后营阴耗损，虚热内生，或气郁化热，或感热邪，热扰冲任，迫血妄行，故恶露过期不止，量较多；阴虚热灼，则血色鲜红，质稠黏；虚热上浮，故面色潮红；阴液不足，则口燥咽干。舌红，苔少，脉细数无力，为阴虚内热之征。

治法：养阴清热，凉血止血。

方药：保阴煎（方见月经过多）加益母草、七叶一枝花、贯众。

若肝郁化热，症见恶露量多或少，色深红有块，两胁胀痛，心烦，口苦咽干，舌红苔黄，脉弦数者。治宜疏肝解郁，清热凉血。方用丹栀逍遥散（方见月经先期）加生地黄、旱莲草、茜草清热凉血止血。

五、临床常用的中成药

1. 益母草颗粒　适用于血瘀证。

2. 新生化颗粒　适用于血瘀证。

3. 生化丸　适用于血瘀证。

4. 桂枝茯苓胶囊　适用于血瘀证。

5. 补中益气丸　适用于气虚证。

6. 葆宫止血颗粒　适用于虚热证。

7. 安宫止血颗粒　适用于血瘀夹热证。

8. 妇康宝口服液　适用于气血虚弱证。

六、其他治疗

（1）针灸疗法　取穴关元、中极、足三里、三阴交。气虚证加脾俞、气海穴，用补法。血热证加血海、太冲、肝俞穴，用泻法。血瘀证加石门、气海、地机穴，用泻法。

（2）复健治疗　在腹壁上放棉花4～5层，用软布围而缚之。可以帮助子宫早日复原，使腹部温暖，固摄有力，防止恶露不绝。亦可防止由于分娩而引起的腹壁肌肉松弛，减少内脏下垂。

七、转归与预后

本病若及时治疗，大多可愈。若出血日久可导致贫血，如有胎盘胎膜残留，可继发感染，严重者可因出血过多而昏厥，应积极抢救。对于产后出血淋沥不止，达2～3个月者，应高度警惕滋养细胞疾病，宜做相关检查。

八、预防与调摄

1. 加强早期妊娠检查及孕期营养调护，提倡住院分娩。

2.胎盘娩出后，必须仔细检查胎盘胎膜是否完整，有无副叶胎盘。如发现有宫腔残留，多应立即清宫。

3.产后注意适当休息，注意产褥卫生，避免感受风寒。增加营养，不宜过食辛燥之品。提倡做产后保健操。

九、临证参考

产后 10 天，血性恶露仍淋沥不尽，临床应视为异常，需积极治疗。恶露不净因出血日久易致失血耗气，使病情加重，影响子宫复旧和变生他病，甚或导致大出血引起晕厥。在治疗用药方面，针对恶露不绝虚中夹实、瘀热互见的病理，施以益气、化瘀、清热为主的治法。若发现有胎盘胎膜残留，有活动性出血者，应尽快清宫。对于久治不愈者，需警惕变生他病。临证中，根据产后恶露不绝的中医理法方药治疗引产后、人工流产后、药物流产后的阴道异常出血，亦可取得很好的疗效。

十、文献与病案选录

《陈素庵妇科补解》："产后恶露宜去，但七日后，或半月内，当去尽而止……然名是恶露，则非新生之血，不可复留，若迟至一二月，犹点滴未尽，则又非恶血可比矣。"

《医宗金鉴·妇科心法要诀》："产后恶露乃裹儿污血，产时当随胎而下……若日久不断，时时淋沥者，或因冲任虚损，血不收摄；或因瘀行不尽，停留腹内，随化随行。当审其血之色，或污浊不明，或浅淡不鲜，或臭，或腥，或秽，辨其为实为虚，而攻补之。虚宜十全大补汤加阿胶、续断，以补而固之。瘀宜佛手散，以补而行之。"

《王渭川妇科治疗经验》一书中记有医案一则如下。

袁某，女，成都某信箱厂工人。

诊断日期：1978 年 4 月 6 日。

症状：产后 20 多天，腰酸痛，小腹痛，恶露淋漓不止，自汗出，口味不开，纳食少，睡眠差，梦多，小便色黄，口干喜饮水。脉弦细，舌质红，无苔。

诊断：产后恶露不绝。

辨证：血热气滞，冲任空虚。

治则：养阴清热，理气调冲止血。

方药：自制方（王渭川验方）。

生地黄 12g，熟地黄 12g，白芍 12g，麦冬 15g，山药 20g，连翘 12g，制香附 10g，台乌 10g，木香 6g，女贞子 20g，旱莲草 24g，乌贼骨 15g，茜草根 15g，冬瓜仁 20g，砂仁 3g。

疗效：上方连服 6 剂，诸症均解。

第九节　产后汗证

产后汗证包括产后自汗和产后盗汗两种。产妇于产后涔涔汗出，持续不止，动则益甚者，称为"产后自汗"；若寐中汗出湿衣，醒来自止者，为"产后盗汗"，统称为产后汗证。不少妇女产后汗出较平时为多，尤以进食、活动后或睡眠时为著，此因产后气血骤虚、腠理不密所致，可在数天后营卫自调而缓解，不作病论。产后多汗，《内经》云："阳加于阴，谓之汗。"又云："阴争于内，阳扰于外，魄汗未藏。"汉代《金匮要略·妇人产后病脉证并治》已有"新产血虚，多汗出，喜中风，故令病痉"的论述，并把多汗视为产后三病的病因病机之一，又认为"郁冒"的发生关系"亡血复汗"，临床表现"但头汗出"等。仲景认为产后多汗出，不仅亡其津液，而且严重者可致阴损及阳，出现亡阴亡阳之危。把"多汗出"视为产后三病的病因病机之一。隋代《诸病源候论》中首立"产后汗出不止候"，指出其发病主要为产时伤血致"阴气虚而阳气加之，里虚表实，阳气独发于外"。并说明汗出不止，津液衰竭，可导致"痉"或"经水断绝"的转归。唐代《经效产宝·产后汗不止方论》以玉屏风散加味治疗，为后世奠定了治疗产后汗证的方药基础。宋代《妇人大全良方》提出了"产后虚汗不止"和"产后盗汗不止"之病名，将产后汗出不止分为"虚汗"和"盗汗"两类。认为"产后虚寒（应为"汗"）不止"，因"阳气频虚，腠理不密而津液妄泄也"，并以麻黄根汤、止汗散、人参汤等治疗。《校注妇人良方·产后门》明确提出"产后自汗、盗汗"病名，根据产后亡血伤津，气随血伤的病理特点，认为产后自汗、盗汗均可用补阴血兼益阳气之法治疗。《医宗金鉴·妇科心法要诀》按出汗的部位以辨证，曰："头汗阴虚阳上越，周身大汗是亡阳。"这些理论至今对临床仍有参考意义。

一、病因病机

本病虚证为主，主要病机为产后耗气伤血，气虚阳气不固，阴虚内热迫汗外出。本病主因为气虚、阴虚。

1. 气虚　素体虚弱，复因产时伤气耗血，气虚益甚，卫阳不固，腠理不实，阳不敛阴，阴津外泄，乃致自汗不止。

2. 阴虚　营阴素亏，加之因产失血伤津，阴血益虚，阴虚内热，寐时阳乘阴分，迫津外泄，致令盗汗。醒后阳气卫外，充腠理，实皮毛而汗自止。亦有因气随血伤，醒后卫阳仍不固而自汗不止者。

二、诊断

1. 病史　注意询问患者平素体质情况，有无结核、贫血等慢性病史。

2. 临床表现　产后出汗量过多或持续时间长。产后自汗者，白昼汗多，动则益甚；产后盗汗者，寐中汗出，醒后自止。

3. 检查　对于盗汗疑有肺结核者，应进行肺部 X 线检查。

三、鉴别诊断

本病应与中暑、发热等所致的出汗相鉴别。应结合病史、病情缓急、有无发热等作出鉴别诊断。

1. 产后中暑　产时正值炎热酷暑之季，感染暑邪，以骤然高热、汗出、神昏，甚则躁扰抽搐为特征。产后自汗、盗汗无明显季节性，无发热及神志改变。

2. 产后发热　高热多汗，汗出热退为特征，起病急，病程短。产后自汗、盗汗为汗出过多而无发热。

四、辨证论治

本病以产后出汗量多和持续时间长为特点。根据出汗发生时间之不同分自汗和盗汗。白昼汗多，动则尤甚为气虚自汗；寐中出汗，醒后即止为阴虚盗汗。有气虚、阴虚之不同。治疗产后自汗、盗汗，气虚者，治以益气固表，和营止汗；阴虚者，治以益气养阴，生津敛汗。

1. 气虚证

主要证候：产后汗出过多，不能自止，动则加剧；时有恶风身冷，气短懒言，面色白，倦怠乏力；舌质淡，苔薄白，脉细弱。

证候分析：产后伤血，气随血耗，腠理不密，卫阳不固，故自汗，恶风；动则耗气，故动则汗出加剧；气虚阳衰，故气短懒言，面色白，倦怠乏力。舌质淡，苔薄白，脉细弱，均为气虚之象。

治法：益气固表，和营止汗。

方药：黄芪汤（《济阴纲目》）。

黄芪汤：黄芪　白术　防风　熟地黄　煅牡蛎　茯苓　麦冬　大枣　甘草

黄芪汤主治卫气不固自汗证。方中黄芪益气固表为君；白术、茯苓、甘草健脾补气为臣；熟地黄、麦冬、大枣养血滋阴，煅牡蛎固涩敛汗，防风走表，助黄芪、白术以益气御风，共为佐药。全方共奏补气固表止汗之效。

若汗出过多，可加浮小麦、麻黄根、五味子固涩敛汗；若头晕心悸，唇甲苍白者，加党参、何首乌、阿胶益气养血。

2. 阴虚证

主要证候：产后睡中汗出，甚则湿透衣衫，醒后即止；面色潮红，头晕耳鸣，口燥咽干，渴不思饮；或五心烦热，腰膝酸软；舌质红，苔少，脉细数。

证候分析：因产伤血，营阴耗损，阴虚生内热，热迫汗出，故产后睡中汗出，甚则湿透衣衫；醒后阳出于阴，卫表得固，故汗出可止；阴虚阳浮于上，故面色潮红，头晕耳鸣；虚热灼阴，津不上乘，故口燥咽干，渴不思饮；五心烦热，腰膝酸软为阴虚及肝肾所致。舌质红，苔少，脉细数，均为阴虚内热之征。

治法：益气养阴，生津敛汗。

方药：生脉散（方见妊娠恶阻）加煅牡蛎、浮小麦、山茱萸、糯稻根。

若口燥咽干甚者，加石斛、玉竹生津滋液；五心烦热甚者，加白薇、地骨皮、生地黄、栀子滋阴清热除烦。

五、临床常用的中成药

玉屏风颗粒：适用于气虚证。

六、其他治疗

针灸治疗取穴：心俞、膈俞、阴郄、复溜、内关、三阴交（均取双侧）、百会。每日1次，留针30分钟。

七、预后与转归

产后自汗、盗汗，有气虚和阴虚之分。但临床上阳损及阴，阴损及阳，故自汗、盗汗并非绝对的分属气虚、阴虚。正如《景岳全书·汗证》云："诸古法云自汗者属阳虚……盗汗者属阴虚……自汗、盗汗亦各有阴阳之征，不得谓自汗必属阳虚，盗汗必属阴虚也。"产后自汗、盗汗及时治以补虚敛汗，预后良好。但若汗出不止，日久不瘥者应预防气随津脱，变生他疾。对于长期盗汗者，应借助胸部X线摄片等检查，排除结核病变。

八、预防与调摄

加强产后营养及适当锻炼，以增强体质调和营卫。适寒温，慎起居，防外感。

九、临证参考

产后自汗、盗汗因虚所致，前者主要责之于气虚，后者主要责之于阴虚。临床辨证时，除根据出汗时间在昼、在夜外，尚须结合兼症及舌脉进行分析。治疗时，针对病因或补气或滋阴，并宜酌加敛汗之品，标本兼治，方收良效。基于气与津互根互生的生理关系，治疗自汗时，勿忘佐以补津化气之品；治疗盗汗时，勿忘佐以补气生津之物。如此，"阴中求阳，阳中求阴"，相得益彰，其效更佳。由于治疗产后病需要顾及产妇及新生儿两个方面，西医西药副作用比较难于把控，临床治疗有一定难度。

十、文献选录

《诸病源候论·妇人产后病诸候》："夫汗，由阴气虚而阳气加之，里虚表实，阳气独发于外，故汗出也。血为阴，产则伤血，是为阴气虚也；气为阳，其气实者，阳加于阴，故令汗。汗出而阴气虚弱不复者，则汗出不止。凡产后皆血虚，故多汗，因之遇风，则变为痉。纵不成痉，亦虚乏短气，身体柴瘦，唇口干燥，久则经水断绝，津液竭故也。"

《医宗金鉴·妇科心法要诀》："产后血去过多则阴虚，阴虚则阳盛。若微微自汗，是荣卫调和，故虽汗无妨。若周身无汗，独头汗出者，乃阴虚阳气上越之象。若头身俱大汗不止，则恐有亡阳之虑也。"

第十节 缺 乳

产后哺乳期内，产妇乳汁甚少，或无乳可下，称为"缺乳"，又称"乳汁不足""乳汁不行"。早在隋代巢元方《诸病源候论》就列有"产后乳无汁候"，认为其病因系"既产则水血俱下，津液暴竭，经血不足者，故无乳汁也"。宋代陈无择《三因极一病证方论》分虚实论缺乳："产妇有两种乳脉不行，有气血盛而壅闭不行者，有血少气弱涩而不行者。虚当补之，盛当疏之。"这对后世研究缺乳颇有启迪。《妇人大全良方》认为"乳汁乃气血所化"，"乳汁资于冲任"，若"元气虚弱，则乳汁短少"，主张用"涌泉散""玉露散"等补气养血，生津增液，调理冲任，使之盛而通乳，至今仍为临床所常用。金元张子和《儒门事亲》所说"妇人有本生无乳者不治，或因啼哭悲怒郁结，气道闭塞，以致乳脉不行"，深化了对病因病机的认识。清代《傅青主女科》论治缺乳着眼于"气血"，虚则补之，实则疏之，"阳明之气血自通，而乳亦通矣"。现代医者全宗景综合历代文献及其个人经验编著《通乳十二法》，可供参考。

一、病因病机

缺乳的主要病机分为虚实两端，乳汁生化不足或乳络瘀阻不畅。常见病因有气血虚弱和肝郁气滞或痰浊阻滞。

1. 气血虚弱 素体气血亏虚，或脾胃虚弱，气血生化不足，或产后操劳过度，耗伤气血，复因分娩失血耗气，以致气血虚弱，不能化生乳汁，因而乳汁甚少或无乳可下。正如《景岳全书·妇人规》云："妇人乳汁，乃冲任气血所化，故下则为经，上则为乳。若产后乳迟乳少者，由气血之不足而犹或无乳者，其中为冲任之虚弱无疑也。"

2. 肝郁气滞 素性抑郁，加之产时失血，肝失所养，肝郁更甚；或产后情志不遂，肝失条达，气机不畅，致乳络不通，乳汁运行不畅，故无乳。《儒门事亲》曰："啼哭悲怒郁结，气溢闭塞，以致乳脉不行。"

3. 痰浊阻滞 素体肥胖，痰湿内盛或产后多食膏粱厚味，脾失健运，聚湿成痰，痰气阻滞乳脉乳络，或"肥人气虚"无力行乳，遂致缺乳。《景岳全书·妇人规》曰："肥胖妇人痰气壅盛，乳滞不来。"

此外，精神紧张、劳逸失常、营养不良或哺乳方法不当等，均可造成乳汁分泌不足。

二、诊断

1. 病史 素体气血不足，或脾胃虚弱，或素性抑郁，或产后情志不遂，并了解患者平素体质情况及有无贫血等慢性病史。

2. 临床表现 产妇在哺乳期中，乳汁甚少，不足以喂养婴儿，或全无乳汁。亦有原本泌乳正常，情志过度刺激后突然缺乳者。

3. 检查 乳腺发育正常，乳房柔软，不胀不痛，挤出乳汁点滴而下，质稀；或乳房胀满而痛，挤压乳汁难出，质稠；或有乳腺发育不良者。此外，还应注意有无乳头凹陷和乳头皲裂造成的哺乳困难而致乳汁壅塞不通，哺乳困难。

三、鉴别诊断

本病应与乳痈相鉴别。乳痈有初起乳房红、肿、热、痛，恶寒发热，继之化脓成痈等特征。

四、辨证论治

本病应根据乳汁清稀或稠、乳房有无胀痛，结合舌脉及其他症状以辨虚实。如乳汁甚少而清稀，乳房柔软，多为气血虚弱；若乳汁稠，胸胁胀满，乳房胀硬疼痛，多为肝郁气滞。治疗以调理气血，通络下乳为主。同时，要指导产妇正确的哺乳，保证产妇充分休息，有足够的营养和水分摄入。

1. 气血虚弱证

主要证候：产后乳少，甚或全无，乳汁清稀，乳房柔软，无胀感；面色少华，倦怠乏力，神疲食少；舌质淡，苔薄白，脉细弱。

证候分析：气血虚弱，乳汁化源不足，无乳可下，故乳少或全无，乳汁清稀；乳汁不充，乳腺空虚，故乳房柔软，无胀感；气虚血少，不能上荣头面、四肢，故面色少华，倦怠乏力；阳气不振，脾虚失运，故神疲食少。舌质淡，苔薄白，脉细弱，均为气血虚弱之征。

治法：补气养血，佐以通乳。

方药：通乳丹（《傅青主女科》）。

通乳丹：人参 黄芪 当归 麦冬 木通 桔梗 猪蹄

通乳丹主治产后气血两虚，乳汁不下。方中人参、黄芪补气；当归、麦冬养血滋阴增液；桔梗、木通利气通络；猪蹄补血滋养通乳。全方共奏补气养血，通络下乳之功。气血充足，乳脉通畅，则乳汁自出。

2. 肝郁气滞证

主要证候：产后乳少，甚或全无，乳汁浓稠，乳房胀硬、疼痛；胸胁胀满，情志抑郁，食欲不振；舌质正常，苔薄黄，脉弦或弦数。

证候分析：情志不舒，肝气郁结，气机不畅，乳络受阻，故乳汁少或全无；乳汁壅滞，运行受阻，故乳房胀满而痛，乳汁浓稠；肝经布胁肋，肝气郁结，疏泄不利，故胸胁胀满；肝气不疏，故情志抑郁；肝气犯胃，脾胃受累，故食欲不振。舌质正常，苔薄黄，脉弦或弦数，均为肝郁气滞之征。

治法：疏肝解郁，通络下乳。

方药：下乳涌泉散（《清太医院配方》）。

下乳涌泉散：柴胡　青皮　当归　白芍　川芎　生地黄　天花粉　白芷　穿山甲　王不留行　漏芦　通草　桔梗　甘草

下乳涌泉散主治产妇乳汁不行。方中柴胡、青皮疏肝解郁；当归、白芍、川芎养血行血；生地黄、天花粉补血滋阴；白芷入阳明，气芳香以散风通窍；穿山甲、王不留行、漏芦通络下乳；桔梗、通草理气通络；甘草调和诸药。全方共奏疏肝理气，补血养血，通络行乳之效。

若乳房胀痛甚者，酌加橘络、丝瓜络、香附以增理气通络，行气止痛之效；乳房胀硬疼痛，局部有热感，触之有块者，加蒲公英、夏枯草、赤芍、路路通以清热散结通络；若乳房红肿掣痛，伴高热恶寒，或乳房结块有波动感者，应按"乳痈"诊治。

3. 痰浊阻滞证

主要证候：乳甚少或无乳可下，乳房硕大或下垂不胀满，乳汁不稠；形体肥胖，胸闷痰多，纳少便溏，或食多乳少；舌淡胖，苔腻，脉沉细。

证候分析：素体脾虚，或多食肥甘厚味伤脾，脾失健运而生痰浊，痰阻乳络，或脾虚气弱行乳无力而致乳汁甚少或全无。胸闷纳少、舌淡苔白腻、脉沉细均为痰浊阻滞之象。

治法：健脾化痰，通乳。

方药：苍附导痰丸（方见多囊卵巢综合征）合漏芦散（《济阴纲目》）。

原方治妇人肥盛，气脉壅滞，乳汁不通，或经络凝滞，乳内胀痛或作痈肿，将欲成者，此药服之自然内消，乳汁通行。两方合用增强化痰通乳之功。气虚明显者，加黄芪、党参、白术。

五、临床常用的中成药

1. 八珍益母丸　适用于气血虚弱证。

2. 十全大补丸　适用于气血虚弱证。

3. 逍遥丸　适用于肝郁气滞证。

4. 乳泉颗粒　适用于肝郁气滞证。

5. 香砂六君子丸　适用于脾虚痰滞证。

六、其他治疗

1. 针灸疗法　主穴取膻中、乳根、少泽。气血虚弱证者加足三里、脾俞、三阴交；肝郁气滞者加太冲、内关、期门穴；痰湿阻滞证者加丰隆。实证用泻法，虚证用补法，或加灸法。虚实夹杂用平补平泻法。

2. 按摩疗法　先用湿毛巾温拭乳房 5 分钟，再用拇指及食指指肚轻轻按揉，从乳房周围向乳头方向缓慢按摩，每次 5～10 分钟，每日 2～3 次。

3. 食疗

（1）猪蹄 1 只，章鱼（即八爪鱼）适量，木瓜 1 只，共煮汤。

（2）猪蹄 2 只，通草 24g，同炖，去通草，食猪蹄饮汤。

（3）生黄芪 30g，当归 9g，炖猪蹄。

（4）乳房有块者，局部用橘皮煎水外敷；乳房胀痛者可用热水、葱汤洗涤乳房，以宣通气血。

七、转归与预后

本病无论虚实，预后均较好。若治疗及时，脾胃功能、气血津液恢复正常，则乳汁可下；但若身体虚弱，虽经治疗，乳汁无明显增加或先天乳腺发育不良"本生无乳者"，则疗效不佳；若肝气郁滞，乳汁壅滞，经治疗乳汁仍然排出不畅，化热成脓，可发展为乳痈。

八、预防与调摄

1. 孕期做好乳头护理，产检时若发现乳头凹陷者，要嘱孕妇经常把乳头向外拉，并要常用肥皂擦洗乳头，防止乳头皲裂而造成哺乳困难。

2. 纠正孕期贫血，预防产后大出血。

3. 提倡早期哺乳、定时哺乳，促进乳汁的分泌。

4. 加强产后营养，尤其是富含蛋白质食物和新鲜蔬菜，以及充足的汤水。

5. 保持情绪乐观，心情舒畅。适当锻炼，维护气血和调。

九、临证参考

由于治疗产后病需要顾及产妇及新生儿两个方面，西医西药副作用比较难于把控。乳汁的分泌量除与乳腺的发育、婴儿的按时吸吮、营养状态、饮食量等有关外，还与精神因素有密切关系。情志不调可影响泌乳机能，如失眠、过劳、焦虑、恼怒、疼痛等均能使乳腺分泌减少。故产时产后均应保持情志舒畅，切忌抑郁。乳房、胸胁为肝经所布，若产后情志不畅，肝气不疏，则可致乳脉闭塞，乳汁分泌甚少或全无。故治疗本病应注意酌加橘络、丝瓜络、香附等理气通络之品。

十、文献与病案选录

《傅青主女科》："少壮之妇，于生产之后，或闻丈夫之嫌，或听翁姑之啐，遂致两乳胀满疼痛，乳汁不通，人以为阳明火热也，谁知是肝气之郁结乎！夫阳明属胃，乃多气多血之府也。乳汁之化，原属阳明，然阳明属土，壮妇产后，虽云亡血，而阳明之气，实未尽衰，必得肝木之气以相通，始能化成乳汁，未可全责之阳明也。盖乳汁之化，全在气而不在血。今产后数日，宜其有乳，而两乳胀满作痛，是欲化乳而不可得，非气郁而何……治法宜大疏其肝木之气，而阳明之气血自通，而乳亦通也。"

《王渭川妇科治疗经验》一书中记有医案一则如下。

孙某，女，28 岁，住石板滩某商店。

第一诊：1997 年 8 月 20 日。

症状：形体瘦弱，结婚数年未孕。因患黑色素沉着病，经过长期治疗，稳定好转而孕。产后乳汁分泌极少量而至于无。婴儿又不食牛乳，患者苦之。平时眩晕头昏，食欲差，性急躁易发怒，长期失眠。脉弦数，苔光，舌质红。

诊断：继发乳汁不通。

辨证：肝肾阴虚，津伤络阻。

治则：滋养肝肾，生津通络。

自制方：王渭川经验方。

沙参 12g，细生地 12g，炒川楝 10g，生白芍 10g，阿胶珠 10g，川贝 10g，夏枯花 15g，水蛭 6g，地鳖虫 10g，夜交藤 80g，王不留行 24g，茜草 10g，生蒲黄 10g，蚕蛹 20 枚。

一周 6 剂，连服两周。

疗效：乳复量少。

第二诊：9 月 10 日。

症状：服上方两周，精神显好转，入觉愉快，抑郁愁苦症状消失。失眠显著好转。乳房发胀，恢复产后初期乳量。婴儿渐成长，饮食增加，乳量更显不足。脉弦数，苔光滑，舌质红。

治则：养肝肾，通乳汁。

自制方：王渭川经验方。

沙参 12g，细生地 12g，生三七 3g，鸡内金 10g，胎盘 10g，炒川楝 10g，生白芍 10g，阿胶 10g，川贝 10g，夏枯花 10g，水蛭 6g，地鳖虫 10g，夜交藤 60g，王不留行 24g，生蒲黄 10g，茜草 10g，蚕蛹 20 枚。

疗效：上方服 12 剂，乳汁逐步恢复，已够婴儿食用。

第三诊：9 月 26 日。

症状：产妇服上方两周后，乳汁显著增加，体重增加，食欲增进。撰方长期服用。

自制方：王渭川验方。

阿胶珠 10g，水蛭 6g，地鳖虫 10g，王不留行 24g，茜草 10g，蚕蛹 20 枚 g，三七粉 2g（冲服）。

嘱常服。

疗效：患者日趋健壮，乳汁尤显充盈。在服药方面，是停停服服的，终于停药后，乳汁照常丰足而愈。

按：治疗乳汁不足一证，实属法无定则，则无呆板。总以肝、肾、脾气血，冲任等方面着手，可逐步收效。切忌刻舟求剑，一成不变。

治疗本案，初期从调肝滋肾通络着手，所以用药以一贯煎仿涌泉散获效。继增血肉有情之品。如胎盘粉、阿胶珠等，对奇经肝肾能起肯定的效果，蚕蛹内含丰富的蛋白质，对体弱者有补益的作用。故对本案，终于达到满意的疗效。

在乳房病中，青年还可见乳衄，即在月经期乳房大量出血，遇此证勿惊慌，从先天之肾着手。又孕期六、七月之间乳汁自流，这是冲任之气不足，补益冲任即可治之。这些案例前无古人，愿后来者在临床长期体验证之。

第十一节　产后乳汁自出

产妇在哺乳期内，产妇乳汁不经婴儿吸吮而自然流出者，称"乳汁自出"，亦称"漏乳""泣乳"。

若乳母身体健壮，气血旺盛，乳汁充沛，乳房饱满，由满而溢，或断乳之时乳汁难断而自出者，均不属病态。

本病始见于《诸病源候论·产后乳汁溢候》："经血盛者，则津液有余，故乳汁多而溢出也。"但所言为"经血盛者，则津液有余"的生理性乳汁自溢。至唐代《经效产宝》始论述了其病因为"身虚所致，宜服补药以止之"。宋代《妇人大全良方》进而指出"胃气虚"是身虚之由。明代《校注妇人良方》则进一步提出本病除"气血俱虚"外，"肝经血热""肝经怒火"亦可引起乳汁自溢。

一、病因病机

本病发生分虚实两端。虚者胃气不固，摄纳失常，乳汁自溢；实者肝气郁结，郁而化热，迫乳外溢。

1.气虚失摄　因产耗气失血，中气不足；或饮食劳倦伤脾，脾胃虚弱，乳房属足阳明胃经，中气不足，胃气不固，摄纳无权，乳汁随化随出而致乳汁自流不止。正如《校注妇人良方》云："产后乳汁自出，乃胃气虚。"

2.肝经郁热　产后情志抑郁，郁久化火；或大怒伤肝，肝火亢盛，火盛令肝疏泄太过，迫乳外溢。如《胎产心法》曰："肝经怒火上冲，乳胀而溢。"

二、诊断

1.病史　注意了解患者体质情况、情志精神状态及有无贫血等慢性病史。

2.临床表现　产妇在哺乳期中，乳汁不经婴儿吸吮或挤压而自然溢出，乳汁清稀或黏稠。

3.检查　双侧乳头或一侧乳头乳汁点滴而下，乳汁清稀或浓稠，渗湿衣衫。乳头未见皲裂，乳房柔软或胀满。

三、鉴别诊断

本病应与乳泣及闭经泌乳综合征之乳汁自出相鉴别。

1. 乳泣　为孕期乳汁自然溢出。其乳汁为乳白色或黄白色，乳房无结节。乳汁自出则是在产后哺乳期乳汁自然溢出。

2. 闭经泌乳综合征　产后停止哺乳仍长时间溢乳，常同时伴有闭经；或非妊娠、非产后以泌乳与闭经同时出现为特征，与原发性垂体功能异常有关，可配合有关检查，如CT、激素测定 FSH、LH、PR1、P、E_2，以予鉴别。而产后乳汁自出是在哺乳期内。

四、辨证论治

本病分虚实两端。应根据乳房有无胀痛、是否柔软及乳汁稀稠进行辨证。乳汁清稀，乳房柔软者，为气虚失摄；乳汁浓稠，乳房胀痛者，为肝经郁热。虚者宜补气摄乳，实者宜清热敛乳。

1. 气虚失摄证

主要证候：产后乳汁自出，量少，质清稀，乳房柔软无胀感；面色少华，神疲乏力；舌质淡，苔薄白，脉细弱。

证候分析：产后气血虚弱，中气不足，胃气不固，摄纳无权，乳汁失约，故乳汁自出；气血不足，乳汁化源匮乏，故乳少，质清稀；乳汁外溢，乳房空虚，故乳房柔软无胀感；气虚血少，不能上荣于面，故面色少华；中气不足，则神疲乏力。舌质淡，苔薄白，脉细弱，均为气血虚弱之征。

治法：补气养血，佐以固摄。

方药：补中益气汤（方见月经先期）加芡实、五味子。

方以补中益气汤以补益中气，加芡实、五味子固摄收涩。全方有补气固摄敛乳之功。

2. 肝经郁热证

主要证候：产后乳汁自出，量多，质稠，乳房胀痛；胸胁胀满，情志抑郁或烦躁易怒，口苦咽干，便秘尿黄；舌质红，苔薄黄，脉弦数。

证候分析：肝郁化热，迫乳外溢，故乳汁自出而量多；热灼乳汁，故质稠；肝气郁滞，肝失条达，气机不畅，故乳房胀痛，胸胁胀满；肝郁化火，故烦躁易怒；热伤津液，故口苦咽干，便秘尿黄。舌质红，苔薄黄，脉弦数，均为肝经郁热之征。

治法：疏肝解郁，清热敛乳。

方药：丹栀逍遥散（方见月经先期）去生姜，加生地黄、夏枯草、生牡蛎。

方以丹栀逍遥散舒肝解郁清热，去生姜之辛散，加生地黄养阴滋血，夏枯草清热散结，生牡蛎平肝敛乳。热去郁散，乳汁自安。

五、其他治疗

取患者双侧天宗穴，针刺得气后用泻法，行针 1 分钟后各加一火罐，30 分钟后起针和罐。可用于实证乳汁自出。现针刺加罐助回乳可能与解剖位置有关（乳头在胸前第 4 肋间隙，与天宗穴前后相对），但其具体机制有待于进一步探讨。

六、转归与预后

本病一般预后良好。及时治疗，加强营养，多可痊愈。但若溢出为血性液，乳房有块者，应警惕乳癌。

七、预防与调摄

1.加强产后营养及适当锻炼，促进脾胃健运以补气固摄。
2.调畅情志，保持乐观情绪。

八、临证参考

由于治疗产后病需要顾及产妇及新生儿两个方面，西医西药副作用比较难于把控。本病临床辨证时应注意乳汁性质、乳房有无胀痛、是否柔软等要点。治疗时应注意补益气血，以固摄敛乳；或疏肝清热，凉血敛乳。临床可根据乳汁自出的理法方药探讨溢乳症的中医药治疗。

九、文献选录

《景岳全书·妇人规》："产后乳自出，乃阳明胃气之不固，当分有火无火而治之。无火而泄不止，由气虚也，宜八珍汤、十全大补汤；若阳明血热而溢者，宜保阴煎或四君子汤加栀子；若肝经怒火上冲，乳胀而溢者，宜加减一阴煎。"

《医宗金鉴·妇科心法要诀》："产后乳汁暴涌不止者，乃气血大虚，宜十全大补汤，倍用人参、黄芪。若食少乳多，欲回其乳者，宜免怀散，即红花、归尾、赤芍、牛膝也。若无儿食乳，欲断乳者，用麦芽炒熟，熬汤作茶饮之。"

《类证治裁·卷八》："产后乳自出，属胃气虚，宜固补（七福饮加黄芪、五味子）以摄之。"

附：回乳

若产妇不欲哺乳，或产妇体质虚弱，或因病不宜授乳，或已到断乳之时，可予回乳。若不回乳，任其自退，往往可致回乳不全，月经失调，甚者数年后仍有溢乳或继发不孕，务必用药尽快退乳。其治法是消食导滞，活血通经。常用方如下。

1.麦芽 200g，蝉蜕 5g，水煎服。

2.免怀散（《济阴纲目》）：红花、赤芍、当归尾、川牛膝水煎服，连服 3～7 剂。

可加麦芽（生或炒）、青皮、远志、蒲公英。

3.皮硝120g装于布袋，排空乳汁后，敷于乳部（暴露乳头），扎紧，待湿后更换。

4.断乳时不能挤乳或用吸乳器吸乳，这样会刺激泌乳。另外要注意乳痈发生。

第十二节　产后抑郁

产妇在产褥期出现精神抑郁，沉默寡言，情绪低落，或心烦不安，失眠多梦，或神志错乱，狂言妄语等症者，称为"产后情志异常"。本病通常在产后2周出现症状，产后4~6周逐渐明显，平均持续6~8周，甚则长达数年。若不及时诊治，产妇可伤害胎儿或自杀，应当重视，尽早发现尽快治疗。本病古代中医学尚无专论，有关病因病机、症状、辨证及治疗等散见于历代医籍的相关论述中。隋代《诸病源候论·产后风虚癫狂候》较早论述了类似病证。宋代《妇人大全良方》较广泛地论述相关病证，分列有"产后癫狂""产后狂言谵语如有神灵""产后不语""产后乍见鬼神"等方论，为后世奠定了基础。《陈素庵妇科补解》承《妇人大全良方》所说，并加以综合提高，如在"产后发狂方论"中指出："产后发狂，其故有三，有因气虚心神失守，有因败血冲心，有因惊恐，遂致心神颠倒。其脉左寸浮而大，外症昏不知人，或歌呼骂詈，持刀杀人。因血虚者，辰砂石菖蒲散。败血冲心者，蒲黄黑荆芥散。因惊者，枣仁温胆汤。总以安神养血为主。"明代《万氏妇人科》曰："心主血，血去太多，心神恍惚，睡眠不安，言语失度，如见鬼神，俗医不知以为邪祟，误人多矣。茯神散主之。"又云："产后虚弱，败血停积，闭于心窍，神志不能明了，故多昏聩，又心气通于舌，心气闭则舌强不语也。七珍散主之。"阐述了血气虚弱，心神失养或瘀血停积，闭于心窍所致的病机及证治。《证治准绳》亦有"产后心神恍惚，言事失度，睡卧不安"的描述。清代《医宗金鉴·妇科心法要诀》则进一步指出"产后血虚，心气不守，神志怯弱，故令人惊悸，恍惚不宁也。宜用伏神散……若因忧愁思虑，伤心脾者，宜归脾汤加朱砂、龙齿治之"，充实了本病的辨证论治。

一、病因病机

本病主要发病机制为产后多虚，心血不足，心神失养；或情志所伤，肝气郁结，肝血不足，魂失潜藏；或产后多瘀，瘀血停滞，上攻于心；或情志所伤，肝气郁结，肝血不足，魂失潜藏。常见的病因有心脾两虚、瘀血内阻、肝气郁结。

1.心脾两虚　《灵枢·本神》曰："思出于心，而脾应之。"产后思虑太过，所思不遂，心血暗耗，脾气受损，气血生化不足，气虚血弱，血不养心，心神失养，故致产后抑郁。《校注妇人良方》薛立斋按："人之所主者心，心之所主者血，心血一虚，神气不守，此惊悸所由作也。"

2.瘀血内阻　产后元气亏虚，复因劳倦耗气，气虚无力运血，血滞成瘀，或产时、产后感寒，寒凝血瘀，或产后胞宫瘀血停滞，败血上攻，扰乱心神，神明失常，而致产后情志异常，产后抑郁。《万氏女科》曰："产后虚弱，败血停积，闭于心窍，神志不能明了，故多昏困。"

3. 肝郁气结　素性忧郁，胆怯心虚，气机不畅，复因产后情志所伤或突受惊恐，加之产后血虚，肝血不足，肝不藏魂，魂不守舍，而致产后抑郁。

二、诊断

1. 病史　产时或产后失血过多，产后忧愁思虑，过度劳倦，或素性抑郁，以及既往有精神病史、难产史。

2. 临床表现　一般在产后 1 周开始出现症状，多在产后 2 周内发病，产后 4～6 周症状逐渐明显。症状主要有精神抑郁，情绪低落，伤心落泪，默默不语，悲观厌世，失眠多梦，易感疲乏无力，或内疚、焦虑、易怒，或喜怒无常，哭笑不休。严重者处理事情的能力低下，不能照料婴儿，甚至有伤婴者。

3. 辅助检查

（1）妇科检查　可无异常。

（2）辅助检查　血常规检查正常或血红蛋白低于正常。

三、鉴别诊断

1. 产后抑郁综合征　是产褥早期最常见的精神障碍，又称产后轻度抑郁、第三天抑郁症、泌乳忧郁综合征、轻度产后烦躁、产后哭泣和产后心绪不良。其临床表现主要为不明原因的阵发性哭泣和抑郁状态，但不伴有感觉障碍，以产后 3 日内发病最多，又称"三日闷"。起病急，病程短，病情轻，无需药物治疗，但需心理开导。若病情进一步恶化，亦可发展为产后抑郁性精神病。

2. 产后抑郁性精神病　属精神病学范畴，有精神分裂症状，如迫害妄想和幻听、躁狂和抑郁等，是产后抑郁的发展变化。

四、辨证论治

应重视产后多虚多瘀及气血变化的特点，根据产后全身症状及舌脉，辨明虚实及在气在血，分而治之。产后情绪低落，忧愁焦虑，悲伤欲哭，不能自制，心神不安，失眠多梦，气短懒言，舌淡，脉细者，多属虚；产后忧郁寡欢，默默不语，失眠多梦，神志恍惚，狂言妄语，舌暗有瘀斑，苔薄，脉弦或涩，多属实，治疗以调和气血、安神定志为主，同时配合心理治疗。尤其须细心观察早期情志异常的改变，以防病情加重。

1. 心脾两虚证

主要证候：产后精神抑郁，沉默寡言，情绪低落，悲伤欲哭，心神不宁，失眠多梦，健忘心悸，恶露量多；神疲乏力，面色苍白或萎黄；舌质淡，苔薄白，脉细弱。

证候分析："思出于心，而脾应之"，产后失血过多，或思虑太过，所思不遂，心血暗耗，心失所养，神明不守，血虚不能养神，神不足则悲，故产后精神抑郁，沉默寡言，情绪低落，悲伤欲哭，心神不宁，失眠多梦，健忘心悸；血虚气弱，肌肤失养，故神疲乏力，面色苍白或萎黄。《素问·举痛论》中指出："思则心有所存，神有所归，正气留而不行，故气结矣。"气结于中，脾失运化，故纳少便溏，胸闷腹胀。舌、脉均为心脾两虚之证。

治法：健脾益气，养心安神。

方药：归脾汤（方见月经先期）或养心汤（《胎产心法》）或茯神散（《医宗金鉴·产后门》）。

2. 瘀血内阻证

主要证候：产后抑郁寡欢，默默不语，神思恍惚，失眠多梦；或神志错乱，狂言妄语，如见鬼神，喜怒无常，哭笑不休；恶露不下，或下而不畅，色紫暗，有血块，小腹疼痛，拒按，面色晦暗；舌质紫暗，有瘀斑，苔白，脉弦或涩。

证候分析：产后气血虚弱，劳倦过度，气血运行无力，血滞成瘀，或情志所伤，气滞血瘀，或胞宫内败血停滞，瘀血上攻，闭于心窍，神明失常，故产后抑郁寡欢，默默不语，失眠多梦，神思恍惚；败血成瘀，瘀攻于心，心神失常，故神志错乱，狂言妄语，如见鬼神，喜怒无常，哭笑不休；瘀血内阻，"不通则痛"，故恶露不下，或下而不畅，色紫暗，有血块，小腹疼痛，拒按。面色晦暗及舌脉，均为血瘀之征。

治法：活血化瘀，镇静安神。

方药：调经散（《太平惠民和剂局方》）或芍归泻心汤（《普济方》）。

调经散：当归　肉桂　没药　琥珀　赤芍　白芍　细辛　麝香

原方治产后瘀血留滞经络，四肢面目浮肿者。方中琥珀镇心安神、活血祛瘀为君；赤芍、没药活血祛瘀，肉桂温通血脉，促进血行，共为臣；当归、白芍养血活血，细辛、麝香辛香走窜，芳香开窍醒神，共为佐使。诸药合用，共奏活血化瘀、镇静安神之效。

3. 肝气郁结证

主要证候：产后心情抑郁，或心烦易怒，心神不安，夜不入寐，或恶梦纷纭，惊恐易醒；恶露量或多或少，色紫暗，有血块；胸胁、乳房胀痛，善太息；舌淡红，苔薄，脉弦或弦细。

证候分析：素性忧郁，产后复因情志所伤，肝郁胆虚，魂不归藏，故心神不安，夜不入寐，或恶梦多而易惊醒；肝郁气滞，气机失畅，故胸胁、乳房胀痛，善太息；肝郁化火，则心烦易怒；肝气郁结，疏泄失调，故恶露量或多或少，色紫暗，有血块。舌淡红，苔薄，脉弦或弦细，为肝郁之象。

治法：疏肝解郁，镇静安神。

方药：逍遥散（方见月经先后无定期）加夜交藤、合欢皮、磁石、柏子仁。

五、临床常用的中成药

1. 逍遥丸　适用于肝气郁结证。

2. 归脾丸 适用于心脾两虚证。

3. 血府逐瘀胶囊 适用于瘀血内阻证。

4. 柏子养心丸 适用于阴血亏虚证。

5. 天王补心丹 适用于心肾不交证。

六、其他治疗

针刺治疗取穴：百会、四神聪、人中、内关、神门、太冲。

患者取卧位，百会向前斜刺 0.5 寸，四神聪斜刺 0.5 寸，人中斜刺，针尖朝鼻中隔方向进针 0.5～1 寸，内关直刺 1 寸，神门直刺 1 寸，太冲直刺 0.5～1 寸。以上诸穴均取平补平泻。针刺治疗 1 次 / 天，5 次 / 周。针刺同时配以心理疏导治疗。

七、转归与预后

本病初起，经过药物及心理治疗，预后良好。若治不及时，产妇可出现自杀倾向或杀害婴儿，影响夫妻关系及整个家庭。再次妊娠约有 20% 复发率，其第二代的认知能力可能受一定的影响。应当予以重视。

八、预防与调摄

重视围产期及产褥期的心理保健和心理护理，产前检查时应了解产妇的性格情况。有无精神病家族史和抑郁症表现等。对于具有发生抑郁症高危因素的产妇给予足够的重视，帮助调解家庭的婆媳、夫妻关系，缓解孕妇对分娩的恐惧害怕心理，减轻产后的应激压力。产后保证充足的睡眠和休息，避免过劳和过重的心理负担，了解患者的心理状态和个性特征，做好思想工作，积极预防产后抑郁症的发生。

九、临证参考

随着医学的发展，心身医学日益受到临床各学科的重视，孕产妇的心理保健尤为重要。目前，产后抑郁症甚为常见，发病率高。西医学关于产后抑郁的研究较早。最早是由皮特（Pitt）1968 年首次提出的。有学者认为产后抑郁症是指发生在产后 1 周内，抑郁持续时间超过情绪不良，但其严重程度不及产后精神病的病证。又有学者指出在产褥期中发生的不伴有精神病症状的抑郁，并不限于产后 1 周内发生者，临床多在产后 2 周发病，大多数患者可恢复正常。本病的发生原因不明，可能与产后内分泌环境的变化和社会心理因素有关，尤其是既往有精神病史，产后焦虑，缺乏社会支持与关爱，生活的压力大，居住环境不良，以及对"母亲角色"适应不良者的发病率高。由于产后抑郁症没有突出的临床特征，所以往往不被产科医生重视，得不到及时或相应的关注与治疗。近年来，本症越来越引起人们的重视，引起了临床医生的关注，研究报道逐年增多，但产后抑郁至今尚无统一的诊断标准。有学者认为，采用抑郁自评表与汉密顿抑郁量表相结合诊断较为适宜。抑郁自评表概括有 20 个症状：忧郁、易哭、睡眠障碍、食欲减退感、性兴趣减退感、体重减轻感、便秘感、心悸感、易疲感、思考困难感、能力减退感、不安感、绝望感、易激惹、决断困难感、无用感、生活空虚感、无价值感、兴趣丧失感等，筛查评分高者，用汉密顿抑郁量表复评，用于产后抑郁症的诊断较为合适。美国精神病学会1994年在《精神疾病的诊新与统计手册》一书中制定了产褥期抑郁症的诊断标准，可供参考。但目前对产后抑郁症的药物治疗尚缺乏系统的研究。单纯心理治疗又难以顾及产妇产后多虚多瘀的身体状况，故治疗有一定局限性。中医对产后抑郁无专篇论述，根据其临床症状当属产后情志异常、脏躁等。其病因病机、临床表现、治疗的描述多散在"产后惊悸恍惚""产后不语""产后乍见鬼神"等章节，其主要病因病机与产褥期生理有关。治宜调和气血，安神定志，且须配合心理治疗。《妇人大全良方》曰："改易心志，用药扶持。"即是用心理治疗先医其心，重视心理疏导，然后根据病情用药物调整，心态复常，才能取得较好的疗效。

十、文献与病案选录

《经效产宝》："疗产后心虚，惊悸不定，乱语错误，精神恍惚不主。当由心虚所致。"

《陈素庵妇科补解·产后众疾门》："产后恍惚，由心血虚而惶惶无定也。心在方寸之中，有神守焉，失血则神不守舍，故恍惚无主，似惊非惊，似悸非悸，欲安而忽烦，欲静而反扰，甚或头旋目眩，坐卧不安，夜则更加，饥则尤剧，宜天王补心丹。"

产后抑郁病案一则如下。

某女，23岁，已婚，工人。1989年7月3日初诊。其夫代述：产后20天，抑郁少言15天。患者20天前顺产一女，因盼子得女，恐其夫不悦，虽母女均安，仍闷闷不乐。出院返家后渐渐情绪低落，抑郁少言，纳食少，乳汁全无，乏力明显，或无端担心其女将有不测，眠差早醒。问其症状，良久始答，语声低微，但回答切题。观面色萎黄，舌质淡，苔白，脉细弱。证属脾虚肝郁，心神失养。治宜健脾舒肝，养心安神。方用柴芍六君子汤加味：醋炒柴胡10g，杭芍15g，党参加20g，茯苓20g，炒白术15g，陈皮10g，法夏12g，炙甘草10g，炒枣仁15g，当归20g，王不留行20g，炮山甲10g，藿香10g，砂仁6g，炙黄芪20g。3剂，水煎服。同时加以劝慰开导，取得其夫配合。

二诊：自述病情，述药后纳食转馨，抑郁稍舒，夜间已能安静入睡5小时，仍较乏力，二便调，查舌脉同上。上方再进3剂，诸症消失大半，嘱其以当归20g，党参30g，炮山甲10g，炖鸡或猪脚服食。半月后其夫来述，症状消失，唯乳汁不足。

第十三节　产后血劳

因产时或产后阴血暴亡，导致日后月经停闭，性欲丧失，生殖器官萎缩，伴表情淡漠、容颜憔悴、毛发枯黄脱落、形寒怕冷、乍起乍卧、虚乏劳倦等一系列虚羸证候者，称"产后血晕""产后血劳"。属产后虚羸或蓐劳范畴。

历代医籍无"产后血劳"之病名，但其相关证候却颇多有述。早在汉代《金匮要略》中就有"产后……虚劳不足"用当归生姜羊肉汤治之的记载。《产科发蒙》治产后血晕，头目晕眩，乃安神镇心之妙剂。《女科经纶》曰："产后血晕，其由有三，有使力过多而晕，有下血多而晕，有下血少而晕。"隋代《诸病源候论》列有"产后虚羸""产后风冷虚劳"等候，指出："夫产损动腑脏，劳伤气血。轻者节养将摄，盈月便得平复；重者其日月虽满，气血犹未调和，故虚羸也。然产后虚羸，将养失所，多沉滞劳瘠，乍起乍卧。风冷多则辟瘦，颜色枯黑，食饮不消；风热多则腰退虚乏，颜色无异于常，食亦无味。甚伤损者，皆著床，此劳瘠也。"所论病源及症状与产后血劳颇为相近。宋代《妇人大全良方》则进一步具体提出了对病因病机、治法方药的论述，如指出："产后虚羸者，因产伤损脏腑，劳侵气血……治产后虚羸，脾胃乏弱，四肢无力，全不思饮食，心腹胀满，人参散。"又如："此由生产日浅，血气虚弱，饮食未平复，不满日月，气血虚羸，将养所失……则不能温于肌肤，使人虚乏劳倦，乍卧乍起，颜容憔悴，食欲不消。"《三因极一病证方论》指出："妇人因产理不顺，疲极筋力，忧劳心虑，致虚羸喘乏。"清代《医宗金鉴》亦论述虚羸成因为"产后气血两虚，起居不慎"，其症为"懒进饮食，喜眠卧，起则失晕昏迷，骨蒸潮热，盗汗自汗，痰喘咳嗽，面色萎黄，肌肉削瘦，气力难支"。其治主张首用六君子汤加减调其脾胃，继用三合散调其荣卫，末用八珍汤、十全大补汤、益气养荣汤补其虚损。综上所述，历代医家不断加深了对产后血劳的认识。

西医学的席汉综合征可与本病互参。

一、病因病机

本病发生的主要病机系产后阴血暴脱，脑髓失养，脏器虚损成劳。精血亏损、脾肾虚损是产后血劳的主要病因。

1. 精血亏损 产理不顺，气血暴脱，夺血伤精，或素体肝肾不足，或素患久病，日久及肾，复加产时夺血，终致肾虚精亏，精血匮乏，脑髓失充，脏腑虚损，而成产后血劳。

2. 脾肾虚损 饮食不节，忧思伤脾，脾虚失运，生化乏源，或素脾虚不足，或素有宿疾，日久及肾，复因产时失血耗气，产后失于调养，脑髓失充，脾肾虚损为患。

二、诊断

1. 病史 有产时或产后大出血史，或素体气血不足。

2. 临床表现 表情淡漠、容颜憔悴、毛发枯黄脱落、肌肤不荣、四肢不举、头晕目眩、腰膝酸软、形寒怕冷，渐至月经停闭、性欲丧失、生殖器官萎缩。

3. 检查

（1）全身检查 可见毛发枯黄脱落、容颜憔悴、形体羸瘦等。

（2）妇科检查　阴毛稀疏枯黄或全脱落。阴道干涩苍白，子宫体萎缩。

（3）辅助检查　血常规检查，红细胞、血红蛋白降低。

诊断时必具产时或产后大出血的病史，其余不必诸症悉具，但见部分主要症状，结合检查，即可诊断。

三、鉴别诊断

须注意与其他原因引起的闭经、性功能减退鉴别。后两者多无产时、产后失血过多史，与分娩无明显关联。

四、辨证论治

产后血劳，因产时暴伤阴血，临床以产时、产后大出血，继之月经停闭、性欲丧失、生殖器官萎缩，伴表情淡漠、形寒怕冷为主要证候表现和辨证要点。若闭经、毛发脱落、腰膝酸软表现明显者，多为精血亏损，治疗以滋阴养血、填精益髓、充养天癸为主。若形寒怕冷、四肢不温、纳呆食少、腹泻便溏表现明显者，则多为脾肾虚损，治疗以峻补肾脾、调理气血冲任为要。

1. 精血亏损证

主要证候：产后月经闭止，毛发脱落，枯槁无华，头晕目眩，腰膝酸软，性欲丧失，甚或生殖器官萎缩，阴道干涩；舌淡白苔少，脉沉细略数。

证候分析：精血亏虚，不能充养天癸，冲任血海空虚，故月经停闭。脑失所充，发失所荣，故毛发脱落，枯槁无华，头晕目眩；精亏肾虚，外腑失荣，故腰膝酸软；肾主生殖，精亏血少，天癸衰竭，故性欲丧失，甚或生殖器官萎缩；舌淡白苔少，脉沉细略数，均为精血亏损之征象。

治法：滋阴养血，填精益髓。

方药：人参鳖甲汤（《妇人大全良方》）加紫河车。

人参　桂心　当归　桑寄生　白茯苓　白芍药　桃仁　熟地黄　甘草　麦冬　续断　牛膝　鳖甲　黄芪

原方治产后褥劳。

方中熟地黄、紫河车、鳖甲补精养血，滋肾益阴；人参、黄芪、桂心、白茯苓补气生血；白芍药、当归、麦门冬补血养阴；续断、桑寄生补肾强腰；桃仁、牛膝活血化瘀；甘草调和诸药。全方共奏滋阴养血、填精益髓、大补元气之功。

2. 脾肾虚损证

主要证候：产后月经停闭，形寒怕冷，四肢不温，易感风寒，纳呆食少，腹泻便溏，容颜憔悴，毛发枯萎，肌肤不荣；或宫寒不孕，性欲丧失，子宫萎缩；舌淡苔白，脉沉细无力。

证候分析：脾肾虚损，阳气亏虚，失于温煦，生化失期，天癸将竭，月经停闭，继发不孕；阳气不足，故形寒怕冷，四肢不温，易感风寒；脾虚失于运化，水谷精气不布，肌肤筋肉失养，故纳呆食少，腹泻便溏，容颜憔悴，肌肤不荣；肾虚毛发失养，则枯萎无泽；肾虚无以作强，故性欲丧失，子宫萎缩。舌淡苔白，脉沉细无力皆为脾肾虚损之候。

治法：峻补脾肾，益气养血。

方药：黄芪散（《妇人大全良方·产后风虚劳冷方论第六》）去羚羊角加紫河车、仙茅、仙灵脾。

黄芪　白术　木香　人参　当归　桂心　川芎　白芍药　白茯苓　甘草

原方治产后风虚劳冷。

方中黄芪、白术、人参、白茯苓、甘草健脾益气，益气血生化之源；当归、川芎、白芍药补血调经；桂心、木香温元行气；加紫河车血肉有情之品，滋肾填精；仙茅、仙灵脾补肾温阳。全方峻补脾肾，益气养血。

五、临床常用的中成药

补气养血、调补阴阳：参芪鳖甲散、黄芪散、四君子汤、四物汤、八珍汤、十全大补汤、益气养荣汤等经典方。

六、其他治疗

1. 针灸　主穴取气海、足三里、地机、三阴交以调补冲任，益气固经。脾气虚加脾俞、胃俞穴；肾阳虚加肾俞、命门；肾阴虚加肾俞、太溪；盗汗加阴郄；失眠加神曲。

2. 耳针法　选内生殖器、皮质下、内分泌、肾、肝、脾。毫针刺用中等刺激，或用埋针法，两耳交替使用。

七、转归与预后

若能注意产后调养，及时、积极治疗，使脏腑、冲任功能复常，气血盈盛，则可望渐趋好转或治愈；反之，则日久不瘥，终成顽疾。

八、预防与调摄

1. 加强早期妊娠检查。凡有血液病不宜妊娠者，应劝告避孕或终止妊娠；合并肝炎等病者，应积极治疗并发症；注意分娩过程中减少出血；及时纠正不利于胎儿生长及分娩的不良因素；并加强孕期营养及调护，提倡住院分娩。

2. 注意产前检查，加强接产技术。分娩过程中尽量减少或避免引起出血过多的因素，防止出现软产道损伤，胎盘娩出后，必须仔细检查胎盘、胎膜是否完整，是否有无副叶胎盘的可能。

3. 失血过多应及早补充血容量。

4. 产后注意适当体息，定期产后检查，了解产妇健康状况和哺乳情况。

九、临证参考

产后血劳系由产时、产后大出血所引起的一种脏腑、冲任功能衰退的严重疾病。临证应针对病因病机，以填精养血、补肾健脾、调理冲任为要。但需强调，五脏六腑之中，尤以脾、肾为重，这是由脾主运化、脾为气血生化之源，肾藏精、主生殖，为先天之本等生理特点所决定的。在恢复两脏功能的同时，亦应注意勿忘调理冲任、补气养血。补气养血与调理脏腑功能，两者相辅相成。同时还应注意促进心、肝、肺等其他脏腑的功能恢复。

十、文献与病案选录

《诸病源候论》："运闷之状，心烦气欲绝是也。亦有去血过多，亦有下血极少，皆令运。若产去血过多，血虚气极，如此而运闷者，但烦闷而已；若下血极少，而气逆者，则血随气上，掩于心，亦令运闷，则烦闷而心满急。二者而异。亦当候其产妇血下多少，则知其产后应运与不运也。"

《经效产宝》："产后血晕者，其状心烦，气欲绝是也……若下血多且晕者，但烦而已。下血少而气逆者，则血随气上，心下满急……若不急疗，即危其命也。"

《妇人大全良方》："产后虚羸者，因产伤损脏腑，劳侵气血。轻者，将养满日即瘥；重者，日月虽满，气血犹不调和，故患虚羸也。夫产后气血虚竭，脏腑劳伤，若人年齿少盛，能节慎将养，满月便得平复。如产后多因血气虚弱，虽逾日月，犹常疲乏。或因饮食不节，调适失宜，或风冷邪气所侵，搏于气血，留注于五脏六腑，则令肌肤不荣。颜容萎悴，故曰虚羸……治产后虚羸，脾胃乏弱，四肢无力，全不知思食，心腹胀满，人参散。"

《妇人大全良方》："夫产后褥劳者……气血虚羸，将养所失而风冷客之。风冷搏于血气，则不能温于肌肤，使人虚乏劳倦，乍卧乍起，颜容憔悴，食欲不消。"

《景岳全书·妇人规》："但察其面白、眼闭、口开、手冷、六脉细微之甚，是即气脱证也……如果形气脉气俱有余，胸腹胀痛上冲，此血逆证也。"

《女科经纶》："妇人分娩，昏冒瞑目，因阴血暴亡，心神无所养。"

《血证论》："下血少而晕者，乃恶露上抢于心，心下满急，神昏口噤，绝不知人。"

独参汤（《景岳全书》），是用于治疗脱症，手足逆冷，脉微欲绝的方剂。临证多采用独参汤治疗产后血晕，效果满意。用法：红参30g，水煎，频服。一般2~3小时一次，每次可服沏20mL，随着病情的好转，逐渐减少服药次数，一般7~10日可痊愈。

典型病例：郭某，女，27岁。1984年11月17日来诊。主诉：11月13日中午12时，产1男孩，头晕已4天。病史：既往健康，但分娩时出血过多，胎儿娩出后3时许，突然头晕目眩，不省人事，血压70/40mmHg。当时给于急救（药物不详），约15分钟左右缓解。但感身热，汗出如雨，口渴欲饮，遂给于静脉输液。今已4天，仍头晕严重，不能起坐，汗出气短，口渴不纳。阴道尚有少量出血，无腹痛。脉细弱，舌质淡无苔。方药：红参 30g。水煎，频频饮服。每服 15mL，2～3 小时一次。治疗经过：服药 2 剂后，头晕未大发，仍身热汗出，食欲欠佳，继守前方再服，又服 4 口，身热汗出减轻，头晕好转，欲进饮食。原方未更，每日早晚各服 1 次，又服 2 日，诸症基本消失，食欲接近正常，可下床活动。

体会：产后血晕为产时出血过多，气血不能上荣于脑所致。独参汤具有大补元气、补脾生津、宁神益智之功，故用于产后血晕，取得较好效果。

第十二章　妇科杂病　▷▷▷▷

　　凡不属于妇人经、带、胎、产疾病范围，又与妇女解剖、生理、病机特点密切相关的各类疾病，统称为妇科杂病。

　　本单元所包括的妇科杂病有癥瘕、盆腔炎、不孕症、阴痒、阴疮、阴挺、子宫脱垂、妇人脏躁。

　　妇科杂病疾病种类较多，故病因病机复杂多样，主要病因为寒热湿邪、五志七情内伤、生活因素、体质因素，主要病机为肝、脾、肾三脏功能失调，气血失和，损伤冲任督带，致胞宫、胞脉、胞络受损而引发妇科杂病。最常见的病因病机为气滞血瘀、湿热瘀阻、痰湿瘀结、热毒壅盛、肝郁、脾虚、肾虚、阴血亏虚、冲任及督带损伤、胞宫、胞络、胞脉受损。

　　妇科杂病的诊断应根据患者的临床症状、体格检查配合各种必要的检查手段来确诊。

　　杂病的治疗应以调补肝、脾、肾三脏功能为重点，调理气血、调治冲任督带、调养胞宫、胞脉、胞络，恢复正常的生理功能。杂病病机多虚实兼夹，应扶正不忘祛邪。常用治则和方法包括疏肝、清热、祛湿、化痰、活血化瘀、消癥、健脾、益肾、养血及外用杀虫止痒，临证须随证变化，因人、因地、因时制宜。由于杂病多迁延日久，用药恐难速效，应长期坚持治疗，配合适当运动及心理疏导，方可显效。

第一节　癥　瘕

　　癥瘕泛指腹内的一切结块，即妇人下腹结块，或伴胀、痛、满、异常出血者。癥为有形之邪，推之不动，坚硬不移，痛有定处；瘕为假聚成形，痞满无形，聚散无常，推之可移，痛无定处。一般认为癥为血病，瘕属气病，但临床上较难区分，故两者常并称。

　　历代对癥瘕的论述颇多，《素问·骨空论》中提到"任脉为病，男子内结七疝，女子带下癥瘕"，《灵枢·水胀》亦论述了石瘕的病因病机，根据其特点我们可将其归属于妇科癥瘕的范畴。癥瘕病名可见于《神农本草经》和《金匮要略》，《诸病源候论》中指出癥瘕的病因可为外感风寒、内伤饮食、脏腑功能失调，其形成需经历一个渐进的过程。《济阴纲目》中提出癥瘕病机为痰瘀互结，并根据病因、病形分别命名为七癥八瘕。《石室秘录》中指出癥瘕应采用逐瘀消癥，益气养血之法。

　　本病常见于西医学中的子宫肌瘤、卵巢肿瘤、盆腔炎性包块、盆腔结合性包块、子宫内膜异位症结节包块、陈旧性异位妊娠包块等。以上疾病需行保守治疗者可参照本节内容进行辨证施治。

一、病因病机

癥瘕的发生多由于机体正气不足，外感风、寒、湿热之邪，饮食不节，或情志因素、房劳所伤，导致脏腑功能失常，冲任、气血失调，瘀血、痰湿之邪停聚下焦，日积月累，渐成癥瘕。此病多病程较长，日久可影响体内正气，或各种致病因素互相影响，证型复杂。主要病因病机为气滞血瘀、痰湿瘀结、湿热瘀阻和肾虚血瘀。

1. 气滞血瘀 素体情志抑郁，或情志内伤，肝气郁结，冲任、气血失调，气聚血滞，积而成块；亦可因经行产后，血室正开，恰逢风寒侵袭，血脉凝滞，邪气与余血相搏结，积聚成形，日久增大而成癥瘕。

2. 痰湿瘀结 素体脾虚，脾阳亏虚，或饮食不节，脾失健运，水湿不化，凝聚为痰，痰浊与气血相搏，气血凝滞，痰湿瘀结冲任胞宫，积而不散，日久渐生癥瘕。

3. 湿热瘀阻 素体脾虚，湿邪久积，日久化热，或经行产后，血室大开，正气虚弱，湿热之邪侵袭，与余血相搏结，留于冲任胞宫，湿热瘀阻不化，久而渐生癥瘕。

4. 肾虚血瘀 先天肾气不足或后天伤肾，肾虚则气血瘀滞为肾虚血瘀，或瘀血日久，新血无化，精气亦无法化生，则形成肾虚血瘀之证，阻滞冲任胞宫则渐成癥瘕。

二、诊断

1. 病史 有体质虚弱、情志内伤、经行产后感受外邪，或经、带、孕、胎、产及肿瘤家族史等病史。

2. 临床表现 妇人下腹部肿块，或兼胀满、疼痛、月经失调、带下疾患，或不孕、自然流产、难产等相关症状或疾病者，即可考虑诊为癥瘕。

3. 检查

（1）妇科检查 盆腔内可触及与子宫或卵巢关系密切的肿瘤，或盆腔炎性包块，或陈旧性异位妊娠包块，以子宫肌瘤多见。

（2）辅助化验及检查 可通过一些常用化验及检查来辅助确诊该疾病，如血常规、血 HCG、肿瘤标记物、彩超、CT、MRI、PET 等影像学检查，或可通过宫腔镜或腹腔镜检查来进一步确诊该病，癥瘕的良恶性以活体组织病理检查为金标准。

三、鉴别诊断

1. 与妊娠子宫和尿潴留鉴别 根据下腹部包块的症状，癥瘕首先需要与妊娠子宫和尿潴留鉴别；其次鉴别良性癥瘕中所包含的病种，如子宫肌瘤、卵巢良性肿瘤、盆腔炎性包块、子宫内膜异位症、陈旧性异位妊娠血肿。其鉴别要点见下表。

癥瘕鉴别诊断表

	月经	肿块位置	肿块大小	肿块性质	妇科检查	妇科彩超	病史	实验室检查
妊娠子宫	有停经史	下腹正中	等于停经月份	质地较软,形态规则	宫颈软,紫蓝色,宫体软,大小与停经月份相符	有胎心胎动波,羊水囊液平波	有停经史,多数有早孕反应	可有贫血,白细胞轻度增高,尿妊娠实验阳性
尿潴留	无变化	下腹部较表浅固定	一般较大	明显囊性感,包块界限不清	下腹膨隆,因膀胱充盈扪诊困难	液平断宽度大	有排尿不畅史	一般无异常
卵巢肿瘤	一般无变化	多数为一侧,偶有双侧	大小不一	囊性或实质性	肿块位于子宫旁,一般无压痛	或实性波或液性波	无特殊病史,常偶然发现	一般无异常
子宫肌瘤	常有月经量多,经期延长	下腹中央	一般较小	多为实质性	子宫增大,质硬,一般无压痛,在变性后可能存在压痛	实质性肿块波,波形衰减	可有月经变化史,可有压迫症状	可有贫血
盆腔炎性包块	月经失调,两多,经期延长痛经	小腹部,一侧或双侧	大小不一,活动度差	囊性或实性	脓性白带,宫颈举摆痛,宫体压痛,宫旁组织增厚,附件可扪及包块,伴压痛	严重者可有粘连反射波,盆腔积液,盆腔包块	可有慢性盆腔感染史,急性发作时伴高热寒战	急性期白细胞、C-反应蛋白增高明显,血沉加快
子宫内膜异位症	继发性痛经,渐进性加重,经量可增多或减少	下腹部,一侧或两侧	大小不一,活动差	囊性或囊实性	盆腔包块,子宫后倾固定,直肠子宫陷凹、宫骶韧带或子宫后壁下方可扪及触痛性结节	囊肿呈圆形或椭圆形,囊壁厚而粗糙,囊内有细小絮状光点	痛经渐进性加重史,经量增多,经期延长史,不孕史	可有CA125的升高
陈旧性异位妊娠包块	多有停经史	下腹部一侧	一般较小	质地较实,界限清楚	宫颈举痛,宫旁可及包块,压痛,子宫大小与停经月份不符	宫体内未见妊娠囊,宫旁可探及不均质回声团块	停经伴异常阴道出血史,腹痛史,亦可有失血性休克的表现	血HCG升高,白细胞中度升高,或有不同程度的贫血

2. 与内、外科疾病的鉴别 癥瘕疾病主要应与消化道肿瘤、泌尿系肿瘤及多囊肾相鉴别,可通过结合病史、妇科检查、影像学检查进行鉴别,必要时可行剖腹或腹腔镜检查以明确诊断。

四、辨证论治

一些无手术指征的癥瘕可选择中医药治疗,运用中医学理论进行辨证论治。证型为气滞血瘀者，应治以行气活血，化瘀消癥；痰湿瘀结者，应治以化痰除湿，活血消癥；湿热瘀阻者，应治以清热利湿，化瘀消癥；肾虚血瘀者，应治以益肾活血，消癥散结。治疗亦可遵循新病多实，宜以攻为主；久病或术后多虚，宜以补益气血为主，待正气以复。正气恢复后，若仍有肿块残留，可加以攻伐之品以消癥散结。治疗过程中仍要注意顾护脾胃，脾胃强则正气强，攻邪而无后顾之忧。

1. 气滞血瘀证

主要证候：下腹部包块，质硬，触之痛或无痛，小腹胀满，月经先后无定期，经期延长，经量增多含血块，经色紫黑；情志抑郁，脘闷胁胀，面色晦暗，肌肤甲错；舌质紫暗，或有瘀斑瘀点，苔薄白，舌下脉络迂曲色紫，脉沉弦涩。

证候分析：气血瘀结，阻滞冲任胞宫，日久渐成肿块。经脉气血不通，气机不畅，则胸脘胁肋及下腹部胀满不舒，肝气逆乱，疏泄失司，冲任失调，血海蓄溢失常，则月经先后无定期，经期延长。气滞日久，瘀血形成，则经来量多有块，色紫黑。情志抑郁，面色晦暗，肌肤甲错，舌质紫暗，或有瘀斑瘀点，苔薄白，舌下脉络迂曲色紫，脉沉弦涩皆为气滞血瘀之征象。

治法：行气活血，化瘀消癥。

方药：香棱丸（《济生方》）或大黄䗪虫丸（《金匮要略》）。

香棱丸：木香　京三棱　丁香　枳壳　青皮　川楝子　小茴香　莪术

原方治疗五积六聚，癥块，痰瘀。

方中木香、丁香、小茴香味辛性温，温经理气，疏通肝、脾、肾三经气机；青皮味辛性温，疏肝理气，配伍枳壳增行气消胀之功；莪术味辛苦，性温，攻逐血中之瘀，配伍三棱破血中之滞；川楝子归肝经，疏理肝气，除下焦郁结。全方共奏行气散结止痛之功。亦可加活血化瘀之桃仁、鸡血藤、丹参，增其活血化瘀之力。

若伴经行量多或行经期延长，可酌加止血剂，如血余炭、炒蒲黄；月经后期量少可酌加当归、川芎以行气养血；经行腹痛，可酌加延胡索行气止痛。

大黄䗪虫丸：熟大黄　土鳖虫　水蛭　虻虫　蛴螬　干漆　桃仁　炒苦杏仁　黄芩　地黄　白芍　甘草

原方治疗瘀血内结所致的癥瘕、闭经，证见腹部肿块，肌肤甲错，面色暗黑，经闭不行。

2. 痰湿瘀结证

主要证候：下腹部包块按之不坚，固定不移，月经后期或闭经，经行量多，质稠，淋漓难净，经间带下量多，色白质稠厚；形体肥胖，胸闷脘痞，恶心呕吐，肢体困倦，头晕嗜睡，舌暗紫，边尖有瘀点、瘀斑，苔白厚腻，脉沉滑。

证候分析：痰湿阻滞冲任胞宫，血行滞涩，日久瘀血形成，肿块渐成。痰湿内聚，故肿块不坚，固定难移。痰湿瘀血阻碍气机，气不统血，血液妄行，经行量多，质稠，湿性黏腻，故经行难净。湿性趋下，故经间期带下量多，色白质稠。痰湿困脾，运化失司，水液停聚，故形体肥胖，恶心呕吐，痰湿瘀血阻滞经脉，则胸闷脘痞，清阳不升，则头晕嗜睡，舌暗紫，边尖有瘀点、瘀斑，苔白厚腻，脉沉滑皆为痰湿瘀结之征象。

治法：化痰除湿，活血消癥。

方药：苍附导痰丸（方见多囊卵巢综合征）合桂枝茯苓丸（方见胎漏、胎动不安）。苍附导痰丸化痰除湿，桂枝茯苓丸活血化瘀消癥，二方合用共同发挥祛痰湿、化瘀血，通经络，行滞气之功，使癥瘕渐消。

若兼脾虚，加白术、茯苓、党参；食少者可加焦三仙。

3. 湿热瘀阻证

主要证候：下腹部包块疼痛拒按，痛连腰骶，热痛起伏，经行量多，色暗如败酱，质黏腻，经期延长，带下量多，色黄如脓，或赤白相间；头晕目赤，发热咽干，口渴，烦躁易怒，大便秘结，小便黄赤，肌肤甲错，夜寐不安；舌暗红，有瘀斑或瘀点，苔黄腻，脉弦滑数。

证候分析：湿热之邪与余血搏结，瘀血阻滞冲任胞宫，久则渐成癥瘕，经脉阻滞，则触之剧痛，邪正交争，病势进退，则热痛起伏。邪热破血妄行，则经行量多，经期延长。湿热下注，损伤带脉，热灼津伤，则带下量多，带黄或赤白相间。邪热留恋伤津，则发热口渴咽干，烦躁易怒，大便秘结，小便黄赤，热扰心神，则心烦不宁，瘀血阻滞脉络，则肌肤甲错；舌暗红，有瘀斑或瘀点，苔黄腻，脉弦滑数，皆为湿热瘀结之征象。

治法：清热利湿，化瘀消癥。

方药：大黄牡丹汤（方见产后发热）。

4. 肾虚血瘀证

主要证候：下腹部包块，或触痛，月经量多或少，经行腹痛较剧，经色紫暗有块，婚久不孕或反复流产；头晕耳鸣，腰膝酸软；舌暗，脉弦细。

证候分析：先天肾气不足或房劳多产，伤及肾气，肾气虚则气血瘀滞，故下腹渐生结块；肾虚血瘀，胞脉阻滞，不通则痛，故经来腹痛，肾气不足，冲任亏虚，不能摄精成胎，或肾气虚，冲任不固，胎失所系，故反复流产；肾气虚，脑髓失养，故头晕耳鸣，腰为肾之府，肾虚则腰膝酸软；舌暗，脉弦细皆为肾虚血瘀之征象。

治法：益肾活血，消癥散结。

方药：补肾祛瘀方（李祥云经验方）或益肾调经汤（《中医妇科治疗学》）

补肾祛瘀方：淫羊藿　仙茅　熟地黄　山药　香附　三棱　莪术　鸡血藤　丹参

益肾调经汤：巴戟天　熟地黄　续断　杜仲　当归　白芍　台乌药　焦艾叶　益母草。

五、临床常用的中成药

1. 丹莪妇康煎膏　适用于气滞血瘀证。

2. 散结镇痛胶囊　适用于痰湿瘀阻证。

3. 夏枯草口服液　适用于湿热瘀阻证。

4. 止痛化癥颗粒　适用于气虚血瘀证。

5. 小金丹　适用于寒湿痰瘀证。

6. 桂枝茯苓胶囊 适用于血瘀证。

7. 血府逐瘀胶囊 适用于血瘀证。

六、其他治疗

1. 贴敷法 三品一条枪（《医宗金鉴·外科心法》）。白砒、白矾、雄黄、乳香，制成杆剂或饼剂，消毒备用。可插入宫颈管或直接贴敷宫颈外口处，使宫颈癌组织凝固坏死。适用于早期宫颈癌、癌前病变或肥大性宫颈炎。

2. 针灸 主穴取气冲、完骨、子宫、次髎、三阴交，气滞加气海，肝郁加太冲，气血两虚可加足三里，血瘀可强刺激三阴交。

3. 中药外敷 可应用清热解毒，活血化瘀类中药外敷，如黄酒或香油调如意金黄散敷于下腹部，增加缩小包块的作用，适用于盆腔炎性包块。每日 1 次，10～15 次为 1 个疗程，经期停用。

4. 中药灌肠 使用清热解毒及活血化瘀功效的中药，如蒲公英、金银花、连翘、败酱草、丹参、赤芍、桃仁、生薏苡仁、香附、枳壳、延胡索等中药浓煎，睡前排便后，保留灌肠，每日 1 次，10～15 次为 1 疗程，经期停用。

5. 手术或介入治疗 手术治疗适用于有手术指征的癥瘕患者，可选择经腹或微创手术治疗方法。介入方法可行子宫动脉栓塞术，治疗子宫肌瘤。

七、转归与预后

中医药对于良性肿瘤有较好的疗效，特别是子宫肌瘤、盆腔炎性包块、陈旧性异位妊娠包块、卵巢非赘生性囊肿效果显著，可通过中医药或联合西医方法加快康复。若肿瘤迁延日久，未得到及时的治疗，恐病情缠绵，难以短期康复，且有遗留后遗症的可能。

八、预防与调摄

相关部门应做好妇女保健工作，定期开展妇女疾病普查工作，尤其是防癌筛查。原则上，有性生活的妇女应每年进行一次普查，做到疾病早发现早治疗。确诊为某种疾病后，应及时按照诊疗规范诊治，以免贻误病情。

九、临证参考

子宫肌瘤属于癥瘕，亦称"石瘕"。是女性常见的生殖器官肿瘤之一，发病率约为20%。近年来随着人们生活方式的改变、社会压力的增加及医疗技术的发展，各种检查技术水平的提高，子宫肌瘤的发病率有所升高，中医治疗大有可为。《素问遗篇·刺法论》说："正气存内，邪不可干。"《灵枢·口问》说："故邪之所在，皆为不足。"故治法上应以扶正与驱邪兼施，方可达到较好治疗效果。古方桂枝茯苓丸现已被生产为"桂枝茯苓胶囊"，其抑制肌瘤生长的作用被多个研究证实。当代各医家多以理气行滞、化痰除湿、益气养血、温经散寒、祛湿清热、益肾活血的方法兼以化瘀进行治疗，临床常见证型为肾虚血瘀证、湿热瘀阻证及气滞血瘀证，故临证用药时可根据患者病情酌加益肾、祛湿热及理气药物增加疗效。中医药对于卵巢囊肿也有一定的作用，临床常以活血化瘀为主佐以化痰利水，常用中成药为香棱丸或桂枝茯苓胶囊。药物保守应在排除恶性疾病的基础上进行，一旦发现恶性肿瘤，应及时处理，选择最令患者受益的治疗方法。对于恶性肿瘤，中医药并非无能为力，对于恶性肿瘤术后可通过应用中药来增强体质，减少放、化疗副反应，提高生存质量，延长寿命。

中医药治疗陈旧性异位妊娠肿块及盆腔炎性包块将分别在异位妊娠及盆腔炎章节中详细阐述。

十、文献与病案选录

《素问·骨空论》："任脉为病，男子内结七疝，女子带下瘕聚。"

《医林改错》："气无形不能结块，结块者，必有形之血也。"

《景岳全书·妇人规》："瘀血留滞作瘕，唯妇人有之，其证则或由经期，或由产后，凡内伤生冷，或外受风寒，或恚怒伤肝，气逆而血留，或忧思伤脾，气虚而血滞，或积劳积弱，气弱而不行。总由血动之时，余血未净，而一有所逆，则留滞日积，而渐以成瘕矣。"

《金匮翼·积聚统论》："凡忧思郁怒久不得解者，多成此疾。"

《哈荔田妇科医案医话选》一书中记有医案一则如下。

齐某，女，30 岁，已婚。1975 年 11 月 23 号初诊。经产两胎均健在，于去秋怀妊三月时，因跌仆而致堕胎，从此月汛失调，经期延长，行经腹痛，量中色紫，夹有血块。伴有腰背酸楚，带下黏浊，胸胁胀闷不舒，纳谷不健，府行不畅等症。妇科检查：子宫水平位，宫体增大如孕 50 天大小，质硬，表面不光滑，活动良好，附件阴性，诊为子宫肌瘤。诊脉细弦，舌苔白，舌边瘀紫，此系气滞血瘀，冲任失调，现值经期，治予理气活血，化瘀消瘤之品。

处方：醋柴胡 6g，香附米、紫厚朴各 9g，刘寄奴 12g，紫丹参、瓦楞子各 15g，川茜草、三棱片、苏木、赤芍、白芍、女贞子各 9g，粉甘草 4.5g。5 剂，水煎服，隔日一剂。

二诊（12 月 3 号）：上方服后，块下量多，腹痛大减，行经七天而止。仍腰酸膝软，脘腹隐痛，胸胁痞满，拟从前法治之。处方：醋柴胡 6g，香附米、炒枳壳各 9g，广木香 4.5g，秦当归、杭白芍各 9g，金狗脊（去毛）12g，女贞子、旱莲草各 9g，三棱片、川楝子各 9g，粉甘草 4.5g，6 剂，水煎服，连服二剂停一天。

三诊（12 月 17 号）：药后诸症已减。今日又感腰酸腹坠，有少量白带，脘痞不舒。此乃月事欲潮之征，拟于益肝肾，行气血，化瘀积之法。处方：女贞子 12g，旱莲草、秦当归各 9g，杭白芍、醋鳖甲各 15g，云茯苓 9g，醋柴胡、台乌药各 6g，炒枳壳 12g，粉甘草 6g。6 剂，水煎服。连服二剂停一天。

四诊（1976 年 1 月 3 号）：上方服未尽剂，月事来潮，量中色可，偶有血块，腹痛未作，经行六天而止。又自服上方十数剂后，经妇科检查，宫体有所缩小。仍予一诊方减厚朴，加昆布 15g，生牡蛎 21g，秦当归 12g，共服 40 余剂，诸症悉已，妇科检查：子宫略后倾，宫体较正常稍大，稍硬，表面光滑。嘱每日上午服得生丹一剂，下午服二至丸 20 粒，经两月后复查，子宫已回复正常大小。

第二节 盆腔炎

一、急性盆腔炎

急性盆腔炎是指女性盆腔生殖器官、子宫周围结缔组织和盆腔腹膜的急性炎症，是女性上生殖道的一组感染性疾病。根据其病变部位的不同，分别称作急性子宫内膜炎、急性输卵管炎、输卵管积脓、输卵管卵巢脓肿、急性盆腔结缔组织炎、急性盆腔腹膜炎等。急性盆腔炎发病急、病情重，病势进展迅速，延迟治疗，可发展为脓毒血症、败血症、感染性休克。中医古籍无盆腔炎性之名，其初期临床表现与古籍记载的"热入血室""产后发热"相似，也可见于"带下过多""癥瘕"，甚至某些痛经、不孕易与此病有关，辨证时可参考。

1. 病因病机 急性盆腔炎多在产后、流产后、宫腔内手术处置后，或经期卫生保健不当之际，或房事不洁，邪毒乘虚侵袭，稽留于冲任及胞宫脉络，与气血相搏结，邪正交争，而发热疼痛，邪毒炽盛则腐肉酿脓，甚至泛发为急性腹膜炎。

（1）热毒炽盛 经期、产后、流产后，手术损伤，气血亏虚，体弱胞虚，房事不洁，客于胞宫，滞于冲任，化热酿毒，致高热腹痛不宁。

（2）湿热瘀结 经行产后，余血未净，湿热内侵，与余血相搏，冲任脉络阻滞，瘀结不畅，则瘀血与湿热内结，滞于少腹，则腹痛带下日久，缠绵难愈。

2. 诊断

（1）病史 多有近期妇产科手术史；或经期、产后不注意卫生；慢性盆腔炎及房事不洁史等因素。

（2）临床表现 呈急性病容，辗转不安，面部潮红，高热不退，小腹部（下腹部或全腹部）疼痛难忍，赤白带下或恶露量多，甚至如脓血，亦可伴有腹胀、腹泻、尿频、尿急等症状。

（3）检查

①妇科检查：下腹部肌紧张、压痛、反跳痛；阴道充血，脓血性分泌物量多；宫颈充血，宫体触压痛拒按，宫体两侧压痛明显，甚至触及包块，宫颈举痛；盆腔形成脓肿，位置较低者则后穹窿饱满，有波动感。

②辅助检查：血常规检查见白细胞升高，粒细胞更明显；阴道分泌物显微镜检查有白细胞增多；红细胞沉降率升高；C- 反应蛋白水平升高；阴道、宫腔脓性分泌物或血培养可见致病菌；后穹窿穿刺可吸出脓液。B 超可见盆腔内有炎性渗出液或肿块。

3. 鉴别诊断

（1）异位妊娠 盆腔炎者高热，白细胞明显升高，后穹窿穿刺为脓液。异位妊娠者

HCG（＋），输卵管妊娠流产、破裂者，腹腔内出血，临床表现为腹痛、阴道流血，甚至晕厥，后穹窿穿刺，异位妊娠可吸出不凝固的积血。故可资鉴别。

（2）**急性阑尾炎** 与急性盆腔炎都有身热、腹痛、白细胞升高。盆腔炎痛在下腹部两侧，病位较低，常伴有月经异常；急性阑尾炎多局限于右下腹部，有麦氏点压痛、反跳痛。

（3）**卵巢囊肿蒂扭转** 常有因体位改变或剧烈运动后突然腹痛，渐加重，甚至伴有恶心呕吐，一般体温不甚高。B超检查或妇科盆腔检查可资鉴别。

4. 急症处理 高热者可选择有关的中药制剂，与抗生素合用，以清热止痛，一般连用7日。

（1）鱼腥草注射液200mL，每日2次，静脉点滴。

（2）穿琥宁注射液400mg，加入5%葡萄糖注射液500mL，每日1次，静脉点滴。

（3）醒脑静注射液20mL，加入5%葡萄糖注射液500mL，每日1次，静脉点滴。

5. 辨证论治 急性盆腔炎发病急，病情重，病势凶险，病因以热毒为主，兼有湿、瘀，故临证以清热解毒为主，祛湿化瘀为辅。治疗须及时彻底治愈，不可迁延，迟延不决，病势加重，威胁生命，或转为慢性盆腔炎，严重影响患者的身心健康，导致慢性盆腔痛后遗症、不孕或异位妊娠等。

（1）热毒炽盛证

主要证候：恶寒高热，或寒战，下腹部疼痛拒按，口苦咽干，大便干结，小便短赤，带下量多，色黄，或赤白兼杂，质黏稠，如脓血，味臭秽，月经量多或淋漓不尽；舌红，苔黄腻，脉滑数。

证候分析：热毒内侵，与冲任胞宫气血相搏结，邪正交争，营卫不和，故恶寒高热，腹痛拒按，任带损伤，则带下量多色黄；冲任失调可见月经紊乱，月经量多不止，邪伤脉络，化腐酿脓，湿邪停留，瘀阻停滞，则热毒炽盛，湿邪停滞，而见舌红、苔黄腻、脉滑数之象。

治法：清热解毒，利湿排脓。

方药：五味消毒饮（方见产后发热）合大黄牡丹汤（方见产后发热）。

本方以大黄合五味消毒饮，重在清热解毒，桃仁、牡丹皮凉血祛瘀，芒硝通泻肠胃，使热毒从大便而解，冬瓜仁祛湿排脓。全方有清热解毒、利湿排脓、缓急止痛之功。

若带下臭秽加黄柏、茵陈，腹胀满加厚朴、枳实，里急后重加槟榔、枳壳，月经量多不止加棕榈炭、马齿苋，盆腔形成脓肿者加红藤、皂刺、白芷，腹痛加延胡索、川楝子，身热不退加柴胡、生甘草。

若病在阳明，身热面红，恶热汗出，口渴，脉洪数，可选白虎汤（《伤寒论》）加清热解毒之品。

若热毒已入营血，高热神昏，烦躁谵语，下腹痛不减，斑疹隐隐，舌红绛，苔黄燥，脉弦细数，宜选清营汤加减。

（2）湿热瘀结证

主要证候：下腹部疼痛拒按，或胀满，热势起伏，寒热往来，带下量多、色黄、质稠、味臭秽，经量增多，经期延长，淋漓不止，大便溏或燥结，小便短赤；舌红有瘀点，苔黄厚，脉弦滑。

证候分析：邪热侵袭冲任胞宫，与气血相搏，下焦气机阻滞，血行不畅，邪热瘀结，则身热腹痛，胀满不适；邪正交争，互有进退，则热势起伏，寒热往来；湿热下注则带下量多，大便溏泻，血海不宁，血失统摄则经血量多；热伤津液则便结，小便短；舌脉所见为湿热瘀结之象。

治法：清热利湿，化瘀止痛。

方药：仙方活命饮（《校注妇人良方》）加薏苡仁、冬瓜仁。

仙方活命饮：金银花　甘草　当归　赤芍　穿山甲　皂角刺　天花粉　贝母　防风　白芷　陈皮　乳香　没药

方以金银花、甘草清热解毒，防风、白芷发散湿邪，贝母、天花粉清化热痰，当归、赤芍、乳香、没药活血化瘀以止痛，陈皮理气行滞，穿山甲、皂刺引经入络，直达病所。加薏苡仁、冬瓜仁加强清湿热解毒之功。全方清热利湿，化瘀消肿止痛。湿热去，瘀血行，则热退痛缓，疾病可愈。

6. 转归与预后　急性盆腔炎经及时有效的治疗，多可在短期内治愈。在药物治疗后 72 小时内随访，明确有无临床症状的改善。失治误治，病势加重，可发展为腹膜炎、败血症、休克，甚至死亡；迁延治疗，多转为慢性盆腔炎，长期腰腹部疼痛，带下量多，常常影响生育。

7. 预防与调摄

（1）坚持经期、产后及流产后的卫生保健。

（2）严格掌握妇产科手术指征，术前认真消毒，无菌操作，术后做好护理，预防感染。

（3）对急性盆腔炎要彻底治愈，防止转为慢性而反复发作。

（4）卧床休息，半卧位，饮食应加强营养，选择易于消化的食品。

（5）在急性盆腔炎治疗期间，必须避免无保护性交。

二、慢性盆腔炎

盆腔炎性疾病指女性上生殖道的一组感染性疾病，常为急性盆腔炎未能彻底治疗，或患者体质虚弱，病程迁延所致，可能会发生一系列后遗症，即盆腔炎性疾病后遗症，以往称之为慢性盆腔炎。临床表现为慢性盆腔痛、不孕、异位妊娠、盆腔炎性疾病反复发作等，严重影响妇女健康，且增加家庭和社会经济负担。临床根据病变特点及部位的不同，分别称为慢性输卵管炎、输卵管积水、输卵管卵巢炎、输卵管卵巢囊肿、慢性盆腔结缔组织炎。

1. 病因病机　经行产后，胞门未闭，风寒湿热之邪，或虫毒乘虚内侵，与冲任气血相搏结，蕴积胞宫，反复进退，耗伤气血，虚实错杂，缠绵难愈。中医认为，本病以肾气不足为本，湿热、气滞、寒凝、瘀血为标，证属本虚标实。

（1）湿热瘀结　经行，产后血室正开，余邪未尽、正气未复，湿热之邪内侵，气血阻滞，导致湿热瘀阻内结冲任、胞宫，日久不愈。

（2）气滞血瘀　七情内伤，脏气不宣，肝气郁结，或外感湿热之邪内阻冲任胞宫，气机不畅，瘀血内停，脉络不通。

（3）寒湿凝滞　素体阳虚，下焦失于溢煦，水湿不化，寒湿内结。与胞宫内余血浊液相结，凝结瘀滞。

（4）气虚血瘀　素体虚弱，或正气内伤，外邪侵袭，留于冲任，或久病不愈，瘀血内结，日久耗伤，正气亏乏，致气虚血瘀，湿热瘀血内结，缠绵日久，余毒未清，滞留于冲任或寒湿之邪乘虚侵袭血行不畅，瘀血停聚。

2. 诊断

（1）病史　既往有急性盆腔炎、阴道炎、节育及妇科手术感染史，或不洁性生活史。

（2）临床表现　下腹部疼痛，痛连腰骶，可伴有低热起伏，易疲劳，受凉受累易复发，带下增多，月经不调，甚至不孕。

（3）检查　妇检子宫触压痛，活动受限，宫体一侧或两侧附件增厚，压痛，共至触及炎性肿块。盆腔 B 超、子宫输卵管造影及腹腔镜检有助于诊断。

3. 鉴别诊断

（1）子宫内膜异位症　以进行性加重的痛经为特征，病程长，与慢性盆腔炎相似。后者的特点是长期慢性疼痛，可有反复急性发作，低热，经行、性交、劳累后疼痛加重。子宫内膜异位症平时不痛，或仅有轻微疼痛不适，经期则腹痛难忍，并呈进行性加重。腹腔镜检、B 超及抗子宫内膜抗体等检验有助于确诊。

（2）卵巢囊肿　慢性盆腔炎形成输卵管积水，或输卵管卵巢囊肿者，需与卵巢囊肿者鉴别。前者有盆腔炎病史，肿块呈腊肠型，囊壁较薄，周围有粘连，活动受限，卵巢囊肿多为圆形或椭圆形，周围无粘连，活动自如，常无明显自觉不适，偶于妇科体检中发现。B 超可资鉴别。

4. 辨证论治　本病多为邪热余毒残留，与冲任之气血相搏结，凝聚不去，日久难愈，耗伤气血，虚实错杂。临床以湿热瘀结、气滞血瘀、寒湿凝滞、气虚血瘀证多见，除辨证内服有关方药外，还常以中药保留灌肠、理疗、热敷、离子透入等方法综合治疗，以提高疗效。

（1）湿热瘀结证

主要证候：少腹部隐痛，或疼痛拒按，痛连腰骶，低热起伏，经行或劳累时加重，带下量多，色黄，质黏稠；胸闷纳呆、口干不欲饮，大便溏，或秘结，小便黄赤；舌体胖大，色红，苔黄腻，脉弦数或滑数。

证候分析：湿热之余邪与气血搏结于冲任胞宫，则少腹部疼痛，邪正交争，病势进退，则低热起伏，经行、劳累耗伤气血，正气虚衰，则病势加重；湿热下注则带下量多色黄；湿热瘀结内伤，则胸闷纳呆、口干便溏或秘结，小便黄赤；舌脉亦为湿热瘀结之象。

治法：清热利湿，化瘀止痛。

方药：银甲丸（《王渭川妇科治疗经验》）或当归芍药散（方见妊娠腹痛）加丹参、毛冬青、忍冬藤。

银甲丸：金银花 连翘 升麻 红藤 蒲公英 生鳖甲 紫花地丁 生蒲黄 椿根皮 大青叶 茵陈 琥珀末 桔梗

原方治湿热蕴结下焦的黄白带、赤白带等炎症性疾病。

本方以金银花、连翘、蒲公英、紫花地丁、红藤、大青叶、升麻等药重在清热解毒，以茵陈、椿根皮等清热除湿为辅，伍生鳖甲、蒲黄、琥珀活血化瘀，软坚散结，桔梗辛散排脓。全方合用，共奏清热除湿、化瘀行滞之效。湿邪甚加厚朴、大腹皮，便溏加白术、木香。

（2）气滞血瘀证

主要证候：少腹部胀痛或刺痛，经行腰腹疼痛加重，经血量多有块，瘀块排出则痛减，带下量多，婚久不孕；经前情志抑郁，乳房胀痛；舌体紫暗，有瘀斑、瘀点，苔薄，脉弦涩。

证候分析：肝气内伤，气行不畅，血行瘀阻，结于冲任胞脉，则少腹部疼痛，经期加重，瘀血行则经血量多有块；气血瘀结，带脉失约则带下量多；胞络闭阻则婚久不孕；肝气不疏，肝经阻滞，则情志抑郁、乳房胀痛。舌脉所见皆为气滞血瘀之象。

治法：活血化瘀，理气止痛。

方药：膈下逐瘀汤（方见痛经）。

若因外感湿热滞留，冲任胞宫气机失畅而起，症见低热起伏，加败酱草、蒲公英、黄柏、土茯苓、柴胡；疲乏无力食少加人参、白术、焦山楂、鸡内金；有炎症结块者，加皂刺、三棱、莪术；胸胁乳房胀痛加郁金、川楝子；带下量多加薏苡仁、白芷。

（3）寒湿凝滞证

主要证候：小腹冷痛，或坠胀疼痛，经行腹痛加重，喜热恶寒，得热痛缓，经行错后，经血量少，色暗，带下淋漓；神疲乏力，腰骶冷痛，小便频数，婚久不孕；舌暗红，苔白腻，脉沉迟。

证候分析：寒湿之邪侵袭冲任、胞宫，与气血相结，血行不畅，则小腹冷痛，经行加重，寒性凝滞故经行错后量少。寒伤阳气，阳气不振，脏腑失温，则神疲乏力，腰骶冷痛，宫寒不孕。湿邪下注则带下淋漓，小便频数。舌脉所见为寒湿凝滞之象。

治法：祛寒除湿，活血化瘀。

方药：少腹逐瘀汤（方见痛经）。

腹中结块加鸡内金、桃仁、莪术；四肢不温加炙附子；小便短数加益智仁、乌药；带下量多加茯苓、苍术等；腰骶痛加桑寄生、续断、牛膝。

（4）气虚血瘀证

主要证候：下腹部疼痛结块，缠绵日久，痛连腰骶，经行加重，经血量多有块，带下量多，精神不振，疲乏无力，食少纳呆；舌体暗红，有瘀点瘀斑，苔白，脉弦涩无力。

证候分析：瘀血内结，留著于冲任胞宫，则下腹部疼痛结块，痛连腰骶；经期胞宫满溢，瘀滞更甚，则疼痛加重，经血量多有块；病久气血耗伤，气不足则精神不振，疲乏无力，食少纳呆；气虚津液不化，水湿下注，则带下量多。舌脉所见为气虚血瘀之象。

治法：益气健脾，化瘀散结。

方药：理冲汤（《医学衷中参西录》）。

理冲汤：生黄芪　党参　白术　天花粉　知母　三棱　莪术　生鸡内金

原方治瘀血成癥瘕，气郁满闷，脾弱不能饮食等。本方以黄芪、党参、白术、山药健脾益气，扶正培元；三棱、莪术破瘀散结；天花粉、知母清热生津，解毒排脓；鸡内金健胃消瘀结，全方有补气健脾、活血化瘀、消癥散结、行气止痛之功效。张锡纯以三棱、莪术消冲脉之瘀血，又以参、芪护气血，使瘀血去而不至伤损气血。且参、芪补气，得三棱、莪术以流通，则补而不滞，元气愈旺，元气既旺，愈能鼓舞三棱、莪术消瘀之力，临证相得益彰。

若腹痛不减加白芍、延胡索、川楝；腹泻去知母，重用白术；虚热未清加生地黄、天门冬；无腹部结块者少用三棱、莪术。若久病及肾则肾虚血瘀，症见少腹疼痛，绵绵不休，腰脊酸痛，膝软乏力，白带量多，质稀；神疲，头晕目眩，性淡漠；舌暗苔白，脉细弱。治宜补肾活血，壮腰宽带，方选宽带汤（《傅青主女科》）。

5. 临床常用的中成药

（1）康妇炎胶囊、金刚藤胶囊、花红片、妇炎康复胶囊，适用于湿热瘀结者。

（2）桂枝茯苓丸、血府逐瘀汤胶囊、丹黄祛瘀颗粒适用于瘀血阻滞者。

（3）五苓散、苓桂术甘汤适用于寒湿凝滞者。

（4）妇科千金片、草红胶囊等适用于气虚血瘀者。

6. 其他治疗

（1）直肠用药　中药灌肠治疗、肛门纳药。

（2）阴道用药　可将药物置入阴道后穹窿或侧穹窿的方法治疗。

（3）皮肤用药　将辨证制作的中药膏剂贴敷于下腹部。

（4）物理疗法　音频电中药离子导入法。

（5）针灸、推拿治疗　可选关元、子宫、中极、三阴交、气海、足三里、带脉等。

7. 转归与预后　慢性盆腔炎具有病程长、病情易反复、治疗棘手、治愈率低、复发率高等特点，妇女注意经期、性生活卫生，及时治疗下生殖道感染和盆腔炎性疾病，可防止后遗症的发生。本病经积极有效的治疗，大多可好转或治愈，因本病常反复缠绵，故治疗周期较长。未愈者常伴有失眠、疲劳、周身不适等症状，对患者生活质量有一定影响，易可转为急性盆腔炎。

8. 预防与调摄

（1）生育期妇女要坚持个人卫生保健。

（2）急性盆腔炎、阴道炎、淋病者应及时彻底治愈，防止转为慢性炎症。

（3）积极锻炼身体，增强体质。

（4）解除思想顾虑，正确认识疾病，增强治疗的信心。

9.临证参考　盆腔炎是妇科临床常见病，尤以慢性盆腔炎更为多见。近年中医治疗慢性盆腔炎的报道较多。中医古籍无盆腔炎之病名，根据慢性盆腔炎的特点，应属于带下病、癥瘕、痛经、月经不调、经病疼痛、不孕症等病证范畴。20世纪80年代，由卫生部组织编写的《中国医学百科全书·中医妇科学》已将"盆腔炎"按中西医通用病名编入。

本病的病因病机，急性期多为热毒炽盛或湿热瘀结，慢性期多为气滞血瘀、寒湿凝滞、湿热瘀结、气虚血瘀，可概括为湿、热、瘀、虚。其中湿热瘀结者低热起伏，多为慢性盆腔炎急性发作，或急性盆腔炎转为亚急性盆腔炎者。

急性盆腔炎和慢性盆腔炎虽都有湿热瘀结证，但临床特点有所不同，急性盆腔炎以热毒为主，兼有湿邪和瘀血阻滞，治以清热解毒为主，辅以化瘀利湿。慢性盆腔炎者虽余热未清，或残有热毒，但热势不重，瘀滞与湿邪共存，治以清热利湿化瘀，瘀结日久，酌以软坚散结。

慢性盆腔炎多以中药随证内服为主，兼以外治，酌情选用中药煎剂灌肠、理疗、针灸离子透入等法。湿热瘀结，低热不退，带下黄稠量多，腹痛不宁，辅以抗生素，中西医结合治疗。急性盆腔炎多以中西医药综合治疗，以抗生素控制感染，以中药清热解毒利湿，缓解热痛等自觉症状。

慢性盆腔炎病程长，缠绵难愈，若见气血耗伤，正气不足而虚实错杂者，治疗宜针对其少腹瘀结，全身虚衰之候，予以扶正祛邪，补气化瘀散结。盆腔炎可导致输卵管堵塞性宫外孕或不孕症。

夏桂成教授提出补肾调周法分期辨治。补肾调周法的基本治则是顺应月经周期生理的变化而调节，故在经前期以益肾助阳为主，经期行气活血，经后期益肾养阴，经间期促排卵。这是一个大体的治则，需根据不同情况而变化，用药有大法而无定方。慢性盆腔炎为一慢性过程，久病及肾，虽然有湿热瘀结症状，但其反复发作，病邪羁留，正气渐衰，或因热毒炽盛治疗不当或治疗不及时，以致余邪未清，正气已伤，耗损阴液，肾虚下元不足，但往往伴有腰酸膝软、头晕耳鸣等症状，甚至以此为主诉。目前临床研究往往忽略了肾虚症状，重于清利化瘀之法。虽可缓解腹痛、腰骶痛、带下色黄等症状，但长期服用效果不佳，且清热苦寒之品易败胃，难以久服。补肾调周法结合清利化瘀则一方面益肾滋阴助阳以固其本，一方面适当清利化瘀之品以治其标，达标本兼治之目的，更符合中医的整体观念。

在补肾调周法四期临床运用中，经后期滋阴养血；经间排卵期养血补肾、佐以活血；经前期血中助阳；行经期活血化瘀以调经。随月经周期而变化，未有固定方药，但在治疗慢性盆腔炎疾病中用药应有所选择。慢性盆腔炎本有湿浊为患，故治疗是应配伍泽兰、益母草等既可活血化瘀，又能利湿泻浊之品，使经血畅顺，子宫内膜同步剥脱，为下一周期作准备。补肾调周法治疗慢性盆腔炎，在四期治疗中均需伍红藤、败酱草、白花蛇舌草、丹参、香附等以清利化瘀。红藤有败毒消痈、活血通经、祛风杀虫的作用。败酱草可清热解毒、破瘀败脓。白花蛇舌草可清热解毒、活血祛瘀、利水通淋。上三味药性味较为平和。香附活血行气，为血中气药，延胡索行气活血止痛，作用和缓。慢性盆腔炎虚实夹杂，用之更为适合。不可用黄柏、苦参等苦寒之品败胃伤正。

10. 文献与病案选录

《素问·玉机真脏论》："脾传之肾，病名曰疝瘕，少腹冤热而痛，出白，一名曰蛊。"

《金匮要略》："妇人腹中诸疾痛，当归芍药散主之。"

《济阴纲目》："经事来而腹痛者，经事不来而腹亦痛者，皆血之不调故也。欲调其血，先调其气。"

《景岳全书》："妇人伤寒，或劳役，或怒气发热，适遇经行，以致热入血室，或血不止，或血不行，令人昼则明了安静，夜则谵语如见鬼状者是也。若热因外邪由表而入者，宜一柴胡饮，或三柴胡饮，或四柴胡饮，或良方黄龙汤加生地黄酌而用之。若或怒、或劳，火由内生，其人多汗而无表证者，宜保阴煎、清化饮、当归六黄汤之类加减主之。若病虽渐愈，但元气素弱，而热有未退，血未止者，宜补阴益气煎，或补中益气汤。若脾气素弱，宜归脾汤。血气俱弱者，宜十全大补汤庶无误矣。若血热多滞者，宜小柴胡汤加牡丹皮、红花、当归。"

《临证指南医案》："要之热甚而血瘀者，与桃仁承气及山甲、归尾之属。血舍空而热陷者，用犀角地黄汤加丹参、木通之属。表邪未尽，而表症仍兼者，当合乎和解，热轻而清药过投，气机致钝者，不妨借温通为使。血结胸有桂枝红花汤，参入海蛤、桃仁之治昏狂甚，进牛黄膏，调入清气化结之煎。"

罗颂平教授治疗盆腔炎性疾病后遗症，有医案一则如下。

陈某，女，36岁。2012年8月15日初诊。主诉：反复双下腹疼痛不适1年余。病史：既往月经规则，末次月经（LMP）：8月6日，6天净，量中，色红，血块（+），少许痛经。近一年余双下腹坠痛不适，伴腰酸，白带稍多，色白，无阴痒，口淡，乏力，胃纳一般，眠差，大便稍溏，舌淡红，苔白，脉滑细，$G_2P_1A_1$，未上环，暂无生育要求。妇检：外阴正常，阴道调畅，有少量白色分泌物，宫颈稍糜，少许抬举痛，子宫前位，活动度欠佳，压痛（+），双侧附件稍增厚，少许压痛。白带常规无异常。盆腔B超检查示子宫、附件未见异常，子宫直肠窝积液。中医诊断：腹痛，脾虚证。盆腔炎性疾病后遗症。治以健脾益气，祛湿止痛。处方：党参、白术、苍术、藿香、延胡索、续断、路路通、毛冬青各15g，布渣叶、乌药、三七、远志各10g。每天1剂，水煎服，连服14剂，配合双柏油膏外敷腹部。

2012年9月26日二诊。LMP：9月7日，5天净，量中，双下腹疼痛明显减轻，无腰酸，白带少，乏力减轻，纳眠可，二便调，舌淡红，苔薄白，脉细。诊断同前，守前方去远志、乌药，加鸡血藤30g，丹参15g，配合腹部外敷双柏油膏，连服14剂而痊愈，复查盆腔B超示子宫、附件无异常，子宫直肠窝无积液。之后，患者随诊半年，间断服药调理，腹痛较少复发。

盆腔炎性后遗症多属虚实夹杂症，其特点是病程长、缠绵难愈、往往反复发作，易耗气伤血，而致正气不足。罗教授提出治疗宜针对其少腹瘀积，正气不足之候，予以扶正祛邪，补气化瘀散结。故以党参、白术补气健脾；续断补益肝肾；藿香、苍术、布渣叶以芳香化瘀，行气止痛。诸药合用，共奏健脾益气、活血化瘀止痛之功，效如桴鼓。

第三节　不孕症

凡婚后未避孕，性生活正常，与配偶同居 1 年而未孕者，称为不孕症。从未妊娠者为原发性不孕，《备急千金要方》称为"全不产"；曾经有过妊娠者继而未避孕 1 年以上未孕者为继发性不孕，《备急千金要方》称为"断绪"，西医称继发性不孕。不孕症在古代尚有"无子""绝子""绝产""绝嗣"之称。夫妇一方有先天或后天生殖器官解剖生理方面的缺陷或损伤，无法纠正而不能妊娠者，称绝对性不孕；夫妇一方，因某些因素阻碍受孕，一旦纠正仍能受孕者，称相对性不孕。本节主要讨论相对性不孕症。

不孕症的发生关系到夫妇双方的问题，其发病率经世界卫生组织统计各国不尽相同，西方国家发生率要高于我国。我国的发病率为 10%～15%。根据国内一些地区的流行病学的调查，阻碍受孕的因素有女方、男方或男女双方。据统计女方因素占40%～55%，男方因素占 25%～40%，男女双方因素占 20%，不明原因约 10%，总发病率 10%～15%。此外，不孕的发生与结婚年龄过早或过迟、受教育程度、月经初潮年龄、民族、居住地区、生活条件、遗传基因等多种因素都有着一定的关系。

中医学对人类生命起源的认识及历代医家对不孕的研究，比西方医学早了几千年。早在夏商周时期（公元前 11 世纪），《周易》中就记载有"妇三岁不孕"，首先提出了不孕病名及不孕年限界定。

春秋战国时期，《素问·上古天真论》首先提出了"肾气盛，天癸至，任通冲盛，月事以时下，故有子"的受孕机理。又在《灵枢·决气》中指出："两神相搏，合而成形，常先身生，是谓精。"意即男女精媾合而产生新的生命体。在《素问·骨空论》中指出"督脉者……此生病……其女子不孕"的发病机理。

秦汉时期，《神农本草经》在紫石英条下记载"女子风寒在子宫，绝孕十年无子"。《诸病源候论》列"月水不利无子""月水不通无子""子脏冷无子""带下无子""结积无子"等"夹疾无子"病源。《备急千金要方·求子》称"凡人无子，当为夫妻俱有五劳七伤、虚羸百病所致，故有绝嗣之殃"，提出"男服七子散，女服紫石门冬丸"，明确指出夫妇双方均可导致不孕，治法有创新。《格致余论·受胎论》谓："男不可为父，得阳气之亏者也；女不可为母，得阴气之塞者也。"《丹溪心法·子嗣》中述及肥盛妇人痰湿闭塞子宫和怯瘦妇人子宫干涩不能妊娠的证治，影响颇大。《广嗣纪要》提及"五不女"（螺、纹、鼓、角、脉），认识到女子先天生理缺陷和生殖器官畸形可致不孕。《景岳全书·妇人规》言："种子之方，本无定轨，因人而药，各有所宜。"强调治疗不孕症应辨证论治。《傅青主女科·种子》列有种子十条，注重从肝肾论治不孕症，创制的养精种玉汤、温胞饮、开郁种玉汤等至今为临床常用。

历代医籍对不孕症的病名定义、分类、病因病机、辨证论治、辨病论治、服药方法不断完善，尤其强调夫妇双方调治、种子必先调经等，为我们今天研究不孕症积累了宝贵的学术理论和丰富的临床经验。

一、病因病机

1. 肾虚 肾为先天之本，《黄帝内经》中早就提出男女肾气盛、阴阳和，方可有子。《傅青主女科·妊娠》云："夫妇人受妊，本于肾气之旺也。"肾中精气的充盛程度、肾中阴阳调和与否都直接影响着人体的生长、发育和生殖。先天不足，或房劳多产，或久病大病，或年逾五七，肾气亏虚，精不化血，则冲任虚衰，难以受孕；素体阳虚或寒湿伤肾，肾阳不足，胞宫失煦，则冲任虚寒，不能成孕；肾阴素虚，或久病耗损真阴，天癸乏源，胞宫失养，冲任血海空虚，或阴虚内热，热扰冲任，均不能摄精成孕，遂发为不孕症。

2. 肝气郁结 若素性多愁善感，或七情内伤，情志不舒；或由久不受孕，继发肝气不舒，致令情绪低落、忧郁寡欢，气机不畅。二者常常互相影响，肝气郁结益甚，以致冲任不能相资，不能摄精成孕。木郁土壅，脾伤不能通任脉而达带脉，任、带失调，难以受孕。

3. 瘀滞胞宫 瘀血既是病理产物，又是致病因素。寒、热、虚、实、外伤均可导致冲任、胞宫、胞脉瘀滞不通而不孕。或经期、产后余血未净，房事不节亦可致瘀，瘀累日久则称癥瘕积聚。《金匮要略》首先提出："妇人经水闭不利，脏坚癖不止，中有干血。"癥瘕积聚影响冲任胞宫气血的正常运行，则致不孕。

4. 痰湿内阻 素体脾肾阳虚，或劳倦思虑过度、饮食不节伤脾，或肝郁克脾，或肾阳虚不能温脾。脾虚则健运失司，水湿内停，肾阳虚则不能化气行水。湿聚成痰；或嗜食膏粱厚味，痰湿内生，躯脂满溢，壅遏子宫，不能摄精成孕；或痰阻气机、气滞血瘀，痰瘀互结，不能触发氤氲乐育之气而致不孕。

西医认为受孕是一个复杂而又协调的生理过程，必须具备下列条件：卵巢排出正常卵泡、精液正常、有正常性生活、输卵管通畅、精子卵子结合而成的受精卵能顺利地输入子宫腔内，子宫内膜已准备充分，适合于受精卵着床。以上任何一个因素异常，均可导致不孕症。不孕症的病因可以分为男方因素、女方因素及不明原因所致。

女方不孕的因素主要分为：①排卵障碍，原因包括持续性无排卵、多囊卵巢综合征、卵巢早衰及卵巢功能减退、先天性性腺发育不良、高泌乳素血症、黄素化卵泡不破裂综合征等。②盆腔因素，包括：输卵管异常、慢性输卵管炎导致输卵管粘连、积水；盆腔粘连、盆腔炎症、子宫内膜异位症、结合性盆腔炎均可引起局部或广泛的疏松或致密粘连，造成盆腔的结构破坏，也可直接影响盆腔脏器输卵管的功能及结构；子宫内膜病变，最常见的是子宫内膜炎、粘连、息肉等；子宫肌瘤，主要是黏膜下子宫肌瘤及体积较大的肌壁间肌瘤；生殖道发育畸形，如子宫畸形（纵膈子宫、双角子宫），先天性输卵管异常等；生殖器肿瘤，主要是有可分泌激素的肿瘤可引起内分泌紊乱而影响妊娠。

男方不育因素：主要是生精障碍及输精障碍，如精液异常、性功能异常、免疫因素。

不明原因不孕：占不孕症病因的 10%～20%，可能的病因有免疫性因素、潜在的卵子质量异常、隐形输卵管因素、遗传缺陷等因素，但目前的检测手段无法确诊。

二、诊断

通过夫妇双方全面检查，寻找病因，是诊断不孕症的关键。但必须明白，检查也给患者带来压力，要对患者同情和关怀，为其保留隐私权。

1. 询问病史 结婚或同居年龄、性生活情况、双方健康状况、月经史、既往流产史及分娩史、近期不孕相关检查和治疗情况、既往史（有无结核、生殖道炎症病史、内分泌疾病史、免疫性疾病史、腹部手术等）、个人史、家族史。对继发不孕者尤须问清有无感染病史。

2. 体格检查

（1）全身检查 身高与体重、体脂和毛发分布特征等，注意乳房等第二性征的发育、甲状腺情况及有无雄激素过多体征（多毛、痤疮、黑棘皮征等）。

（2）妇科检查 注意内外生殖器的发育，有无畸形、炎症、包块等。

3. 不孕症特殊检查

（1）卵巢功能检查 了解排卵及黄体功能状态。

a. 基础体温测定（BBT）：周期性连续的基础体温测定可以大致反映排卵和黄体功能，推荐结合其他排卵监测方法辅助使用。

b. B超监测卵泡发育：推荐使用经阴道超声，可以直接检测子宫大小和形态、肌层回声、子宫内膜的厚度和分型；双侧卵巢的体积、卵巢内 2～10mm 直径的窦卵泡计数、优势卵泡的直径、卵巢内异常回声的大小及回声特征；是否有输卵管积水征象、是否有异常的盆腔积液征象。

c. 子宫颈黏液结晶检查：观察宫颈黏液的量、拉丝度、显微镜下羊齿样结晶情况及细胞数目、pH 值、宫颈口开大程度等指标，通过 Insler 评分预测是否即将排卵。

d. 宫内膜活检：子宫内膜的分泌期改变是排卵的标志，但临床较少运用。

e. 女性激素水平测定：经期第 2～4 天的血清基础内分泌水平的检测很重要，FSH、LH、E_2 可反映卵巢的储备功能和基础状态，PRL 反映是否存在高泌乳素血症，T 反映是否存在高雄激素血症等，TSH 反映甲状腺功能。黄体中期 E_2、P 反映卵巢黄体功能。此外，临床上还可见通过 AMH、SHBG 等的测定反映卵巢功能。

（2）输卵管通畅度检查 临床最常运用的方法是子宫输卵管 X 线造影（HSG）。在月经干净后 3～7 天进行，观察注入子宫和输卵管的造影剂的动态变化，注意宫腔形态、位置；输卵管走行、形态、位置；以及盆腔内造影剂弥散情况。此外还有输卵管通液术、子宫输卵管超声造影等检查方法。

（3）宫腔镜检查 观察子宫腔形态、内膜的色泽和厚度、双侧输卵管开口、是否有宫腔粘连、畸形、息肉、黏膜下肌瘤等病变。联合腹腔镜时可分别在输卵管内口插管，注射染料（亚甲蓝），以判断输卵管的通畅度。

（4）免疫因素检查 如抗精子抗体（ASAB）、抗内膜抗体（EMAB）、抗心磷脂抗体（ACL）。

（5）腹腔镜检查　上述检查均未见异常，或输卵管造影有粘连等，可做腹腔镜检查，可发现术前未发现的病变，如子宫内膜异位症等。检查可与手术同时进行，如粘连分离术、输卵管伞端造口术、内异病灶电凝术、多囊卵巢打孔术、子宫肌瘤剔除术等。必要时剖腹探查。

（6）其他检查　性交后试验，影像学检查、染色体检查等。

目前临床上常用的诊断流程为：在对不孕夫妇的病史等基本情况了解并作出评估后，首先应进行男方的精液常规检查，然后根据女方具体情况依次进行卵泡监测、子宫输卵管造影、宫腔镜检查，再次之进行其他不作为一线的检查项目。需要医者根据临床实际情况，有计划的灵活安排检查，及时正确的诊治。

三、鉴别诊断

不孕症应与暗产相鉴别。暗产是指早孕期，胚胎初结而自然流产者。此时孕妇尚未有明显的妊娠反应，一般不易觉察而误认为不孕。《叶氏女科证治·暗产须知》曰："惟一月堕胎，人皆不知有胎，但谓不孕，不知其已受孕而堕也。"通过 BBT、血和尿的 HCG 检测及病理学检查可明确。

四、辨证论治

不孕症的原因较复杂，因病因及严重程度而异，治疗不孕症大多较困难且疗程较长，但亦有经短期一般治疗即受孕者，《景岳全书·妇人规》："种子之法，本无定轨，因人而异，各有所宜。"故临证必须因人施治。

（一）一般治疗

首先男女备孕双方应增强体质，养成良好的生活习惯，戒烟限酒，远离有毒有害物质的接触，男方应避免高温环境下工作。再者及时发现并治愈影响受孕的疾病，并指导患者掌握性生活的基本知识，掌握预测排卵期，在排卵期行性生活（排卵前 2～3 天，排卵日和排卵后 24 小时内），把握适当的性交次数，以上措施均有利于提高受孕率，与此同时要建立良好的医患合作关系。

（二）辨证论治

不孕症的辨证要点在于明确脏腑、气血、经络的寒、热、虚、实。治疗重点是温养肾气，填精益血，调理冲任、气血，使经调病除，则胎孕可成。常见的证型是肾虚、肝郁、瘀滞胞宫和痰湿内阻。

1. 肾虚证

（1）肾气虚证

主要证候：婚久不孕，月经不调或停闭，量多或少，色淡暗质稀；腰酸膝软，头晕耳鸣，精神疲倦，小便清长；舌淡，苔薄白，脉沉细，两尺尤甚。

证候分析：肾气不足，冲任虚衰，不能摄精成孕，而致不孕；冲任不调，血海失司，故月经不调或停闭，量或多或少；肾主骨生髓，腰为肾之府，肾虚则腰酸膝软，精神疲倦；肾开窍于耳，脑为髓海，髓海不足，则头晕耳鸣；气化失常，则小便清长，经色淡暗质稀。舌淡，苔薄白，脉沉细，均为肾气虚之象。

治法：补益肾气，调补冲任。

方药：毓麟珠（《景岳全书》）。

毓麟珠：当归　熟地黄　白芍　川芎　人参　白术　茯苓　炙甘草　菟丝子　杜仲　鹿角霜　川椒

毓麟珠主治妇人血气俱虚，经脉不调，不受孕者。方中四物汤补血，四君子汤益气；菟丝子、杜仲、鹿角霜温养肝肾；佐以川椒温督脉。全方既温养先天肾气以生精，又培补后天脾胃以生血，精血充足，胎孕乃成。

（2）肾阳虚证

主要证候：婚久不孕，初潮延迟，月经后期，量少，色淡质稀，甚至停闭，带下量多，清稀如水；腰膝酸冷，性欲淡漠，面色晦暗，大便溏薄，小便清长；舌淡，苔白，脉沉迟。

证候分析：肾阳不足，冲任虚寒，胞宫失煦，故婚久不孕；阳虚内寒，天癸迟至，冲任血海空虚，故初潮延迟，月经后期，甚至闭经；阳虚水泛，湿注任带，故带下量多，清稀如水；肾阳虚外府失煦，则腰膝酸冷，火衰则性欲淡漠；火不暖土，脾阳不足，则大便溏薄；膀胱失约，则小便清长；肾阳虚衰，血失温养，脉络拘急，血行不畅，则面色晦暗，经少色淡质稀。舌淡，苔白，脉沉迟，均为肾阳虚之象。

治法：温肾助阳，调补冲任。

方药：温胞饮（《傅青主女科》）。

温胞饮：巴戟天　补骨脂　菟丝子　肉桂　附子　杜仲　白术　山药　芡实　人参

温胞饮主治下部冰冷不孕。方中巴戟天、补骨脂、菟丝子、杜仲温肾助阳；肉桂、附子补益命门；人参、白术益气健脾；山药、芡实补肾涩精。全方共奏温肾助阳，暖宫助孕之效。

黄绳武《傅青主女科评注》在"下部冰冷不受孕"中指出："温胞汤方……重在温补心肾之火，以养精益气，使火旺而精不伤，阳回而血亦沛，有如春风化雨，万物资生，即所谓'天地氤氲，万物化醇'，其制方妙义，读者宜仔细研求之。"

《临证指南》云："任脉为病，用龟甲以静摄，督脉为病，用鹿角以温煦。"肾阳虚无排卵不孕，在前方基础上适时加入龟甲、鹿角或熟地黄配熟附子调补肾之阴阳、通补奇经之品，可促排卵以助孕。

肾阳虚，也可选右归丸（方见崩漏）加龟甲，全方温补肾阳为主，辅以滋养肾阴，体现阴阳互根，阴中求阳，"则阳得阴助而生化无穷"。现代有实验研究证实右归丸有促排卵作用。

《本草图经》指出紫河车善治"男女虚损劳极，不能生育，下元衰惫"，若子宫发育不良，应积极早治，加入血肉有情之品如紫河车、鹿角片（或鹿茸）及桃仁、丹参、茺蔚子补肾活血，通补奇经以助子宫发育；若性欲淡漠者，选加淫羊藿、仙茅、石楠藤、肉苁蓉温肾填精。

（3）肾阴虚证

主要证候：婚久不孕，月经先期，量少，色红质稠，甚或闭经，或带下量少，阴中干涩；腰酸膝软，头晕耳鸣，形体消瘦，五心烦热，失眠多梦；舌淡或舌红，少苔，脉细或细数。

证候分析：肾阴亏虚，冲任血海匮乏，胞宫失养，故致不孕；精血不足，则月经量少，甚或闭经；阴虚内热，热迫血行，故月经先期；血少津亏，阴液不充，任带失养，阴窍失濡，故带下量少，阴中干涩；腰为肾之府，肾虚则腰膝酸软；阴虚血少，清窍失荣，血不养心，故头晕耳鸣，失眠多梦；阴虚火旺，故形体消瘦，五心烦热，经色红质稠。舌淡或舌红，少苔，脉细或细数，均为肾阴虚之象。

治法：滋肾养血，调补冲任。

方药：养精种玉汤（《傅青主女科》）。

养精种玉汤：当归　白芍　熟地黄　山茱萸

养精种玉汤主治身瘦水亏火旺不孕。方中当归、白芍养血柔肝；熟地黄补益肾精；山茱萸滋养肝肾。全方具滋肾养血填精之功。傅氏认为："此方之用，不特补血，而纯于填精，精满则子宫易于摄精，血足则子宫易于容物，皆有子之道也。"临证时加龟甲、知母、紫河车、首乌、肉苁蓉、菟丝子、牡丹皮加强滋肾益精之功，稍佐制火，如加二至丸、白芍、知母、生地黄，则疗效更佳。若出现肾虚肝郁，则宜配以疏肝之品，如合欢皮、郁金、香附等。

亦可选用左归丸（方见崩漏）或育阴汤（《百灵妇科》）。

左归丸以滋补肾阴药，配补阳药，阳中求阴，"则阴得阳升而泉源不竭"之意。稍佐活血，非常重视引归经冲、任、督的龟、鹿等血肉有情、通补任督之品。调补肾之阴阳的同时，又使任督相通，一身阴阳脉气平衡协调，还兼通补奇经以调经种子。

育阴汤（方见滑胎），为韩百灵教授治疗肾阴亏损所致不孕、不育的经验方，具滋阴补肾固冲、助孕、安胎之功。

2. 肝气郁结证

主要证候：婚久不孕，月经周期先后不定，量或多或少，色暗，有血块，经行腹痛，或经前胸胁、乳房胀痛；情志抑郁，或烦躁易怒；舌淡红，苔薄白，脉弦。

证候分析：肝气郁结，疏泄失常，冲任失和，故婚久不孕；气机不畅，血海蓄溢失常，故月经周期先后不定，量或多或少；气郁血滞，则经色暗，有血块；足厥阴肝经循少腹布胁肋，肝失条达，经脉不利，故经前胸胁、乳房胀痛；肝郁气滞，血行不畅，"不通则痛"，故经行腹痛；情怀不畅，郁久化火，故情志抑郁，或烦躁易怒。舌淡红，苔薄白，脉弦，均为肝郁之象。

治法：疏肝解郁，理血调经。

方药：开郁种玉汤（《傅青主女科》）或百灵调肝汤（《百灵妇科》）。

开郁种玉汤：当归　白芍　牡丹皮　香附　白术　茯苓　天花粉

开郁种玉汤主治肝郁不孕。方中当归、白芍养血柔肝；白术、茯苓健脾培土；牡丹皮凉血活血；香附理气解郁；天花粉清热生津。全方共成疏肝健脾，养血种子之功。本方从逍遥散化裁而成，原书眉批注云"方似平平无奇，然却能解妒种子，不可忽视"。

百灵调肝汤：当归 赤芍 牛膝 通草 川楝子 瓜蒌 皂角刺 枳实 青皮 甘草 王不留行

原治肝郁不孕，全方疏通气机，调经通络助孕。

3. 瘀滞胞宫证

主要证候：婚久不孕，月经多推后或周期正常，经来腹痛，甚或呈进行性加剧，经量多少不一，经色紫暗，有血块，块下痛减。有时经行不畅、淋沥难净，或经间出血。或肛门坠胀不适，性交痛；舌质紫暗或舌边有瘀点，苔薄白，脉弦或弦细涩。

证候分析：瘀血内停，阻滞冲任胞宫，故月经多推后，不能摄精成孕，故婚久不孕；瘀血阻滞，冲任不畅，不通则痛，故经来腹痛，经色紫暗有块；瘀阻胞宫，血不归经，故经来难净，或经间少量出血；舌暗脉涩也是瘀滞之象。

治法：逐瘀荡胞，调经助孕。

方药：少腹逐瘀汤（方见痛经）。

原方治小腹积疼痛，更出奇者，此方种子如神。

王清任创制的少腹逐瘀汤、血府逐瘀汤、膈下逐瘀汤分别适用于血瘀偏寒、偏热、偏气滞的不同血瘀证。血瘀偏寒者，除平时服药外，尤以经来之日始，连服 5 日，逐瘀荡胞，有利于助孕。桂枝茯苓丸是治疗妇科血瘀癥瘕的代表方。盆腔炎、附件炎导致不孕，多选用膈下逐瘀汤、当归芍药散，抓住瘀、湿、热、虚的不同病机进行加减。常可配合外治法，如中药外敷下腹部或用活血行气通腑药、水煎保留灌肠等以改善盆腔瘀滞，促进怀孕。

4. 痰湿内阻证

主要证候：婚久不孕，月经后期，甚或闭经，带下量多，色白质黏；形体肥胖，胸闷呕恶，心悸头晕；舌淡胖，苔白腻，脉滑。

证候分析："痰之化无不在脾，而痰之本无不在肾。"素体脾虚，聚湿成痰，或肥胖之体，躯脂满溢，痰湿内盛，壅滞冲任，故婚久不孕；痰阻冲任、胞宫，气机不畅，故月经后期，甚或闭经；湿浊下注，则带下量多，质黏稠；痰浊内阻，饮停心下，清阳不升，则胸闷呕恶，头晕心悸。舌淡胖，苔白腻，脉滑，均为痰湿内停之象。

治法：燥湿化痰，行滞调经。

方药：苍附导痰丸（《叶天士女科诊治秘方》）。

苍附导痰丸：茯苓 半夏 陈皮 甘草 苍术 香附 南星 枳壳 生姜 神曲

原方治肥盛之妇，躯脂迫塞，痰涎壅盛，血滞而经不行，治宜行气导痰而经自通方中二陈汤燥湿除痰；苍术健脾燥湿；枳壳、香附行气化痰；胆南星清热化痰；生姜、甘草和中。全方重在燥湿化痰以治标，常加仙灵脾、巴戟天、黄芪、党参补肾健脾以治本，先治标或标本兼顾，痰湿得化，再加强补肾调经助孕，经调而子嗣矣。

（三）常用中成药

1. 右归丸　用法：每次 1 丸，每日 3 次，口服。

2. 鹿胎膏　用法：每次 10g，每日 2 次，温开水或温黄酒送服。

3. 暖宫孕子丸　用法：每次 8 丸，每日 3 次，温开水送服。

4. 左归丸　用法：每次 9g，每日 2 次，口服。

5. 六味地黄丸　用法：每次 6g，每日 3 次，口服。

6. 滋肾育胎丸　用法：每次 5～8g，每日 3 次，淡盐水或蜂蜜水送服

7. 逍遥丸　用法：每次 9g，每日 2 次，口服，若肝郁有热者可服丹栀逍遥丸。

8. 定坤丹　用法：每次半丸～1 丸，每日 2 次，口服。

9. 妇科调经片　用法：每次 4 片，每日 4 次，口服。

10. 血府逐瘀颗粒　用法：每次 1～2 丸，每日 2 次，红糖水送服。

11. 少腹逐瘀颗粒　用法：每次 5g，每日 3 次，温黄酒或温开水送服。

12. 调经种子丸　用法：每次 1 丸，每日 2 次，口服。

13. 乌鸡白凤丸　用法：每次 1 丸，每日 2 次，温黄酒或温开水送服。

14. 金匮肾气丸　用法：每日 1 次，每日 3 次，淡盐水送服。

15. 麒麟丸　用法：每次 6g，每日 2 次，口服。

（四）中医特色疗法

1. 针灸疗法　早在晋代，就有针灸治疗不孕的记载，所取主要是肾、肝、脾、胃经，及冲、任、督、带脉上的穴位。现代研究表明，针灸可以有效刺激排卵，其机制可能是通过下丘脑-垂体-卵巢轴功能而诱发排卵。

主穴：中极、关元、气海、子宫、三阴交、足三里、血海。

方义：中极、关元、气海是任脉穴位，为通调冲任要穴；子宫是经外奇穴，益气养胞；三阴交调理肝脾肾三脏，为调经之要穴；足三里补益气血；血海和血调经。

配穴：肾虚胞寒者，加灸肾俞、命门、神阙补益肾阳、暖宫散寒。肝气郁结者，加太冲、膈俞行气活血、疏肝解郁。痰湿内阻者，加丰隆、阴陵泉化痰通络、利湿导滞。

2. 耳穴贴压　用王不留行贴压内分泌、肾、子宫、卵巢、皮质下等穴位，每日按压2～3 次，双耳交替。常配合针灸，一般适用于内分泌失调导致的不孕症。

3. 艾灸疗法　取神阙、关元、命门、肾俞等穴，每穴艾灸 5～10 分钟，隔日 1 次。常配合针灸，一般适用于宫寒阳虚者。

4. 中药灌肠　用丹参 30g，赤芍 30g，红藤 30g，三棱 15g，莪术 15g，皂角刺 15g，当归 15g，乳香 10g，没药 10g 等具有活血化瘀、清热祛湿功效的中药，加水浓煎成100mL，每晚睡前排便后，保留灌肠 1 次，经期停用，10 次为 1 个疗程，休息 3 天左右可以继续。一般适用于湿热瘀滞型的子宫内膜异位症、盆腔炎、输卵管积水或通而不畅、盆腔粘连等不孕症的配合治疗。

另外，还有穴位埋线、穴位推拿、中药外敷、中药离子导入、阴道纳药、输卵管灌

注等特色疗法，可以在临床上与中药配合运用，达到更为显著的治疗效果。

（五）辨病与辨证结合

从某种角度说，不孕症其实是许多妇科疾病导致的一种后遗症或结果，月经病、带下病、癥瘕等均可导致不孕，所以必须将辨病与辨证相结合，利用不孕症的现代检测方法，明确不孕的微观与宏观的病因、病位及病性，加之中医的四诊合参，达到更好的治疗效果。自从1990年中国中西医结合学会妇产科专业委员会第三届学术会议提出采用辨病与辨证相结合的治疗方法，在全国各界学者的努力下，现已初步形成一些规范化的诊疗思路和经验。

1. 排卵障碍性不孕　包括无排卵和黄体功能不全。伴发的西医常见病种有先天性卵巢发育不良、席汉氏综合征、无排卵性功能失调性子宫出血、多囊卵巢综合征、高催乳素血症、未破裂卵泡黄素化综合征、子宫内膜异位症、卵巢早衰、反复早期自然流产等。无排卵者，西医主要通过氯米芬、来曲唑、尿促性素、绒促性素等药物促进卵泡生长发育和破裂，溴隐亭抑制泌乳素或垂体肿瘤的生长，严重者甚至通过手术治疗；黄体功能不全者，西医主要通过黄体酮、地屈孕酮、绒促性素等改善黄体功能。

中医认为排卵障碍性不孕的主要病因病机是肾虚和肝郁，治疗总以补肾疏肝为主，平衡肾之阴阳，调整肾–天癸–冲任–胞宫生殖轴，兼顾肝、脾、气血、冲任，以随证应变达到治疗效果。常见的证型有脾肾阳虚、肝肾阴虚、肾虚血瘀、肾虚痰湿和肾虚肝郁等。常选方有促排卵汤（《罗元恺论医集》）、左归丸、右归丸、定经汤、逍遥丸。运用中医药耐心调理半年左右，待身体内环境改善后再加用促排药物可见妊娠率明显提高。

2. 免疫性不孕　导致免疫性不孕的因素很多，在人体中不论精子、卵子、受精卵、性激素、促性腺激素及精浆等，都具有一定的抗原性，可导致免疫反应，造成不孕。免疫反应可分为同种免疫、局部免疫及自身免疫3种。目前研究比较多的主要有抗精子免疫性不孕和抗透明带免疫性不孕。抗精子免疫性不孕最为常见，西医主要通过隔绝和免疫抑制剂治疗，而抗透明带免疫性不孕尚无理想的治疗方法。

中医认为肾阳虚或肾阴不足是病之本，热灼精血、精血凝聚、精失常道、瘀痰内结胞中是病之标，治疗当以补肾活血化瘀为主。常见的证型有肾虚血瘀、阴虚火旺、气滞血瘀和湿热互结等。常选方有左归丸、右归丸、固阴煎、知柏地黄丸、五子衍宗丸、金匮肾气丸、丹栀逍遥散、少腹逐瘀汤。

3. 输卵管阻塞性不孕　多因盆腔慢性炎症导致输卵管粘连、积水、僵硬或受周围瘢痕组织的牵拉、扭曲或闭塞，使输卵管丧失其输送精子、卵子和受精卵的功能，或壶腹部扭曲造成精卵结合障碍而发为不孕。西医主要通过向输卵管内注射庆大霉素等药物或手术治疗。

中医认为输卵管阻塞的形成，主要是肝郁气滞、瘀血阻络，不能摄精成孕。常见证型有气滞血瘀、湿热瘀阻、肾虚血瘀、寒凝瘀滞。治疗当抓住一个"瘀"字，综合治疗。内服具有疏肝理气、化瘀通络功效的中药，如膈下逐瘀汤、桂枝茯苓丸、少腹逐瘀汤、宽带汤；外治采用中药保留灌肠或外敷下腹部；再配合导丝扩通（介入治疗），尤其腹腔镜手术配合术前术后的中药治疗，更可提高疗效。

对于上述治疗无效者，可根据病情选择或配合西药，或选择生殖助孕技术治疗。

（六）发挥中医药在辅助生殖技术中的治疗作用

辅助生殖技术近年来取得了较大的进展，但也暴露了许多缺点，如自然流产率高、容易导致卵巢过度刺激综合征、多胎妊娠等，所以越来越多的患者在进行人工助孕的同时求助于中医药治疗。现在中医药已经渗透到辅助生殖技术中的各个环节。

1. 孕前调理 中药可以提高卵泡及精液的质量，减少激素的用量；提高子宫内膜容受性，增加胚胎的种植率。

2. 孕后安胎 中药能够整体调理孕妇的体质，有效降低自然流产的发生。

3. 治疗 IVF-ET 并发症 中药可以有效的减少卵巢过度刺激综合征的发生，延缓卵巢储备功能的减退及卵巢早衰。

五、转归与预后

不孕症的预后与患者年龄、病史、病因及病程关系较为密切。年龄较轻、病因单一、病程短者疗效较好；反之，年龄偏大、病因复杂、病程长者疗效欠佳。

六、预防与调摄

1. 遵循求嗣之道 夫妇双方应遵守国家婚姻法规定，禁止近亲结婚；生育时期的选择尽量在最佳生育年龄 25～30 岁；房事有节，勿过度纵欲，损伤肾精肾气。

2. 生活作息规律 饮食有节，注意保护脾胃，改变不良生活方式，如吸烟、酗酒、熬夜等。

3. 保持心情舒畅 无论古代还是现代医家，尤为重视情志的调节，女子以肝为先天，情绪抑郁很容易导致女性气血失调，进一步影响受孕。在不孕的压力下，夫妻双方应互相鼓励，解除思想顾虑，正确认识疾病，增强治疗的信心。

4. 重视妇女保健 很多女性进入育龄期后易患各种妇科疾病，要做好清洁与疾病预防工作，未备孕期间做好避孕措施，减少人工流产次数，尽量避免手术损伤带来的继发性不孕。

七、临证参考

不孕症是一个多因素影响的复杂疾病，除了一般的致病因素外，还有心理和社会因素的影响，在临证中必须把握一些关键因素，才不至于胸中茫茫然无定见，临床可从以下思路考虑不孕症的处理。

临证思路：了解中西医诊疗常规，发挥中医特色疗法的优势，重视一般治疗，突出辨证论治。抓住主诉，检查原因，分析病位，辨明虚实，拟定计划。辨证论治：肾藏精，主生殖，故调经种子重在补肾；妇女以血为本，故调经种子一贯在养血；妇人以肝为先天，肝郁可致不孕，不孕又可致肝郁，两者相互影响，调经种子妙在疏肝；痰瘀凝结，精卵受阻，祛瘀化痰，功在疏通。

病证结合思路：不孕症的诊治，应注意病证结合、结合西医辨病，提高临床治疗效果。经过多年的研究，医家们已经形成了一些基本的中西医结合思路，使患者们感受到了中西医论治的优点，比如多囊卵巢综合征的中医辨证治疗等，基本实现了优势互补的预期效果。

中医药在辅助生育技术中的治疗思路：在实施助孕新技术前服中药改善体质、提高卵子质量、改善宫腔环境以及孕后补肾安胎以提高成功率，中医药已积累了较丰富的经验，近年来，在西医辅助生殖技术中一些比较棘手的问题，如卵巢低反应、卵巢过度刺激综合征、薄型子宫内膜、反复移植失败等方面效果明显，在对祖国传统医学的传承与发扬中，期待科研研究及临床经验的进一步挖掘。

八、病案选录

《中国现代百名中医临床家丛书·韩冰》一书记有医案一则如下。

孙某，女，25岁。2004年6月14日初诊。

主诉：结婚2年未避孕未孕。

现病史：痛经剧烈，常服止痛药以缓其痛，历经数年，不堪其扰，曾求多方医治，被天津某医院诊断为子宫内膜异位症，建议手术。患者拒绝，欲中医调理。患者形瘦肢冷，怕凉，带下量少，纳寐可，二便调，舌淡而润，脉沉弦。

婚育史：13岁初潮，5～7/30～35天，经量少，色暗淡有血块，经行肛周包块略增大而疼痛。Lmp：2004年6月8号，平素下腹不痛，带下清晰，性交痛不明显。G_0P_0，爱人精液常规正常。

妇科检查：未见明显异常。

肛查：尾骨尖偏右与肛门之间可触及一直径约2.0cm的包块，近皮肤，质软，压痛不明显，边界清。

实验室检查：CA125：88U/mL，EMAb：阳性。

B超：子宫、双附件未见明显异常。

诊断：痛经；不孕。

辨证：肾虚血瘀。

治法：温肾化瘀。

处方：丹参30g，三棱15g，莪术15g，紫石英30g，淫羊藿15g，巴戟天15g，补骨脂15g，鹿角霜15g。14剂，水煎服。

二诊2014年7月12日：服上方后手足温暖，怕冷明显改善，带下转多，后经调治2月，痛经未再发作，故停药观察。

2014年11月来诊，月经逾期未至，舌淡红，脉和缓有力。测尿妊娠阳性。后家属告知顺娩一女婴。

按：患者盛夏肢冷畏寒，舌淡脉沉，其阳虚之证一目了然。素体阳虚失煦，寒凝胞宫，瘀滞不行，因寒而滞，即所谓肾虚血瘀，寒土不温，岂能受孕？

治则温其下元，所谓"冰雪消融，春水自来"，温肾为主，化瘀为辅。重用紫石英、淫羊藿、巴戟天、补骨脂、鹿角霜温其肾元；丹参、三棱、莪术消冲瘀血。孕后胎之阳生阴长，亦煦其母，产后痛经可缓解。

第四节 阴 冷

阴冷是指妇人外阴及阴中寒冷，甚则波及小腹尻股之间，性欲淡漠者。《金匮要略》又称为"阴寒"。

本病相当于西医学的性感异常、卵巢机能不足、肾上腺皮质和脑垂体分泌腺功能的失调等，是由情绪抑制、恐惧、性生活不协调等心理原因造成的，可引起不孕。

一、病因病机

本病的发病机理主要是阳气不达，阴中或阴器失于温煦。

1. 肾阳虚衰 先天禀赋不足，或久病伤肾，或房劳多产，损伤肾气，肾阳不足，命门火衰，下元虚寒，冲任胞中失于温煦所致。

2. 寒客下焦 经期、产后，胞脉空虚，风寒之邪乘虚而入，客于下焦，外阴及阴中失于温煦而发为阴冷。

3. 痰湿下注 素体肥胖，多湿多痰，或饮食所伤，脾失健运，痰湿内生，流注下焦，阳气不得散布而致阴冷。

4. 瘀血内阻 跌扑、金刃伤及腹部或阴部，或七情所伤，气机不畅，气血失和，使气血瘀滞，阴部失于荣养和温煦而致阴冷。

二、诊断

1. 临床表现 外阴或阴中冷寒，甚至可波及小腹，可伴有性欲减退或性冷淡等。

2. 检查 无明显阳性体征。

三、鉴别诊断

本病当与性欲减退症鉴别，后者是女性对性的兴趣减低，不一定有阴冷，但两者可以相互影响，或同时并见，或单独出现。

四、辨证论治

病因有虚实两类，虚者因肾阳不足，实者为风寒外侵、痰湿下注、瘀血阻滞所致。治疗时当分别论治，不能见阴冷，一概给予温阳之品，而犯虚虚实实之戒。药物治疗与心理疏导相结合，疗效更佳。

1. 肾阳虚衰证

主要证候：外阴及阴部寒冷，甚则小腹冷痛，或性欲淡漠，形寒肢冷，腰脊酸楚，甚则腰尻寒冷，精神倦态，纳少便溏；或月经后期，量少色暗淡，带下量多，色白清晰；或婚久不孕。舌淡，苔白，脉沉迟。

证候分析：肾阳不足，下元虚衰，冲任胞中失于温煦，故外阴及阴部寒冷，甚则小腹冷痛，腰尻寒冷；肾阳不能温煦形体四肢，故形寒肢冷，精神倦怠；阳虚脏腑生化失期，胞宫不能按时满盈，故月经后期，量少色暗淡；阳虚不能温化水湿，流注下焦，损伤任带二脉，故带下量多，色白清晰，纳少便溏；阳虚气弱，不能触发氤氲乐育之气以摄精成孕，故婚久不孕。腰脊酸楚，舌淡，苔白，脉沉迟均为肾阳虚衰之候。

治法：温肾壮阳。

方药：肾气丸（方见经行浮肿病）加巴戟天、淫羊藿、鹿角胶。

原方治肾阳不足证。

方中干地黄滋阴补肾；山茱萸、山药补肝脾益精血；附子、桂枝助命门温阳化气；茯苓健脾渗湿；牡丹皮清肝泻火；加巴戟天、淫羊藿补肾壮阳，鹿角胶温补精血。全方合用具有温肾壮阳之功。

2. 寒客下焦证

主要证候：外阴及阴户寒冷，或伴小腹冷痛，畏寒肢冷，腰胯或遍身骨节寒冷疼痛，或性欲淡漠，或月经后期，舌淡，苔白，脉沉紧。

证候分析：风寒外侵，客于外阴，寒凝气滞，故外阴及阴户寒冷，腰胯或遍身骨节寒冷疼痛；寒邪伤阳气，故小腹冷痛，畏寒肢冷，性欲淡漠，寒凝血脉，血行不畅，故月经后期。舌淡，苔白，脉沉紧，为寒客下焦之候。

治法：温经散寒。

方药：温经汤（方见月经后期）加乌药、艾叶。

方中肉桂温经散寒暖宫，温利血脉；当归、川芎、白芍养血活血调经；牡丹皮、莪术、牛膝活血祛瘀；人参、甘草补气和中；加乌药、艾叶温中散寒。全方寒热虚实并用，而以温经散寒、祛瘀调经为主。

3. 痰湿下注证

主要证候：外阴及阴户寒冷，或伴小腹寒冷，形体肥胖，胸脘痞闷，精神倦怠，饮食不振，或呕恶痰多，或带下量多，色白质黏，大便不实，舌淡胖，苔白腻，脉滑或濡缓。

证候分析：痰湿内停，阻滞经络，阳不散布，故外阴及阴户寒冷，或伴小腹寒冷；痰湿内阻，中阳不振，则形体肥胖，胸闷呕恶，精神倦怠，饮食不振，大便不实；痰湿下注，伤及任、带二脉，故带下量多而黏稠。舌淡胖，苔白腻，脉滑或濡缓为痰湿内停之象。

治法：燥湿化痰。

方药：苍附导痰汤（方见月经过少）。

方中茯苓、半夏、陈皮、甘草化痰燥湿，和胃健脾；苍术燥湿健脾；香附、枳壳理气化滞；南星燥湿化痰；神曲、生姜健脾和胃，温中化痰。

4. 瘀血内阻证

主要证候：外阴及阴中寒冷，少腹刺痛，或性欲淡漠，甚至厌恶，或月经后期，色暗有血块，经前乳房、胸胁胀痛，经行腹痛明显，舌质暗，有瘀点或瘀斑，脉弦细涩。

证候分析：瘀血阻滞，阴部失于荣养和温煦而致阴冷，故外阴及阴中寒冷，少腹刺痛，或性欲淡漠，甚至厌恶；肝郁气滞，经脉不通，故经期乳房、胸胁胀痛，经行腹痛明显；瘀血阻滞，血行不畅故月经推后，经色暗有块；舌质暗，有瘀点或瘀斑，脉弦细涩均为瘀血阻滞之候。

治法：活血化瘀。

方药：少腹逐瘀汤（方见痛经）。

方中肉桂、干姜、小茴香温经散寒；当归、川芎、赤芍养营活血；蒲黄、五灵脂、没药、延胡索化瘀止血，寒散血行，阳气得布，自无阴冷之虞。

五、临床常用的中成药

1. 还少胶囊、巴戟胶囊　适用于肾阳虚衰证。

2. 桂枝茯苓丸　瘀血内阻证。

六、其他治疗

1. 外用药　蛇床子散（《金匮要略》）纳阴中。

2. 针灸法　选关元、阳关、然谷、复溜、足三里、三阴交为主穴，每日1次，每次3~5穴，10次为一个疗程。

七、转归与预后

阴冷的治疗主要是解除对性生活的紧张和厌恶情绪，需要夫妇双方配合密切，互相体谅，并在有经验的医生的指导下，以心理治疗和性生活的引导为主，适当配以饮食疗法，是可以治愈的。但本病失治，可致不孕。

八、预防与调摄

1. 节房事，少生育，以免损伤肾气。

2. 经期、产后，衣着要寒温适度，忌冒雨涉水，以防风寒之邪入侵。

3. 治疗期间禁食生冷之品，宜食羊肉、狗肉、大蒜等温性之品。

4. 保持乐观情趣，解除不必要的思想负担，增强战胜疾病的信心。

九、临证参考

阴冷是指妇人外阴及阴中寒冷，或伴有性欲淡漠者。其病因有虚实之分，虚者因肾阳不足，实者因风寒外侵，痰湿下注，瘀血阻滞所致。

现代医学认为，任何导致盆腔血液循环减少或障碍的疾病，都可以使局部组织的营养减少，阻碍新陈代谢，从而使局部的温度降低；自主神经功能紊乱、内分泌功能低下，特别是激素水平下降，也可造成小腹、外阴等部位的温度降低，而表现阴冷。

第五节　阴　痒

女性外阴及阴道瘙痒，甚则痒痛难忍，坐卧不宁，或伴带下增多者，称为"阴痒"，又称"阴门瘙痒"。

本病相类于西医学外阴瘙痒症、外阴炎、阴道炎及外阴色素减退性疾病等出现阴痒症状者。

阴痒是妇科常见病。《素问·评热病论》曰："胞脉者，属心而络于胞中。"《灵枢·经脉》谓："肝足厥阴之脉……环阴器。"《素问·金匮真言论》亦云："肾，开窍于二阴。"这说明女性的外生殖器官与心、肝、肾三脏密切相关。另外，根据《内经》中的五行学说，"脾生肉，肉生肺，肺生皮毛"，故本病与脾、肺也有密不可分的关系。隋代巢元方详细论述了阴痒的病因病机，内为脏气虚，外为风邪虫蚀所为，在《诸病源候论·妇人杂病诸候》曰："妇人阴痒，是虫蚀所为。三虫九虫在肠胃之间，因脏虚虫动作，食于阴，其虫作势，微则痒，重者乃痛。"又曰："肾荣于阴器，肾气虚……为风邪所乘，邪客腠理，而正气不泄，邪正相干，在于皮肤故痒。"薛己总结妇人阴痒属肝经所化，有肝脾郁怒、肝脾气虚、湿热下注等证候，分别以龙胆泻肝汤、逍遥散、归脾汤、小柴胡汤等加减治疗，外以桃仁膏、雄黄等杀虫。明代张三锡在《医学准绳六要·治法汇》中指出"瘦人燥痒属阴虚"，主张"阴中痒，亦是肝家湿热，泻肝汤妙"，为后人从阴虚血燥生风治疗阴痒提供了依据。

一、病因病机

阴痒者，内因脏腑虚损，肝肾功能失常，外因多见会阴局部损伤，带下尿液停积，湿蕴而生热，湿热生虫，虫毒侵蚀，则致外阴痒痛难忍。如《景岳全书·妇人规》所言："妇人阴痒者，必有阴虫，微则痒，甚则痛，或为脓水淋漓，多由湿热所化。"

1.肝经湿热　情志伤肝，肝气郁结，积郁化热，肝郁克脾，脾虚湿盛，湿热互结，流注下焦，日久生虫，虫毒侵蚀外阴肌肤，则痒痛不宁。

2.肝肾阴虚　素体肝肾不足，或产育频多，或房事过度，沥枯虚人，或年老体弱，肾气渐乏，天癸竭，阴精耗伤，肝肾阴血亏损，阴虚生风化燥，阴部皮肤失养而瘙痒不宁。

西医妇科学认为，阴虱病、蛲虫病、细菌性阴道病、外阴阴道假丝酵母菌病、滴虫性阴道病、外阴皮肤病、尿液及化纤内裤刺激，以及糖尿病、黄疸、神经性皮炎等全身性疾病都可导致阴痒。

二、诊断

1.病史　有不良的卫生习惯，带下量多，长期刺激外阴部，或有外阴、阴道炎病史。

2. 临床表现 带下增多，白带的性状发生改变，外阴、阴部瘙痒，灼痛，亦可波及肛门周围或大腿内侧，感染累及尿道时，可有尿急、尿痛、尿频等症状。

3. 检查

（1）妇科检查 外阴部皮肤粗糙，有抓痕，色素蜕变，甚则皲裂、破溃、黄水淋漓。阴道黏膜充血，分泌物异常；滴虫阴道炎分泌物呈黄色泡沫状；外阴阴道假丝酵母菌病分泌物为豆腐渣样；老年性阴道炎分泌物为脓性或黄水样。

（2）实验室检查 白带镜检正常或可见念珠菌、滴虫、线索细胞等。

三、鉴别诊断

1. 股癣 本病发生于股内侧及会阴部皮肤真菌感染所致的体癣，病灶呈堤状，清晰可见，表面有鳞屑，有明显的炎症改变。阴痒则无明显的堤状皮损。

2. 外阴湿疹 多发生在大阴唇或大腿内侧皮肤，常见潮红、肿胀、糜烂、流液，本病皮肤病变分布呈对称性，易复发，水洗或食鱼腥虾蟹，往往使病情加重，且可以发生在全身任何部位，易反复发作。阴痒者无上述特点。

3. 宫颈炎 表现为阴道分泌物增多，分泌物呈乳白色黏液状或淡黄色脓状，可有腰骶部疼痛，盆腔部位下坠痛等，妇科检查时可见宫颈肥大，有不同程度的糜烂、宫颈裂伤，可见宫颈腺囊肿、宫颈息肉等。

四、辨证论治

阴痒有虚实之分，生育期多实证，多见肝经湿热下注；绝经前后，多虚证，多见肝肾阴虚，血燥生风。实者宜清热利湿，杀虫止痒；虚者宜滋阴养血止痒。阴痒者局部痒痛，在内治的同时，应重视局部治疗护理，采用外阴熏洗、阴道纳药等法，有益于早日康复。

1. 肝经湿热证

主要证候：阴部瘙痒灼痛，带下量多，色黄如脓，稠黏臭秽，头晕目眩，口苦咽干，心烦不宁，便秘溲赤；舌红，苔黄腻，脉弦滑而数。

证候分析：肝经湿热下注，损伤任带，故使带下量多，色黄如脓，稠黏臭秽；湿热浸渍，则阴部瘙痒，甚则灼痛；湿热熏蒸，则头晕目眩，口苦咽干；热扰心神，则心烦不宁；湿热伤津，则便秘溲赤。舌红，苔黄腻，脉弦滑而数，为肝经湿热之征。

治法：泻肝清热，杀虫止痒。

方药：龙胆泻肝汤（《医宗金鉴》）或萆薢渗湿汤（《疡科心得集》），外用蛇床子散（1979 年版《中医妇科学》），水煎，趁热先熏后坐浴。

龙胆泻肝汤：龙胆草　黄芩　栀子　泽泻　木通　车前子　当归　柴胡　甘草　生地黄

原方治肝经火盛、湿热下注所致热痒阴肿及筋痿阴湿等症。

方中龙胆草泻肝经火热之邪为君；柴胡、黄芩、栀子苦寒，助龙胆草清泻肝火为臣；泽泻、木通、车前引湿热之邪从小便而解，当归养血补肝，缓诸药苦寒之弊而共为佐，甘草调和诸药而为使。

阴虫侵蚀者加鹤虱、川楝子、槟榔；大便干燥者加大黄、枳实；小便短赤加瞿麦、滑石；外阴皮肤破溃加蒲公英、野菊花、金银花、冰片（冲）；带下色黄呈泡沫状加茵陈、椿根皮，呈凝乳状加土茯苓、萆薢。

重在清热利湿，引湿热从小便而解。适用于脾虚生湿，湿郁化热，湿热下注，热邪熏灼，阴部痒痛。小便黄赤者。

2. 肝肾阴虚证

主要证候：阴部干涩，奇痒难忍，或阴部皮肤变白、增厚或萎缩，皲裂破溃；五心烦热，头晕目眩，时有烘热汗出，腰酸膝软；舌红苔少，脉弦细而数。

证候分析：肝肾阴虚，精血两亏，冲任血虚，血燥生风，风动则痒。肝脉过阴器，肾司二阴，故阴户干涩，奇痒难忍；风盛则肿，故阴部皮肤增厚；阴部肌肤失养，则皮肤变白、萎缩、皲裂、破溃；阴虚内热，故五心烦热；肝阳偏亢，则烘热汗出；肾虚则，腰酸膝软。舌红苔少，脉弦细而数，为肝肾阴虚之征。

治法：调补肝肾，清肝止痒。

方药：知柏地黄汤（方见经行口糜）加当归、栀子、白鲜皮。

方以六味地黄汤滋补肝肾之阴，知母、黄柏、栀子清泻肝火，当归养血祛风，白鲜皮止痒。全方滋补肝肾阴精，清泻肝火，阴复火去则瘙痒可宁。

临床若见赤白带下加白及、茜草、海螵蛸，白带量多加马齿苋、土茯苓；烘热汗出加牡蛎、黄芩；外阴干枯加首乌、木瓜、生甘草；瘙痒不止加防风、徐长卿、薄荷。

五、临床常用的中成药

1. 龙胆泻肝汤　适用于肝经湿热证。

2. 四妙丸　适用于湿热下注证。

3. 知柏地黄丸　适用于肝肾阴虚证。

六、其他治疗

1. 熏洗盆浴　蛇床子 30g，百部 30g，苦参 30g，徐长卿 15g，黄柏 20g，荆芥（或薄荷）20g（后下）。煎水趁热先熏后坐浴，每日 1 次，每次 20 分钟，10 次为 1 疗程。亦可选用市售洁尔阴、洁身纯等中药制剂。

2. 阴道纳药　根据白带检查结果，针对病源选药纳阴中（参带下过多）。可选用保妇康栓、康妇特栓、妇炎灵、复方沙棘籽油栓、妇炎平胶囊等，睡前将一枚栓剂纳入阴道，每日 1 次，7～10 次为 1 疗程。

3. 若阴痒　疼痛，外阴皮肤色素变白，西医称之为"外阴白色病变"，据报道有2% 为癌前病变，故严重者要局部活检送病理。内服外治基本可参本节，有学者以温肾活血治之；更有学者通过临床和实验研究结果表明，肝肾不足、精血虚少是本病发生的主要内因；血虚风燥、脉络瘀阻是本病的病理机转；补泄兼施、内外同治为本病的主要治则；滋养肝肾、养血活血、佐以祛风除湿止痒则为本病的主要治法。临床对本病的治疗以外治法为主，除药物外，还可配合针灸、穴位注射、激光穴位照射等治疗。

七、转归与预后

阴痒经过积极治疗，保持外阴部清洁卫生，多可治愈。部分患者因治疗不当，可发展成阴疮。因全身性疾病所致者，随原发病的进退，或愈或反复迁延日久。也有少数患者阴痒日久不愈，病情迁延日久，致阴部长期失于滋养而转为恶证外阴癌。

八、预防与调摄

保持会阴部的清洁卫生，及时更换内衣裤，瘙痒者避免肥皂水烫洗及搔抓等强刺激损伤。

九、临证参考

阴痒病因较复杂，接触性、过敏性、化学制品的刺激及全身慢性疾病等都可能引发本病。中医认为，肝肾阴虚、湿热下注和湿虫滋生是引发本病的常见原因。对于接触性、过敏性引发的阴痒，去除诱因是关键；而全身慢性疾病导致的阴痒，则以治疗原发病为主。中医治疗以止痒为主，实者宜清热利湿，杀虫止痒，虚者宜滋阴养血止痒；除内服药物外，辨证选用或结合阴道分泌物检查，配合相应的外治法，可提高临床疗效。

十、文献与病案选录

《素问·至真要大论》："诸痛痒疮，皆属于心。"

《诸病源候论·妇人杂病诸候》："妇人阴痒，是虫蚀所为。三虫九虫在肠胃之间，因脏虚虫动作，食于阴，其虫作势，微则痒，重者乃痛。"

《外科正宗·杂疮毒门》："一妇人肝经风湿下流阴器，浮肿痒甚，致抓出血不痛。以消风散加苦参、胆草、泽泻、木通、山栀，外以蛇床子汤熏洗，搽擦银杏散，十余日痒止肿消而愈。"

《医学准绳六要》："瘦人燥痒属阴虚。"

《济阴纲目》："妇人阴痒者，是虫蚀所为。"

《简明医殷》："始因湿热生虫，蚀于阴中，痛痒不已。"

《医宗金鉴·妇科心法要诀》："妇人阴痒，多因湿热生虫，甚则肢体倦怠，小便淋漓。宜服逍遥散、龙胆泻肝汤。"

《傅青主女科》："女阴痒，多由湿热而致，伤及任带，而伴带下异常。"

《疡医大全·前阴部》："妇人阴户作痒，乃肝脾风湿流注，亦有肝火郁结而成。"

《女科经纶·杂证门》："妇人有阴痒生虫之证也，厥阴属风木之脏，木朽则蠹生，肝经血少，津液枯竭，致气血不能荣运，则壅郁生湿。湿生热，热生虫，理所必然。"

民间针药便方治疗阴痒医案一则如下。

吴某，女，68岁。于1991年3月10日初诊。诉：阴部瘙痒而痛，局部干涩灼热，伴有腰酸、耳鸣、头目昏花等症，病史 6 年余。检查：颧红，舌干，苔少，脉象细数。予：龙胆草、盐黄柏 18g，紫花地丁、苦参、生地黄各 15g，黄芩、当归、栀子各 12g，川黄连、薄荷叶、生甘草各 6g。每天煎服一剂，连服 5 剂。配合针灸：取关元、行间两穴，双侧针刺，取三阴交一穴，注入复方蒲公英注射液 1 支（每单穴注入 1/2 支），取阳陵泉一穴，注入盐酸异丙嗪（12.5mg）1 支（每单穴注入 1/2 支）。以上针刺穴位，外治 5 天。

4 月 19 日二诊：阴痒减轻，诸症显效，原方加知母、黄柏、茯苓、怀山药、泽泻各 10g，5 剂。配合针灸外治法五天，诸症告愈。三月后，嘱服后方再进 5 剂以善后。迄今已近四年，龄超古稀，恙除体健。

第六节　阴　疮

女性阴户生疮，结块红肿、热痛，或化脓腐烂，黄水淋沥，甚则溃疡如虫蚀，或者肿块位于阴道边侧，如有蚕茧，称为"阴疮""阴蚀""阴茧"。

本病与西医学的外阴溃疡、前庭大腺炎和前庭大腺囊肿类似，多见于非特异性外阴溃疡、外阴肿瘤继发感染、外阴生殖器疱疹等。本病若及时进行系统治疗，预后较好，但也有少数转为恶性，预后较差。

《素问·至真要大论》曾云："太阳之胜……阴中乃疡，隐曲不利，互引阴股。"《神农本草经》多次述及"阴蚀"。张仲景于《金匮要略·妇人杂病脉证并治》论述了妇人"少阴脉滑而数，阴中即生疮。阴中蚀疮烂者，狼牙汤洗之"。宋代陈言在《三因极一病证方论·疮证治》中论述阴疮的证候及病机："或痛或痒，如虫行状，淋露脓汁，阴蚀几尽，皆由心神烦郁，胃气虚弱，致气血留滞。"后世之中不乏依此对阴疮进行论治，奠定了阴疮诊疗的基础。

一、病因病机

主要是感染诸虫，内蕴热毒，或寒湿凝滞，积久生虫，侵蚀外阴部肌肤所致。

1. 热毒炽盛　或经行产后，摄生不慎，热毒侵入；或感受湿热之邪，侵蚀外阴皮肤，破溃成疮。

2. 寒湿凝滞　或久居阴湿之地，或经期、产后感寒饮冷，以致寒湿凝滞，瘀血内停；或脾肾阳虚，痰浊内停，痰瘀交阻，冲任阻滞，前阴失养，日久溃腐，而成阴疮。

二、诊断

1. 病史　常有经期、产后外阴感染、外阴溃疡，或有前庭大腺炎病史。

2. 临床表现　外阴红肿、热痛，积结成块，或化脓腐烂，脓水淋漓，甚则溃疡如虫蚀者，或凝结成块，冷肿稀水，不能敛口，甚则全身烦热不适，带下量多。

3. 妇科检查　外阴局部，多见于小阴唇及大阴唇内侧，次为前庭薄膜及阴道的周围充血、糜烂、溃疡、流脓，或覆有脓苔。

三、鉴别诊断

1.外阴湿疹是指外阴或两股之间出现细小湿疹,挠破后可有少数水液渗出,无明显化脓。

2.阴痒以外阴部瘙痒为主症,局部可有抓痕。阴疮虽可伴有痒痛,但以外阴部皮肤薄膜破溃肿胀,脓水淋漓为主症。

3.临证要与外阴恶性肿瘤如外阴癌相鉴别。外阴癌常有外阴白色病损,初起为丘疹、小硬结,后自行破溃成溃疡,或如菜花样,易出血,边缘不规则,质硬,肠出血感染,经久不愈。

4.狐惑除有阴蚀烂外,还有口咽、眼部的溃烂,目赤如鸠眼等。

5.胯腹痈、悬痈等生于胯腹部或会阴穴等处,病势急,红肿疼痛明显,易脓易溃易敛。

除此,还要与梅毒、艾滋病等性传播疾病所引起的外阴溃烂相鉴别。

四、辨证论治

阴疮须分寒热。红肿热痛,发病急骤,脓稠臭秽,或伴全身发热者,为实为热;肿块坚硬,皮色不变,日久不消,形体虚赢者,多属虚寒证。若疮疡溃腐,久不收口,脓水淋漓,恶臭难闻,往往属气血衰败之候。治疗应内外兼顾,在全身用药的同时,重视局部治疗。

1.热毒炽盛证

主要证候:阴部生疮,灼热结块,甚则溃烂流脓,黏稠臭秽;恶寒发热,头晕目眩,口苦咽干,心烦不宁,便秘尿黄;舌红,苔黄,脉滑数。

证候分析:热毒侵入,凝滞气血,以致阴户突然肿胀、疼痛;热毒蕴结,腐肉成脓,故阴部生疮,溃腐流脓,黏稠臭秽;邪正相争,故恶寒发热;热毒熏蒸,故头晕目眩;伤津,则口苦咽干,便秘;热扰心神,则心烦不宁。舌红,苔黄,脉滑数,为湿热邪毒之征。

治法:清热利湿,解毒消疮。

方药:龙胆泻肝汤加减(《医方集解》)。

龙胆泻肝汤加减:龙胆　黄芩　山栀　泽泻　木通　柴胡　生地黄　当归　蒲公英　紫花地丁　生甘草　薏苡仁

若局部灼热疼痛加金银花、败酱草、大黄;肿痛不宁加乳香、没药、川楝子;肿胀酿脓未破加炮山甲、皂刺、红藤、白蔹。

若会阴部一侧,或双侧局限性红肿疼痛,灼热结块,酿脓未破,身热口渴,舌红苔黄,为热毒炽盛,治宜清热解毒,消肿止痛。方用仙方活命饮(《校注妇人良方》),若恶寒发热严重者,可加荆芥穗、连翘;欲化脓者,可加黄芪、蒲公英等。

2.寒湿凝滞证

主要证候:阴部肌肤肿溃,触之坚硬,色晦暗不泽,日久不愈,脓水淋漓,疼痛绵绵；伴面色㿠白，精神不振，疲乏无力，畏寒肢冷，食少纳呆，舌淡苔白腻，脉沉细缓。

证候分析：寒湿相结，凝滞经脉，瘀阻于前阴，肌肤失于温养，则肿溃蚀烂，晦暗不泽，脓水淋漓。日久不愈，伤气耗血，阳气虚衰，脾气不振则精神萎靡，疲乏无力，畏寒肢冷，食少纳呆。舌脉所见均为寒湿凝滞，正气不足之征象。

治法：温经散寒，除湿消疮。

方药：阳和汤（《外科证治全生集》）加防己、黄芪或托里消毒散（《外科正宗》）。

阳和汤：熟地黄　麻黄　鹿角胶　白芥子　肉桂　生甘草　炮姜炭

阳和汤主治阴疽、乳岩、结核等阴凝证。方中重用熟地黄、鹿角胶滋阴补阳为君；辅以肉桂、炮姜、麻黄、白芥子温通血脉，助阳活血为臣；生甘草解毒调和诸药而为使。全方共奏温经通络，祛寒除湿，解毒消肿之功。

托里消毒散适用于阴疮日久，正虚邪盛，气短神疲，中气不足，气血两虚之症。

五、其他治疗

外治法　中草药外治熏洗。

（1）阴蚀生疮方一（《备急千金要方》）　雄黄、矾石、麝香共研细末，搽于患处。

（2）紫金锭　醋调，敷于肌肤破溃处。

（3）金黄散　香油调敷，适于阴疮初起未溃者。脓肿形成未溃破者，疼痛难忍可切开引流排脓。

（4）其他　黄柏、黄芩、蒲公英、苦参各30g，煎水浸洗。洗后用黄柏、黄芩等量研磨，调敷于患处，适用于阴疮初起。

西医临床经验中，若外阴阴疮，红肿疼痛未破溃，可以适当选用妇炎洁等清洗外阴部，将红霉素眼药膏，甲硝唑乳等激素类或是抗生素类药物涂抹于患处。或是手术切开排脓，但是副作用大，复发率较高。并且在西医临床过程中根据外阴部溃疡部位和情况的不同，选择不同的治疗方法，多以外治法为主。

六、转归与预后

病程短者，热毒为患，及时治疗，多可在短期内治愈。寒湿日久，不易在短期内痊愈，常常迁延日久，反复缠绵。发生癌变者则预后不良。

七、预防与调摄

保持会阴部清洁卫生。有异常痒痛，带下异样者，应及时诊疗。保证月经期及产褥期卫生保健。

八、临证参考

阴疮病因复杂。若按上述论治，久不收口者，要与外阴癌或梅毒所呈现的溃疡相鉴别。

中医临床研究发现对于热毒证患者的阴疮可以选用仙方活命饮与外治熏洗法进行治疗，前人称仙方活命饮为"疮疡之圣药，外科之首方"，主要用于阳证的疮疡。现代药理研究证明，仙方活命饮具有抗炎、解热镇痛的功效，并且能够增强机体的免疫力。全方并用可达清热解毒，消肿散结，通络止痛的功效，配合阴疮的病因病机和生理特点，是治疗阴疮的良方。再加上外用苦参、黄柏、白鲜皮、地肤子、明矾、蛇床子、百部等抗炎杀菌，促进局部血液循环，加强皮肤的吸收，达到清热解毒，消肿止痛的功效。

西医临床治疗过程中多是先区分阴疮的部位和溃疡情况，分清是非特异性外阴炎还是前庭大腺炎或是外阴肿瘤继发感染。治疗过程中首先是消除病因，保持外阴部的清洁，情况轻微者可以选用外用激素类或抗生素类或口服抗生素类的药物进行治疗。若病情状况严重者，可以选择手术开刀使脓肿破溃引流。非特异性外阴炎急性期可选择微波或红外线照射治疗，缓解时可选用中西医外用药物如蛇床子等的熏洗、坐浴等。前庭大腺炎急性期可嘱患者卧床休息，减少摩擦，服用环丙沙星、罗红霉素、复方新诺明片等抗菌药物，脓肿已成则可选择手术切开引流。

九、文献与病案选录

《诸病源候论·妇人杂病诸候》："阴疮者，由三虫、九虫动作，侵食所为也。诸虫在人肠胃之间，若腑脏调和，血气充实，不能为害。若劳伤经络，肠胃虚损，则动作侵食于阴，轻者或痒或痛，重者生疮也。"

《妇人大全良方·产后门》："凡妇人少阴脉数而滑者，阴中必生疮，名曰䘌疮，或痛或痒，如虫行状，淋露脓汁，阴蚀几尽者。此皆由心神烦郁，胃气虚弱，致气血留滞……治之当补心养胃，外以熏洗，坐导药治之乃可。"

《女科撮要》："一妇人腐溃，脓水淋漓，肿痛寒热，小便赤涩，内热作渴，肢体倦怠，胸胁不利，饮食少思，三月余矣。用补中益气，内柴胡、升麻各用一钱，加茯苓一钱，炒山栀二钱，数剂少愈。又与归脾加山栀、川芎、茯苓，三十余剂，诸症悉退。惟内热尚在，再与逍遥散，倍用山栀而愈。"

阴疮医案一则如下。

徐某，女，36岁，已婚。于2010年9月就诊，外阴瘙痒1月余，半月前外阴红肿疼痛，溃疡，红肿物多，行动不便。外院西医给予抗生素等治疗，病情未见明显好转，就诊于中医。病属阴疮，证见湿热蕴毒，治以清热利湿解毒。给予中药熏洗坐浴：蛇床子15g，黄柏15g，苦参15g，明矾10g，川椒10g，百部30g，白鲜皮15g，地肤子30g。纱布包裹，置搪瓷盆中，煎煮30分钟待水温40℃以后坐浴。早晚各一次，每次5～10分钟，治疗3天后复诊。外阴症状明显减轻，后又用药7天，外阴溃疡痊愈，行动自如。3个月未复发。

第七节 阴 挺

妇女子宫下脱，甚则脱出阴户之外，或阴道壁膨出，统称阴挺，又称"阴脱"。子宫从正常位置沿阴道下降，宫颈外口达坐骨棘水平以下，甚至子宫全部脱出于阴道口以外，常合并阴道前壁和后壁膨出。根据突出形态的不同而有"阴菌""阴痔""葫芦颓"等名称；因多由分娩损伤所致，常发生在产后，故又有"产肠不收"之称。西医称其为"子宫脱垂"，属于盆腔器官脱垂的范畴。

隋代巢元方《诸病源候论·妇人杂病诸候》云："胞络伤损，子脏虚冷，气下冲则令阴挺出，谓之下脱。亦有因产而用力偃气而阴下脱者。诊其少阴脉浮动，浮则为虚，动则为悸，故令脱也。"巢氏总结的正气内虚、临产损伤致阴挺的病因病机为后代医家所认同，亦与西医学的认识基本一致。张介宾在《景岳全书·妇人规》中描述阴挺的临床特征为"妇人阴中突出如菌、如芝，或挺出数寸"，提出"升补元气，固涩真阴"的治疗原则，至今仍为中医治疗阴挺的指导原则。

就西医临床角度分析，子宫脱垂的患者有以下特点。

1.患者可能存在慢性呼吸道疾病（长期咳嗽，负压增高）、消化道疾病（如便秘）或消耗性疾病等。本病多发生于经产妇或有滞产、产伤病史者，未生育者少见。

2.子宫脱垂多见于老年体弱者，合并其他疾病的机会较大，应综合治疗。

一、病因病机

本病的发生常与分娩损伤有关，如临盆过早，产程过长，难产，或是产中用力太过以及从事各种增加腹压的相关劳动等。房产劳伤日久未复致胞络、胞脉受损或气血虚弱，不能固摄，或是子脏虚冷，或是肝火湿热均可导致子宫下垂。而从中医病因病理角度来看，本病多从气虚、肾虚的角度论治。房劳多产，产伤未复，中气不足，或肾气不固，带脉失约，子宫日渐下垂脱出。此外，临床上也可见素体肝旺，夹有湿热等证型，或子宫脱垂于外，屡经摩擦，继发湿热感染等。

1.气虚　素体虚弱，中气不足；或分娩损伤，冲任不固；或产后过劳，耗气伤中；或长期咳嗽、便秘，致脾气虚弱，中气下陷，固摄无权，久则子宫坠落。

2.肾虚　肾居于下焦，主前后二阴。肾阳不足则子脏虚冷，肾阴不足则下焦肌肉筋脉失养。先天不足，或房劳多产，伤精损肾；或年老体弱，肾气亏虚，冲任不固，带脉弛纵，无力系胞，而致子宫脱出。

3.肝经湿热　素体肝旺夹有湿热；或是子宫脱垂日久，摩擦过度，导致湿热感染。

二、诊断

1.病史　多有分娩损伤史；产后过早操劳；产育过多史；慢性疾病，如长期咳嗽、便秘史。

2.临床表现　根据患者的脱垂程度，临床表现常有不同。脱出物日久未复严重者，可伴有阴道及宫颈的感染。

3.妇科检查　患者取膀胱截石位后，检查判断子宫脱垂的程度（图1）、阴道前后壁膨出及会阴撕裂的程度。以患者平卧用力向下屏气时子宫下降最低点为分度标准，将子宫脱垂分为3度（图2）。

Ⅰ度：轻型，宫颈外口距处女膜缘＜4cm，未达到处女膜；重型，宫颈外口已达处女膜缘，阴道口可见宫颈。

Ⅱ度：轻型，宫颈脱出阴道口外，宫体仍在阴道内；重型，宫颈及部分宫体脱出阴道口外。

Ⅲ度：宫颈与宫体全部脱出于阴道口外。检查判断子宫脱垂的程度，做双合诊、三合诊时，可检查阴道前后壁膨出及会阴撕裂的程度。

另外可进行辅助检查以助诊断，通过宫颈刮片或宫颈活体组织检查，了解有无炎性细胞、间变的上皮细胞甚至是恶细胞，尤其是宫颈糜烂的患者。

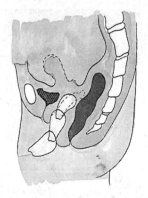

图 1 子宫脱垂

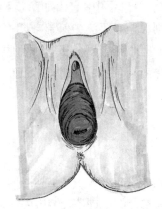

图 2 子宫脱垂分度

三、鉴别诊断

根据病史和临床诊断及妇科检查可以判断子宫脱垂程度和病情发展的过程。必要时可以借助 B 超。

1. 宫颈延长 宫体仍在盆腔内，宫颈细长如柱状，阴道前后壁无膨出，前后穹窿位置无下降。

2. 宫颈肌瘤、宫颈息肉、子宫黏膜下肌瘤 可脱出至阴道口，但脱出物下界见不到宫颈外口，阴道内可触及宫颈。

3. 阴道壁肿物 阴道壁肿物在阴道内，位置固定，边界清晰。

四、辨证论治

根据"虚者补之，陷者举之，脱者固之"的治疗原则，中医治疗子宫脱垂，主要根据临床证候特点，分别予以补虚、举陷、固脱，或补中气或补肾气，佐以升提。合并湿热者，宜先清热利湿，热清湿去仍以补气扶正为主。除中药全身治疗外，还要重视局部熏洗，护理及卫生保健，必要时可手术修补治疗。

1. 脾气虚弱证

主要证候：子宫下移或脱出于阴道口外，劳则加剧；小腹下坠，少气懒言，四肢乏力，面色少华，小便频数，或带下量多，色白质稀；舌淡苔薄，脉虚细。

证候分析：脾虚气弱，中气下陷，提摄无力，故子宫脱垂，小腹下坠；脾主肌肉、四肢，脾虚中阳不振，则四肢乏力，少气懒言，面色少华；下元气虚，膀胱失约，故小便频数；湿浊下注，则带下量多，质清稀。舌淡苔薄，脉虚细，均为气虚之象。

治法：补中益气，升阳举陷。

方药：补中益气汤（方见月经先期）加金樱子、杜仲、续断。

方中人参、黄芪、甘草益气升提，白术健脾祛湿，升麻、柴胡升阳，当归补血，陈皮理气。全方健脾益气，升清降浊，固摄冲任，提系子宫。"胞络者，系于肾"，故加金樱子、杜仲、续断以加强提系子宫之效。

若带下量多清稀加茯苓、车前子、莲子；小便频数加益智仁、乌药、桑螵蛸；腰痛加菟丝子、桑寄生；小腹胀痛加香附、茴香；阴中痛加白芍、郁金、川楝子。

2. 肾虚不固证

主要证候：子宫下移或脱出于阴道口外，劳则加剧；小腹下坠，腰膝酸软，头晕耳鸣，小便频数，入夜尤甚；舌淡，苔薄，脉沉弱。

证候分析：胞络者系于肾，肾虚则冲任不固，胞络损伤，提摄无力，故子宫脱垂，腰膝酸软，小腹下坠；肾虚膀胱气化失司，故小便频数，夜间尤甚；肾精不足，髓海失养，故头晕耳鸣。舌淡，苔薄，脉沉弱，均为肾虚之象。

治法：补肾固脱，益气提升。

方药：大补元煎（方见月经后期）加黄芪。

方以将人参改为红参增其补益气血之力，配以山药、黄芪、甘草益气升提、健脾固带，补益生化之源。熟地黄、当归滋阴养血，山茱萸、枸杞、杜仲补肾滋肾，全方既补先天也有养后天，补肾滋阴，健脾肾之气，再加入紫河车、金樱子大补肾精，固摄冲任带脉，加强固胞之力。

若小腹冷痛加茴香、制附片、鹿角胶、补骨脂、肉桂，若日久气陷加升麻、芡实、金樱子；若带下量多加白芷、牡蛎；若小便频数或失禁，为膀胱失约，加覆盆子、桑螵蛸固缩小便；便溏加炒白术、葛根。若兼带下量多，色黄质黏腻，有臭气，为湿热下注，加黄柏、败酱草、薏苡仁清热利湿。

3. 肝经湿热证

主要证候：子宫脱垂，阴道及宫颈红肿溃烂，黄水淋漓，或如黄绿脓样，有臭晦气，门肿痛，发热口渴，烦躁不安，小便黄赤，舌苔黄腻，脉弦滑数。

证候分析：子宫脱垂后继发湿热，多以肝经湿热为主，下注阴器，灼伤血络，阴道及宫颈红肿疼痛，黄水淋漓，或有臭晦气；肝经循热上扰，故发热口渴，烦躁不安；湿热下注膀胱，则见小便黄赤，舌脉均是肝经湿热之象。

治法：清热利湿。

方药：龙胆泻肝汤加减（将阴疮）。

方中重用龙胆草以泻肝经实火，除下焦湿热，为君；黄芩、栀子苦寒，助龙胆草清泻肝经湿热；泽泻、木通引火下源，从小便而出；当归、生地黄养血柔肝，防热邪伤肝；蒲公英、紫花地丁、薏苡仁清热解毒利湿。

若气虚下陷加黄芪、太子参、升麻；兼肾虚失固者加川续断、肉桂、桑寄生；口服用药的同时可外敷黄连油膏等。

五、临床常用的中成药

1. 补中益气丸　适用于脾虚下陷型子宫脱垂。

2. 五子补肾丸　适用于肾虚失固型子宫脱垂。

3. 龙胆泻肝丸　适用于肝经湿热型子宫脱垂。

4. 十全大补丸　适用于气血虚弱证。

5. 金匮肾气丸　适用于肾虚证。

6. 二妙丸　适用于肝经湿热证。

六、其他治疗

1. 中药外用

（1）乌梅，酸平，具有收敛固涩的作用。选取乌梅20g，水煎熏洗，每日2次，连用7天。坚持用药3个疗程，治疗子宫脱垂疗效较好。

（2）枳壳60～100g，水煎外用熏洗。适用于子宫脱垂未有破溃者。

（3）丹参、五味子、诃子，水煎外用熏洗。适用于子宫脱垂未有破溃者。

（4）忍冬藤、蒲公英、紫花地丁、土茯苓、黄柏、白矾，煎水熏洗，后上穿心莲粉。适用于子宫脱垂兼有溃疡者。

（5）苦参、蛇床子、生黄柏、白花蛇舌草、白矾，煎水熏洗。适用于子宫脱垂兼有溃疡者。

2. 针灸相关疗法

（1）针刺　针刺随证选穴，可分为脾气下陷和肾气不固以及肝经湿热证型配合奇经八脉选穴治疗。基本取穴：百会、子宫、中极、气海、足三里、三阴交。调整脏腑经络气血以达升阳举陷，固摄子宫的作用。若肾虚加关元、大赫、肾俞、照海；湿热下注加中极、次髎、曲泉、阴陵泉、大敦；伴有膀胱膨出加曲骨、横骨；伴有直肠膨出加会阳、承山。

（2）灸法　用艾条温灸百会穴。

（3）针灸配合穴位埋线　主穴针刺选取百会、气海、子宫、关元、大赫、维道、曲骨。穴位埋线选取足三里、三阴交、子宫穴，配穴关元、长强、中极穴。方法：将膀胱排空，做妇科检查，将子宫还复至正常位置，每次选取2～3个穴位，交替进行埋线。埋线的同时可进行针刺治疗。

（4）穴位贴敷　常用蓖麻仁捣烂用纱布贴服于关元、神阙、子宫等处。

（5）子宫托　适用于Ⅰ、Ⅱ度子宫脱出，且符合子宫托适应证者。常用的为塑料制的环状及喇叭形子宫托，放入阴道内将子宫上托，早放晚取，月经期、妊娠期停放。

（6）手术治疗保守治疗效果不理想者，可手术。按患者的子宫脱垂的程度、年龄、对生育的要求等选用相应的治疗方式。

七、转归与预后

轻度子宫脱垂者，坚持卫生保健、中医药治疗，病情可好转或治愈；Ⅲ度脱垂伴有症状者应行手术治疗。较重者，尤其是合并阴道前后壁膨出者，药物治疗效果欠佳；随着年龄的增长，子宫脱出常加重，易伴有小便失禁，影响身心健康。

八、预防与调摄

坚持新法接生，到医院分娩，会阴裂伤者及时修补，坚持产褥期卫生保健；脱垂者应避免重体力劳动，经常保持大便通畅，有慢性咳嗽者，要积极治疗；加强营养，增强体质，产妇可适当做产后保健操。

九、临证参考

从中医角度来说，子宫脱垂，以虚为主，常见气虚、肾虚。本着"陷者举之"，"脱者固之"的原则，主以益气升提，补肾固脱，或补脾或固肾或脾肾同治之。惟局部破溃，黄水淋漓者，当先以清热除湿以治其标。一般而言，Ⅰ、Ⅱ度脱垂，在内服药物治疗的同时，辅以针灸、药物注射或使用子宫托等方法，综合施治，疗效较佳，并可痊愈；对病程长、反复发作，治疗鲜效或病情严重者，可根据患者年龄、对生育的要求及其健康状况，选择适当的手术方式治疗。

从西医角度来说，子宫脱垂主要是由于分娩时导致盆底支持组织的损伤后引起盆底功能障碍，或是由于长期腹部高压的病变或是绝经后雌激素水平下降导致盆底支持组织的萎缩等以及各种遗传因素。

子宫脱垂的患者常为中老年女性或房劳多产的患者。临床常选用手术治疗或盆底肌训练或电刺激生物反馈疗法。

手术疗法包括阴式子宫全切除术联合阴道壁修补术、曼氏手术、部分宫颈切除术联合阴道壁修补术、单纯阴道壁修补术、盆底重建手术。近年来新型手术发展迅速如腹腔镜治疗子宫脱垂等，都为手术治疗子宫脱垂提供了较大的前景。

选用物理疗法和电刺激生理反馈疗法，患者可取仰卧位，将阴道电极置于阴道内，电流强度由 0mA 开始增加，直至患者感觉盆底肌有紧缩且无不适感，持续 5 秒，放松 10 秒，治疗时间 10～15 分钟，疗程初期可每周 2 次，后根据患者的情况进行调整。

十、文献选录

《景岳全书·妇人规》："妇人阴中突出如菌、如芝，或挺出数寸，谓之阴挺。此或因胞络伤损，或因分娩过劳，或因郁热下坠，或因气虚下脱，大都此证。当以升补元气、固涩真阴为主。"

《简明医彀·阴挺》："盖阴挺之证，因于郁怒伤肝，积久不舒，肝气亢极，致阴中突出长数寸，痛痒水湿，牵引腰股，小便涩短，先服龙胆泻肝汤或当归龙荟丸，次兼主方及补中益气汤、归脾汤加柴胡、青皮、川芎、茯苓、栀子、黄柏之类。又有阴中如茄坠出，直身则收入，前方加升麻、柴胡、藁本。"

《校注妇人良方·妇人阴挺下脱方论》："一妇人阴中挺出五寸许，闷痛重坠，水出淋漓。小便涩滞，夕与龙胆泻肝汤，分利湿热；朝与补中益气汤，升补脾气，诸证渐愈，再与归脾汤加山栀、茯苓、川芎、黄柏，间服调理而愈。后因劳役或怒气，下部湿痒，小水不利，仍用前药即愈。"

第八节　妇人脏躁

妇人无故悲伤欲哭，不能自控，精神恍惚，忧愁抑郁，呵欠频作，甚则哭笑无常者，称为脏躁。现今又称为癔症，孕期发病者又称"孕悲"，产后发病者称为"产后脏躁"。脏躁之名最早见于《金匮要略·妇人杂病脉证并治》，其将脏躁的证候特点描述为："妇人脏躁，喜悲伤欲哭，象如神灵所作，数欠伸。"《女科证治准绳》中所记的治疗经验是"用淡竹茹汤为主，佐以八珍汤而安"。王肯堂《证治准绳·女科》中以红枣烧存性，米饮调服，治脏躁自悲、自哭、自笑。近代医家陆渊雷《金匮要略今释》对此注释为："此病有发作性。其证候之复杂变幻，一切病无与伦比"，认识到了脏躁属情志异常。

一、病因病机

脏躁者，即为脏阴不足，有干燥躁动之象。是五脏失养导致的情志异常，可归于情志病变，是属于五志中的"志"。

本病的病因病机多是妇女素多抑郁，忧愁思虑，日久耗伤心脾，心脾两虚，气血化源不足，耗伤脏阴。或因经孕产乳，精血暗耗，心肝等五脏失于濡养，内火妄动，侵扰心神，导致心神躁扰不宁，发为脏躁。多见于更年期患者或产后抑郁症患者。

二、诊断

1.病史　多有精神抑郁，内伤情志等病史。

2.临床表现　以情志抑郁，精神不振，悲伤欲哭，哭后恢复如常为特征，或情绪不稳，哭笑无常，呈周期性发作。

3.检查　无相关的器质性病变，可进行的心理性格测验和脑部检查等。

三、鉴别诊断

根据相关体格检查需排除抑郁症，围绝经期综合征或是相关的脑性病变和代谢性病变例如肝性脑病等。

与癫狂鉴别，癫狂亦属神志疾病，意识错乱，伤人毁物，甚至自残。《医宗金鉴》描述为："癫疾始发意不乐，甚则神痴语不伦。狂怒凶狂多不卧，目直骂詈不识亲"，显系与脏躁不同，脏躁者虽自悲哭，情绪低落，但意识清楚，发作后复如常人。

四、辨证论治

本病为内伤虚证，病在心脾肝肾，故虽有火不宜苦降，虽有痰不宜温化，当以甘润滋养法治之。

1. 心脾两虚证

主要证候：情绪低落，精神不振，神志恍惚，心中烦乱，夜卧不眠，发作时自欲悲哭，默默无语，不能自主，呵欠频作，甚则哭笑尤常；伴口干、大便燥结。舌红或嫩红，苔少，脉细弱而数或弦细。

证候分析：阴血内耗，心脾两虚，神不守舍。则神志恍惚。心血不足，心神不安则惨泣悲伤。心火上灼，情志波动不宁则哭笑无常。五志之火内动，则心烦不眠，脾虚神疲则呵欠频作。阴津失润则口干便秘。舌脉所见，皆为心脾两虚，阴血不足之象。

治法：养心安神，甘润健脾。

方药：甘麦大枣汤（《金匮要略》）加减。

甘麦大枣汤：甘草 小麦 大枣

原方治妇人脏躁。

方中甘草甘平入脾，补中缓急，清泻心火；小麦养心血，安心神；大枣生津润肺除躁。三药相合，有养血生津、安心神、补脾肺、缓躁止悲之功。

若虚火上扰，心烦不眠，加黄连、竹茹；心血不足，夜卧多梦加炒枣仁、丹参、茯神、首乌；血虚生风，手足蠕动、振颤，加珍珠母、钩藤、生地黄、当归；咽干口燥加天花粉、石斛、白芍。

若妇人心虚惊悸，悲伤不止，严重者晕倒。脉虚弱，苔薄，舌尖有红点。则养心增液清火，方用淡竹茹汤加减，临床中可酌加琥珀、龙骨；心火亢盛，可加黄连以泻心火。

若气血俱虚者，症见抑郁悲伤，身倦乏力，面色萎黄，肌肉消瘦，月经量少。则补气养血，佐以安神。方用八珍汤加减，临床多以甘麦大枣汤联合应用。

2. 肝肾阴虚证

主要证候：情绪低落，精神不振，呵欠频作，口干喜饮，头晕耳鸣，腰膝酸软，心烦易怒，情志恍惚，或悲哭，或喜笑无常，舌红，脉弦细略数。

证候分析：肝肾亏虚，精血不足，血虚不能上养心神，故见情绪低落，呵欠频作，头晕耳鸣，甚至情志恍惚。肝肾亏虚，阴血不足，虚热内扰，可致口干喜饮。舌脉可见肝肾阴虚，夹有虚热之象。

治法：补益肝肾，养心安神。

方药：百合地黄汤（《金匮要略》）加减。

百合地黄汤：百合 生地黄 枸杞子 龙骨 牡蛎 炒酸枣仁 肉苁蓉 合欢皮 甘草

百合取其补虚，镇静安神之效，地黄为滋养上品，即可养肾有可滋阴，配以枸杞子可增强其养阴之功效。龙骨、牡蛎镇静潜降安神，肉苁蓉补肾养阳，炒酸枣仁、合欢皮可安神解郁。

若阴虚化热，心烦不寐明显者，可加石斛、麦冬、玄参养阴生津除烦，黄连入心清肝化火，远志、石菖蒲安神宁心益智。

五、临床常用的中成药

1. 交泰丸　多配合甘麦大枣汤进行服用。适宜心脾两虚患者。

2. 解郁安神颗粒　颗粒剂，每袋 5g，一日 2 次。适宜肝肾阴虚证。

3. 坤泰胶囊　适宜心脾两虚证。

4. 八珍益母丸　适宜气血两虚证。

六、其他治疗

1. 针刺疗法　主穴选取以安神定志，醒脑开窍为原则，取穴宜多，刺激宜强。取内关、人中、涌泉、神门、丰隆、风门等穴，同时针刺双侧，给予强刺激并留针。若癔病伴有瘫痪者，可选取环跳、风市、足三里、阳陵泉，其中给予环跳强刺激。

2. 耳穴疗法　选择神门、皮质下、内分泌。心神不交或肝肾不足时加肝、心、肾等部位。

3. 心理疗法　患者的主要表现多与性格、环境、工作有关，多是受精神刺激而发病。故在治疗过程中医生应充分了解患者的病史、生活、家庭状况、工作环境、职业性质。同患者家属积极配合，按照中西医心理治疗方法，有计划、有针对性的进行治疗。尽量减少患者的精神压力和心理负担，做好调护工作，增强患者的信心，促进疾病的痊愈。

4. 食疗

（1）甘草大枣粥　甘草、大枣、粳米同煮，加白糖，一日 2 次。

（2）百合莲子粥　百合洗净，莲子去皮心，与大枣、粳米同煮，加白糖，一日 2 次。

七、转归与预后

预后良好，多可在短期内治愈。致病因素未解除者，可反复发作。

八、预防与调摄

培养健康的心理状态，形成良好的人际关系，防止情志内伤。医护人员在用药物治疗的同时，注重心理咨询疏导，解除患者的心理障碍，消除致病因素，使患者能正确对待疾病，以早日康复。

九、临证参考

脏躁特指妇女的情志异常。本病以甘麦大枣汤为主方，取其甘润滋养之意。张仲景描述其临床特点为"喜悲伤欲哭，象如神灵所作，数欠伸"。后世认为此病不仅悲伤欲哭，亦有哭笑无常者。脏躁病主要在心，以阴阳失调为主，虽偏阴虚但内热不重，此患者多是忧郁郁结于心，心气耗伤，营血暗耗，不能濡养心神，因郁致病。

近代医家表明，其发病大多与环境因素有关，较妊娠、产后、生育频繁、月经不调、天癸将绝等更密切。大多以甘麦大枣汤加味治疗，或随证治之，可采用养血宁心、疏肝理气、化痰利湿、清热滋阴、镇心安神等法。

从近代医家研究表明治疗脏躁的中药都具有镇静安神的功效，而小柴胡汤所治病证的表现与脏躁的表现大致相同。由于脏躁多是情志异常，肝郁不舒，最终累及于心，导致心主神明的功能失职，故在疏肝调畅的同时注重加上镇静安神宁心的药品，以求标本兼顾。而疏肝解郁，调畅气机是治疗疾病的根本，同时在辅以宁心安神镇静的药物，故在应用小柴胡汤的基础上加用酸枣仁、珍珠母、龙骨、牡蛎、天麻等养心安神的药物。当今时代疾病及造成疾病的因素在不断增加，和解少阳与养心安神相合而用是治疗疾病的有效方法。

脏躁类似于现代医学中的癔病，多是由于情志刺激引起的，表现为大脑皮层与皮层下相应关系的失调。临床治疗中此病常合并郁证发作，尚未有明确系统的西医治疗方法，总以精神治疗为主。但是在西医治疗可应用西药如解郁镇定类药物，同时在治疗的过程中可与心理治疗、暗示治疗、系统脱敏治疗等同时进行，心理暗示诱导可使患者对疾病有更深刻的认识，解除精神压力和心理负担，促进疾病的早日康复。

十、文献与病案选录

《灵枢·本神》："心气虚则悲，实则笑不休。"

《金匮玉函经二注》："内经以肺之声为哭，又曰并于肺则悲。灵枢曰悲哀动中则作魂，此证因肝虚肺并，伤其魂而然也；盖肝阳脏也，肺阴脏也，阳舒而阴惨，肝木发生之气不胜肃杀之邪并之，屈而不胜，生化之火被抑，扰乱于下，故发为脏躁，变为悲哭……木气被抑而不前，筋骨拘束而不舒，故数作欠身，然治相并之邪，必安之和之。用小麦养肝气止躁，甘草、大枣之甘，以缓肝气之苦急，躁止急缓，则脏安而悲哭愈。然又曰亦补脾气者，乃肝病先实脾，不惟畏其传，且脾实而肺得母气以安。庶不离位过中而复下并矣。"

《张氏医通·神志门》："脏躁者，火盛灼津，肺失其润，心系了戾而然，故用甘草缓心系之急而润肺燥，大枣行脾胃之津，小麦降肝火之逆……凡肺燥悲愁欲哭，宜润肺气降心火为主。余尝用生脉散、二冬膏，并加姜枣治之，未尝不随手而效。若做癫疾，用金石药则误矣。"

《校注妇人良方》："一妊妇无故自悲，用大枣汤二剂而愈。后复患，又用前汤佐以四君子加山栀而安。"

脏躁证病例一则如下。

陈某，女，46岁。因长子游泳溺死，忧思郁结，失眠，少食，耳鸣，耗伤营阴，致阴不潜阳，阳气偏亢。月经紊乱，周期后延，经量点滴而净，心乱失眠，悲伤欲哭。

诊断为脏躁，证为阴虚阳亢，治以滋养肝肾，佐以潜阳。方用一贯煎加减。疗效良好，接近正常。二诊在原方基础上加白芍、川楝子、鸡内金、山药、佛手，嘱常服。半月后复诊已痊愈。

附　篇

附录 1　主要参考文献 ▷▷▷▷

［1］夏桂成.夏桂成实用中医妇科学［M］.北京：中国中医药出版社，2009.

［2］张玉珍.中医妇科学［M］.北京：中国中医药出版社，2007.

［3］王敏.董氏奇穴精要整理［M］.沈阳：辽宁科学技术出版社，2011.

［4］石学敏.石学敏实用针灸学［M］.北京：中国中医药出版社，2009.

［5］马莳.黄帝内经素问注证发微［M］.北京：科学技术文献出版社，1998.

［6］马莳.黄帝内经灵枢注证发微［M］.北京：科学技术文献出版社，1998.

［7］哈荔田.哈荔田妇科医案医话选［M］.天津：天津科学技术出版社，1982.

［8］中华中医药学会.中医妇科常见病诊疗指南［M］.北京：中国中医药出版社，2012.

［9］佘靖.中国现代百名中医临床家丛书·韩冰［M］.北京：中国中医药出版社，2007.

［10］夏桂成，谈勇.中国百年百名中医临床家丛书·夏桂成［M］.北京：中国中医药出版社，2001.

［11］朱南孙，朱荣达.朱小南妇科经验选［M］.北京：人民卫生出版社，1981.

［12］黑龙江中医学院.中医妇产科学［M］.北京：人民卫生出版社，1983.

［13］吕景山.施今墨对药［M］.北京：人民军医出版社，1996.

［14］班秀文.班秀文妇科医论医案选［M］.北京：人民卫生出版社，1987.

［15］张俐，何伟.中医骨病学［M］.上海：上海科学技术出版社，2012.

［16］马宝璋.中医妇科学［M］.第 2 版.北京：中国中医药出版社，2012.

［17］贺兴东，翁维良，姚乃礼.当代名老中医典型医案集（第 2 辑）（妇科分册）［M］.北京：人民卫生出版社，2014.

［18］乐杰.妇产科学［M］.北京：人民卫生出版社，2008.

［19］周仲瑛，薛博瑜.周仲瑛实用中医内科学［M］.北京：中国中医药出版社，

2012.

　　[20] 石学敏. 针灸学 [M]. 北京：中国中医药出版社，2002.

　　[21] 王渭川. 王渭川妇科治疗经验 [M]. 成都：四川人民出版社，1981.

　　[22] 刘敏如，谭万信. 中医妇产科学 [M]. 北京：人民卫生出版社，2001.

　　[23] 侯利辉. 今日中医妇科 [M]. 第2版. 北京：人民卫生出版社，2011.

　　[24] 谢幸，苟文丽. 妇产科学 [M]. 第8版. 北京：人民卫生出版社，2013.

　　[25] 马丁. 妇产科学 [M]. 第3版. 北京：人民卫生出版社，2015.

　　[26] 丁丽仙. 丁启后妇科经验 [M]. 北京：中国中医药出版社，2014.

　　[27] 葛慧，孙娟. 孟宪兰治疗少女经期感冒的经验 [J]. 环球中医药，2014，（6）：484-485.

　　[28] 夏天，付于. 韩冰运用冲任学说治疗闭经经验 [J]. 中医杂志，2005，46（5）：343-344.

　　[29] 中华医学会妇产科学分会内分泌学组，田秦杰. 闭经诊断与治疗指南（试行）[J]. 中华妇产科杂志，2011，46（9）：712-716.

　　[30] 钟旋. 温针灸对绝经后骨质疏松症患者骨密度及生化指标的影响 [J]. 中国针灸，2008，28（12）：897-900.

　　[31] 苏恩洁. 二仙汤治疗绝经妇女骨质疏松症机制 [J]. 辽宁中医药大学学报，2015，（4）.

　　[32] 袁丽超，张永宁，詹臻，等. 二仙汤对小鼠生殖内分泌-免疫两大系统的调节作用 [J]. 中医药导报，2011，17（11）：7-10.

　　[33] 年华，徐玲玲，马明华，等. 二仙汤对去卵巢大鼠骨质疏松的作用 [J]. 第二军医大学学报，2007，28（3）：277-280.

　　[34] 付洪. 口腔白色念珠菌感染的检查和诊治的临床研究 [J]. 中国医药导刊，2013，（4）：616.

　　[35] 汪文银，何文霞，方俊，等. 中西医结合治疗复发性口腔溃疡 [J]. 中国实验方剂学杂志，2010，（8）.

　　[36] 邱明英，罗勤. 补中泻火法治疗经行口糜60例疗效观察 [J]. 辽宁中医杂志，2008，35（7）：1054-1055.

　　[37] 安宝珍，刘卉. 调治任督之脉治疗月经先后无定期 [J]. 光明中医，2009，24（2）：273-274.

　　[38] 陈非，潘涛. 小柴胡颗粒治疗经行发热64例临床观察 [J]. 中国药业，2014，（22）.

　　[39] 李志玲. 中药内外结合治疗经行风疹块53例 [J]. 中医药学报，2009，37，（5）：85-86.

　　[40] 张秋枫. 四物玉屏汤加味治疗经行风疹块 [J]. 山东中医杂志，1999，（7）.

　　[41] 李志芳，马艳. 谢萍治疗月经先后不定期经验 [J]. 河南中医，2013，33，（4）.

　　[42] 葛杏林. 绝经后出血的研究进展 [J]. 中国实用妇科与产科杂志，2000，16，

（3）：177-178.

［43］孙腊梅．绝经后出血的研究进展［J］．大家健康（学术版），2014，（22）：340.

［44］耿思维，王福菊，孙建民．黄素英运用化瘀调血法治疗绝经后血瘀型阴道出血［J］．上海中医药杂志，2014，（2）．

［45］刘秀．经间期出血研究进展［J］．中医药临床杂志，2015，（8）：1194-1197.

［46］闫敏．甲羟孕酮片治疗排卵性子宫出血的疗效观察［J］．中国实用医药，2014，（26）．

［47］张邱岩，王永宏．经间期出血的中医治疗研究进展 // 第十一次全国中医妇科学术大会论文集［C］．北京：中华中医药学会，2011.

［48］吴节，杨丽洁，陈雅洁，等．针灸人工周期疗法治疗月经不调临床应用初探［J］．中国针灸，2015，35（3）：287-289.

［49］姚美燕，高月平．中医药治疗经间期出血临床研究［J］．吉林中医药，2012，32（4）：357-359.

［50］沈凌宇，周梦波，庄雨龙，等．金哲教授治疗月经先期（卵巢储备功能下降）经验［J］．天津中医药，2015，32（11）：641-644.

［51］李成文，杨艳芳．门成福治疗月经先期经验［J］．中医杂志，2011，52（13）：1096-1097.

［52］温雯．黄可佳教授运用补肾法治疗月经先期的经验总结［D］．辽宁中医药大学，2012.

［53］梅雪靖．惜红煎加减治疗月经先期（气虚证）的临床观察［D］．长春中医药大学，2012.

［54］王丽娟．治疗月经提前的中药方［J］．健康博览，2007，（10）：23.

［55］王树元．月经先期的食疗［J］．烹调知识，1992，（10）：28.

［56］刘金凤．中药配合针灸治疗月经不调经验总结［J］．中国医药指南，2008，6（2）：209.

［57］尚艳杰．张缙临证验案举隅［J］．中国中医药信息杂志，2010，17（10）：85.

［58］巫曼娟．知柏地黄丸加减治疗月经先期肾虚血热型的临床观察［D］．广州中医药大学，2012.

［59］庞保珍，赵焕云．神功经先散贴脐治疗月经先期126例［J］．陕西中医，1997，（6）：269.

［60］孙艳明，王玲．中医药辨证治疗经间期出血50例［J］．中国医药指南，2011，9（31）：171-172.

［61］杨维，何军琴，李玛健，等．经间期出血的中医药治疗进展［J］．北京中医药，2011，30（7）：549-552.

［62］李玮璟．胎儿附属物异常宫内诊断和临床管理［J］．中国实用妇科与产科杂志，2011，（4）：250-253.

［63］陈川碧．胎儿附属物异常对围产儿的影响［J］．中国妇幼保健，2010，（1）：130-132.

［64］蔡建红．心理干预对不明原因复发性流产的治疗作用［J］．全科护理，2011，9（26）：2370-2371.

［65］冯晓玲，王磊，苏琳，等．针刺治疗抗心磷脂抗体阳性致复发性流产［J］．吉林中医药，2013，（4）.

［66］刘昱磊，王俊玲，覃晓玲，等．五行音乐疗法对抑郁焦虑反复自然流产患者妊娠结局的影响［J］．四川中医，2013，（2）.

［67］毛穗，邹芸香，欧阳莎．仙方活命饮合外洗法治疗阴疮20例［J］．江西中医药，2015，（9）：67.

［68］赵珂．中药外洗治疗阴疮重症验案［J］．中医外治杂志，2011，（3）.

［69］郑世章．乌梅外用善治子宫脱垂［J］．中医杂志，2002，43（9）：652.

［70］黄素贞．针灸治疗子宫脱垂56例临床疗效观察［J］．中国医学创新，2010，7（12）：18.

［71］俞华．针灸配合穴位埋线治疗子宫脱垂19例临床体会［J］．医学信息（上旬刊），2011，24（23）：724.

［72］李继红，张震，郭广林．120例子宫脱垂患者的影响因素及临床治疗情况分析［J］．中国性科学，2015，（7）：20-22.

［73］徐艳丽．中西医治疗盆腔脏器脱垂［J］．中外女性健康研究，2016，（3）：201.

［74］朱现民．癔病的诊断与针刺治疗经验［J］．中国病毒病杂志，2006，8（2）：152-153.

［75］陈淑萍．脏躁辨证论治再识［J］．光明中医，2013，28（12）：2489-2490.

［76］张庆祥，王洪永．脏躁病新解［J］．中医临床研究，2012，4（15）：50-51.

［77］苏春桃．妇人脏躁治验［J］．中国现代医生，2010，48（6）.

［78］中华医学会妇产科学分会感染性疾病协作组．盆腔炎症性疾病诊治规范（修订版）［J］．中华妇产科杂志，2014，49（6）：42-43.

［79］尹璐．顽固性汗症1例治验［J］．现代保健：医学创新研究，2007，4（6）：128.

［80］陆晓红，林虹，陈东升．产后抑郁症的针刺干预治疗［J］．针灸临床杂志，2008，24（7）：13-14.

［81］李喜枝．产后抑郁症中医辨治初探［J］．云南中医学院学报，1991，（2）.

［82］张彦珂．天宗穴助回乳案［J］．中国针灸，2008，28（12）：896.

附录2　妇科常用方剂 ▷▷▷▷

一画

一贯煎（《续名医类案》）　沙参　麦冬　当归　生地黄　川楝子　枸杞子

二画

二仙汤（《中医方剂临床手册》）　仙茅　淫羊藿　巴戟天　当归　盐知母　盐黄柏

二至丸（《医方集解》）　女贞子　旱莲草

二陈汤（《太平惠民和剂局方》）　半夏　橘红　白茯苓　甘草

八正散（《太平惠民和剂局方》）　瞿麦　萹蓄　滑石　木通　车前子　炙甘草　栀子仁　大黄

八珍汤（《正体类要》）　当归　白芍　川芎　熟地黄　人参　白术　白茯苓　炙甘草

八物汤（《医垒元戎》）　当归　川芎　芍药　熟地黄　延胡索　川楝子　炒木香　槟榔

人参养荣汤（《太平惠民和剂局方》）　当归　白芍　熟地黄　人参　黄芪　陈皮　茯苓　白术　远志　肉桂　五味子　甘草

三画

大黄牡丹汤（《金匮要略》）　大黄　牡丹皮　桃仁　冬瓜仁　芒硝

大黄䗪虫丸（《金匮要略》）大黄　黄芩　甘草　桃仁　杏仁　白芍　生地黄　干漆　虻虫　水蛭　蛴螬　土鳖虫

大补元煎（《景岳全书》）　人参　山药　熟地黄　杜仲　当归　山茱萸　枸杞　炙甘草

下乳涌泉汤（《清太医原配方》）　当归　川芎　天花粉　生地黄　柴胡　青皮　漏芦　桔梗　白芷　穿山甲　甘草　王不留行

小蓟饮子（《重订严氏济生方》）　生地黄　小蓟根　滑石　通草　炒蒲黄　淡竹叶　藕节　山栀子　炙甘草

小营煎（《景岳全书》）　当归　熟地黄　白芍　山药　枸杞子　炙甘草

小柴胡汤（《伤寒论》）　柴胡　黄芩　人参　半夏　生姜　大枣　甘草

上下相资汤（《石室秘录》）　人参　沙参　玄参　麦冬　玉竹　五味子　熟地黄

山茱萸　车前子　牛膝

四画

止带方（《世补斋》）　猪苓　茯苓　车前子　泽泻　茵陈　赤芍　牡丹皮　黄柏　栀子　牛膝

内补丸（《女科切要》）　鹿茸　肉苁蓉　菟丝子　潼蒺藜　肉桂　制附子　黄芪　桑螵蛸　白蒺藜　紫草茸

内补当归建中汤（《备急千金要方》）　当归　芍药　甘草　桂心　大枣

分清饮（《中医妇科治疗学》）　栀子　茵陈　猪苓　茯苓　泽泻　木通　枳壳

木通散（《妇人大全良方》）　枳壳　槟榔　木通　滑石　冬葵子　甘草

五味消毒饮（《医宗金鉴》）　金银花　野菊花　蒲公英　紫花地丁　紫背天葵

双柏散（黄耀燊教授经验方）　侧柏叶　大黄　黄柏　薄荷　泽兰

乌药汤（《兰室秘藏》）　乌药　香附　木香　当归　甘草

丹栀逍遥散（《内科摘要》）　牡丹皮　栀子　当归　白芍　柴胡　白术　茯苓　煨姜　薄荷　炙甘草

少腹逐瘀汤（《医林改错》）　小茴香　干姜　延胡索　没药　当归　川芎　官桂　赤芍　蒲黄　五灵脂

六味回阳饮（《景岳全书》）　人参　制附子　炮姜　甘草　熟地黄　当归

六君子汤（《太平惠民和剂局方》）　党参　白术　茯苓　甘草　半夏　陈皮

开郁种玉汤（《傅青主女科》）　白芍　香附　当归　白术　牡丹皮　茯苓　天花粉

长胎白术散（《叶氏女科证治》）　炙白术　川芎　川椒　干地黄　炒阿胶　黄芪　当归　牡蛎　茯苓

化阴煎（《景岳全书》）　生地黄　熟地黄　牛膝　猪苓　泽泻　黄柏　知母　绿豆　龙胆草　车前子

王氏清暑益气汤（《温热经纬》）　沙参　石斛　麦冬　黄连　竹叶　荷梗　知母　甘草　粳米　西瓜翠衣

天仙藤散（《校注妇人良方》）　天仙藤　香附　陈皮　甘草　乌药　生姜　紫苏叶　木瓜

止抽散（湖北中医学院附院验方）　羚羊角　地龙　天竺黄　郁金　黄连　琥珀　胆南星

牛黄清心丸（《痘疹世医心法》）　牛黄　朱砂　黄连　黄芩　山栀　郁金

五画

四君子汤（《太平惠民和剂局方》）　人参　炙甘草　茯苓　白术

四神丸（《证治准绳》）　补骨脂　吴茱萸　肉豆蔻　五味子

四草止血汤（《中西医结合妇产科学》）　炒蒲黄　香附　五灵脂　马鞭草　旱莲草　夏枯草　仙鹤草　柴胡　白芍　女贞子　甘草

四二五和方（《刘奉五妇科经验》）　当归　川芎　白芍　熟地黄　仙茅　淫羊藿　菟丝子　枸杞子　五味子　车前子　覆盆子　牛膝

加味五淋散（《医宗金鉴》）　黑栀子　赤茯苓　当归　白芍　黄芩　甘草　生地黄　泽泻　车前子　滑石　木通

加味四物汤（《医宗金鉴》）　当归　川芎　生地黄　蒲黄　瞿麦　桃仁　牛膝　滑石　白芍　甘草梢　木香　木通

加味五苓散（《医宗金鉴》）　黑栀子　赤茯苓　当归　黄芩　白芍　甘草梢　生地黄　泽泻　车前子　木通　滑石

加味麦门冬汤（《医学衷中参西录》）　人参　麦冬　山药　半夏　大枣　甘草　丹参　桃仁

加减一阴煎（《景岳全书》）　生地黄　白芍　麦冬　熟地黄　知母　地骨皮　甘草

加减苁蓉菟丝子丸（《中医妇科治疗学》）　熟地黄　肉苁蓉　覆盆子　当归　枸杞子　桑寄生　菟丝子　焦艾叶

白虎加人参汤（《伤寒论》）　石膏　知母　粳米　甘草　人参

白术散（《全生指迷方》）　白术　茯苓　大腹皮　生姜皮　陈皮

生脉散（《内外伤辨惑论》）　人参　麦冬　五味子

生化汤（《傅青主女科》）　当归　川芎　桃仁　炮姜　炙甘草　黄酒　童便

生铁落饮（《医学心悟》）　天冬　麦冬　贝母　胆南星　橘红　远志　连翘　茯苓　茯神　玄参　钩藤　丹参　辰砂　石菖蒲　生铁落

失笑散（《太平惠民和剂局方》）　蒲黄　五灵脂

归脾汤（《校注妇人良方》）　白术　茯神　黄芪　龙眼肉　酸枣仁　人参　木香　当归　远志　甘草　生姜　大枣

归肾丸（《景岳全书》）　熟地黄　山药　山茱萸　茯苓　当归　枸杞　杜仲　菟丝子

平胃散（《太平惠民和剂局方》）　苍术　厚朴　陈皮　甘草

艾附暖宫丸（《沈氏尊生书》）　当归　生地黄　白芍　川芎　黄芪　肉桂　艾叶　吴茱萸　香附　续断

甘麦大枣汤（《金匮要略》）　甘草　大枣　小麦

甘露消毒丹（《温热经纬》）　飞滑石　绵茵陈　黄芩　石菖蒲　川贝母　木通　藿香　射干　连翘　薄荷　白豆蔻

龙胆泻肝汤（《医宗金鉴》）　龙胆草　黄芩　栀子　泽泻　木通　车前子　当归　柴胡　甘草　生地黄

仙方活命饮（《校注妇人良方》）　金银花　甘草　当归　赤芍　穿山甲　天花粉　贝母　防风　白芷　陈皮　乳香　没药　皂角刺

仙蓉合剂（经验方）　淫羊藿　肉苁蓉　制首乌　菟丝子　牛膝　丹参　芍药　莪术　川楝子　延胡索　党参　黄芪

圣愈汤（《医宗金鉴》）　人参　黄芪　熟地黄　当归　川芎　白芍

左归丸（《景岳全书》）　熟地黄　山药　山茱萸　枸杞　川牛膝　菟丝子　鹿角胶　龟甲胶

右归丸（《景岳全书》）　熟地黄　山药　山茱萸　枸杞　鹿角胶　菟丝子　杜仲　当归　肉桂　制附子

正气天香散（《证治准绳》）　香附　陈皮　乌药　甘草　干姜　紫苏叶

玉屏风散（《医方类聚》）　黄芪　防风　白术

玉真散（《外科正宗》）　天南星　防风　白芷　天麻　羌活　白附子

半夏白术天麻汤（《医学心悟》）　半夏　白术　天麻　茯苓　橘红　甘草　生姜　大枣

六画

当归补血汤（《内外伤辨惑论》）　黄芪　当归

当归建中汤（《千金翼方》）　当归　桂心　芍药　甘草　生姜　大枣　饴糖

当归生姜羊肉汤（《金匮要略》）　当归　生姜　羊肉

当归芍药散（《金匮要略》）　当归　芍药　川芎　茯苓　白术　泽泻

当归饮子（《外科正宗》）　当归　川芎　白芍　生地黄　防风　荆芥　黄芪　甘草　白蒺藜　何首乌

安宫牛黄丸（《温病条辨》）　牛黄　郁金　黄连　朱砂　麝香　珍珠　山栀子　雄黄　黄芩　金箔衣　梅片

安老汤（《傅青主女科》）　党参　黄芪　白术　熟地黄　山茱萸　当归　阿胶　制香附　木耳炭

至宝丹（《太平惠民和剂局方》）　朱砂　麝香　安息香　金银箔　生乌犀角（水牛角代）　牛黄　琥珀　雄黄　生玳瑁屑　龙脑

防风汤（《证治准绳》）　人参　甘草　当归　白芍　防风　独活　葛根

托里消毒散（《外科正宗》）　人参　白术　黄芪　甘草　茯苓　当归　白芍　川芎　金银花　白芷　皂角刺　桔梗

阳和汤（《外科证治全生集》）　熟地黄　肉桂　白芥子　炮姜炭　生甘草　麻黄　鹿角胶

血竭散（朱南孙经验方）　血竭粉　蒲黄　莪术　三棱　川楝子　青皮　柴胡　生山楂　延胡索

血府逐瘀汤（《医林改错》）　桃仁　红花　当归　生地黄　川芎　赤芍　牛膝　桔梗　柴胡　枳壳　甘草

百灵调肝汤（《百灵妇科》）　当归　白芍　牛膝　通草　川楝子　瓜蒌　皂角刺　枳实　青皮　甘草　王不留行

百合固金汤（《医方集解》）　百合　熟地黄　生地黄　麦冬　白芍　当归　贝母　生甘草　玄参　桔梗

导赤散（《小儿药证直诀》）　生地黄　甘草梢　木通　淡竹叶

芎归泻心汤（《普济方》） 当归　川芎　延胡索　蒲黄　牡丹皮　桂心　五灵脂

夺命丹（《妇人大全良方》） 没药　血竭

七画

补中益气汤（《脾胃论》） 人参　黄芪　白术　当归　橘皮　甘草　柴胡　升麻

补血定痛汤（《万病回春》） 当归　川芎　熟地黄　白芍　延胡索　桃仁　红花　香附　青皮　泽兰　牡丹皮

补气通脬饮（《沈氏女科辑要》） 黄芪　麦冬　通草

补肾固冲丸（《中医学新编》） 菟丝子　续断　巴戟天　杜仲　当归　熟地黄　鹿角霜　枸杞子　阿胶　党参　白术　大枣　砂仁

补肾祛瘀方（李祥云经验方） 淫羊藿　仙茅　熟地黄　山药　香附　三棱　莪术　鸡血藤　丹参

肠宁汤（《傅青主女科》） 当归　熟地黄　阿胶　人参　山药　续断　麦冬　肉桂　甘草

沉香散（《医宗必读》） 沉香　石韦　滑石　当归　王不留行　瞿麦　赤芍　白术　冬葵子　甘草

身痛逐瘀汤（《医林改错》） 秦艽　川芎　桃仁　红花　没药　灵脂　香附　牛膝　地龙　羌活　当归　甘草

佛手散（《普济本事方》） 当归　川芎

两地汤（《傅青主女科》） 生地黄　地骨皮　玄参　麦冬　阿胶　白芍

苍附导痰丸（《叶天士女科诊治秘方》） 茯苓　半夏　陈皮　甘草　苍术　香附　南星　枳壳　生姜　神曲

寿胎丸（《医学衷中参西录》） 菟丝子　桑寄生　续断　阿胶

完带汤（《傅青主女科》） 人参　白术　白芍　怀山药　苍术　陈皮　柴胡　黑荆芥　车前子　甘草

杞菊地黄丸（《医级宝鉴》） 牡丹皮　熟地黄　山茱萸　怀山药　泽泻　茯苓　枸杞子　菊花

八画

育阴汤（《百灵妇科》） 熟地黄　白芍　续断　桑寄生　杜仲　山茱萸　山药　海螵蛸　龟甲　牡蛎　阿胶

肾气丸（《金匮要略》） 干地黄　山药　山茱萸　茯苓　牡丹皮　泽泻　桂枝　附子

知柏地黄丸（《医宗金鉴》） 知母　黄柏　牡丹皮　熟地黄　山茱萸　怀山药　泽泻　茯苓

参附汤（《妇人大全良方》） 人参　附子　姜　枣

参苏饮（《太平惠民和剂局方》） 人参　紫苏　甘草　苏叶　葛根　枳壳　桔梗

前胡　半夏　陈皮　生姜

　　参苓白术散（《太平惠民和剂局方》）人参　白术　扁豆　茯苓　甘草　山药　莲肉　桔梗　薏苡仁　砂仁

　　固阴煎（《景岳全书》）菟丝子　熟地黄　山茱萸　人参　山药　炙甘草　五味子　远志

　　固本止崩汤（《傅青主女科》）熟地黄　人参　黄芪　白术　当归　黑姜

　　固经丸（《医学入门》）龟甲　黄芩　白芍　椿根白皮　黄柏　香附

　　定经汤（《傅青主女科》）柴胡　炒荆芥　当归　白芍　山药　茯苓　菟丝子　熟地黄

　　青竹茹汤（《证治准绳》）青竹茹　橘皮　生姜　茯苓　半夏

　　苓桂术甘汤（《伤寒论》）茯苓　白术　桂枝　甘草

　　易黄汤（《傅青主女科》）山药　芡实　黄柏　车前子　白果

九画

　　柏子仁丸（《妇人大全良方》）柏子仁　川牛膝　生卷柏　泽兰　川续断　熟地黄

　　春泽汤（《医宗金鉴》）桂枝　茯苓　白术　猪苓　泽泻　人参

　　独活寄生汤（《备急千金要方》）独活　桑寄生　秦艽　防风　细辛　当归　川芎　干地黄　杜仲　牛膝　人参　茯苓　甘草　桂心　芍药

　　独参汤（《十药神书》）人参

　　促排卵汤（《罗元恺论医集》）菟丝子　巴戟天　淫羊藿　当归　党参　炙甘草　枸杞子　熟地黄　附子

　　荆穗四物汤（《医宗金鉴》）荆芥　当归　川芎　白芍　熟地黄

　　济生肾气丸（《济生方》）熟地黄　山药　山茱萸　牡丹皮　茯苓　桂枝　泽泻　附子　牛膝　车前子

　　茯神散（《医宗金鉴》）人参　黄芪　熟地黄　白芍　茯神　桂心　琥珀　龙齿　当归

　　保阴煎（《景岳全书》）生地黄　熟地黄　白芍　山药　续断　黄芩　黄柏　甘草

　　宫外孕Ⅰ号方（山西中医学院附属第一医院）赤芍　丹参　桃仁

　　宫外孕Ⅱ号方（山西中医学院附属第一医院）赤芍　丹参　桃仁　三棱　莪术

　　复方毛冬青灌肠液（经验方）毛冬青　败酱草　大黄　枳壳

　　胎元饮（《景岳全书》）人参　当归　杜仲　白芍　熟地黄　白术　陈皮　炙甘草

　　养血和血汤（黄绳武经验方）当归　白芍　枸杞子　川芎　香附　甘草

　　养精种玉汤（《傅青主女科》）当归　白芍　熟地黄　山茱萸

　　养荣壮肾汤（《叶氏女科证治》）当归　川芎　独活　肉桂　川续断　杜仲　桑寄生　防风　生姜

　　养心汤（《胎产心法》）人参　黄芪　当归　川芎　茯苓　远志　柏子仁　酸枣仁　五味子　肉桂　甘草

举元煎（《景岳全书》） 人参 黄芪 白术 升麻 甘草

香棱丸（《济生方》） 木香 丁香 京三棱 枳壳 青皮 川楝子 茴香 莪术

香砂六君子丸（《名医方论》） 人参 白术 茯苓 甘草 半夏 陈皮 木香 砂仁 生姜

顺经汤（《傅青主女科》） 当归 熟地黄 沙参 白芍 茯苓 黑荆芥 牡丹皮

将军斩关汤（《中华名中医治病囊秘》） 蒲黄炭 炒五灵脂 熟军炭 炮姜炭 茜草 益母草 仙鹤草 桑螵蛸 三七粉 萆薢 薏苡仁 黄柏 赤茯苓 牡丹皮 泽泻 通草 滑石

十画

通窍活血汤（《医林改错》） 赤芍 川芎 桃仁 红花 老葱 麝香 生姜 红枣

益气导溺汤（《中医妇科治疗学》） 党参 白术 扁豆 茯苓 桂枝 炙升麻 桔梗 通草 乌药

益肾调经汤（《中医妇科治疗学》） 巴戟天 熟地黄 续断 杜仲 当归 白芍 台乌药 焦艾叶 益母草

桃核承气汤（《伤寒论》） 桃仁 桂枝 大黄 芒硝 甘草

桃红消瘀汤（《中医妇科治疗学》） 丹参 土牛膝 当归尾 桃仁 红花 乳香 蕺菜

桃红四物汤（《医宗金鉴》） 桃仁 红花 当归 川芎 白芍 熟地黄

调经散（《太平惠民和剂局方》） 当归 肉桂 没药 琥珀 赤芍 白芍 细辛 麝香

调肝汤（《傅青主女科》） 巴戟天 杜仲 续断 乌药 艾叶 当归 熟地黄 白芍 益母草 山茱萸 阿胶 山药 甘草

逍遥散（《太平惠民和剂局方》） 柴胡 当归 白芍 白术 茯苓 煨姜 薄荷 甘草

桂枝茯苓丸（《金匮要略》） 桂枝 茯苓 赤芍 桃仁 牡丹皮

桂枝汤（《伤寒论》） 桂枝 芍药 甘草 生姜 大枣

宽带汤（《傅青主女科》） 白术 巴戟天 补骨脂 杜仲 熟地黄 人参 麦冬 五味子 肉苁蓉 白芍 当归 甘草

消风散（《外科正宗》） 荆芥 防风 当归 生地黄 苦参 炒苍术 蝉蜕 木通 胡麻仁 生知母 煅石膏 生甘草 莲子

胶艾汤（《金匮要略》） 阿胶 艾叶 当归 川芎 白芍 干地黄 甘草

逐瘀止血汤（《傅青主女科》） 生地黄 大黄 赤芍 牡丹皮 当归尾 枳壳 龟甲 桃仁

健脾利水汤（《胎产心法》） 人参 茯苓皮 紫苏 白术 当归 川芎 大腹皮 陈皮 炙甘草 姜皮

健固汤（《傅青主女科》） 党参 白术 茯苓 薏苡仁 巴戟天

桑菊饮（《温病条辨》）　桑叶　菊花　连翘　薄荷　桔梗　杏仁　芦根　甘草

凉膈散（《太平惠民和剂局方》）　大黄　朴硝　甘草　山栀　薄荷叶　黄芩　连翘　竹叶

真武汤（《伤寒论》）　附子　生姜　茯苓　白术　白芍

泰山磐石散（《景岳全书》）　人参　黄芪　当归　续断　黄芩　川芎　白芍　熟地黄　白术　炙甘草　砂仁　糯米

十一画

黄芪当归散（《医宗金鉴》）　黄芪　当归　人参　白术　白芍　甘草　大枣　生姜　猪尿脬

黄芪桂枝五物汤（《金匮要略》）　黄芪　桂枝　白芍　生姜　大枣

黄芪建中汤（《金匮要略》）　黄芪　桂枝　白芍　生姜　大枣　炙甘草　饴糖

黄芪汤（《济阴纲目》）　黄芪　白术　防风　熟地黄　煅牡蛎　白茯苓　麦冬　甘草　大枣

清营汤（《温病条辨》）　玄参　生地黄　麦冬　金银花　连翘　竹叶心　丹参　黄连　犀角（水牛角代）

清暑益气汤（《温病条辨》）　黄芪　黄柏　麦冬　青皮　白术　升麻　当归　炙甘草　神曲　人参　泽泻　五味子　陈皮　苍术　葛根　生姜　大枣

清肝引经汤（《中医妇科学》第4版教材）　当归　白芍　生地黄　牡丹皮　栀子　黄芩　川楝子　茜草　牛膝　白茅根　甘草

清肝止淋汤（《傅青主女科》）　当归　白芍　生地黄　牡丹皮　黄柏　牛膝　制香附　黑豆　阿胶　红枣

清经散（《傅青主女科》）　牡丹皮　地骨皮　白芍　熟地黄　青蒿　黄柏　茯苓

清热调血汤（《古今医鉴》）　牡丹皮　黄连　生地黄　当归　白芍　川芎　红花　桃仁　延胡索　莪术　香附

清热固经汤（《简明中医妇科学》）　黄芩　焦栀子　生地黄　地骨皮　地榆　生藕节　阿胶　陈棕炭　龟甲　牡蛎　生甘草

银翘散（《温病条辨》）　金银花　连翘　竹叶　荆芥穗　牛蒡子　薄荷　桔梗　淡豆豉　生甘草　芦根

银甲丸（《王渭川妇科治疗经验》）　金银花　连翘　升麻　红藤　蒲公英　生鳖甲　紫花地丁　生蒲黄　椿根皮　大青叶　西茵陈　琥珀末　桔梗

救母丹（《傅青主女科》）　人参　当归　川芎　益母草　赤石脂　荆芥穗（炒黑）

脱花煎（《景岳全书》）　当归　川芎　肉桂　车前子　牛膝　红花

理冲汤（《医学衷中参西录》）　生黄芪　党参　白术　山药　天花粉　知母　三棱　莪术　生鸡内金

萆薢渗湿汤（《疡科心得集》）　萆薢　薏苡仁　黄柏　赤茯苓　牡丹皮　泽泻　通草　滑石

蛇床子散（1979 年版《中医妇科学》）蛇床子　花椒　明矾　百步　苦参

羚角钩藤汤（《重订通俗伤寒论》）钩藤　羚羊角　桑叶　川贝母　生地黄　菊花　白芍　茯神　鲜竹茹　甘草

十二画

散结定痛汤（《傅青主女科》）当归　川芎　牡丹皮　益母草　黑芥穗　乳香　山楂　砂仁

紫雪丹（《温病条辨》）石膏　磁石　滑石　羚羊角　沉香　玄参　木香　升麻　丁香　麝香　辰砂　炙甘草　朴硝　犀角（水牛角代）　寒水石

趁痛丸（《经效产宝·续编》）当归　黄芪　白术　甘草　生姜　桂心　薤白　牛膝　独活

滋肾通关丸（《兰室秘藏》）黄柏　知母　肉桂

滋水清肝饮（《医宗己任编》）柴胡　当归　白芍　山栀子　枣皮　茯苓　怀山药　牡丹皮　泽泻　生地黄　大枣

滋血汤（《证治准绳·女科》）人参　山药　黄芪　白茯苓　川芎　当归　白芍　熟地黄

滋阴固气汤（《罗元恺论医集》）菟丝子　山茱萸　党参　黄芪　白术　炙甘草　阿胶　鹿角霜　何首乌　白芍　续断

滋肾育胎丸（《罗元恺女科述要》）菟丝子　枸杞子　熟地黄　桑寄生　杜仲　艾叶　制首乌　沙参　白术　巴戟天　人参　党参　阿胶　续断　鹿角霜

温经汤（《金匮要略》）吴茱萸　麦冬　当归　芍药　川芎　人参　桂枝　阿胶　牡丹皮　生姜　甘草　半夏

温胞饮（《傅青主女科》）巴戟天　补骨脂　菟丝子　肉桂　附子　杜仲　白术　山药　芡实　人参

温经散寒汤（蔡小荪经验方）当归　川芎　赤芍　白术　紫石英　胡芦巴　五灵脂　金铃子　延胡索　制香附　小茴香　艾叶

痛泻药方（《丹溪心法》）白术　白芍　陈皮　防风

痛经方（许润三经验方）当归　川芎　生蒲黄　生五灵脂　枳壳　制香附　益母草

十三画

解毒活血汤（《医林改错》）连翘　葛根　柴胡　枳壳　当归　赤芍　生地黄　红花　桃仁　甘草

蒿芩地丹四物汤（《中医临床家徐志华》）青蒿　黄芩　地骨皮　牡丹皮　生地黄　川芎　当归　白芍

催生饮（《济阴纲目》）当归　川芎　大腹皮　枳壳　白芷

十四画

膈下逐瘀汤（《医林改错》）　当归　川芎　赤芍　桃仁　枳壳　延胡索　五灵脂　牡丹皮　乌药　香附　甘草

毓麟珠（《景岳全书》）　当归　川芎　白芍　熟地黄　党参　白术　茯苓　炙甘草　菟丝子　鹿角霜　杜仲　川椒

蔡松汀难产方（经验方）　黄芪（蜜炙）　当归　茯神　党参　龟甲（醋炙）　川芎　白芍（酒炒）　枸杞

十五画

增液汤（《温病条辨》）　玄参　麦冬　生地黄

鲤鱼汤（《备急千金要方》）　鲤鱼　白术　白芍　当归　茯苓　生姜　橘红

十六画

橘皮竹茹汤（《金匮要略》）　橘皮　竹茹　大枣　人参　生姜　甘草